아동 · 청소년 · 초보자를 위한

매트 필라테스

Mat Pilates for Children · Beginner

아동 · 청소년 · 초보자를 위한
매트 필라테스
Mat pilates for Children · Beginner

2020년 8월 30일 1판 1쇄 인쇄
2020년 9월 10일 1판 1쇄 발행

지은이 | 김은정 · 고주연 · 신지원 · 정지운 · 김창민

펴낸이 | 김진환
펴낸곳 | 학지사메디컬 HAKJISA MEDICAL
04031 서울특별시 마포구 양화로 15길 20 마인드월드빌딩
대표전화_ 02-330-5188 팩스_ 02-326-0338
등 록 | 2010년 2월 8일 제313-2010-36호
메 일 | hakjisamd@hakjisamd.co.kr
홈페이지 | http://www.hakjisamd.co.kr

ISBN 978-89-6069-898-7 93510

가 격 | 40,000원

아동 · 청소년 · 초보자를 위한

매트 필라테스

Mat Pilates for Children · Beginner

김은정 · 고주연 · 신지원 · 정지운 · 김창민 공저

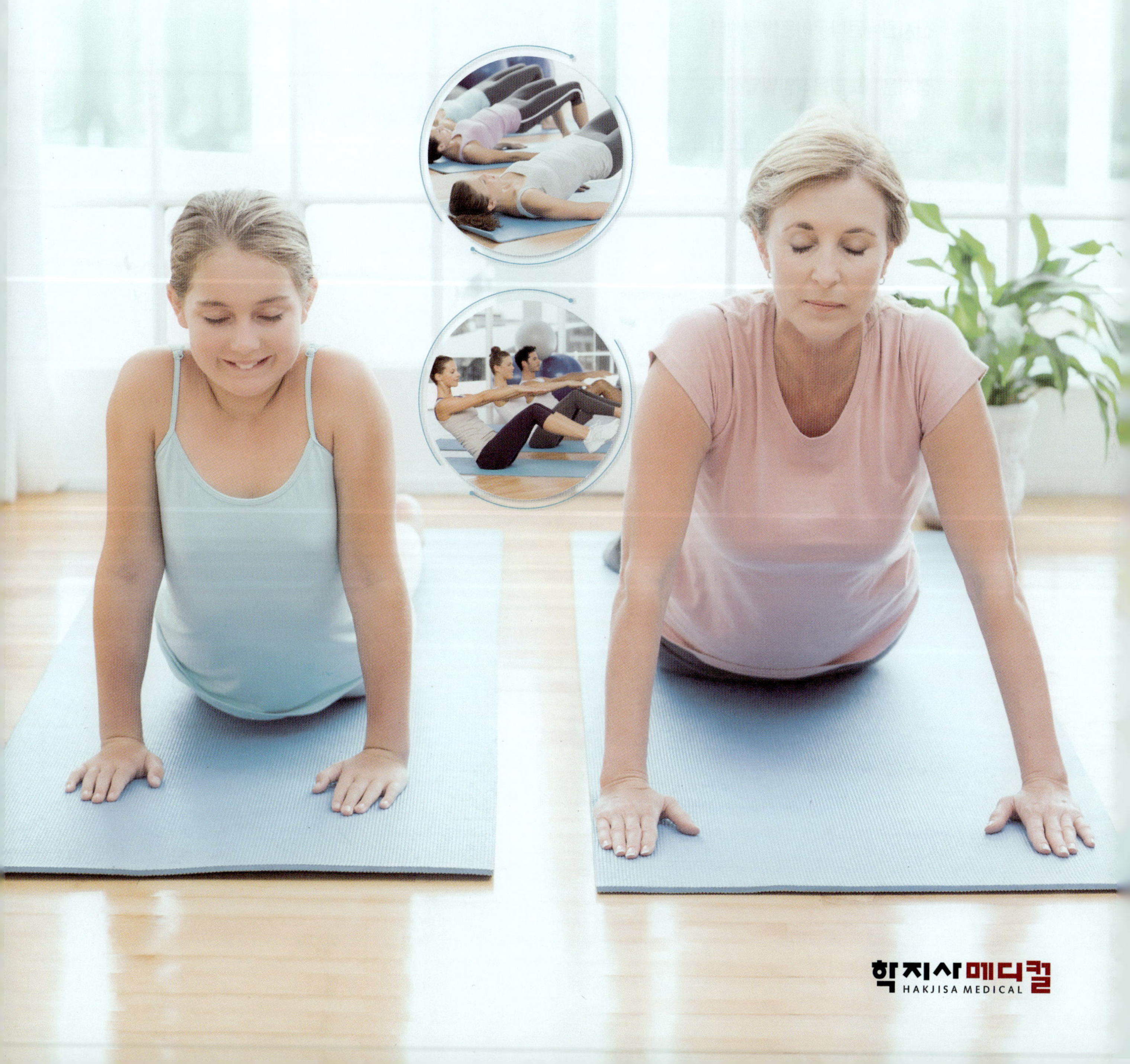

학지사메디컬
HAKJISA MEDICAL

저자소개

김은정 대구보건대학교

고주연 대구보건대학교

신지원 큰나무아동발달센터

정지운 노리움직임발달센터

김창민 국제코어필라테스협회

머리말

매트활동(matwork)은 인간이 태어나서 중력에 적응하기 위한 과정이며 필수적인 것이다. 매트 필라테스는 자신의 에너지를 온전히 사용하는 운동으로, 자신이 가지고 있는 근력이나 유연성, 균형감각을 활용하며 필라테스에서 기본적이고 중요한 부분으로 작용한다.

이 책은 제1, 2 그리고 3부로 구성되어 있다. 제1부는 필라테스의 역사와 철학, 호흡, 중립 등 필라테스 개요와 필라테스를 위한 인체해부학 및 기본원칙에 대해 소개한다. 필라테스의 기본 이론과 인체 구조 및 기능을 이해하고 필라테스에서 중요한 호흡, 중립, 기본원칙에 대해 알 수 있도록 설명되어 있다.

제2부는 매트 필라테스 동작에 대해 상세히 다루고 있으며, 예비 필라테스와 전통 필라테스로 나뉘어져 있다. 예비 필라테스는 필라테스 입문자와 재활 필라테스 운동으로 많이 쓰이고 있으며, 전통 필라테스는 운동 레벨이 높거나 운동선수, 무용수들에게 적절한 운동법으로 알려져 있다.

제3부는 아동발달, 아동·청소년에게 나타날 수 있는 문제점 그리고 아동·청소년 케이스에 따른 필라테스 프로그램 적용사례이다. 아동발달을 통해 인체의 구조와 기능을 잘 이해할 수 있으며, 아동·청소년에게 나타날 수 있는 문제점을 이해하고, 아동·청소년 케이스에 따라 매트 필라테스 프로그램 적용사례를 제시하여 실제로 아동·청소년 필라테스 프로그램을 적용하는 과정을 보여주고 있다.

저자 일동은 이 책을 통해 매트 필라테스에 관심이 있는 학생과 강사, 임상선생님들이 매트 필라테스를 공부하거나 가르칠 때의 수행 과정과 관심을 가져야 하는 범위에 대한 지침서 역할을 할 수 있기를 기대한다.

마지막으로 이 책이 나오기까지 협조를 아끼지 않은 학지사메디컬 김진환 사장님과 임직원분들, 수고해 주신 편집부 여러분에게 감사의 인사를 드린다.

2020년 9월

저자 일동

차례

PART I 필라테스의 이해

PART Ⅱ 실전 매트 필라테스

차례

차례

차례

PART I

필라테스의 이해

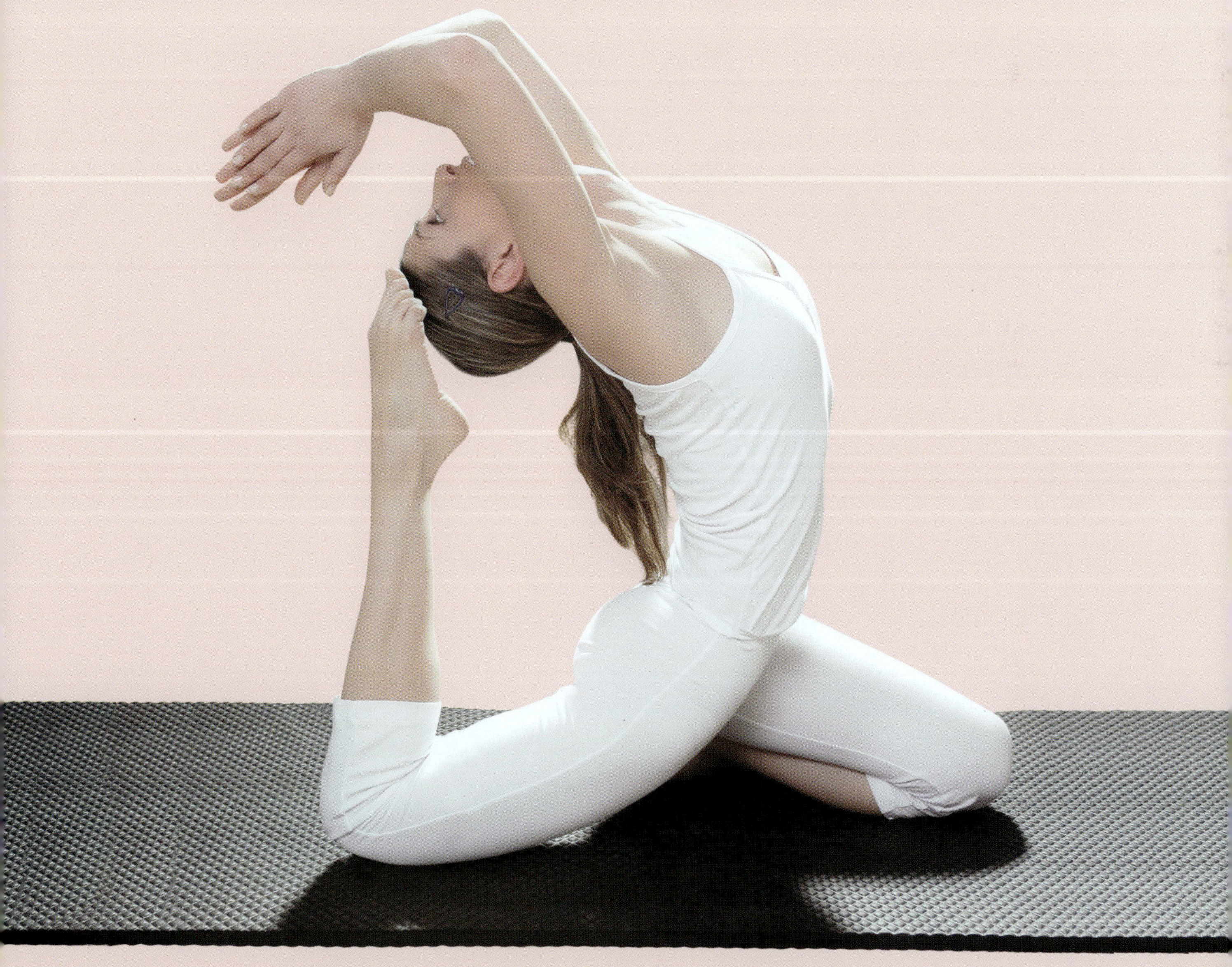

Chapter 1

필라테스 개요

1 | 필라테스 정의

필라테스는 20세기 초 독일인 조셉 휴벌터스 필라테스(Joseph Hubertus Pilates, 1880~1967)(그림 1-1)가 고안한 운동법으로 그의 이름을 따 독일어로 pil-LAH-tees라고 명한다. 정렬된 자세에서 특정한 호흡과 동작을 이용하여 신체운동중심을 안정화시키는 운동 또는 특정한 호흡과 동작을 이용하여 신체운동중심을 안정화시키면서 자세를 정렬시키는 자세교정운동이다.

정렬된 바른 자세에서 호흡 조절과 체계적인 동작의 반복을 통해 근육을 강화시키고 신체의 운동중심을 안정화시켜 신체 균형을 유지하기 위한 신체 조절 전신운동으로, 몸의 긴장을 풀고 동시에 강화하면서 자세를 바로잡고 몸과 마음을 일치시켜 건강한 삶을 추구하는 것을 기본 원리로 삼고 있다. 필라테스 운동법은 1900년대 초에 개발되어 현재까지 발전하고 있다.

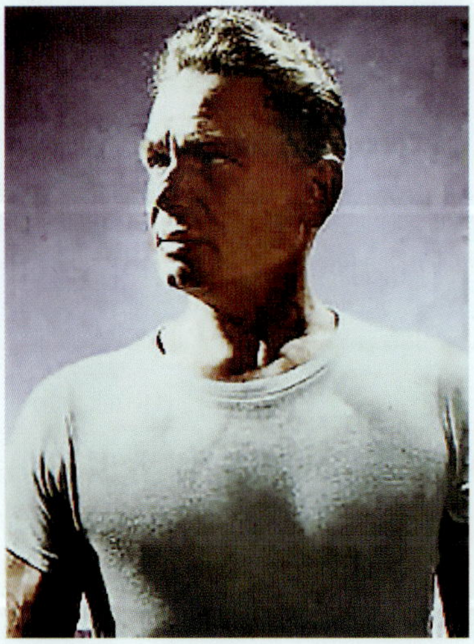

그림 1-1 조셉 휴벌터스 필라테스(1880~1967)

2 | 필라테스 역사

조셉 필라테스는 1880년 독일의 뒤셀도르프 인근 뮌헨그리드바흐에서 체조 메달리스트인 아버지와 자연요법사 어머니 사이에서 태어났으며, 어린 시절 허약한 체질로 인해 구루병, 천식 그리고 류마티즘과 열병으로 고생하여 건강을 위해 많은 노력을 하였다. 자신의 신체적 결함과 고통에서 벗어나기 위하여 10대 때부터 체조, 다이빙, 스키 등 다양한 운동을 배우고 열심히 하여 자신의 체력을 향상시키고, 인체의 구조 등에도 관심을 가지게 되어 14세 때에는 해부학 도해의 모델을 할 정도가 되었다. 20대에 권투선수와 호신술 강사를 직업으로 갖게 되었으며, 운동계에 종사하면서 요가(yoga), 가라데(karkate), 선명상(zen meditation), 고대 그리스 및 로마의 운동법에도 관심을 갖고 접하였다.

조셉은 1912년 32세에 영국으로 이주하여 권투선수, 호신술강사, 서커스단원 등의 일을 하였다. 그러던 중 제1차 세계대전(1914년 7월 28일~1918년 11월 11일)이 발발하면서, 적성국가의 외국인이라는 이유로 랭커스터(Lancaster)에서 강제수용을 당하게 되었다. 그는 수용소 안에서 건강과 육체미 조형에 대한 자신의 생각을 정리하였고, 호흡을 이용한 일련의 매트운동을 기초로 건강회복 프로그램을 고안하여 수용자들을 동참시켰다. 그 결과, 독감이 유행하여 전쟁기간에 사망했던 사람들보다 수천 명이나 더 많은 사람들이 독감으로 사망했던 1918년에 이 수용소에서 독감으로 사망한 사람은 한 명도 없었다.

전쟁이 끝나갈 즈음 조셉은 맨섬(Isle of Man)으로 이송되어 전쟁 부상자들을 위한 재활에 참여하였다. 여기서 조셉은 스프링으로 각 침대의 끝을 연결한 후 스프링을 저항으로 삼아 환자에게 운동을 하게 하였고, 이러한 기구가 근육의 긴장상태를 빨리 회복시키는데 도움이 된다는 것을 확인하게 되었다. 이것이 후에 다양한 스프링과 걸이봉 등을 갖춘 캐딜락(cadillac, 트래피즈 또는 트랩 테이블 trapeze or trap table)과 스프링이 달린 활주대(sliding platform) 위에서 눕거나 앉거나 서서 운동할 수 있는 유니버셜 리포머(universal reformer)와 같은 침대기구를 고안하는 계기가 되었다. 연구를 계속하여 침대에 다양한 장치들을 추가로 설치하였고 매트운동도 추가로 고안하였다. 조셉은 전쟁이 끝난 후 독일의 함부르크(Hamburg)로 귀향하여 그동안 자신이 고안한 운동법과 기구를 정리하였다.

이즈음에 조셉은 세계에서 가장 널리 쓰이는 무보법(dance notation)인 라반무보법(Laba - notation)의 창시자 루돌프 폰 라반(Rudolph von Laban)과 교류하게 되었으며, 이는 필라테스가 무용계에 처음 소개되는 계기가 되었다. 후에 무용계는 필라테스가 결실을 맺는 분야가 되었다. 조셉은 나치주의로 인해 많은 독일인이 자국을 떠났던 1926년에 미국으로 이주하였다. 조셉은 미국으로 가는 배 위에서 간호사 클라라(Clara)를 만나게 되었으며, 그녀와 결혼하여 뉴욕에서 함께 스튜디오를 운영하게 되었다.

조셉은 1929년에 자신의 운동법을 '조절학(contrology)'이라는 이름으로 뉴욕 8번가 939번지에 스튜디오를 개업하였다. 1934년에 조절학에 대한 첫 저서를 출간하였다. 『당신의 건강(your health)』이라는 제목의 이 저서에서 건강에 대한 자신의 철학과 생각을 피력하였다(그림 1-2). 그는 이 저서에서 자신의 인생에 있었던 결정과 좌절의 순간들과 제1차 세계대전 중 그리고 그 후에 겪은 여러 운명의 순간들을 언급하였다. 운동을 실제로 기술하지는 않았으며, 독자들이 자신의 스튜디오에 회원으로 가입하기를 간곡히 제안하였다. 글을 맺으면서 조절학에 대한 자신의 의견과 업적이 승인 없이 도용되고 있음에 당황함을 피력하였는데, 이는 오늘날 필라테스계의 고질적인 문제이기도 하다.

조셉은 이즈음에 자신의 안락의자를 모델로 한 '운다 체어(wunda chair)'를 고안하였다. 이 기구는 좌식 생활양식으로 인해 자세가 올바르지 못하고 운동이 부족한 현대인을 고려한 것이었다.

조셉은 권투, 호신술 등에서 경력을 쌓았지만 조절학으로서 가장 열정적으로 함께 할 장기적인 분야로 무용계를 선택하였다. 조셉 필라테스의 스튜디오는 뉴욕 시립발레단 사무실과 같은 빌딩에 있었고, 그곳에

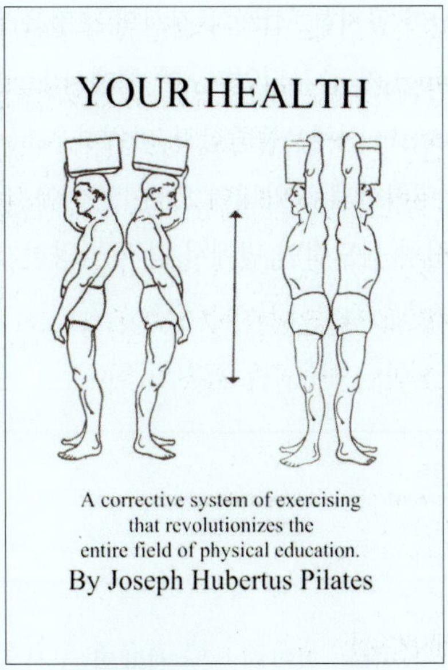

그림 1-2 당신의 건강

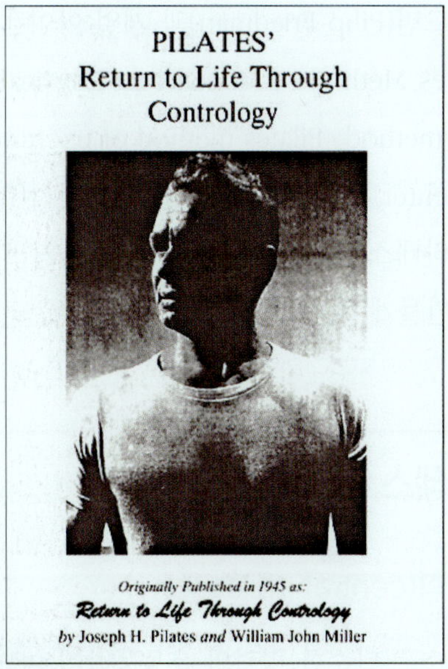

그림 1-3 조절학을 통한 인생으로의 회귀

서 필라테스와 발레가 처음 만나게 되었다. 많은 발레리나들이 필라테스 운동에 관심을 가졌는데, 그 이유는 필라테스 운동이 안전하면서도 손상 이후 빠른 회복과 복귀를 할 수 있도록 돕는 효과적인 재활운동방법이었기 때문이다.

조셉은 1945년 두 번째 저서인 『조절학을 통한 인생으로의 회귀(return to life through contrology)』를 출간하였다(그림 1-3). 이 책은 필수 독서 목록 중의 하나로, 피트니스 뿐만 아니라 건강과 행복에 대한 그의 독특한 접근 방식이 수록되어 있다. 또한 책에 나와 있는 30여 가지의 운동방법은 난이도가 매우 높으며 자신이 가르친 스튜디오 고객들이 어떤 부류였는지를 보여준다.

조셉은 1920년부터 그가 사망하던 해인 1967년까지 계속 클라라와 함께 활동하였다. 조셉의 사망 후 클라라는 80세의 고령에도 불구하고 스튜디오를 운영하였고, 이후 로마나 크리자노스카(Romana Kryzanowska)가 2004년까지 운영했다. 로마나를 비롯한 캐롤라 트라이어, 마리아 브라운, 로리타 산 미구엘, 캐시 그란트, 이브 젠트, 론 플레쳐, 브루스 킹 등의 초기 제자들은 자신들의 스튜디오에서 자신만의 프로그램을 만들었다. 조셉은 공식 훈련 프로그램을 설정하지 않았고 초기 제자들에게 개인레슨을 하였기 때문에 초기 제자들은 서로 다른 운동을 배웠다. 이러한 까닭에 그들은 자신만의 버전으로 가르치게 되었다.

조셉은 거대한 업적을 남기고 떠났다. 매트에 기반을 두고 창안한 운동 방식은 일반적으로 "풀매트"라고 알려져 있다. 조셉은 풀매트 이외에도 스튜디오 장비를 이용하는 운동도 많이 지도하였다. 조셉은 어느 하루에 가르친 것을 그 다음날 똑같이 가르치지 않았는데, 그 이유는 각 개인의 필요에 따라 완전히 다른 방법을 선택했기 때문이다. 클라라 또한 고객에게 맞게 운동방법을 수정하였다.

조절학의 공식적인 보급은 그들의 사후인 1980년부터 시작되었다. 그동안 무용계에만 알려져 있던 필라테스는 1980년대 중반부터 무용계 밖으로 알려지기 시작하였으며, 최근 급속히 대중화되었다. 1980년에

필립 프리드먼(Pilip Friedman)과 게일 아이젠(Gail Eisen)이 공저한『신체와 정신의 조절을 위한 필라테스(The Pilates Method of Mental and Physical Conditioning)』가 출간되었다. 이 책에서 '조절학'은 필라테스(Pilates method, Pilates method of exercise, cf. pilates)로, 신체운동중심인 '파워하우스(powerhouse)'는 '센터(center)'로 명시되었으며, 조셉의 철학과 원리가 명확하게 요약되어 있다. 뒤이어 전 세계에 있던 다수의 필라테스 협회들과 강사들이 교육의 시간이나 양질의 심도적인 면에서 각자 다양하게 공식적인 교육과정을 만들게 되었다.

3 | 필라테스 철학

1) 중심철학(central philosophy)

필라테스는 단순한 일련의 운동동작이 아닌 그 이상의 것이다. 필라테스는 신체와 정신을 함께 연결하여 인체 전체를 조절하는 운동법이다. 독일에서는 19세기 이후 동작에 철학을 가미하여 예술로 승화시키는 일들이 흔하게 있었다. 조셉이 고안한 운동법의 체계는 체조, 동양무예(태권도, 쿵푸, 유도 등), 요가, 무용 등에 있는 실제적인 동작에 철학이 결합된 것이다. 조셉은 '신체의 운동'과 '정신의 수양'이라는 개념을 상호 연결시켜 발전시킨 여러 유럽인 중 한 사람이었다.

또한 조셉은 독서광이었다. 그는 독일 철학자 아서 쇼펜하우어(Arthur Schopenhauer)의 "인생에서 다른 이들을 얻기 위하여 자신의 신체를 태만하는 것은 가장 어리석은 짓이다"라는 금언과 프리드리히 폰 실러(Friedrich von Schiller)의 '정신이 신체를 구현한다'라는 금언을 즐겨 인용하였으며, 이 두 금언을 통합하여 자기의 소신으로 삼았다.

신체와 정신의 완벽한 균형은 문명인이 갖추어야 할 자질로서 미개인이나 동물에 대한 우월함을 문명인에게 부여해주며, 인류의 목표인 건강과 행복을 성취하는데 필요한 신체와 정신의 모든 능력을 문명인에게 부여해준다. 이 책의 목적은 오늘날 일반적으로 인간이 신체와 정신의 질병으로 인하여 자신이 가지고 태어난 생득권인 완벽한 신체에 도달하지 못하는 과정을 주의시키고자 하는 것이다. 건강을 게을리하여 건강을 잃은 후 건강을 되찾기 위해서는 많은 시간이 필요하다. 신체와 정신의 균형이 건강을 유지하는 유일한 방법이다.

– 당신의 건강(1934) –

조절학은 신체, 정신, 영혼의 완벽한 협응을 유도하는 운동법이다. 조절학은 신체를 발달시키고 자세를 교정시키며, 신체의 활력을 되찾게 하고 정신을 북돋게 하며 영혼을 충만하게 한다. 조절학은 기분을 좋게 하고 모든 일에 자신감을 갖게 한다.

– 조절학을 통한 인생으로의 회귀(1945) –

조셉은 이 책에서 조절학에 대한 첫 정의에 영혼을 부가하였는데, 이것은 그의 운동법이 개인 전체의 감정까지 포함하여 다루고 있음을 알 수 있다. 조셉은 이러한 자신의 소신을 바탕으로 자신이 고안한 운동법에 정당성을 부여하였으며 철학을 가미하여 예술로 승화시켰다.

2) 건강철학(health philosophy)

조셉은 질병의 근원을 유년시절부터의 빈약한 보육과 부족한 운동이라고 하였으며, 건강관리는 유년시절부터 시작해야 한다고 주장하였다. 유년시절에 천식을 앓았던 조셉은 제1차 세계대전 때 수용소에서의 억류생활, 독감과 결핵의 유행, 겨자가스탄의 사용 등 허파에 악영향을 끼치는 상황에도 불구하고 자신이 고안한 호흡을 이용한 운동법으로 건강을 유지할 수 있었다. 이 때문에 그는 건강의 초점을 유년시절과 호흡에 두었다. 이러한 건강관리의 시작으로 인생의 제일 처음이자 제일 마지막인 호흡부터 올바르게 배워야 한다고 하였으며, 사람들이 자신의 다른 건강철학에 동의하지 않더라도 호흡만은 올바르게 배울 것을 당부하였다.

호흡을 올바르게 하기 위해서는 공기를 가득 내쉰 후 가득 들이마셔야 한다. 젖은 수건의 물 한 방울까지 짜내듯이 허파의 불순한 공기 한 분자까지 짜내어 허파를 진공상태로 만들 듯이 내쉬면 허파는 자동적으로 신선한 공기로 가득 채워진다. 결국 인체의 활력을 만드는 필수요소인 산소가 혈류에 잘 실어져 인체 곳곳으로 보내지게 되며 인체는 더 큰 활동을 할 수 있게 된다. 게으른 호흡은 우리의 허파를 병들어서 죽게 하거나 죽은 세균들의 공동묘지로 만든다고 하였다.

조절학은 순환을 활성화시키며, 특히 근육과 정신 활동에 의하여 만들어지고 축적된 피로물질을 혈류를 통하여 방출하는데 효과적으로 작용한다. 그렇게 되면 뇌는 맑아지고 의지력이 제대로 기능하게 된다. 혈액순환을 통하여 인체는 대청소되므로 운동을 격렬하게 하는 것이 중요하다. 올바른 호흡으로 심장을 조절할 수 있다. 허파를 발달시키는 동시에 심장의 피로를 완화시키고 혈액을 순환시킨다.

또한 조셉은 척주가 곡선이 아닌 수직선처럼 일자(straight like a plumb line)여야 한다고 하였다. 아이들은 배를 집어넣고 가슴을 확장시켜 공기를 들이마신다. 아이들의 척주는 일자이며, 등은 완벽히 편평(flat)하다. 조셉은 척주가 아이에서 성인으로 되면서 일자척주(straight spine)에서 굽이척주(curved spine)로 '발달'이 아닌 '변형'이 된다고 하였다. 그는 건강한 성인의 척주가 아이처럼 일자로 되어야 하며, 이를 위해서는 아이의 호흡과 같은 호흡법으로 운동하여야 한다고 하였다. 그는 불량한 자세가 건강에 영향을 주며, 특히 비만 중에서 배 주위의 비만은 척주의 굽이에서 기인한다고 하였다. 그는 일자척주가 노년에도 척주를 꼿꼿이 펴고 살게 한다고 하였다.

4 | 필라테스 기본원칙

1) 전통 필라테스의 기본원칙(fundamental principle of traditional pilates)

(1) 집중(concentration)

집중은 몸과 마음을 연결하는 핵심 요소이다. 효과적인 변화를 가져오기 위해서는 몸과 마음이 함께 일해야 한다. 필라테스는 수행하는 운동의 세부사항과 정밀도에 초점을 맞추어 더 많은 신체 인식 및 조절을 개발한다. 집중은 하나의 기술이다. 정신을 집중하고 각 움직임을 의식적으로 수행하여 운동을 마스터함으로써 자동으로 몸에 깊이 배어든다.

(2) 조절(control/coordination)

부상을 방지하고 긍정적인 결과를 가져오기 위해 각 운동은 조절 기능을 통해 의도적으로 수행되어야 한다. 각 운동은 기능적인 면을 제공하고 조절 없이 하는 운동은 비효과적이며 비능률적이다.

(3) 중심화(centering)

필라테스는 '파워 하우스'에서 모든 운동을 시작함으로써 신체의 지지와 조절을 유지하는데 초점을 맞추고 있다. 이 힘의 기반을 종종 코어 안정성이나 중심(centering)이라고 말하며, 신체가 스트레스 또는 긴장 없이 자유롭게 움직이게 만들어준다.

파워 하우스는 필라테스 특정 용어이며, 골반과 몸통을 이동하고 안정화하는 신체의 중앙 부위와 근육을 의미한다. 강한 코어는 강력한 파워 하우스이며, 신체의 조절된 움직임과 완벽함을 가능하게 해준다.

(4) 유동적 움직임(flowing movement)

운동을 흐르듯이 하는 것은 필라테스 운동을 특별하게 만드는 요소 중 하나이다. 조절되고 우아하지만 역동적인 움직임은 각 운동에서 중요시 되어야 한다. 필라테스 운동은 힘 또는 응력으로 실행되지 않아야 하며 가벼운 느낌으로 우아하고 쉽게 하는데 주력한다. 모든 필라테스 원칙이 고려되고 상호 연관되면 운동은 흐르듯이 자연스럽게 하게 된다.

(5) 호흡(breathing)

호흡은 필라테스의 중심 구성요소이다. 각 운동의 호흡 패턴은 운동 수행, 안정성 지원과 운동의 유동성을 촉진하기 위해 필수적이다.

필라테스 방법을 마스터하기 위해서는 호흡과 운동을 일원화시키는 것이 매우 중요하다. 호흡의 효과적인 사용은 마음을 휴식, 집중하고 재충전하는 데 도움이 될 수 있다.

(6) 정확성(precision)

필라테스 운동은 무엇을 하느냐 보다는 어떻게 하느냐가 더 중요하다. 필라테스에서 모든 운동은 목적과 의도가 있고 성공적인 실행을 하기 위해서는 이를 준수해야 한다. 정확하고 완벽한 하나의 동작을 수행하는 것이 몇 가지 잘못된 동작을 하는 것보다 훨씬 더 유용하다. 정확하게 운동하는 것은 잘못된 운동 패턴을 고쳐서 적절한 정렬을 유지하고 부상을 방지하는데 도움이 된다.

2) 현대 필라테스의 기본원칙(fundamental principle of modern pilates)

현대 필라테스의 기본원칙은 조셉의 전통 필라테스 기본 6원칙을 좀 더 의학적으로 발전시켰으며, 필라테스의 기본 8원칙을 가진다. 현대 필라테스는 무용수, 운동선수 외에 모든 연령층의 일반인뿐만 아니라 임산부, 환자에게도 적절하게 사용되도록 하여 필라테스가 새로운 세기에 굳건히 자리 잡게 하였다.

(1) 집중(concentration)

"당신은 당신의 몸이 정신적으로 완전히 조절되게 해야 한다"

- 조셉 필라테스, '조절학을 통한 인생으로의 회귀'-

필라테스는 정신적, 신체적 조절이다. 필라테스는 운동 과정의 지속적인 인식이며 긍정적인 변화는 이 인식이 달성될 때만 발생할 수 있다. 초점은 항상 최종 결과가 아닌 현재에 있다. 신체와 움직임을 염두해야 하고 무엇을 하고 있는지 의식해야 하며, 그렇지 않으면 더 이상의 진전은 없고 그냥 행위만 있을 뿐이다. 집중을 하기 위해서는 긴장을 풀어야 한다.

(2) 이완(relaxation)

긴장과 지나치게 사용된 부분을 이완하는 과정이 없으면 무리한 행동패턴이 동작에 영향을 미친다. 덜 활성화된 근육을 활성화시키는 것 뿐만 아니라 지나치게 쓰인 근육을 의식적이고 조절된 동작으로 이완하는 것 역시 필라테스의 핵심 부분이다. 스트레스를 자주 받는 사람들은 종종 심한 긴장상태를 가진다. 운동 전이나 도중에 신체 내에서 긴장을 풀어주는 것은 매우 중요하며, 긴장완화는 긍정적 변화를 가져다 주도록 도와준다. 그렇게 함으로써 정신적으로도 편안해지고 운동하는 동안 동작의 정확성에 집중할 수 있다.

(3) 정렬(alignment)

좋은 정렬은 정적 및 동적으로 좋은 안정성의 핵심이다. 운동의 시작부터 관심과 주의를 기울여야 하며 동작 패턴에 걸쳐 조절 및 정렬이 요구된다. 필라테스에서는 몸 전체에 걸쳐 올바른 뼈대 정렬을 개선하려는 노력이 필요하다. 운동하는 동안 신체의 모든 부분이 올바른 정렬이 되는 것은 안전과 기능적 움직임의 이유로 매우 중요하다. 원하는 근육이 효율적으로 작동하도록 신체의 모든 관절이 정확하게 정렬되어야 한다.

(4) 호흡(breathing)

조셉 필라테스는 효율적으로 호흡하는 방법의 이점에 대해 강조했다.

"물리적인 운동에서 어떤 실제 이익을 얻으려면 먼저 제대로 숨쉬기 하는 방법을 배워야 한다.
우리의 생명 자체가 호흡에 달려있다."

– 조셉 필라테스, '조절학을 통한 인생으로의 회귀'–

운동의 호흡 패턴은 동작을 도와주고 운동의 유동성을 촉진한다. 운동과 호흡을 일원화시키는 것은 필라테스 방법을 마스터하는 지름길이다. 호흡의 효과적인 사용은 정신을 편안하게 만들며 집중하고 재충전하는 데 도움이 될 수 있다. 필라테스는 가쪽 또는 가슴부 호흡을 가르치고 있다. 갈비뼈 아래부분에서 옆구리와 등으로 호흡하는 것을 도와준다.

(5) 중심화(centering)

중심화는 골반, 척추, 어깨와 머리를 안정되게 조절하는 것을 뜻하며, 이들 신체부위에서 비롯된 운동을 할 경우에는 안정적인 기반을 제공해야 한다. 본질적인 안정성의 대부분은 잠재의식 수준에서 나오지만 운동 중 의식적으로 상호작용하는 신체 내에서 훈련함으로써 개선할 수 있다. 안정성을 효과적으로 달성하기 위해서는 개인이 먼저 정렬(예: 관절 위치)에 대해 이해해야 한다. 이는 중심화를 배우기 전에 올바른 뼈대 정렬과 호흡의 교육이 필요한 이유이다. 중심화는 원치 않는 움직임의 제한 뿐만 아니라 운동 시 발생하는 동작의 조절과 흐름을 관리 · 유지하는 것과 직접적으로 관련된 역동적인 과정이다.

(6) 협응성(coordination)

협응이란 다수의 근육과 관절들이 연합하여 복잡하고 세밀한 동작을 만드는 것이다. 협응성을 통하여 동작의 유동성을 만들 수 있으며, 해당 동작에서 다음 동작으로 부드럽게 전환시킬 수 있다. 기본 매트운동 세션에서 간단하고 기능적인 운동 패턴을 먼저 가르치는 이유가 조절과 정확성 때문이다. 간단하고 기능적인 운동 패턴을 진전시키면서 더 복잡한 동작이 가능해진다. 협응성을 배우는 과정은 뛰어난 정신적, 신체적 훈련이다.

(7) 유동적 움직임(flowing movements)

물 흐르듯이 연결되는 운동인 필라테스는 이 점에서 다른 운동과 차별화된다. 운동 시 절제되고 우아하지만 역동적이 될 수 있도록 초점을 맞추어야 한다. 필라테스 운동은 힘 또는 저항력으로 실행되지 않아야 하고 대신 가볍고 우아하게 동작을 자연스럽게 흐르듯 하는 것이 중요하다. 그밖에 모든 필라테스 원칙을 생각하고 운동 시 적용하면 자연스럽게 흐르는 물처럼 동작이 연결된다.

(8) 스테미너(stamina)

"조절학(필라테스) 운동은 일상생활을 사는데 튼튼한 몸과 건전한 마음을 만들어 줄 뿐 아니라 스포츠, 레크리에이션, 긴급 사태에 대한 엄청난 보유 에너지를 제공한다."

- 조셉 필라테스, '조절학을 통한 인생으로의 회귀'-

필라테스는 신체가 효율적으로 사용될 수 있도록 지구력을 만들어 준다. 필라테스를 통하여 증진된 근육은 효율성이 높아져서 불필요한 긴장 상태와 비효율적인 움직임에서 오는 낭비를 줄여 스테미너가 증진된다.

5 | 파워하우스

필라테스에서 말하는 파워하우스(powerhouse)는 '아래 갈비뼈부터 골반바닥부까지'이고(**그림 1-4**), 관련된 근육은 가로막부터 골반바닥근까지이다(**표 1-1**). 파워하우스는 미국 동부식 표현이며, 미국 서부나 유럽, 호주에서는 코어(core) 또는 센터(center)라고 한다. 배-허리-골반 부위를 의미하는 코어보다는 좀 더 넓은 부위를 말하지만 모두 신체중심과 주변부를 의미한다.

필라테스는 장력을 조절하면서 근력을 강화할 수 있는 캐딜락, 리포머, 체어, 바렐 등을 이용한 기구 운동과 맨손 또는 필라테스 링, 스파인 코렉터, 아크바렐, 토닝볼, 짐볼, 밴드, 폼롤러 등의 소도구를 이용한 매트 운동으로 구성되어 있다.

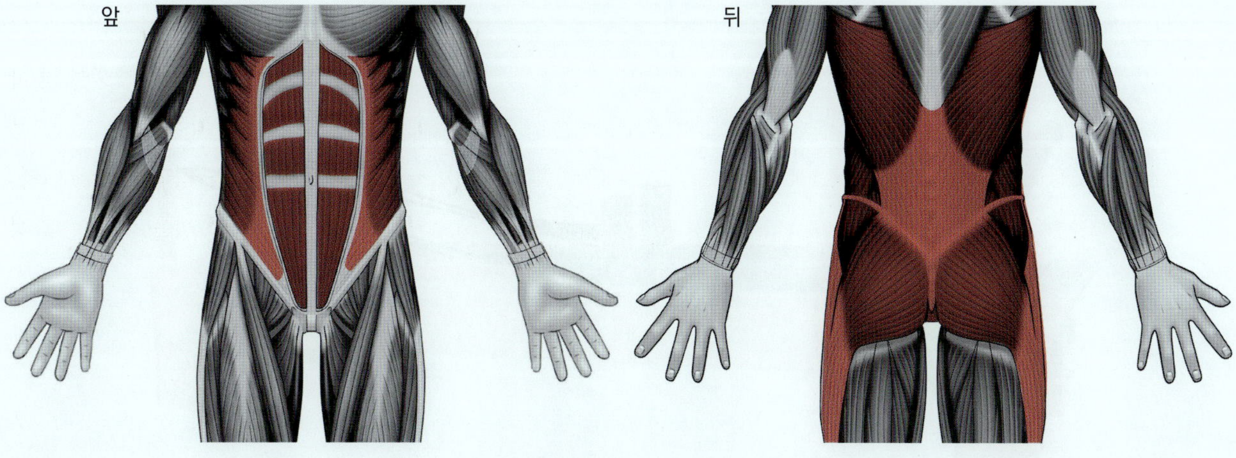

그림 1-4 파워하우스

표 1-1 파워하우스 근육 구분

가슴 부위	가로막(diaphragm)
배 부위	배곧은근(rectus abdominis), 배빗근(oblique abdominis), 배가로근(transverse abdominis)
등허리 부위	넓은등근(latissimus dorsi), 아래뒤톱니근(serratus posterior), 척추세움근(elector spinae), 가로돌기가시근(transversospinalis), 엉덩허리근(iliopsoas), 허리네모근(quadratus lumborum)
골반 부위	골반가로막(pelvic diaphragm), 회음부근(perineal muscles)
볼기 부위	큰볼기근(gluteus maximus), 중간볼기근(gluteus medius), 작은볼기근(gluteus minimus), 넙다리돌림근(rotators of femur)

6 | 필라테스 기구

1) 유니버셜 리포머(universal reformer)

필라테스 창시자 조셉이 만든 운동기구이다. 캐리라는 지지대가 레일 위에서 움직이게 되어 있다. 수련자는 이 위에 눕거나 앉거나 엎드리는 등의 다양한 자세를 취하고, 지지대에 연결된 스프링을 밀고 당기는 동작을 통해 신체의 전 부위를 단련한다(그림 1-5). 리포머를 비롯해 필라테스의 기구들은 스프링을 적극적으로 이용한다. 스프링은 수련자에게 다양한 운동강도를 제공하고 운동의 범위를 확장시켜 준다. 또한 스프링의 흔들림을 조절하는 능력을 발달시키고, 이것을 통해 신체의 불균형이 심한 사람들에게 신체의 근육을 바르게 사용하는 법을 가르쳐 준다. 기존의 웨이트트레이닝식의 운동기구가 보통 한

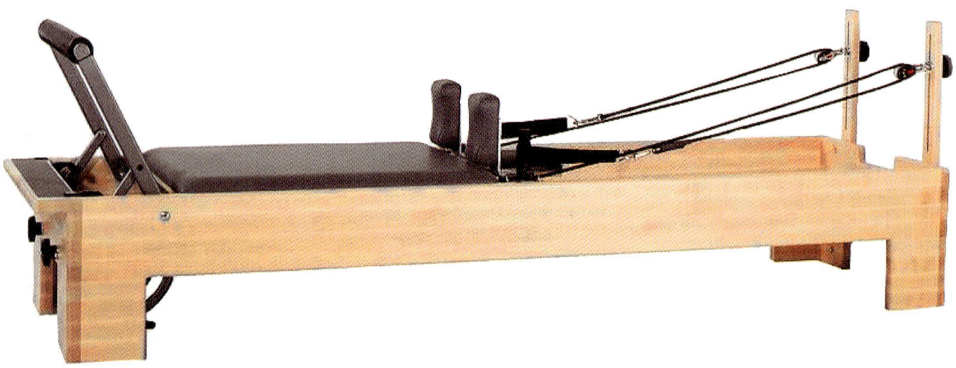

그림 1-5 유니버셜 리포머

가지 운동만 할 수 있다면, 리포머는 조셉 필라테스가 만들고, 필라테스 메소드연맹이 정립한 수십 가지의 동작을 기본으로 백여 가지의 다양한 동작을 할 수 있다. 운동의 강도는 스프링 자체의 강도, 스프링 개수, 스프링과 수련자의 거리 및 수련자의 자세로 결정되며, 재활에서 일반인의 건강과 운동선수의 운동능력 향상에 이르기까지 다양한 운동을 할 수 있는 복합운동기구이다.

리포머 운동의 특징은 실제 인간이 해부학적으로 행하는 운동을 기본으로 전개된다. 인간은 살아오면서 잘못된 운동습관과 생활습관으로 자신의 근육 및 관절을 불량하게 사용하여 신체가 왜곡되고 스스로 불균형을 만들게 된다. 예를 들면, 발목의 경우 발목의 무게중심을 정확히 중심으로 하지 않는 발등굽힘/발바닥굽힘 동작을 반복하게 되면 발목은 안쪽과 바깥쪽의 근육 불균형을 일으키고 잦은 발목 부상 뿐만 아니라 발과 다리의 부정렬을 일으킨다. 이때 리포머의 풋바에 발을 바르게 정렬하여 발목을 바르게 발등굽힘/발바닥굽힘하는 동작을 통해 다시 발목의 올바른 사용법을 배우게 하는 것이다.

2) 캐딜락(cadillac, 트래피즈, 트랩 테이블 trapeze or trap table)

조셉은 영국의 포로병원에서 누워만 있어야 하는 환자들의 근력 및 유연성, 재활운동을 위해 고안했다가 그 후 점점 개량을 하게 되었다. 초기에는 철제침대에 봉을 세워 거기에 다양한 스프링을 부착하여

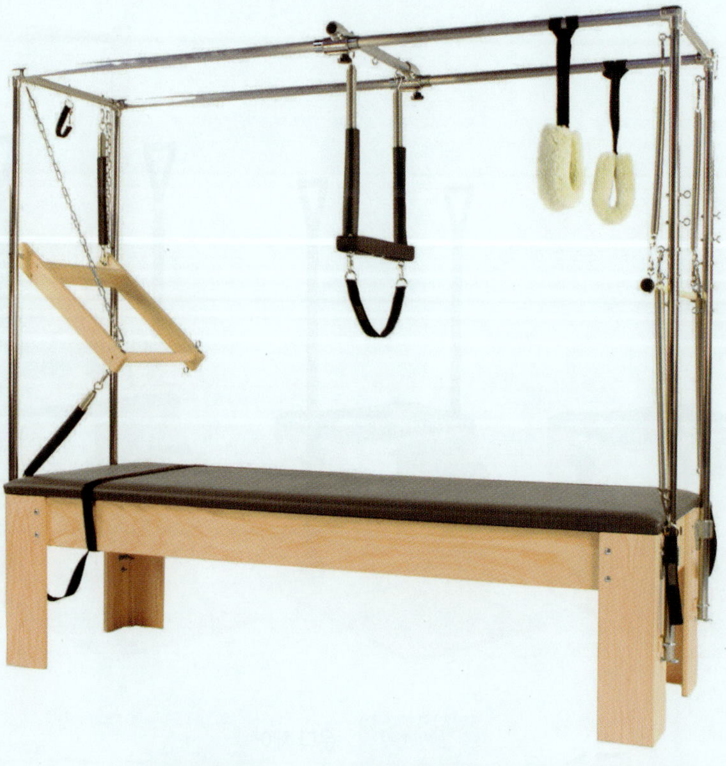

그림 1-6 캐딜락(트래피즈, 트랩 테이블)

다양한 운동을 할 수 있게 고안된 기구이다(그림 1-6). 캐딜락(트래피즈, 트랩 테이블)은 운동기능이 떨어진 사람에게 스프링과 다양한 지지대(푸시스로우바, 롤다운 바 등)를 통해 필요로 하는 해부학적 운동을 정확히 수행할 수 있도록 도와준다. 재활이 필요한 사람들은 대부분 특정 부위의 기능이 떨어지는데, 운동을 시키면 기능이 떨어진 부위를 운동하는 것이 아니라 다른 부위가 운동되는 보상작용이 일어난다. 캐딜락(트래피즈, 트랩 테이블)은 보상작용을 방지해주며, 인간이 행할 수 있는 대부분의 해부학적 운동을 모두 수행할 수 있다.

3) 운다 체어(wunda chair)

조셉은 좌식생활양식으로 인하여 자세가 올바르지 못하고 운동이 부족한 고객들을 위해 거실에서 상체운동을 할 수 있도록 자신의 안락의자를 모델로 한 운다 체어(wunda chair)를 고안했다(그림 1-7). 지금은 많은 부분이 개선되어 상체운동뿐만 아니라 코어와 다리 근육 등 모든 전신 운동이 가능하다. 체어 또는 콤보체어는 손잡이, 페달, 스프링 등을 조정할 수 있어 쉽고 다양하게 활용할 수 있다. 엉덩이 및 무릎 부상 또는 균형 문제가 있는 환자의 재활 및 예비 보강을 위해 가장 많이 사용한다. 앉은 자세 또는 체중부하를 조절할 수 있는 상태로 의자에 서서 운동을 진행시키는 데 적합하다.

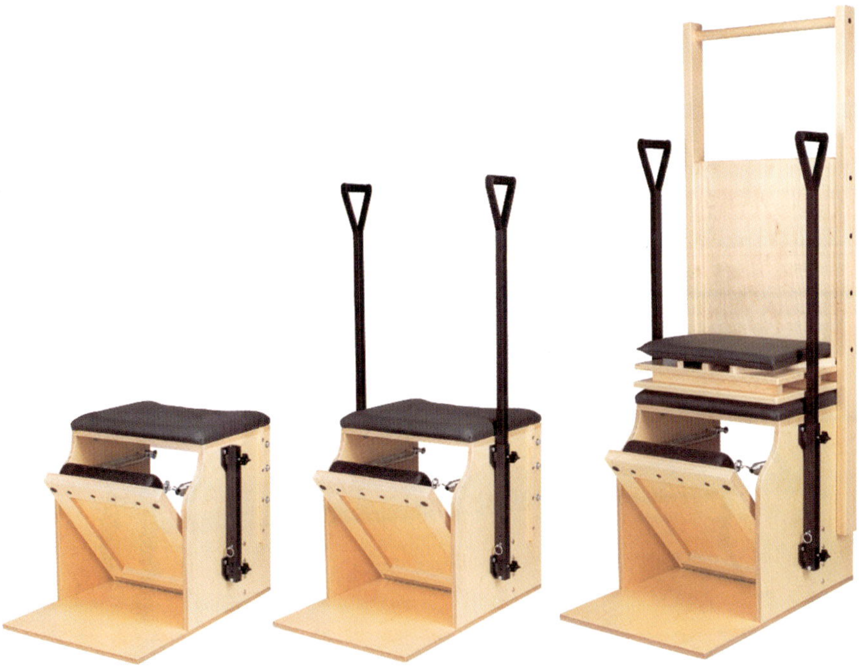

그림 1-7 운다 체어

4) 레더바렐(ladder Barrel)

둥근 아치모양의 바렐(통)과 사다리를 결합하여 만든 필라테스 기구로서 움직임을 조절하고 몸의 긴장을 완화시키며 유연성을 활성화하여 운동 시 신체의 손상을 예방할 수 있다.

여러 가지 난이도 높은 다양한 동작기능을 이용하여 호흡 조절과 체계적인 동작의 반복을 통해 근육을 강화시키고 신체의 운동중심을 안정화시켜 신체 균형을 유지하는 데 도움을 주는 신체조절 전신운동이 가능한 좋은 기능적 운동기구이다.

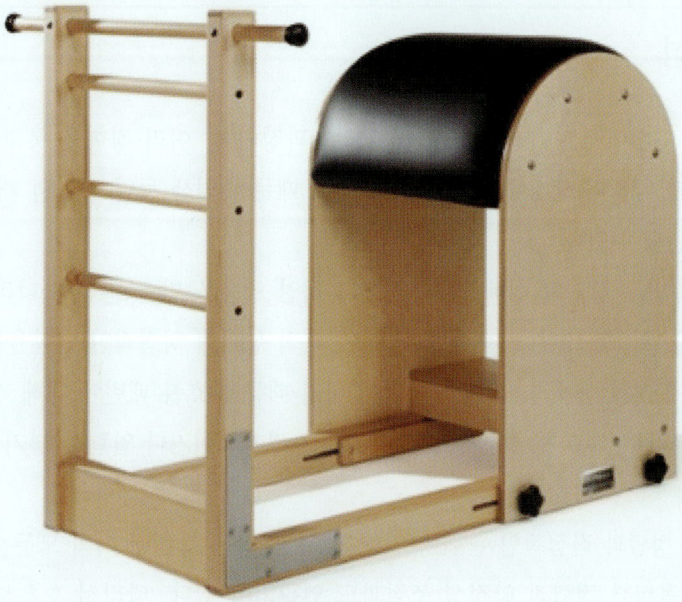

그림 1-8 레더바렐

Chapter 2

호흡

1 | 호흡의 중요성

호흡은 생명을 위해 이루어지는 무의식적이고 중요한 과정이며, 여러 경험을 통하여 발달된다. 호흡은 신체적 노력뿐만 아니라 마음의 상태에 따라 영향을 받기 때문에 일생 동안 겪었던 개인의 신체적, 심리적 경험과 직접적으로 관련되어 있다.

호흡은 신체적 및/또는 심리적 상태로부터 무의식적인 영향을 받을 뿐만 아니라 호흡을 의식적으로 조절할 수 있다. 호흡을 조절할 경우 신체적 및/또는 심리적 상태에 직접적인 영향을 주거나 변경할 수 있다. 많은 사람들이 변화에 대해 신체적, 심리적 저항을 하기 때문에 호흡 패턴에 대해 가르칠 때 이것을 고려하는 것이 중요하다. 따라서 호흡 변경을 시도할 경우에는 강제적이거나 압력을 넣기보다는 부드럽게 공감하며 격려해야 한다.

호흡은 몸의 뼈대 정렬과 직접적인 관련이 있다. 호흡 과정에 관련된 거의 모든 근육은 자세와도 관련되어 있으며, 운동 중 올바른 정렬과 안정성 조절과도 연관되어 있다. 따라서 호흡하는 것은 바로 안정성과 운동의 조절 뿐만 아니라 자세와 정렬에 영향을 미친다.

"생명을 유지하기 위해서는 호흡을 해야 한다. 호흡을 하지 않으면 우리는 살 수가 없다. 규칙적인 호흡을 하는 것이 건강의 지름길이다."

– 마벨토드(1937) –

1) 호흡과 자세의 관계

신체 대부분의 근육은 3가지 종류의 근섬유로 혼합되어 있다. 그 근육이 어떤 활동에 맞추어져 있는가에 따라서 한 종류의 근섬유가 더 많은 비율을 차지하게 된다. 예를 들면, 중력에 대항하여 체중을 지지하는 등과 다리의 근육에서는 제1형 근섬유가 많은 비율을 차지하게 되며, 무거운 물건을 드는 팔의 근육에서는 제2형 근섬유가 많은 비율을 차지하게 된다. 근섬유의 비율은 같은 근육이더라도 사람들마다, 그리고 개인의 각 근육들 간 다양하게 나타난다. 선천적인 근섬유의 비율은 훈련의 종류 및 노력의 정도와 같은 후천적인 요소에 따라서 바뀔 수 있으며, 근섬유는 현재 놓인 상황의 요구에 따라서 적응하게 된다.

호흡은 근육의 작용으로 이루어지는 기전이다. 여러 호흡근들은 자세유지근이며, 호흡과 자세는 이러한 여러 공용근들의 작용으로 함께 이루어지는 기전이다. 가로막이나 속갈비사이근과 같은 순수 호흡근을 제외한 다른 모든 호흡근은 자세유지의 기능을 갖고 있다.

많은 호흡근들이 자세를 정렬시키는데 중요한 역할을 한다. 올바른 자세에서 올바른 호흡이 이루어지므로 자세를 교정하여 호흡을 교정할 수 있다. 또한 올바른 호흡에서 올바른 자세가 이루어지므로 호흡을 교정하여 자세를 교정할 수 있다.

호흡을 올바르게 하면 전신의 모든 나머지 근육들도 실제적으로 작용하게 되어 정상적인 자세를 만들 수 있다. 필라테스는 특정한 호흡과 동작을 이용하여 신체운동중심을 안정화시키면서 자세를 정렬시키는 자세교정운동이다.

2 | 호흡의 과정

호흡은 인간이 기체 연료와 세포 호흡에서 나온 배설물을 포착, 전송 배출하는 생리적 호흡 과정의 필수적인 부분이다. 인체의 생리학에서 생리적 호흡(physiological respiration)은 외부로부터 각 세포에 산소를 공급하고 신체에 있는 이산화탄소는 외부로 배출하는 수송과정을 말한다. 이것은 생화학적 호흡과는 반대되며 세포호흡 과정이라 말한다. 이 과정은 유기체가 산소와 포도당에 반응하여 물, 이산화탄소와 ATP(에너지)로부터 에너지를 제공받는 신진대사 과정이다. 생리적 호흡은 세포호흡(cellular respiration)에 필요하고 이 때문에 인간의 생명이 유지되는 것이다. 이 과정은 생리적 호흡으로 신체 세포와 외부 환경 사이에 신진대사에 필요한 물질을 대량으로 배달하는 것에 의의를 두지만 세포호흡은 인체에서 각 세포가 호흡한다는 점에서 다르다고 할 수 있다.

호흡의 과정은 다음과 같다.

a. 숨을 들이마셔서 허파 속에 산소가 가득 찬다.
b. 산소 분자들은 허파를 통과하여 심장혈관 시스템에 의해 신체 내에서 수십 억의 세포로 이송하는 혈류로 들어간다.
c. 동시에, 세포에 의해 생산된 배설물인 이산화탄소 분자는 심장혈관 시스템에 의해 혈류에서 허파로 전달되어 이송된다.
d. 숨을 내쉼으로써 허파로부터 이산화탄소가 가득 들어 있는 공기를 배출한다.

3 | 가로막

가로막(diaphragm)은 호흡과 관련된 가장 중요한 근육이며, 둥근 지붕(dome) 모양으로 가슴안(thoracic cavity)과 배안(abdominal cavity)을 분리시켜 준다. 허파 쪽으로 튀어나와 있으며, 가슴안과 배안 사이에 식도, 주요 혈관과 림프관, 신경의 통로를 위한 구멍이 있다. 가로막의 근섬유들은 복장뼈의 칼돌기, 7~12번 갈비뼈와 갈비연골(costal cartilage) 및 1~4번 허리뼈에서 중심힘줄(central tendon)로 연결되어 있다. 호흡의 움직임에 있어서 기본 참여(공기 섭취량의 약 2/3 담당) 뿐만 아니라 재채기, 기침, 울음, 웃음 그리고 물건을 들기 위해 준비할 때 수축한다. 또한 안정성을 위해 배안과 내장을 압박하고, 출산을 도우며 소변과 대변을 배출할 때 수축한다.

4 | 생리적 호흡 과정

1) 들숨

들숨하는 동안, 가슴안의 부피가 증가하며 가슴안 내 압력은 감소한다. 그 결과로 입과 코를 통해 허파로 공기가 모아지고, 혈액에서 이산화탄소와 산소의 교환이 이루어지는 생리적 호흡 과정이 발생한다. 간단히 말하면 가슴안을 확대하면 허파 속에 공기가 모인다.

들숨 초기, 가로막이 수축을 하면 배안 쪽으로 내려가게 된다. 실제적으로 아래로 아주 조금 이동하는 것 뿐이지만 매우 큰 표면적이 움직이는 것이기 때문에 가슴안의 부피가 증가한다. 가로막이 수축을 계속하게 되면 근접조직(중심힘줄)이 이것을 방해하려 하고, 이 결과로 발생된 힘은 아래쪽 갈비뼈를 위쪽과 바깥쪽으로 당기게 되어 가슴안의 부피를 증가시킨다. 따라서 갈비뼈의 확장은 가로막의 수축으로 발생하고 갈비뼈와 다른 근육으로 지속된다. 갈비뼈의 확장은 순차적이고 멀티 방향을 작용하는 과정이다. 기본적으로 아래쪽 갈비뼈가 바깥쪽과 위쪽으로 당겨지면서 갈비뼈 전체가 옆으로 확장된다. 갈비뼈의 전체가 확장되면서 작은 위쪽 갈비뼈들은 복장뼈를 들어 올리려고 앞 방향으로 돌림을 하고 마지막으로 빗장뼈가 올라간다.

2) 날숨

날숨하는 동안 가로막 및 기타 들숨 관련 근육은 이완한다. 빗장뼈, 복장뼈, 갈비뼈가 중력과 함께 낮아지면서 가로막이 상승하고 속갈비사이근, 가슴안의 라이닝 조직, 허파의 탄성 반동의 수축으로 촉진된다. 가슴안의 부피가 감소하면서 허파에서 공기가 배출된다. 이때 가로막의 수축과 반대 역할을 하는 날숨 관련 배근육과 다른 근육의 수축으로 공기가 더 나가게 된다.

특히 배가로근과 배속/바깥빗근이 날숨 과정을 촉진하므로 숨을 내쉬는 것은 척추 안정화 과정을 만드는 데 도움이 된다. 그래서 배꼽이 척추 쪽으로 들어가게 하면서 숨을 내쉬는 것은 깊이 자리잡고 있는 배근육을 이용하여 코어 안정성을 가르칠 수 있는 좋은 방법이다. 그러나 안정성은 숨을 들이마시고 내쉬는 두 과정에서 활발하게 유지가 되어야 한다는 것을 이해해야 한다.

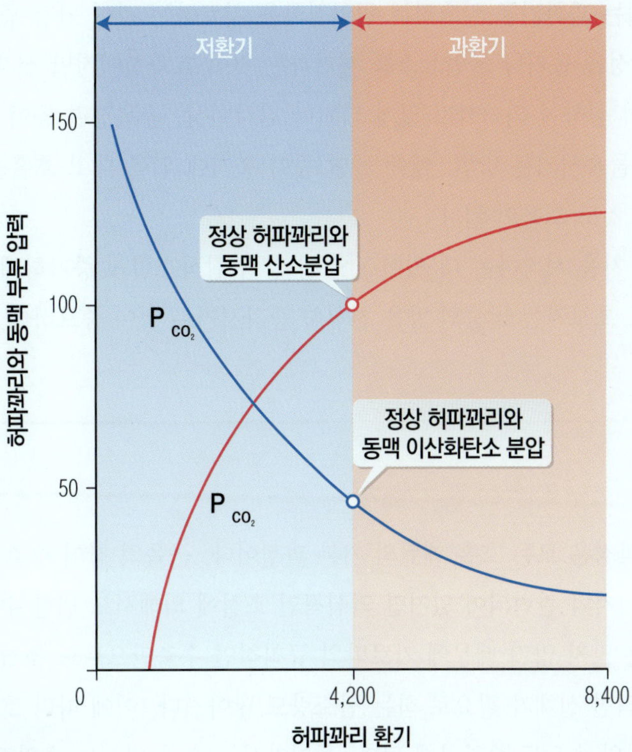

그림 2-1 저환기 및 과환기에 의한 동맥혈 내의 이산화탄소 및 산소분압의 변화

(1) 날숨근의 수축(contraction of expiratory muscle)

안정 시 호흡에서는 들숨근의 수축만 일어나며, 날숨근의 수축은 일어나지 않는다. 들숨에서는 가슴안이 확장되고, 가슴안 내압이 감소되고, 음압이 발생되어 상시 들숨량은 유입될 정도로 가슴부 들숨근의 수축만 일어나며, 날숨에서는 허파가 탄력적 반동으로 확장되어 상시 날숨량이 배출될 정도로 가슴부 들숨근의 이완만 일어난다. 호흡량의 증가가 요구될 때 날숨근의 수축이 일어난다. 날숨근의 적극적인 수축은 위가슴 부위의 들숨근 및 가로막의 부담을 덜어주게 된다.

(2) 강한 날숨의 주의사항 – 과환기증후군(hyperventilation syndrome)

원인은 허파나 심장 이상에서 초래되는 경우와 허파나 심장이 정상이더라도 심리적인 원인이나 다른 질병 또는 허파나 심장 이외의 다른 조직 이상에서 초래되는 경우로 구별될 수 있다. 과환기증후군의 원인 중 5~10%는 심인성으로 불안신경증이 흔한 예이다.

호흡근의 작업량이 증가하고 분당 환기량이 증가함에 따라 과환기를 하게 되면, 동맥혈 내의 이산화탄소 분압은 일반적으로 37~43mmHg 이하로 감소되어 저이산화탄소혈증(hypocapnia)이 유발된다(**그림 2-1**). 이로써 심박출량의 감소 및 혈관수축(vasoconstriction, 특히 뇌혈관)이 유발되어 뇌산소 공급의 감소로 인해 현기증 등의 증상이 초래된다. 또한 알칼리혈증(alkalosis)과 저인산염혈증(hypophosphatemia)이 유발되어 근수축의 방해가 일어나 전신쇠약감 등의 증상이 초래된다.

이런 경우에는 과환기를 일으키는 원인질환을 치료하는 것이 가장 중요하다. 심인성인 경우에는 환자의 정서안정을 돕거나 불안요소를 제거하는 것이 효과적이지만 실제로 쉽지 않다. 뇌혈관 수축에 의한 증상이 심하여 의식까지 잃게 되거나 감각이상, 근육경련 등이 심한 경우에는 낮은 농도의 이산화탄소를 들숨시키는 방법, 예를 들면 종이 봉지에 입을 대고 호흡을 하게 하여 이산화탄소 분압을 올려주는 것도 도움이 된다.

필라테스를 처음 시작하는 데 있어 날숨의 양이 갑작스럽게 증가하게 되면 과환기증후군이 유발될 수 있으므로 초보자는 날숨의 양을 천천히 증가시키는 것이 중요하다.

5 | 호흡량

앞에서 설명된 호흡 과정은 모든 호흡 패턴의 기본 과정이다. 근육의 참여 수준은 호흡량에 크게 영향을 받고 몸이 요구하는 에너지와 관련되어 있지만 의식적인 조절에 의해서도 변할 수 있다. 휴식과 소화 시 신체가 요구하는 에너지는 많지 않기 때문에 가로막의 규칙적인 수축만으로도 조절이 가능하다. 신체적 · 정신적 활동이 증가하게 되면 신체가 필요로 하는 산소량도 많아진다. 이에 따라 호흡과정에서 들숨 및 날숨량이 증가하고 호흡주기의 속도도 증가하게 된다. 들이마시는 숨과 내쉬는 숨의 양이 증가하게 되면 더 많은 근육의 활동을 필요로 하게 된다. 호흡주기에서 교환되는 공기의 부피가 크면 클수록 호흡 과정에 참여하는 근육이 많아지고 근육의 활동도 증가하게 된다.

6 | 호흡패턴

호흡은 무의식과 의식으로 조절되는 자발적인 기능이다. 때문에 우리가 바른 정렬, 안정성 및 궁극적으로 운동의 질을 향상시켜 호흡 패턴을 변경하거나 수정할 수 있다. 호흡과정을 개선하면 신체적 이점이 많을 뿐만 아니라 심리적 혜택이 생긴다.

필라테스 운동은 보통 들숨과 날숨에서 온전한 증가량으로 하기 때문에 가슴부 호흡 패턴과 날숨에 관련된 근육(주로 배근육)의 활동 증가를 기대할 수 있다.

좋은 호흡방법은 한 가지로 정해져 있지 않고 여러 가지가 있으며, 어떤 것은 다른 것보다 더 도움이 되기도 한다. 요약하면 우리는 신체에 필요한 호흡량에 따라 다음과 같이 세 종류의 일반적인 호흡 패턴을 보인다.

1) 가로막 호흡(diaphragmatic breathing)

몸이 안정된 상태에서 볼 수 있는 호흡으로 가장 조용하다. 호흡 과정은 거의 가로막의 규칙적인 움직임에 국한된다.

2) 가로막 호흡 이외에 가슴부 호흡(thoracic breathing in addition to diaphragmatic breathing)

신체적 · 정신적으로 활발해지면 몸의 산소 수요가 증가하게 되고 호흡량이 증가한다. 따라서 가로막 뿐만 아니라 가슴우리(thoracic cage)의 움직임도 커지게 된다.

3) 가로막 호흡과 가슴부 호흡 이외에 빗장뼈 호흡(clavicular breathing in addition to diaphragmatic breathing & thoracic breathing)

호흡 부피가 최대한 사용될 때 가슴우리의 움직임이 증가하고 이어서 위쪽 갈비와 빗장뼈가 추가로 사용된다. 이 패턴은 주로 들숨 과정과 관련되어 있으며, 들숨에 관련된 활동량이 커짐에 따라 날숨 활동도 커지게 된다.

7 | 호흡리듬

호흡은 자발적인 운동 과정이므로 매 호흡 시 효율성이 있어야 한다. 호흡을 운동과 일치시키는 것이 필라테스의 핵심이다. 필라테스 운동은 정밀도와 효율성을 추구하기 때문에 호흡도 마찬가지이다. 운동 시 효과적으로 호흡하는 방법을 배우는 것은 몸과 마음을 휴식하는 것과 집중하는 것 모두에 도움이 된다.

필라테스 운동에서 호흡 시 중요한 초점은 들숨이나 날숨을 강제로 하는 것이 아니다. 사실 운동에서 노력해야 하는 과정은 날숨을 할 때이다. 따라서 운동을 마무리하기 위해서는 충분한 시간을 제공하여 숨을 천천히 내쉬도록 한다.

8 | 호흡근육

표 2-1 호흡근육

들숨근 (inspiratory muscle)	주동근 (primary muscle)	가로막(diaphragm)
		바깥갈비사이근(external intercostalis)
		앞속갈비사이근(internal intercostalis anterior)
		갈비올림근(levator costarum)

표 2-1 호흡근육 (계속)

들숨근 (inspiratory muscle)	보조근 (accessory muscle)	목빗근(sternocleidomastoid)
		목갈비근(scalenus)
		앞톱니근(serratus anterior)
		큰가슴근(pectoralis major)
		작은가슴근(pectoralis minor)
		위등세모근(upper trapezius)
		빗장밑근(subclavius)
		위뒤톱니근(serratus posterior superior)
		뒤넓은등근(posterior latissimus dorsi)
		가슴부 척추세움근(thoracic erector spinae)
날숨근 (expiratory muscle)	주동근 (primary muscle)	배바깥빗근(external oblique abdominis)
		배속빗근(internal oblique abdominis)
		배곧은근(rectus abdominis)
		배가로근(transversus abdominis)
	보조근 (accessory muscle)	깊은 속갈비사이근(innermost internal intercostalis)
		가슴가로근(transversus thoracis)
		아래뒤톱니근(serratus posterior inferior)
		앞넓은등근(anterior latissimus dorsi)
		허리 엉덩갈비근(iliocostalis lumborum)
		허리네모근(quadratus lumborum)

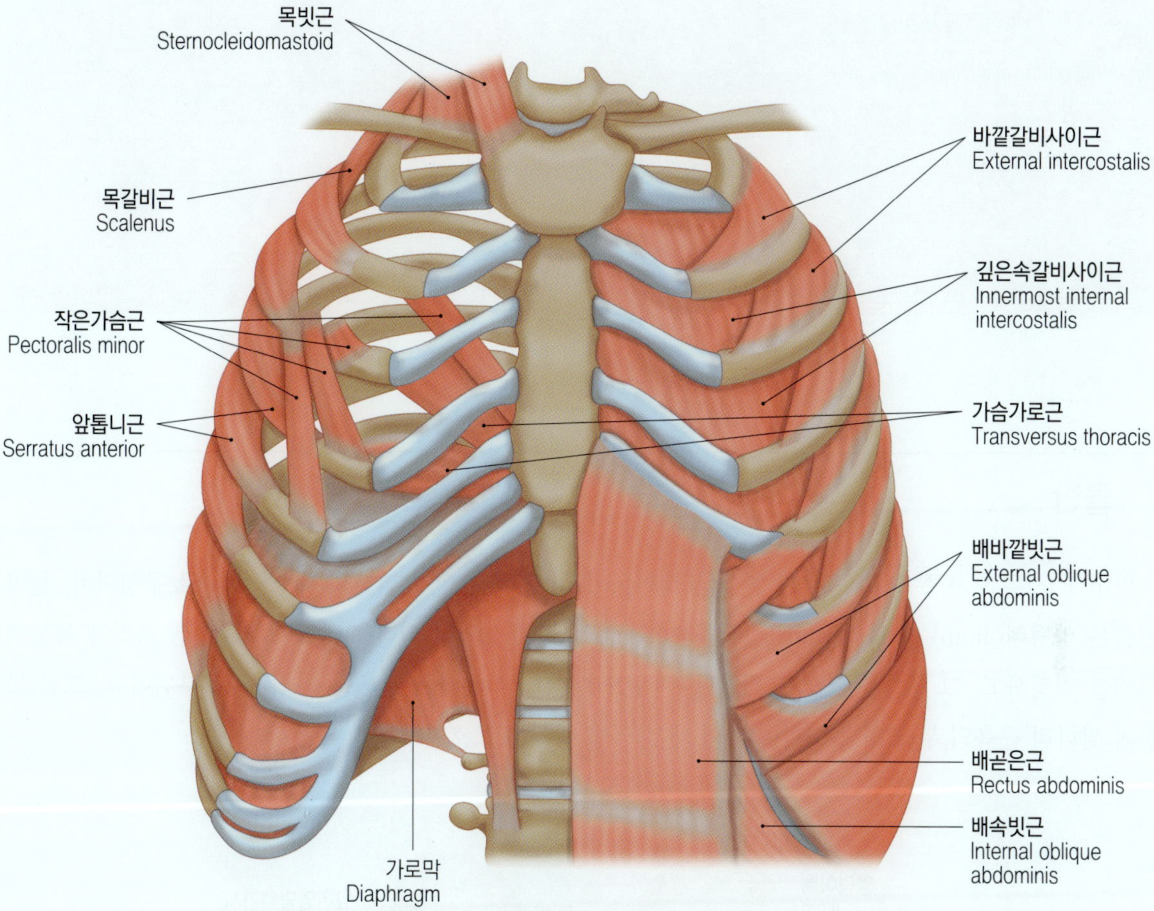
목빗근
Sternocleidomastoid
목갈비근
Scalenus
작은가슴근
Pectoralis minor
앞톱니근
Serratus anterior
바깥갈비사이근
External intercostalis
깊은속갈비사이근
Innermost internal intercostalis
가슴가로근
Transversus thoracis
배바깥빗근
External oblique abdominis
배곧은근
Rectus abdominis
배속빗근
Internal oblique abdominis
가로막
Diaphragm

그림 2-2 호흡 근육

Chapter 3

중립

1 | 골반

골반(pelvic)은 오른쪽 및 왼쪽 골반 거들(pelvic girdle), 엉치뼈 및 꼬리뼈의 네 가지 뼈로 구성되며, 골반 거들은 엉덩뼈(ilium), 두덩뼈(pubis), 궁둥뼈(ischium)로 형성되어 있다(그림 3-1). 골반은 머리와 몸통의 무게를 지탱하고, 그 무게를 다리로 전달할 수 있도록 다리 부분과 연결되는 몸의 중심 부위이다. 또한 몸통과 팔다리 근육의 부착 지점 역할을 하며 내부 골반 장기를 보호한다.

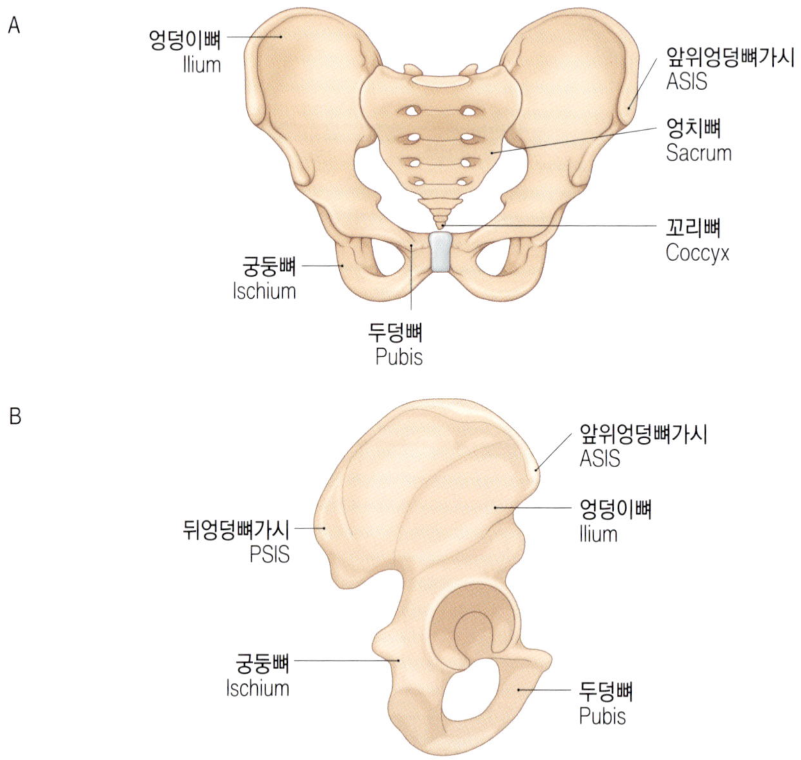

그림 3-1 골반

A. 앞에서 본 골반 모습 B. 옆에서 본 골반 모습

1) 골반의 위치

골반의 위치는 척추와 직접적인 관련이 있다. 앞뒤로 구부리는 것은 척추의 굽힘/폄, 좌우로 비트는 것은 척추 돌림 그리고 올림은 척추 가쪽굽힘과 관련되어 있다. 일상생활에서 흔히 일어나는 움직임은 이러한 동작의 조합이며, 골반이 움직일 때 연결된 넙다리의 위치가 변경된다.

(1) 앞쪽으로(anteriorly)

골반의 윗부분이 과도하게 앞으로 기울어져 있으면 허리엉치뼈(lumbo-sacral) 각도를 증가시켜 허리 곡선을 과도하게 만들며, 차례로 다른 척추 곡선에 영향을 미치게 된다. 또 등뼈의 정렬이 바르지 못하게 되어 근육의 균형이 깨지게 된다.

(2) 위쪽으로(posteriorly)

골반의 윗부분이 과도하게 뒤로 기울어져 있으면 척추 곡선이 편평해지고 척추의 충격 흡수 능력이 감소하게 된다. 골반이 과도하게 앞으로 기울어진 것과 마찬가지로 척추의 정렬이 바르지 못해 근육의 균형이 깨지게 된다.

(3) 옆으로(laterally)

앞위엉덩뼈가시(anterior superior iliac spine, ASIS)가 수평하지 않으면 허리 척추는 골반의 아래쪽으로 향하게 되며, 척추는 수직 정렬을 하기 위해 또 다른 커브를 만들게 된다.

(4) 돌림(rotation)

ASIS가 수평하지 않으면 골반이 돌림되며, 정렬을 바로 잡기 위해 가슴 부위에서 돌림이 일어나게 된다.

2) 골반의 중립위치

골반의 중립위치(neutral position of pelvis)는 관상면에서 수평한 ASIS와 시상면에서 ASIS와 두덩뼈가 같은 수직선상에 있는 정렬을 의미하며(그림 3-2), 척추와 넙다리에 연결되어 있는 골반은 중립위치일 때 가장 이상적인 균형 상태가 된다. 또한 기능적인 움직임에 대해 안정적인 기반을 제공한다. 골반의 중립위치는 누운자세, 앉은자세, 선자세에서 정렬을 만들 수 있으며, 필라테스 동작의 시작과 휴식에 이상적이다.

(1) 안정자세에서 골반의 중립위치 찾기(finding neutral pelvis in the relaxation position)

- 무릎을 굽히고 발을 바닥에 편평하게 놓은 상태로 등을 대고 눕는다.
- 양손을 배에 편평하게 놓고 손을 삼각형 모양으로 만든다.
- 양손의 새끼두덩부위를 ASIS에 두고 손가락은 두덩뼈를 향하도록 한다. 양손의 엄지손가락 끝을

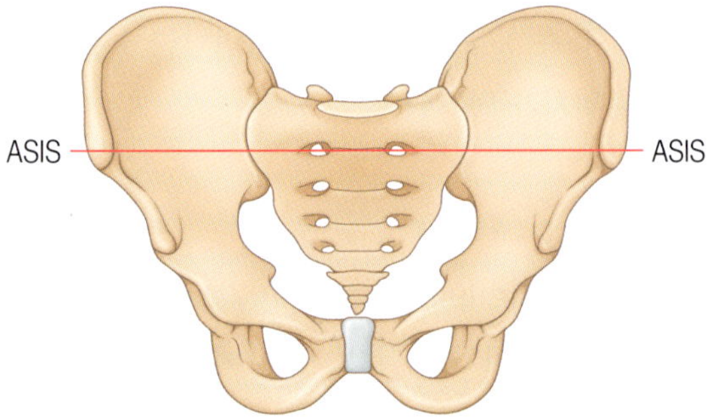

그림 3-2 골반의 중립위치

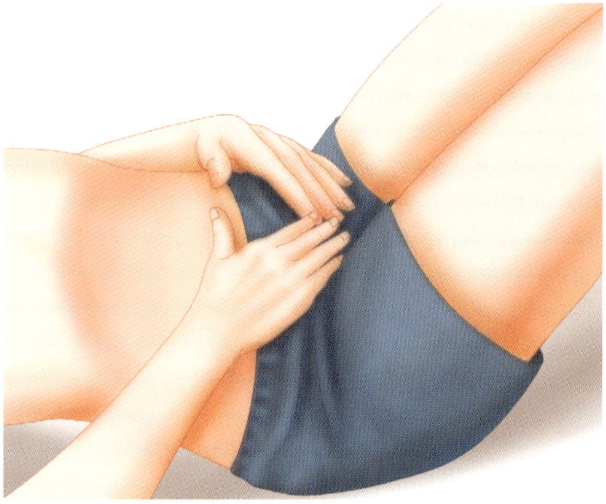

그림 3-3 안정자세에서 골반의 중립위치 찾기

맞닿도록 하고 손이 바닥과 평행인지 확인한다.

* 주의사항: 보통 안정화시키는 근육은 약한 반면, 긴장 상태의 다른 근육들은 이완되기 힘들기 때문에 골반의 중립위치를 유지하는 것은 힘들 수 있다. 종종 올바른 골반의 중립위치를 만들기 위해 무리할 경우 허리근육을 과도하게 쓰게 되는데, 정확한 골반의 중립위치는 자연스러워야 한다. 경우에 따라 골반의 중립위치가 편안해지기까지 시간이 오래 걸릴 수 있으며, 수건이나 쿠션 같은 '소품'을 이용하여 이 자세에 익숙해지게 도와줄 수 있다.

2 | 척주

" 서른 살인데도 당신의 척추가 뻣뻣한 경우는 늙었다는 증거이고, 예순임에도 불구하고 완전히 유연하다면 젊은 것이다."

- 조셉 필라테스 -

척주(spine)는 33개의 척추뼈로 구성되어 있으며, 머리뼈를 받치고 있는 7개의 뼈를 목뼈(cervical vertebrae)라 하며, 가슴 부위에 있는 12개의 뼈를 등뼈(thoracic vertebrae), 허리 부분에 있는 5개의 뼈를 허리뼈(lumbar vertebrae)라고 한다. 허리뼈 아래에 있는 뼈를 엉치뼈(sacrum)라 부르는데, 이 뼈는 5개의 척추뼈가 붙어 있는 형태(fused vertebrae)로 구성되어 있으며, 그 아래는 꼬리뼈로 구성되어 있다.

척주에서 등과 엉치의 곡선은 출생 시부터 존재하며, 목뼈 및 허리뼈의 곡선은 태어난 후 발달된다. 목의 곡선은 아기가 머리를 들 때, 허리 곡선은 앉거나 설 때 발달된다. 척주의 곡선은 상호 의존적이어서 하나의 이탈은 다른 부위에 영향을 미친다.

올바른 척주 곡선은 완벽한 균형과 힘을 제공한다. 중력, 나쁜 자세, 노화, 상해 등으로 척추는 압박받을 수 있다. 그러나 척주를 길어지게 하여(elongated) 디스크에 공간을 더 만들어 주면 압박 현상을 방지할 수 있다. 따라서 가능한 척주 전체 길이를 최대한 늘리면서 척주의 자연 곡선을 유지하는 것이 좋다.

1) 척추의 움직임

"우리 기본 목표 중 하나는 전체 척추가 동시에 부드럽게 움직여야 한다는 것이다."

- 조셉 필라테스 -

척추는 다양한 기능을 수행하기 위해 안정성과 기능성을 모두 갖추어야 한다. 인접 척추 간의 움직임은 아주 작지만 총 척추의 결합된 움직임으로 크고 다양한 움직임을 만들 수 있다. 척추는 굽힘(flexion)/폄(extension), 가쪽굽힘(lateral flexion)과 돌림(rotation)의 움직임이 나타난다.

서서 몸통을 굽힘할 때 힘은 머리 위로부터 아래 골반으로 진행하며, 근육은 속도를 조절하기 위해 중심을 다르게 하게 된다. 가쪽굽힘과 돌림은 척추 건강에 중요하다. 돌림은 노령화에 따라 제일 먼저 감소되는 움직임 중 하나이다. 좋은 동작을 갖기 위해 가쪽굽힘을 할 때에는 돌림하지 않고, 반대로 돌림 시에는 가쪽굽힘을 하지 않는 것이 중요하다는 것을 알아야 한다.

척추의 세 가지 영역은 운동을 활성화하고 제한하는 다양한 특성을 가지고 있다. 가시돌기(spinous process)의 모양과 각도 차이, 척추뼈 몸통의 크기와 모양, 관절면의 방향 등이 각각의 영역에서 운동의 종류와 범위를 결정한다.

(1) 목

척추 중 모든 움직임을 허용하는 가장 기능적인 척추부분이다. 고리뼈(C1)와 중쇠뼈(C2)는 원뿔형을 형성하는 각각의 모양을 가지고 있다. 끄덕이는 움직임은 주로 고리뒤통수관절(atlanto-occipital)의 움직임에서 일어나며, 돌림은 고리중쇠관절(atlanto-axial), 굽힘은 주로 C2-C7의 돌기관절(facet joint)에서 발생한다.

(2) 등

갈비뼈에 고정되어 있고 관절면의 방향 때문에 굽힘과 폄 시 가장 움직임이 적은 영역이다. 돌림은 주로 이 영역 전체에 걸쳐 일어난다.

(3) 허리

관절면의 방향에 따라 돌림은 매우 제한적이지만 굽힘과 폄은 주로 허리에서 일어난다.

(4) 순차적 조절(sequential control)

척추의 한 부분이 움직일 수 없게 되면 나머지 척추에 영향을 미치고, 고정된 척추 부분 때문에 정상 궤도를 벗어나게 된다. 일반적으로 고정되어 있는 부분의 위 · 아래 척추를 과도하게 움직이게 된다.

몸통의 굽힘과 폄 시 문제 중 하나는 이미 고정된 부분은 전혀 움직일 수 없기 때문에 위 · 아래 뼈들에 의해 운동이 일어나게 되어 오히려 추가적 문제만 발생한다. 따라서 각 척추의 조절과 척추관절을 하나씩 움직여 줘야 한다.

2) 척주의 중립위치

척주의 곡선은 아동 시기부터 발달되어 왔고 중립위치는 4개의 곡선(목, 등, 허리, 엉치)을 포함하는 척주의 자연스러운 자세를 의미하며 척주의 가장 강한 자세이다(그림 3-4). 척주의 중립위치(neutral position of spine)는 충격 흡수를 통해 디스크, 신경 및 조직을 보호하고 서 있거나 앉아 있을 때 몸의 균형을 잡을 수 있게 해준다.

조셉 필라테스는 척주의 자세가 수직선처럼 일자가 되어야 한다고 하였으나, 해부학적 지식이 발전됨에 따라 1980년대 초반부터 몇몇 필라테스 강사들이 전통 필라테스보다 좀 더 이완되고, 자연적이며 인체공학적인 척주의 자세에서 필라테스에 적용하였다. '중립척주'라는 용어는 이브젠트리(Eve gentry)가 처음 사용하였으며, 필라테스를 할 때 가장 적절한 척주의 자세라고 하였다.

중립척주는 '정상 척주' 모양과 다르다. 모든 필라테스 세션에서 다양한 신체 자세(선자세, 앉은자세, 바로누운자세, 엎드린자세, 옆으로 누운자세)와 관련하여 중립척주 자세를 찾는 방법을 배운다. 그다음 코어근육(특히 배가로근)을 사용하여 중립척주 자세를 유지하면 팔다리를 이용하여 안정성에 도전하는 움직임을 수행할 수 있다. 일반적으로는 수행되는 운동에 초점을 맞추지만 필라테스의 중립척주는 다른 운동이 일어나고 있는 동안 코어를 안정되게 유지하는 것에 초점을 맞춘다. 필라테스에서 중립척주를 찾고 유지하며 다른 운동을 함으로써 신체가 더 강해질 수 있는 기회를 제공한다.

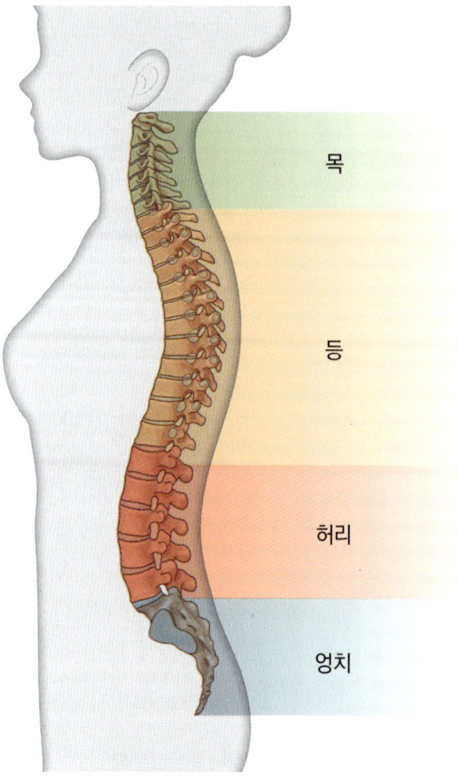

그림 3-4 척주의 중립위치

(1) 안정자세에서 척추의 중립위치 찾기

- 무릎을 굽히고 발을 바닥에 편평하게 놓은 상태로 등을 대고 눕는다. 자신의 신체 중 어느 부분이 바닥과 접촉되고 있는지를 느껴보도록 한다. 엉치뼈, 갈비뼈 및 머리 세 부위의 무게를 감지하도록 한다.
- 허리를 부드럽게 바닥 쪽으로 누르고 볼기뼈와 두덩뼈가 수평이 되도록 한다. 신체 자세와 모양에 따라 허리 곡선 아래에 공간이 있을 수도 있고, 없을 수도 있기 때문에 허리를 바닥으로 너

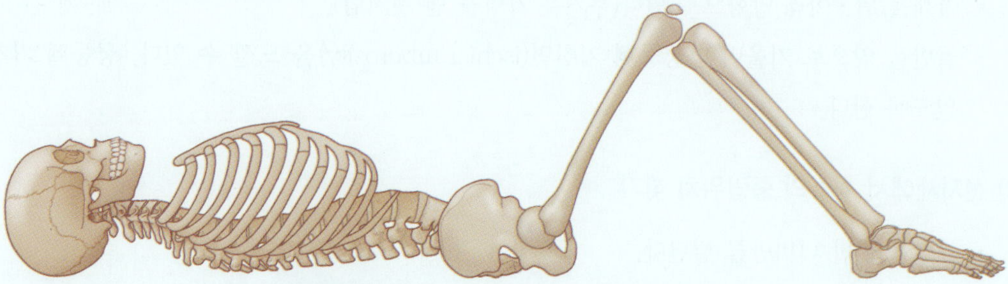

그림 3-5 안정자세에서 척추의 중립위치 찾기

무 누르지 않도록 한다.

- 등뼈가 매트에 닿도록 한다. 갈비뼈는 긴장을 늦추고 편안한 상태로 만들어 주며 어깨를 뒤 · 아래 방향으로 미끄러지게 한다.
- 머리 뒤쪽이 매트에 닿게 하고 천장과 약간 앞을 바라볼 수 있도록 턱을 조금 당긴다. 목은 자연스러운 곡선이 되어야 하며, 이 자세를 만들기 위해 작은 쿠션이 필요할 수 있다.
- 전반적으로 신체 앞 · 뒤의 근육은 모두 이완 상태이다.

(2) 앉은자세에서 척추의 중립위치 찾기

- 턱을 조금 당긴다.

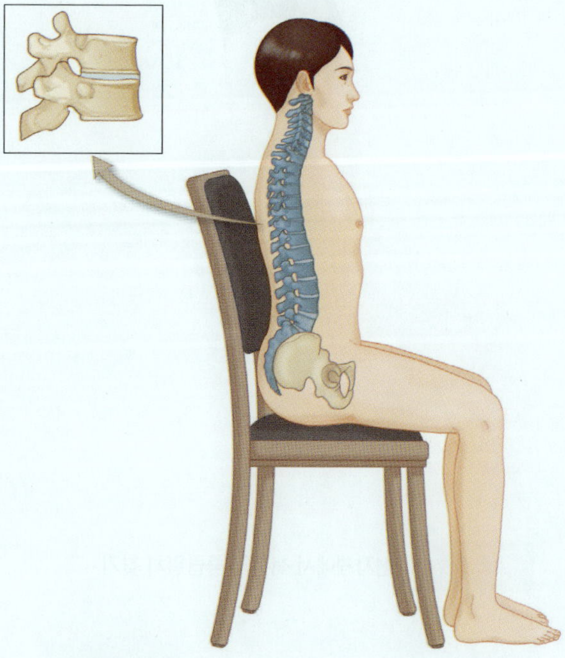

그림 3-6 앉은자세에서 척추의 중립위치 찾기

- 어깨를 뒤 · 아래 방향으로 민다(무거운 가방을 맨 것처럼).
- 골반을 앞으로 기울이면 궁둥뼈 거친면(ischial tuberosity)을 느낄 수 있다. 궁둥뼈 거친면 위에 앉도록 한다.

(3) 선자세에서 척주의 중립위치 찾기

- 양발을 골반 너비만큼 벌린다.
- 턱을 조금 당긴다.
- 어깨를 뒤 · 아래 방향으로 민다.
- 손을 엉덩이에 올려 놓고 골반을 앞뒤로 기울인다.

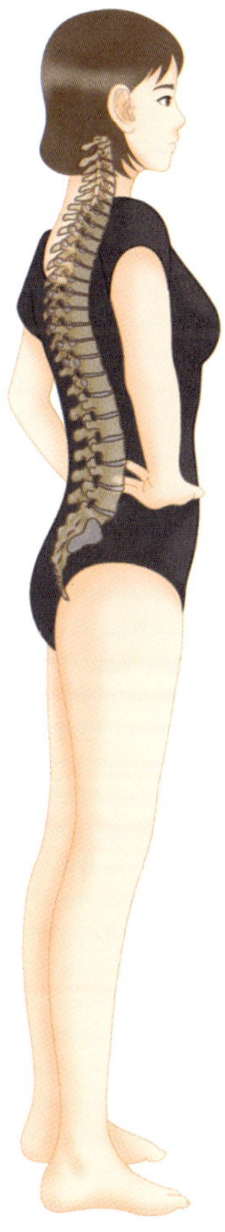

그림 3-7 선자세에서 척주의 중립위치 찾기

Chapter 4

인체해부학 개요

1 | 인체의 구조와 기능

인체의 정상적인 구조와 기능을 이해하는 것은 중요하다. 건강한 인체의 구조와 기능을 알아야 어떤 것이 질병을 유발할 수 있는지에 대해 이해할 수 있다. 해부학과 생리학의 원리를 사용하여 특정한 질병의 본질을 결정할 수 있으며, 질병에 대한 지식은 인체의 정상 구조와 기능의 이해를 강화시켜 준다.

1) 해부학(anatomy)

인체기관의 구조와 이들 구조가 어떻게 관련되어 있는지에 대한 학문

2) 생리학(physiology)

인체의 각 부분들이 생명 유지 기능을 어떻게 수행하는가에 대한 학문

3) 병리학(pathology)

질병에 대한 학문

2 | 인체구성의 구조적 단계

인체는 화학적 단계(chemical level) → 세포(cell) → 조직(tissue) → 기관(organ) → 계통(system) → 유기체(organism)라는 일련의 구조적 단계로 형성되어 있다. 많은 부분으로 구성되지만 건강한 삶을 위해 각 구성 요소들이 구조적, 기능적으로 상호작용하는 통합적이고 복잡한 집합체이다.

1) 화학적 단계(chemical level)

인체 자체가 하나의 구조로 생각되기도 하지만 인체는 약 1조 개의 작은 구조들로 구성되어 있다. 원자

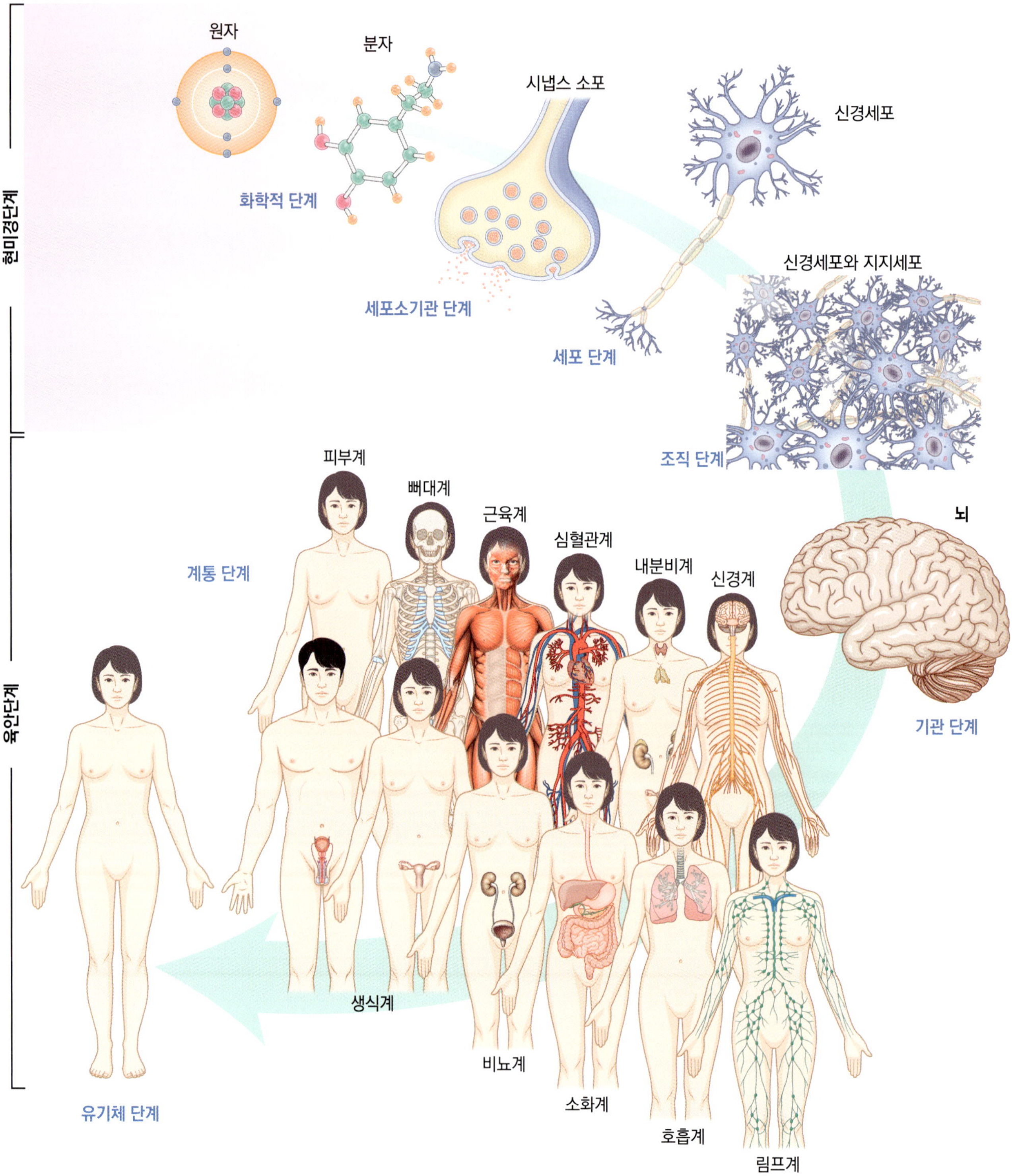

그림 4-1 인체의 구조적 단계

들과 분자들은 인체구성의 화학적 수준에 해당한다. 또한 거대분자들의 집합체라고 할 수 있는 세포소기관은 각종 세포들의 대사와 합성 기능을 담당하며 독자적인 역할을 수행한다. 인간은 인체 세포들에서 많은 화학적 물질들의 비율과 수준이 적절히 조절되는 것으로 생존한다.

2) 세포(cell)

인체에서 살아 있는 가장 작은 구조적, 기능적 단위이다. 세포는 생존하는 것들 중에서 가장 단순한 단위로 오랫동안 인식되어 왔지만 매우 복잡하며 크기와 모양이 다양하다. 인체의 각 세포들은 얇은 막인 형질막으로 둘러싸여 있다. 이 형질막은 세포 내용물인 세포질과 세포 사이를 채우는 사이질액 사이에서 경계를 이룬다. 조직액이라고도 부르는 사이질액은 옅은 식염수와 유사한 성분이다. 세포질에 들어 있는 많은 특수 구조물들을 소기관이라고 한다. 세포질 외에, 세포 속에는 핵이라는 작고 둥근 구조물도 들어 있다.

3) 조직(tissue)

공통 기능을 수행하기 위해 함께 활동하는 많은 유사한 세포들이 모인 구조로 정의된다. 하나의 조직에는 많은 다양한 세포들이 존재하여 조직의 구조적 그리고 기능적 특성을 나타낸다. 그러한 세포들은 아교같으며, 생명이 없는 세포간 물질의 여러 형태에 의해 둘러싸여 결합되어 있다.

4) 기관(organ)

특수한 기능을 수행하기 위한 단위로써 함께 활동하기 위해 배열된 여러 다른 조직의 무리이다. 심장은 기관의 한 예이다. 미세 분자나 세포들과는 달리 일부 조직들과 대부분의 기관들은 현미경 없이 육안으로도 관찰이 가능한 구조이다.

5) 계통(system)

인체를 구성하는 가장 복잡한 단위이다. 계통은 함께 모여 복잡한 기능들을 수행할 수 있도록 배열된 다양한 수와 종류의 기관들로 구성된다. 심혈관계통의 기관 중 인체의 조직에서 조직으로 영양분, 산소, 노폐물을 운반하는 혈관을 볼 수 있다. 심장과 각 혈관들은 혈액을 펌프질하고 전신으로 혈액을 운반하는 기능을 하는 기관들이다.

3 | 해부학적 구조

1) 해부학적 자세(anatomical position)

해부학을 연구하기 위한 기본자세는 인체에 대하여 움직이는 방향, 자세, 다른 부위와의 관계를 설명하기 위해 가정하는 특정 자세이다(그림 4-2). 이 자세는 똑바로 선자세에서 머리와 약간 벌린 발은 정면을 향하고 있으며, 팔을 몸통 옆으로 늘어뜨린 채 손바닥을 정면으로 향하도록 한다. 해부학적 자세는 인체의 부분들과 영역들을 묘사하기 위한 방향과 관련된 용어의 기준이 된다.

바로누운자세(supine)와 엎드린자세(prone)는 해부학적 자세가 아닌 인체를 묘사할 때 사용하는 용어들이다. 바로누운자세는 얼굴을 위로 향하고 누운 것이고, 엎드린자세는 얼굴을 아래로 향하고 누운 것이다. 옆으로누운자세(side-lying lateral position)는 팔을 뒤로 하고 한쪽 옆으로 누워 엉덩이와 무릎을 구부린 자세를 말한다.

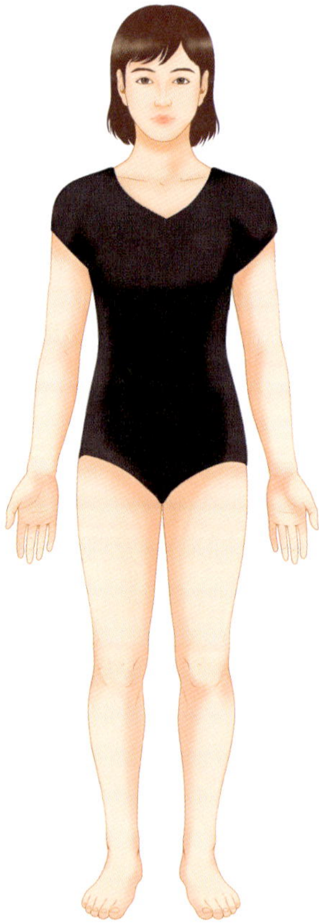

그림 4-2 해부학적 자세

2) 해부학적 면(anatomical plane)

인체의 구조나 움직임에 대해 일정한 기준을 적용하기 위해 인체면 또는 절단면은 특정 용어로 표현한다(**그림 4-3**). 인체를 작은 구획으로 세분하는 방법이나 움직임이 일어나는 상태를 표현할 때 유용하게 쓰인다.

(1) 시상면(sagittal plane)

시상 절단은 앞에서 뒤로 길게 절단하는 것으로 인체를 오른쪽과 왼쪽으로 나누는 것이다. 시상 절단에서 인체를 좌우 대칭이 되도록 나누는 면을 정중시상면(midsagittal plane)이라고 한다.

(2) 관상면(coronal plane, 이마면 frontal plane)

관상 절단은 옆에서 옆으로 길게 절단하는 것으로 인체를 앞과 뒤로 나누는 것이다.

(3) 가로면(transverse plane, 수평면 horizontal plane)

가로 또는 수평 절단은 인체를 위와 아래로 나누는 것이다.

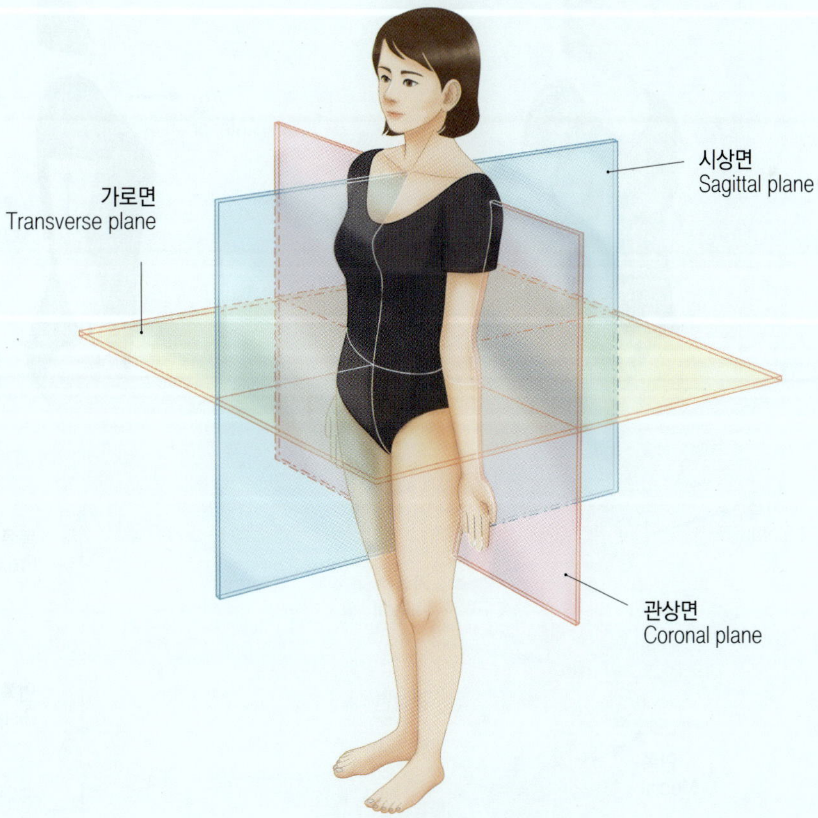

그림 4-3 해부학적 면

3) 해부학적 방향

인체에 대한 공부를 할 때 각 장기(기관)가 다른 구조들과 어떤 위치 관계에 있는지를 알면 도움이 된다. 다음의 방향과 관련된 용어는 인체 부위들의 상대적 위치를 묘사하기 위해 사용된다(**그림 4-4**).

(1) 앞/뒤(anterior/posterior)

anterior는 '앞과 관련된'이며, posterior는 '뒤와 관련된'이라는 의미이다. 사람의 경우 앞쪽은 배쪽(ventral)을 나타내며, 뒤쪽은 등쪽(dorsal)을 나타낸다. 예를 들어 코는 인체의 앞쪽에 위치하고 있으며 어깨뼈는 뒤쪽에 위치하고 있다.

(2) 위/아래(superior/inferior)

superior는 '머리를 향해'이며, inferior는 '발을 향해'라는 뜻이기 때문에 '위'와 '아래'라는 의미를 지

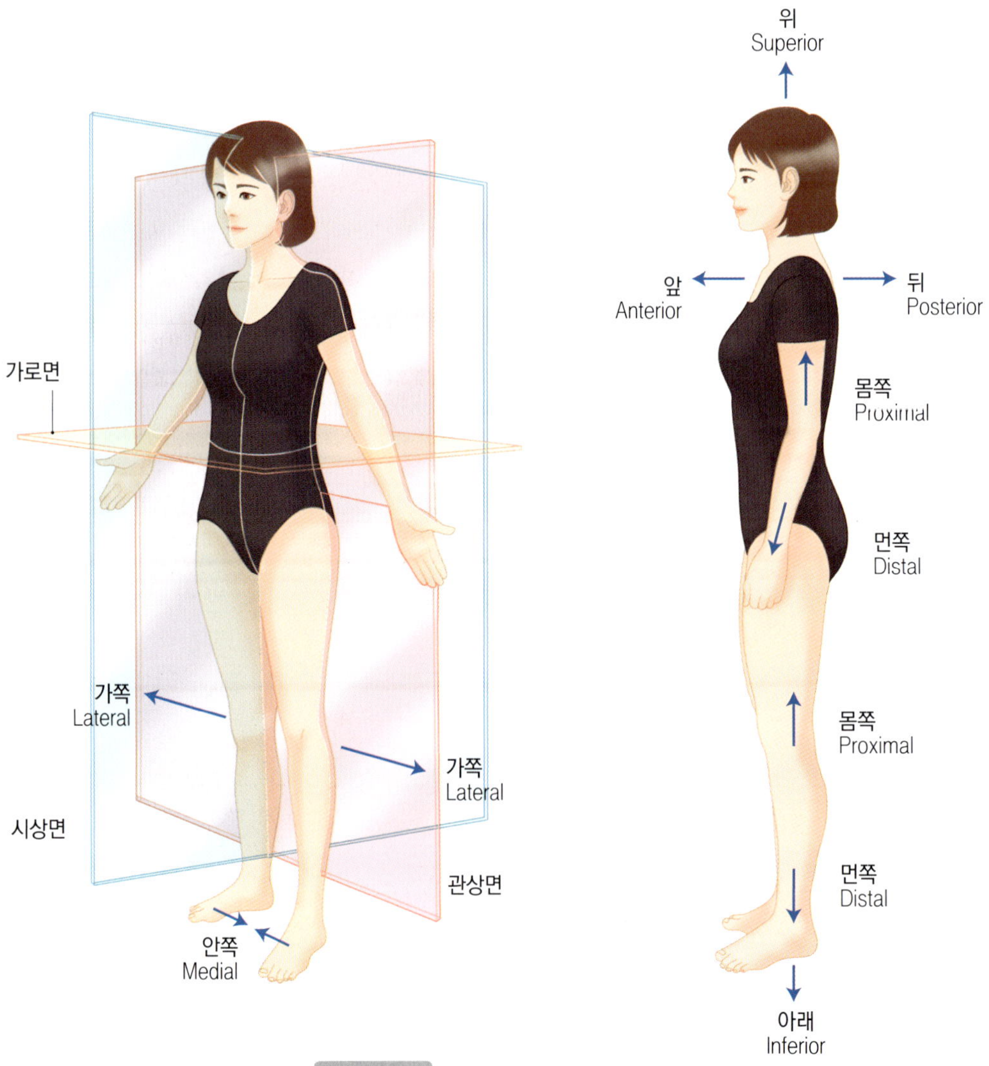

그림 4-4 해부학적 방향

닌다. 예를 들어 허파는 가로막의 위쪽에 위치하고 있으며, 위는 가로막의 아래쪽에 위치하고 있다.

(3) 안/가쪽(medial/lateral)

medial은 '인체의 정중선을 향하여'이며, lateral은 '인체의 정중선에서 멀어지는'을 의미한다. 예를 들어 엄지발가락은 발의 안쪽에 있고 새끼발가락은 발의 가쪽에 있다.

(4) 몸/먼쪽(proximal/distal)

proximal은 '몸통 혹은 시작 부위에 가까운'이며, distal은 '몸통 혹은 시작 부위에서 멀어진'이라는 의미이다. 예를 들어 팔꿈치는 아래팔의 몸쪽이고 손은 아래팔의 먼쪽이다.

(5) 얕은/깊은(superficial/deep)

superficial은 '표면에 가까운'이며, deep은 '표면에서 멀리 떨어진'을 의미한다. 예를 들어 피부는 근육보다 얕은 쪽이며 뼈는 근육보다 깊은 쪽에 위치한다.

4) 움직임 용어

(1) 굽힘/폄(flexion/extension)

구부러져 각이 작아지는 것을 굽힘, 반대로 펴는 것을 폄이라고 한다. 발목관절에서는 굽힘과 폄 대신 발바닥쪽으로 움직임을 발바닥굽힘(plantar flexion)이라고 하며, 발등쪽으로 움직임을 발등굽힘(dorsiflexion)이라고 한다.

(2) 벌림/모음(abduction/adduction)

정중시상면 쪽으로 가까워지는 운동을 모음, 멀어지는 운동을 벌림이라고 한다.

(3) 가쪽돌림/안쪽돌림(external rotation/internal rotation)

축을 중심으로 돌아가는 것을 돌림이라고 한다. 돌림이 일어나는 방향에 따라 앞면이 가쪽으로 돌면 가쪽돌림, 앞면이 안쪽으로 돌면 안쪽돌림이라고 한다.

(4) 올림/내림(elevation/depression)

몸의 일부를 위로 잡아당기는 운동을 올림, 아래로 잡아당기는 운동을 내림이라고 한다.

(5) 내밈/들임(protraction/retraction)

움직이는 부위를 앞쪽으로 미는 운동을 내밈, 내밈되었던 부위를 원위치로 되돌리는 운동을 들임이라고 한다.

(6) 엎침/뒤침(pronation/supination)

손바닥을 뒤로 돌리는 운동을 엎침, 앞으로 돌리는 운동을 뒤침이라고 한다.

(7) 휘돌림(circumduction)

모음, 굽힘, 벌림, 폄이 연속적으로 일어나면 움직이는 쪽의 끝부분은 원을 그리게 되는데 이것을 휘돌림이라고 한다.

(8) 가쪽번짐/안쪽번짐(eversion/inversion)

발바닥이 바깥쪽으로 향하는 운동을 가쪽번짐, 발바닥이 안쪽으로 향하는 운동을 안쪽번짐이라고 한다.

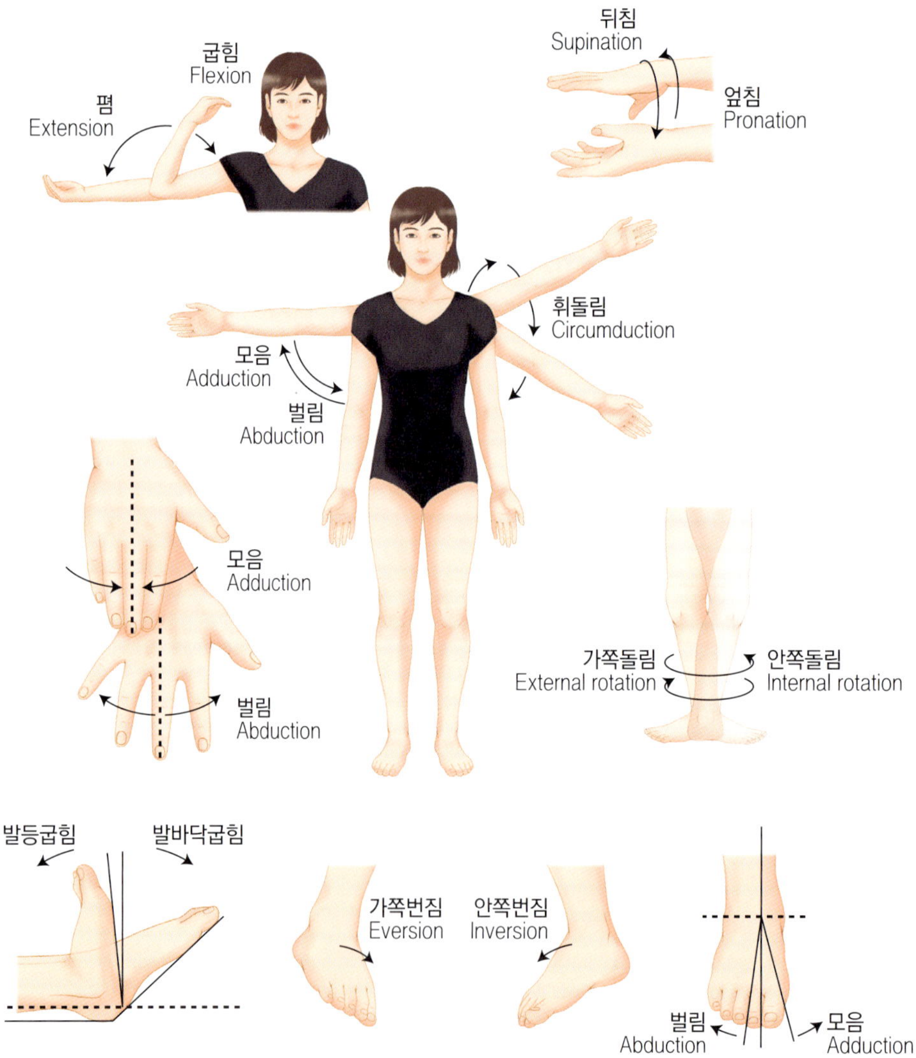

그림 4-5 움직임 용어

4 | 인체의 기본구조

1) 신경계통

인체는 건강한 삶을 영위하기 위해 매우 복잡한 기능을 수행하며, 개개의 세포들은 그중 하나의 기능을 맡아 특정하게 활동한다. 수많은 세포들을 통제하고 조절하는 정보교환계통에는 신경계통과 내분비계통이 있다(그림 4-6). 두 계통 모두 몸의 한 부위로부터 다른 부위로 정보를 전달하지만 그 방식은 서로 다르다. 신경계통은 신경자극전도 과정을 통해 매우 빠르게 정보를 전달한다. 반면 도관이 없는 내분비계통은 샘에서 분비되는 화학물질을 혈액을 통해 훨씬 느리게 정보를 전달한다. 신경자극과 호르몬은 세포 사이에서 정보를 전달함으로써 건강하게 살아가는데 필요한 만큼의 활성을 증가 또는 감소시킨다. 다시 말해 여러 신체 부위 사이의 정보교환을 담당하는 동시에 이들을 조절하고 통합한다. 이들은 수백 가지에 달하는 신체 기능을 통합함으로써 우리가 건강하게 살아갈 수 있도록 한다.

생명을 유지하는 데 필수적으로 엄격하게 조절되고, 균형잡힌 신체의 내부 환경을 항상성이라고 한다. 항상성은 우리 몸의 생리적 조절기전과 통합기전이 적절히 기능할 때만 유지될 수 있다.

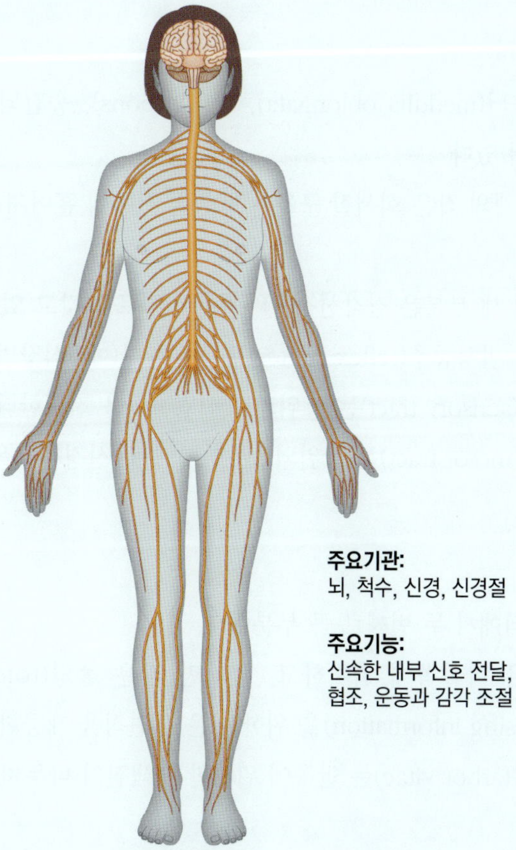

그림 4-6 신경계통

(1) 신경계의 구분

신경계통에 속하는 기관으로는 뇌와 척수가 있고, 그 외에도 말초신경이 존재하며 눈, 귀와 같은 특수감각기관과 피부감각기가 존재한다. 신경계통은 크게 중추신경계통과 말초신경계통의 두 구획으로 구분한다. 뇌와 척수는 몸의 중심 즉, 정중선을 따라 위치하므로, 이를 총칭하여 중추신경계통이라 하고, 온몸에 퍼져 있는 신경들을 말초신경계통이라 한다. 말초라는 용어는 신경들이 몸의 말초부위에 분포하므로 붙은 명칭이다. 말초신경계통의 한 부분을 자율신경계통이라 하며, 이에 속하는 구조들은 신체의 자율적이고 불수의적인 기능(심장박동수, 위와 창자의 수축 그리고 샘의 분비 등)을 조절한다.

(2) 중추신경계

중추신경계통은 몸의 중심에 위치하며, 뇌와 척수로 구성되어 있다. 뇌는 머리뼈로 이루어진 머리안에, 척수는 척주로 이루어진 척수공간에 위치하여 보호되고 있다. 이외에도 뇌와 척수는 뇌척수막으로 덮여 보호받는다(**그림 4-7**).

① 뇌의 구획

뇌는 비교적 큰 장기에 속하며, 몇 개의 구획으로 구분한다.

A. 뇌줄기(brainstem)

a. 아래부터 숨뇌(medulla oblongata), 다리뇌(pons), 중간뇌(midbrain)의 순으로 세 부분으로 구성되어 있다.

b. 구조: 여러 개의 작은 회색질 구조가 백색질 전반에 흩어져 있다.

c. 기능

- 뇌줄기의 세 부분은 감각신경로와 운동신경로를 갖고 있다.
- 회색질은 반사중추(reflex center)로 작용한다(예: 심장박동, 호흡 및 혈관직경).

d. 감각신경로(sensory tract)는 상위뇌로 신경자극을 전도한다.

e. 운동신경로(motor tract)는 상위뇌로부터 척수로 신경자극을 전도한다.

B. 소뇌(cerebellum)

a. 구조

- 사람의 뇌에서 두 번째로 큰 부분이다.
- 회색질은 바깥쪽에 위치하고, 얇지만 많은 폴딩(folding)되어 있어, 정보처리과정(processing information)을 위한 많은 표면적을 제공한다.
- 소뇌나무(arbor vitae)는 안쪽에 위치한 백색질이 나무처럼 생긴 구조이다.

b. 기능

- 근육수축을 조절하여 부드럽고 조화로운 운동(smooth coordinated movement)을 가능

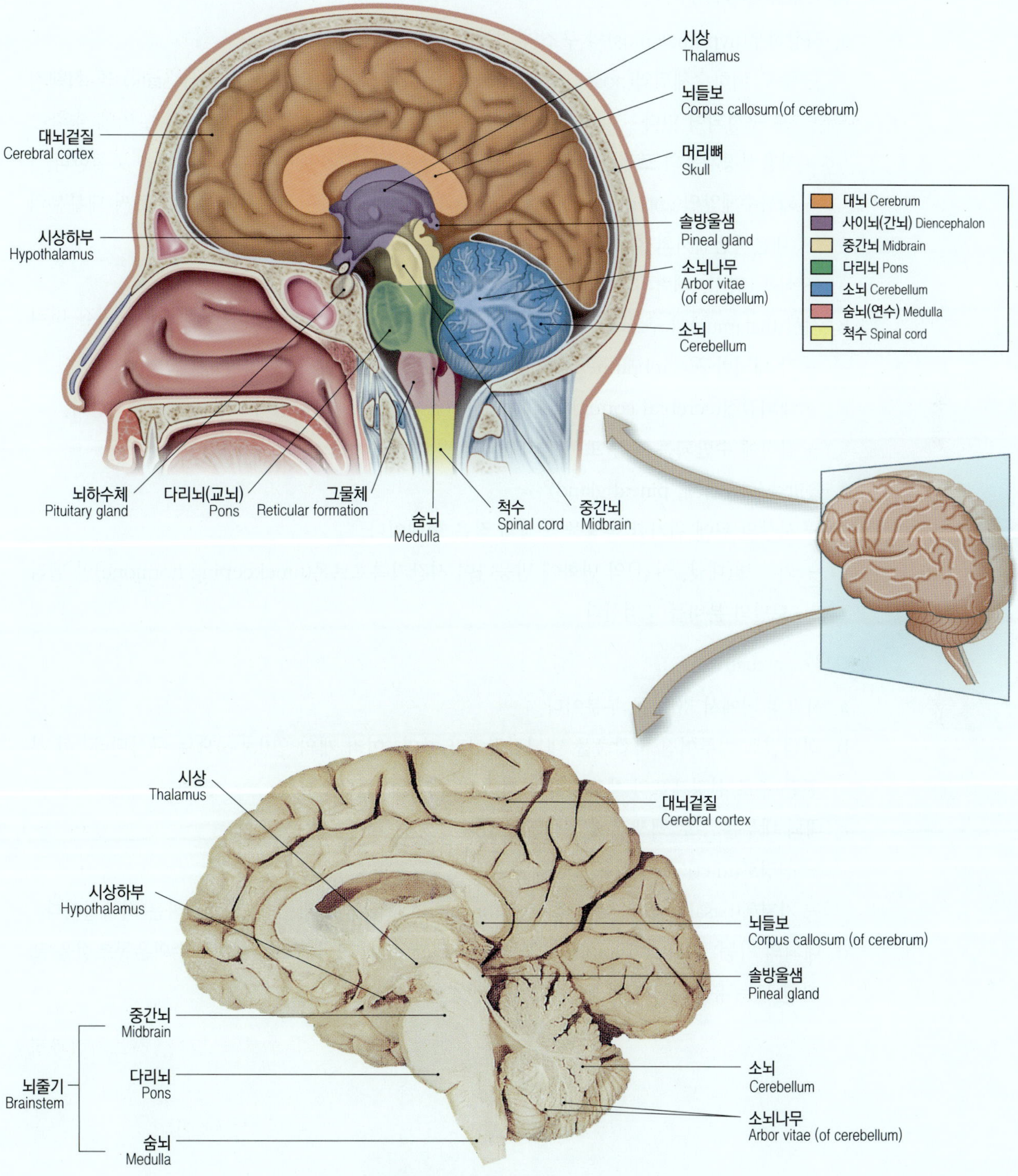

그림 4-7 중추신경계 부위

하게 하고, 평형을 유지하며, 지속적으로 정상적인 자세를 유지할 수 있게 해준다.
- 소뇌는 대뇌를 비롯한 다른 뇌 부위를 보조하는 광범위한 조정효과가 있다.

C. 사이뇌(diencephalon)

a. 시상하부(hypothalamus)의 구조와 기능
- 주로 뇌하수체뒤엽(posterior pituitary gland), 뇌하수체줄기(pituitary stalk) 및 회색질로 구성되어 있다.
- 자율신경계통의 조절중추로 작용하며, 이를 통해 내장기관 대부분의 기능을 조절한다.
- 뇌하수체앞엽(anterior pituitary gland)과 뒤엽의 호르몬 분비를 조절함으로써 대부분의 내분비샘에서의 호르몬 분비를 간접적으로 조절한다.
- 식욕, 각성, 쾌락의 조절중추가 위치한다.

b. 시상(thalamus)의 구조와 기능
- 각 대뇌반구(cerebral hemisphere) 속에 있는 아령 모양의 회색질 덩어리이다.
- 대뇌겉질(cerebral cortex)의 감각영역(sensory area)으로 감각신경자극을 중계한다.
- 감각에 수반되는 쾌감 또는 불쾌감과 같은 감정을 어느 정도 유발한다.

c. 솔방울샘(송과체, pineal gland)
- 시상의 뒤에 위치한 솔방울 모양의 작은 형태이다.
- 외부 빛(대낮, 야간)의 변화에 반응하여 시간기록호르몬(timekeeping hormone)인 멜라토닌의 분비를 조절한다.

D. 대뇌(cerebrum)

a. 사람의 뇌에서 가장 큰 부분이다.

b. 회색질로 이루어진 바깥층을 대뇌겉질이라 하며, 여러 개의 엽(lobe)으로 구성된다. 이 부분은 주로 신경세포의 세포체와 가지돌기로 이루어진다.

c. 대뇌 내부는 주로 백색질로 구성되어 있다.
- 신경로(tract): 신경섬유다발로 구성된다.
- 기저핵(basal nuclei): 자동동작(automatic movements)과 자세를 조절하는 회색질이다.

d. 대뇌의 기능: 감각(sensation), 의식(consciousness), 기억(memory) 및 수의운동조절을 포함한 모든 유형의 정신과정을 수행한다.

② 척수

a. 바깥부분은 신경로라 불리는 많은 수의 축삭다발로 이루어진 백색질로 구성되고, 내부는 신경세포의 가지돌기와 세포체로 이루어진 회색질로 구성된다.

b. 모든 척수반사(spinal cord reflex)의 중추로 기능한다. 감각신경로는 신경자극을 뇌로 전도하고, 운동신경로는 뇌에서 시작된 신경자극을 전도한다.

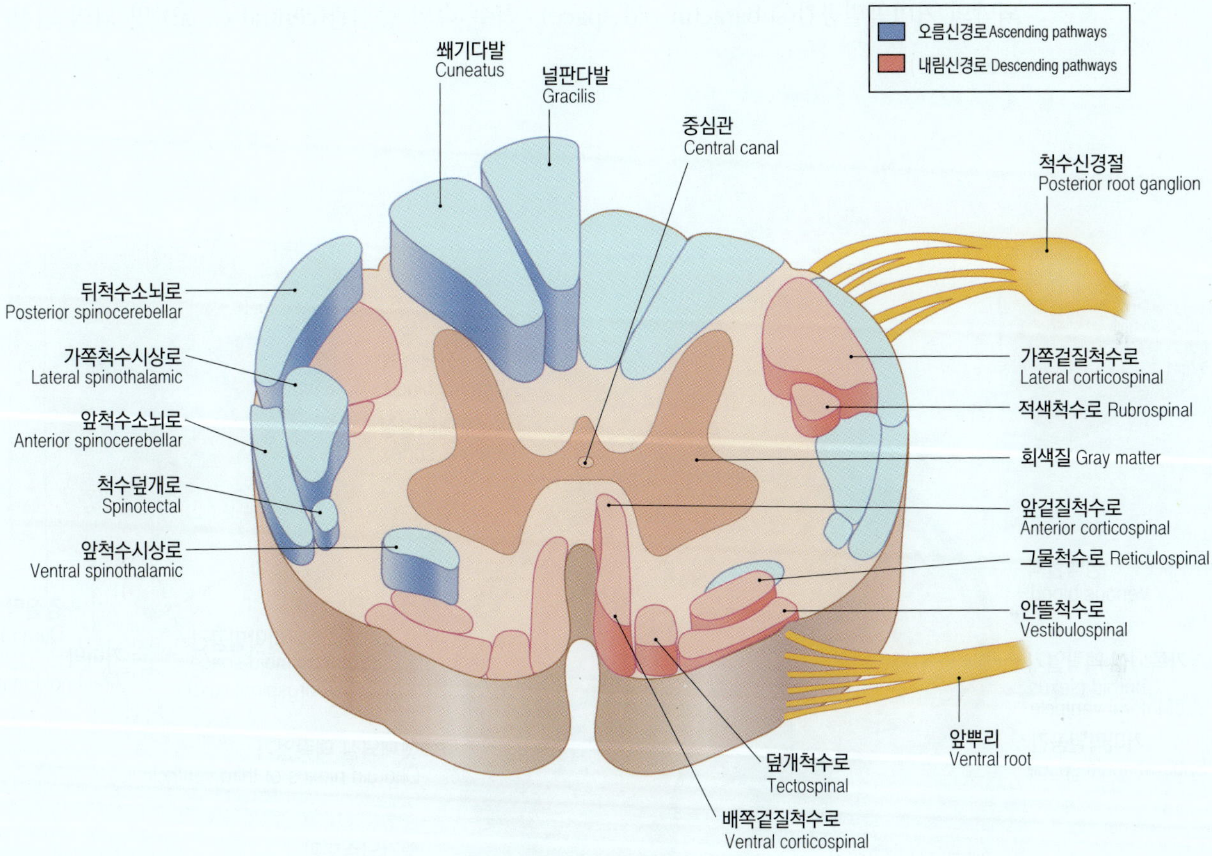

그림 4-8 척수

③ 뇌와 척수를 싸는 덮개와 액체공간

A. 덮개

a. 머리뼈(cranial bones)와 척추뼈(vertebrae)

b. 뇌막(cerebral meninges)과 척수막(spinal meninges): 경질막(dura mater), 거미막(arachnoid mater) 및 연질막(pia mater)

B. 액체공간

뇌막의 거미막밑공간(subarachn oid space), 척수 속의 중심관(central canal) 및 뇌의 뇌실(ventricle)

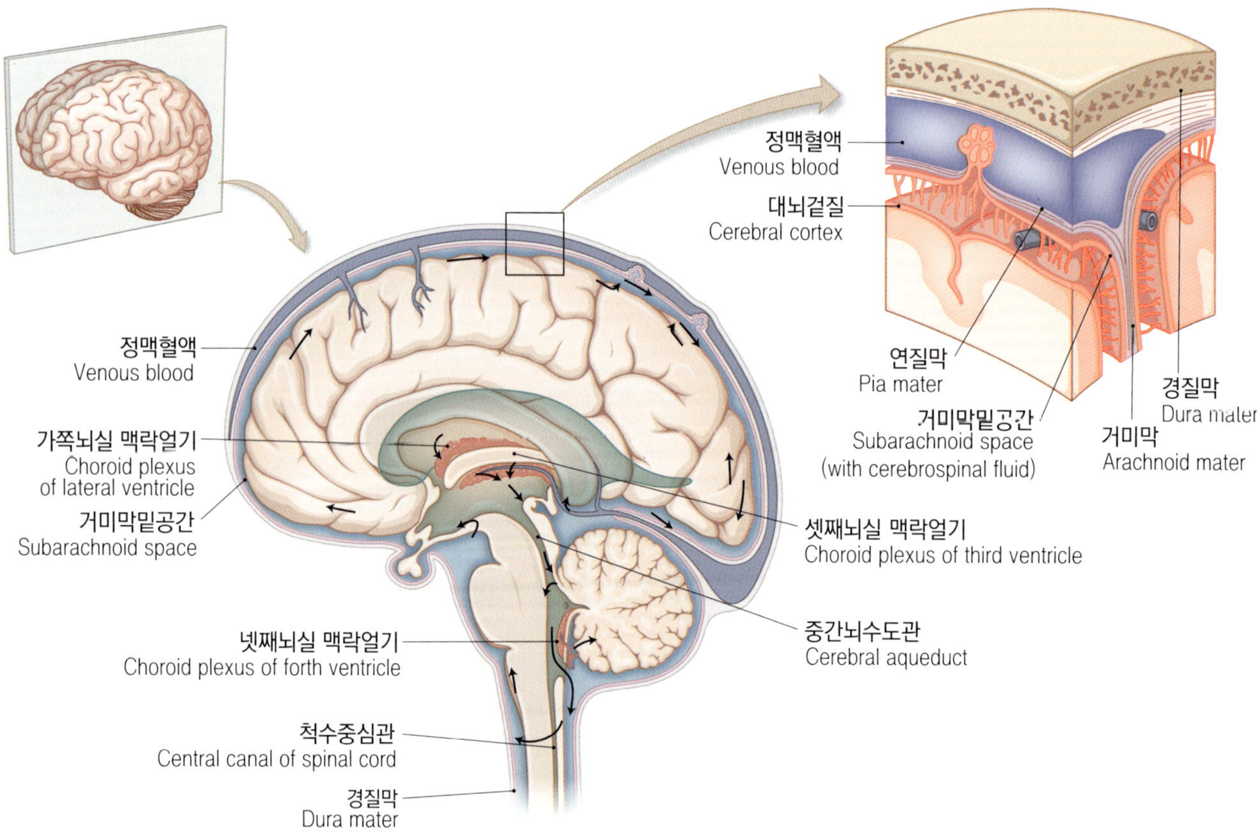

그림 4-9 뇌와 척수를 싸는 덮개와 액체공간

(3) 말초신경계통

① 뇌신경

a. 12쌍: 뇌의 바닥면에 부착한다.

b. 뇌를 목, 가슴 및 배의 구조와 연결한다.

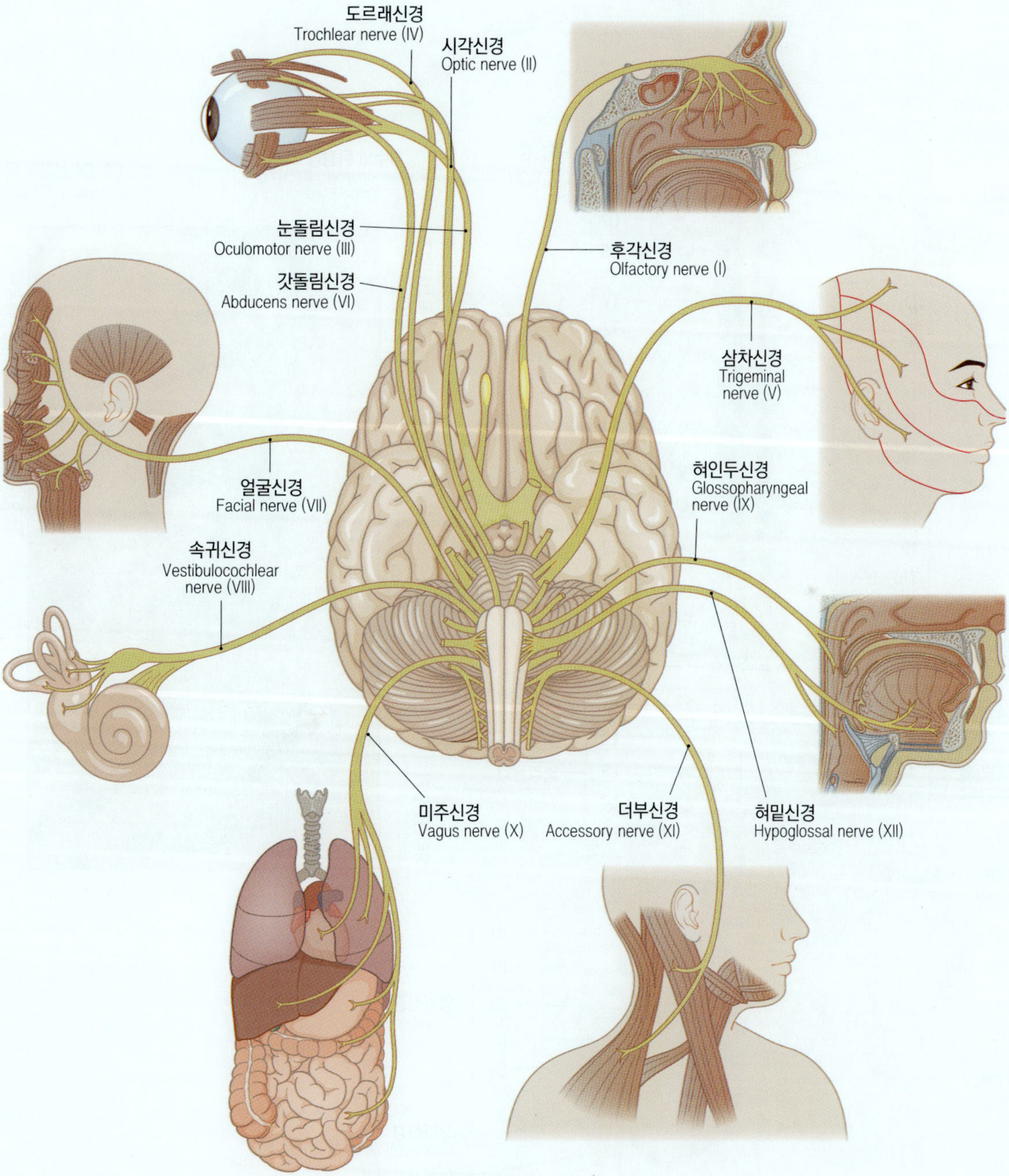

그림 4-10 뇌신경

② 척수신경

a. 구조: 감각신경세포의 가지돌기와 운동신경세포의 축삭을 포함한다.

b. 기능: 감각과 수의운동(voluntary movement)에 필요한 신경자극을 전도한다.

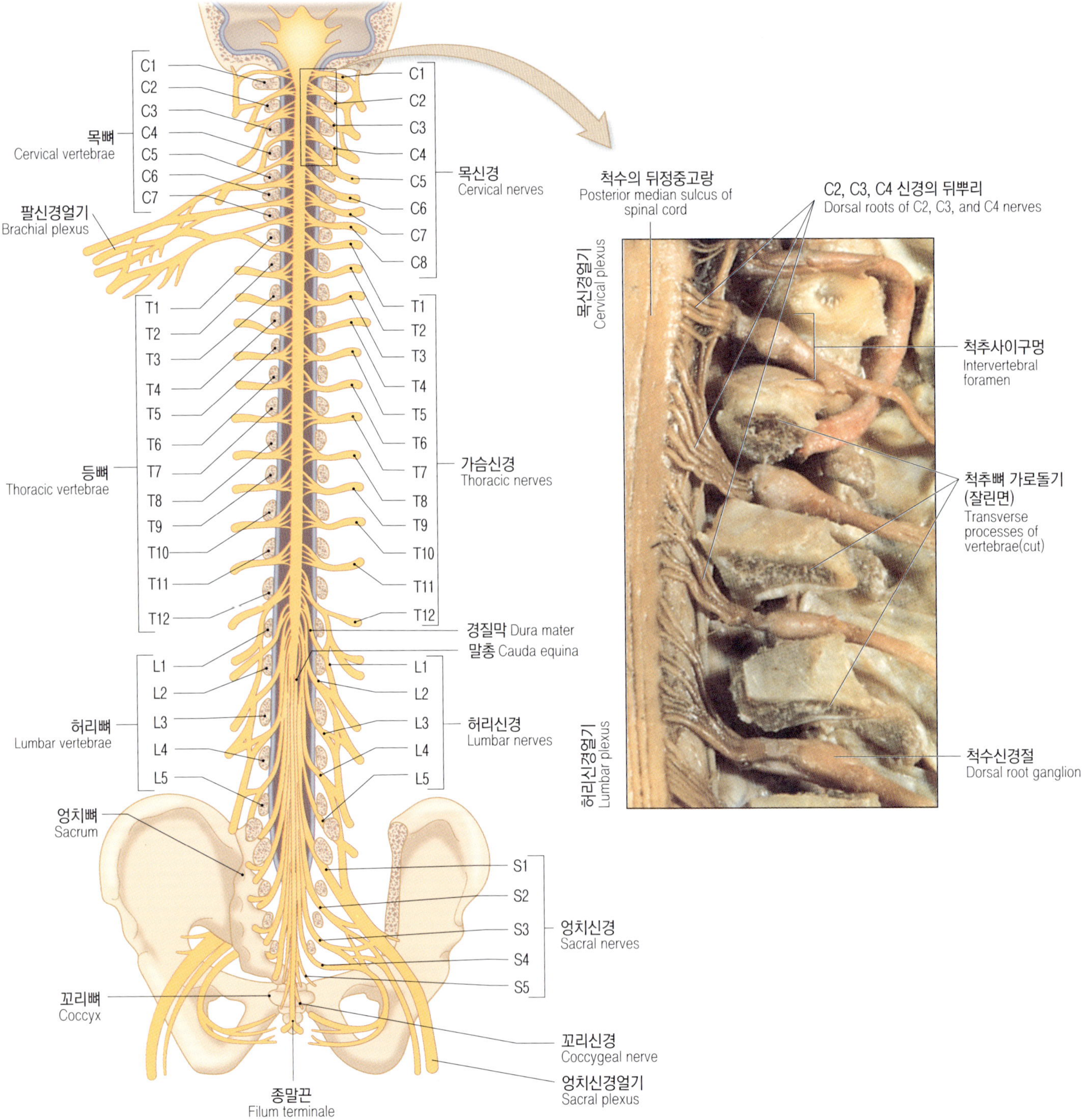

그림 4-11 척수와 척수신경

(4) 자율신경계통

① 기능해부학

a. 자율신경계통: 중추신경계통에서 심장근육, 민무늬근육 및 샘상피조직으로 신경자극을 전도하는 운동신경세포이다. 자율적인 신체기능, 즉 불수의기능(involunatry function)을 조절한다.

b. 자율신경세포(autonomic neuron): 신경절이전자율신경세포는 척수 또는 뇌줄기로부터 자율신경절(autonomic ganglion)로 신경자극을 전도한다. 신경절이후신경세포는 자율신경절에서 심장근육, 민무늬근육 및 샘상피조직으로 신경자극을 전도한다.

c. 자율신경효과기(autonomic effector, 내장효과기 visceral effector): 자율신경세포로부터 신경자극을 받는 조직(즉, 심장 근육, 민무늬근육 및 샘상피조직)을 가리킨다.

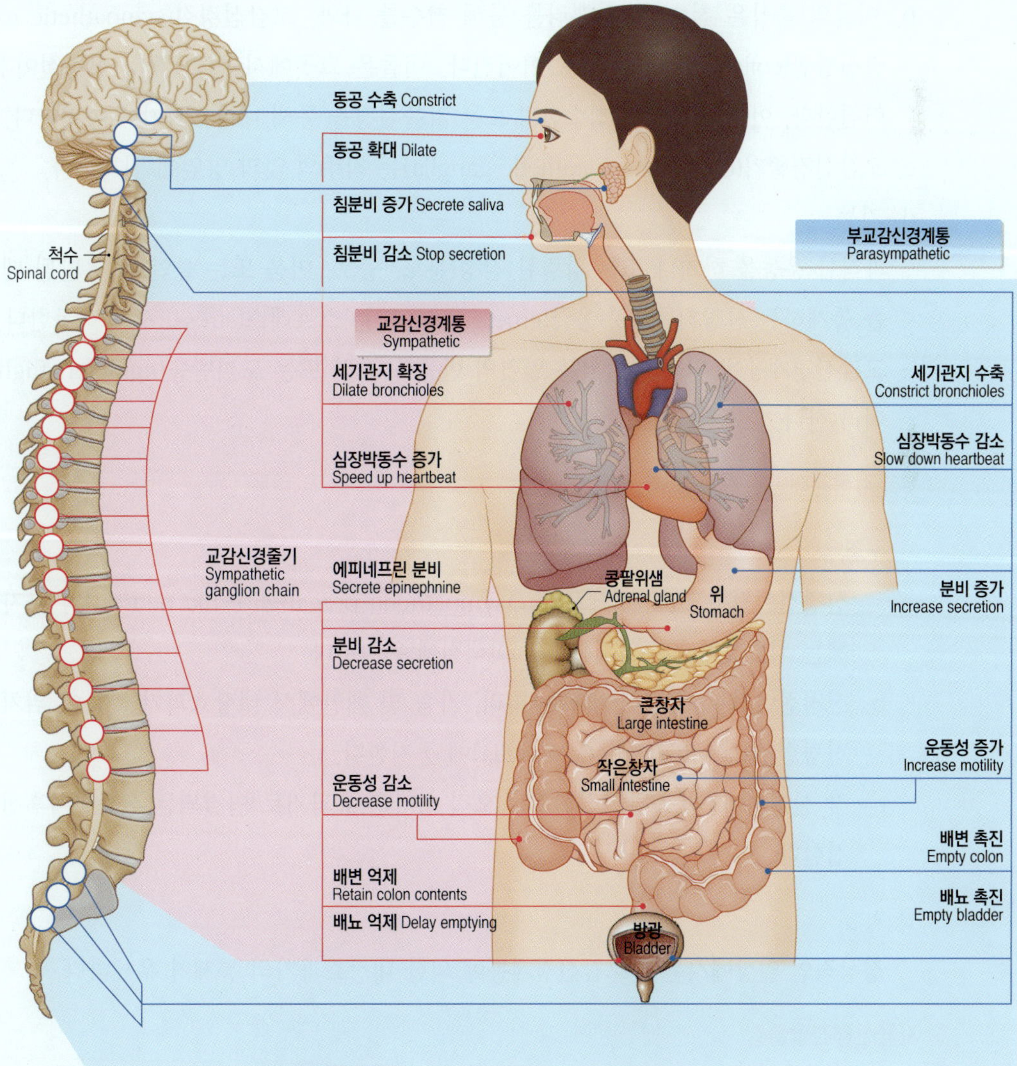

그림 4-12 자율신경계통의 주요 표적기관

d. 교감신경계통과 부교감신경계통의 두 구획으로 구성된다.

② 자율신경전도로

a. 두 신경세포의 중계(two-neuron relay)를 거친다. 즉, 중추신경계통에서 자율신경절로 이어지는 신경절이전신경세포, 신경절에서 내장효과기로 가는 신경절이후신경세포 및 그 사이의 연접으로 구성된다.

b. 이와 달리 몸운동신경세포(체성운동신경세포, somatic motor neuron)는 사이에 연접의 개재 없이 중추신경계통에서 몸효과기(somatic effector)로 신경자극이 직접 전도된다.

③ 교감신경계통

a. 신경절이전교감신경세포(sympathetic preganglionic neuron)의 가지돌기와 세포체는 척수의 가슴분절과 상위허리분절의 회색질에 위치한다.

b. 이들의 축삭은 척수신경앞뿌리를 통해 척수를 나와, 교감신경절(sympathetic ganglia) 또는 곁신경절(collateral ganglia)로 이어진다. 이들은 그곳에서 여러 개의 신경절이후신경세포와 연접한다. 이들의 축삭은 척수신경 또는 자율신경을 통해 내장효과기에 종지한다.

c. 교감신경줄기(chain of sympathetic ganglia)는 척주의 앞과 양옆에 위치한다.

d. 기능

- 과격한 운동을 하거나 또는 강렬한 감정(분노, 공포, 미움 또는 불안)이 유발될 때 내장효과기를 통제하는 신경계통으로 응급(emergency) 또는 스트레스(stress) 시에 작동한다.
- 교감신경계통에 의해 유발되는 일련의 반응을 공격 또는 도피반응(fight-or-flight response)이라 한다.

④ 부교감신경계통

A. 구조

a. 신경절이전부교감신경세포(parasympathetic preganglio-nic neuron)의 가지돌기와 세포체는 뇌줄기와 척수엉치분절의 회색질에 위치한다.

b. 신경절이전부교감신경세포는 머리, 가슴 및 배안에서 내장효과기 가까이 위치하는 부교감신경절(parasym-pathetic ganglia)에 종지한다.

c. 각 신경절이전부교감신경세포는 오직 하나의 효과기로 연결되는 신경절이후신경세포와 연접한다.

B. 기능

정상적인 일상에서는 부교감신경계통에 의한 내장효과기의 통제가 우세하다.

⑤ 자율신경전달물질

a. 콜린 섬유(cholinergic fiber): 교감신경계통과 부교감신경계통의 신경절이전축삭과 신경절이후부교감축삭은 아세틸콜린을 유리한다.

b. 아드레날린 섬유(adrenergic fiber): 신경절이후교감축삭은 노르에피네프린(노르아드레날린)을 유리한다.

⑥ 자율신경계통 전반

a. 항상성을 유지하거나 빠르게 회복시키는 방향으로 신체의 자율기능을 조절한다.

b. 많은 내장효과기는 이중신경지배를 받는다. 즉, 이들은 부교감신경계통과 교감신경계통의 신경축삭을 모두 받으며, 이 두 구획은 각 장기에서 서로 반대방향으로 영향을 미친다.

2) 뼈대계통

뼈는 근육과 다른 연부조직(soft tissue)의 밑에 놓여 있으며, 전신의 단단한 구조틀과 지지 구조를 이룬다. 뼈는 변화하고, 환경 변화에 반응하는 몸을 돕는다. 뼈의 기능은 우리 몸을 자라게 하고 변화하게 한다. 뼈는 서로 관절을 이루고 근육이 이들 뼈에 부착되어 있기 때문에 신체의 움직임이 일어난다.

(1) 뼈대의 구분

신체의 뼈대는 몸통뼈대(axial skeleton)와 팔다리뼈대(appendicular skeleton)로 나눌 수 있다. 몸의 중앙에 있는 축(axis)의 뼈들은 몸통뼈대를 형성하며, 머리뼈(skull), 척추(spine), 가슴뼈(chest bone), 목뿔뼈(hyoid bone) 등이 이에 해당한다. 팔과 다리의 뼈는 팔다리뼈대를 형성한다. 팔(upper extremity)에는 가슴이음뼈(pectoral girdle), 팔(arm), 손목(wrist) 및 손(hand)이 있다. 다리(lower extremity)에는 골반이음뼈(pelvic girdle), 다리(leg), 발목(ankle) 및 발(feet)이 있다(**그림 4-13**).

① 몸통뼈대

A. 머리뼈

a. 머리뼈(skull)의 구성

머리뼈는 뇌머리뼈(cranium)를 이루는 8개의 뼈, 얼굴뼈(facial bone)를 이루는 14개의 뼈 그리고 가운데귀(중이, middle ear) 안의 6개의 귓속뼈(auditory bone)인 작은 뼈들로 이루어져 있다.

b. 굴(동, sinuses)

굴은 뇌머리뼈(cranial bone) 안의 빈 공간이다. 4쌍의 굴은 이마뼈(frontal bone), 위턱뼈(maxillary bone), 나비뼈(sphenoid bone) 및 벌집뼈(ethmoid bone) 안에 위치한다.

c. 봉합(suture)

머리뼈의 볼록한 윗부분을 형성하는 2개의 마루뼈(parietal bone)는 다른 뼈와 함께 고정관절인 봉합을 형성한다. 마루뼈의 시옷봉합(lambdoidal suture)은 뒤통수뼈(occipital bone)와 함께, 비늘봉합(squamous suture)은 관자뼈(temporal bone), 나비뼈(sphenoid bone)와 함께, 그리고 관상봉합(coronal suture)은 이마뼈(frontal bone)와 함께 형성된다.

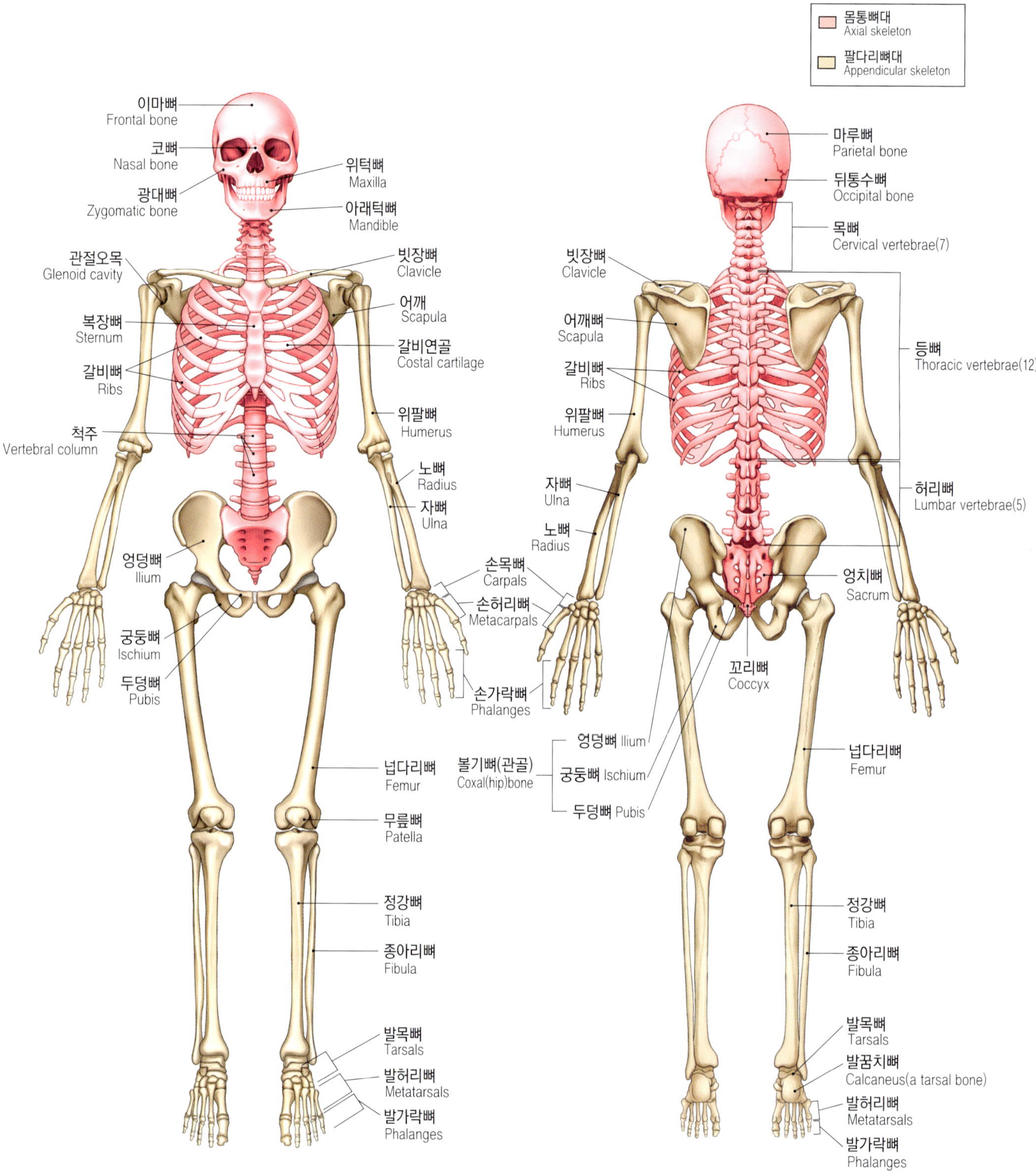
몸통뼈대
Axial skeleton
팔다리뼈대
Appendicular skeleton
이마뼈
Frontal bone
코뼈
Nasal bone
광대뼈
Zygomatic bone
위턱뼈
Maxilla
아래턱뼈
Mandible
관절오목
Glenoid cavity
빗장뼈
Clavicle
어깨
Scapula
복장뼈
Sternum
갈비연골
Costal cartilage
갈비뼈
Ribs
위팔뼈
Humerus
척주
Vertebral column
노뼈
Radius
자뼈
Ulna
엉덩뼈
Ilium
손목뼈
Carpals
손허리뼈
Metacarpals
궁둥뼈
Ischium
두덩뼈
Pubis
손가락뼈
Phalanges
넙다리뼈
Femur
무릎뼈
Patella
정강뼈
Tibia
종아리뼈
Fibula
발목뼈
Tarsals
발허리뼈
Metatarsals
발가락뼈
Phalanges
마루뼈
Parietal bone
뒤통수뼈
Occipital bone
목뼈
Cervical vertebrae(7)
빗장뼈
Clavicle
어깨뼈
Scapula
등뼈
Thoracic vertebrae(12)
갈비뼈
Ribs
위팔뼈
Humerus
자뼈
Ulna
허리뼈
Lumbar vertebrae(5)
노뼈
Radius
엉치뼈
Sacrum
꼬리뼈
Coccyx
엉덩뼈 Ilium
볼기뼈(관골)
Coxal(hip)bone
궁둥뼈 Ischium
두덩뼈 Pubis
넙다리뼈
Femur
정강뼈
Tibia
종아리뼈
Fibula
발목뼈
Tarsals
발꿈치뼈
Calcaneus(a tarsal bone)
발허리뼈
Metatarsals
발가락뼈
Phalanges

그림 4-13 뼈대계

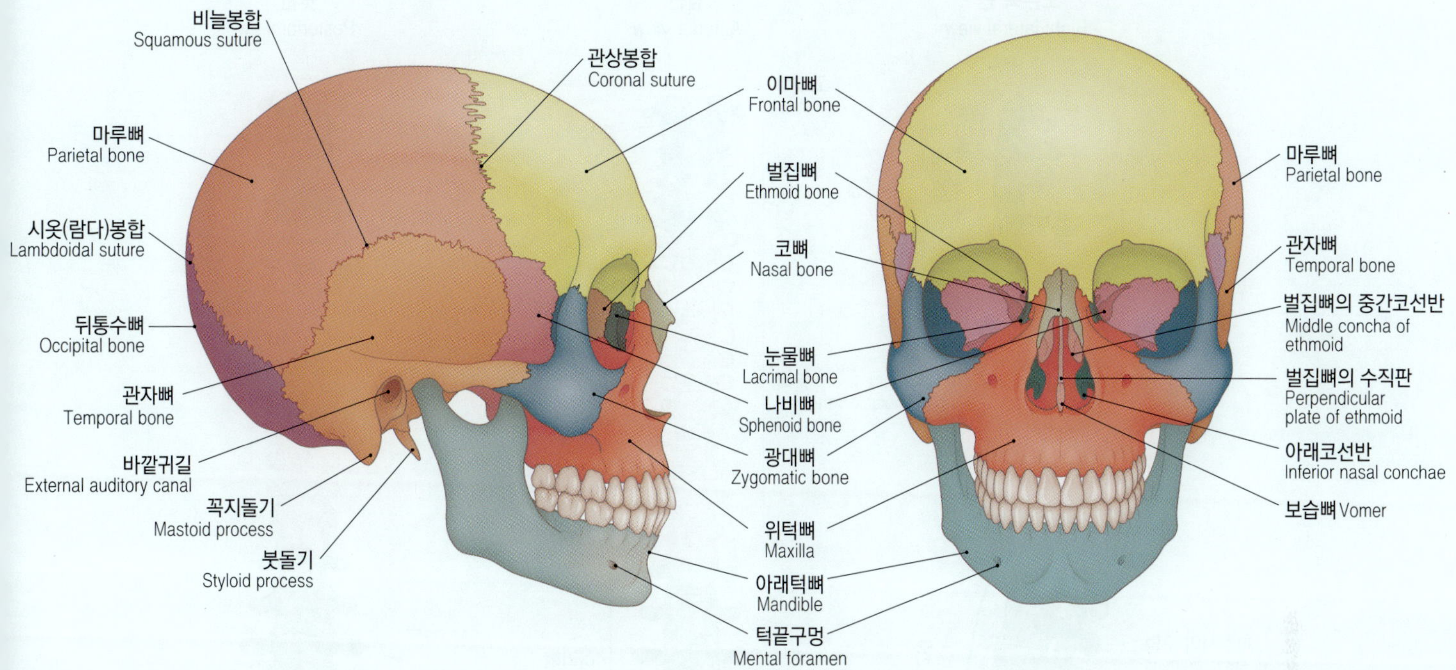

그림 4-14 머리뼈

B. 척주

a. 척주(spine or vertebral column)의 구성

척주는 척추뼈(vertebrae)의 연합으로 구성되어 있으며, 유연하고 구부러진 막대 모양을 형성하도록 서로 연결되어 있다. 척주의 각 부위는 서로 다른 명칭을 가지고 있다. 즉, 목부위(cervical region), 가슴 부위(thoracic region), 허리 부위(lumbar region), 엉치뼈(sacrum) 및 꼬리뼈(coccyx)이다(**그림 4-15**).

b. 척추뼈(vertebrae)의 특징

각각의 척추뼈는 작고 불규칙한 모양의 뼈지만 부위에 따라 개별적인 특징이 뚜렷한 편이다. 예를 들어 허리뼈(lumbar vertebra)를 보면 가시돌기(spinous process) 1개, 가로돌기(transverse process) 2개와 중앙에 뚫린 척추뼈구멍(vertebral foramen)을 확인할 수 있다(**그림 4-16**). 위관절돌기(superior articular process)와 아래관절돌기(inferior articular process)는 인접한 척추뼈 사이에 제한적인 운동을 가능하게 한다. 척추뼈의 가시돌기 끝을 느껴보려면 머리를 앞쪽으로 굽히면 된다. 머리를 앞으로 숙이고 목 뒤에서부터 손가락으로 짚어 내려가보면 어깨 높이에서 뼈의 융기(projection)를 느낄 수 있는데, 이것은 제7목뼈의 긴 가시돌기 끝부분이다.

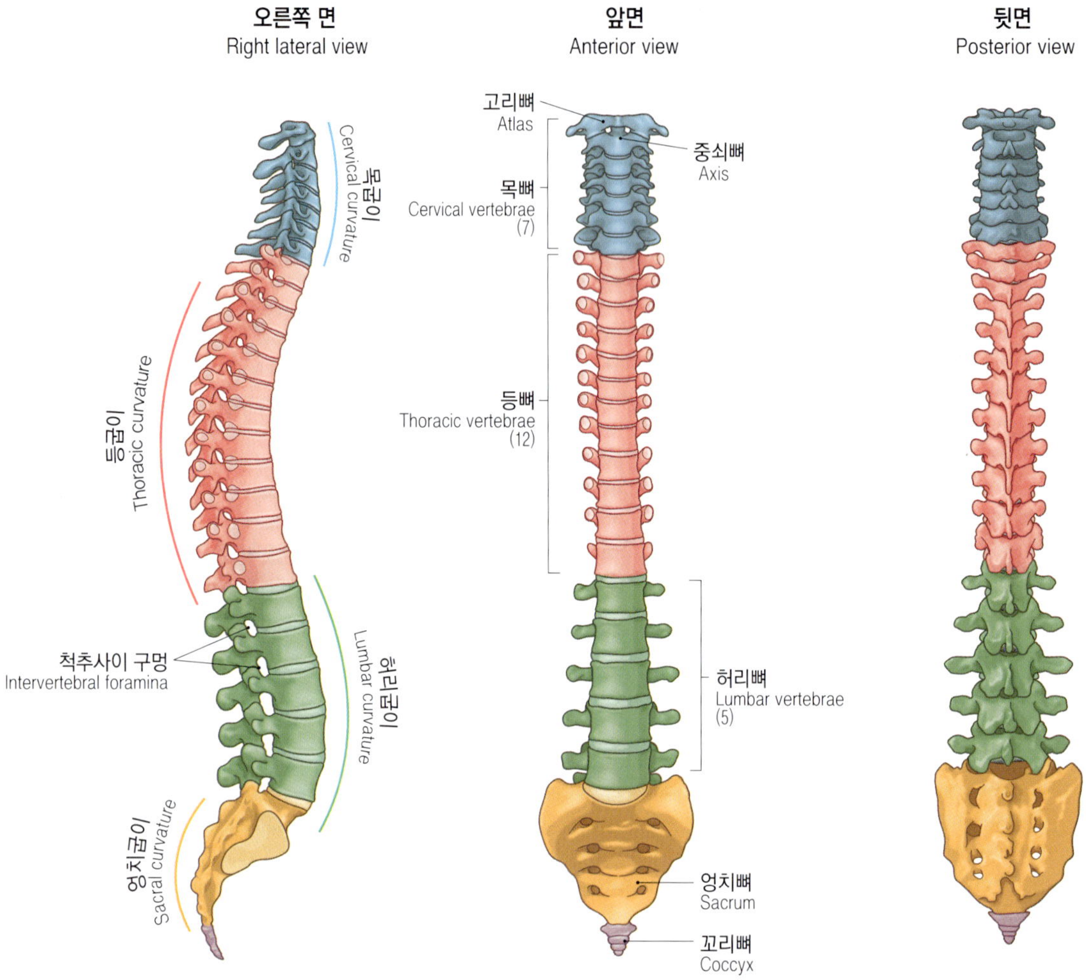

그림 4-15 척주

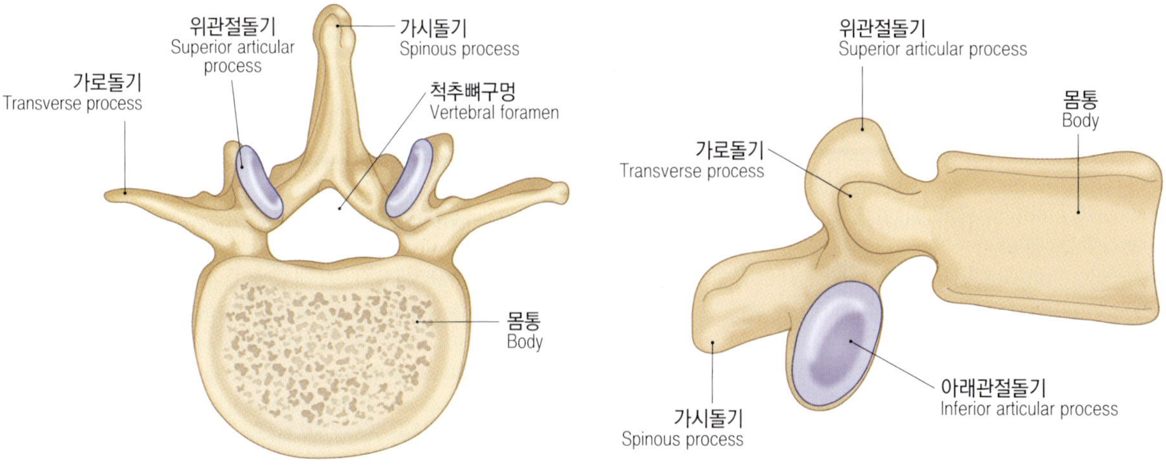

그림 4-16 허리뼈의 구조

c. 척주의 굽이

옆에서 볼 때 목과 등은 앞쪽 또는 뒤쪽으로 약간 굽어 있다. 반면에 척주의 가슴 부위와 엉치 부위는 반대방향으로 굽어 있다. 목과 허리 부위의 굽이를 오목굽이(concave curves)라 하고, 가슴과 엉치 부위의 굽이를 볼록굽이(convex curves)라고 한다. 그런데 이러한 구조는 갓 태어난 아기의 척주에는 형성되지 않는다. 아기의 척주는 처음부터 끝까지 볼록굽이를 형성하고 있다.

아기가 차차 목을 들기 시작하면서 목굽이가 발달하고, 그 후 걷는 법을 배우면서 허리굽이가 발달한다. 정상적인 척주의 굽이는 기능적인 면에서 아주 중요하다. 이것은 몸무게를 지탱할 수 있는 힘을 제공한다. 또한 척추굽이는 짐승이 네 발로 걷는 것과 달리 사람이 두 발로 서고 걷는 데 필요한 균형을 맞춘다. 구부러진 교량이 튼튼한 것에서 알 수 있듯이 구부러진 구조는 똑바로 서 있는 것과 같은 크기의 구조보다 큰 힘을 가지고 있다. 척주 위에는 머리가, 앞에는 갈비뼈(rib)와 내부기관(internal organ) 그리고 아래에는 엉덩이와 다리가 접해 있다.

잘못된 자세나 어떤 질병은 비정상적인 허리굽이인 척주앞굽음증(lordosis or sway back)을 초래한다. 비정상적인 가슴굽이를 척주뒤굽음증(kyphosis or hunchback)이라고

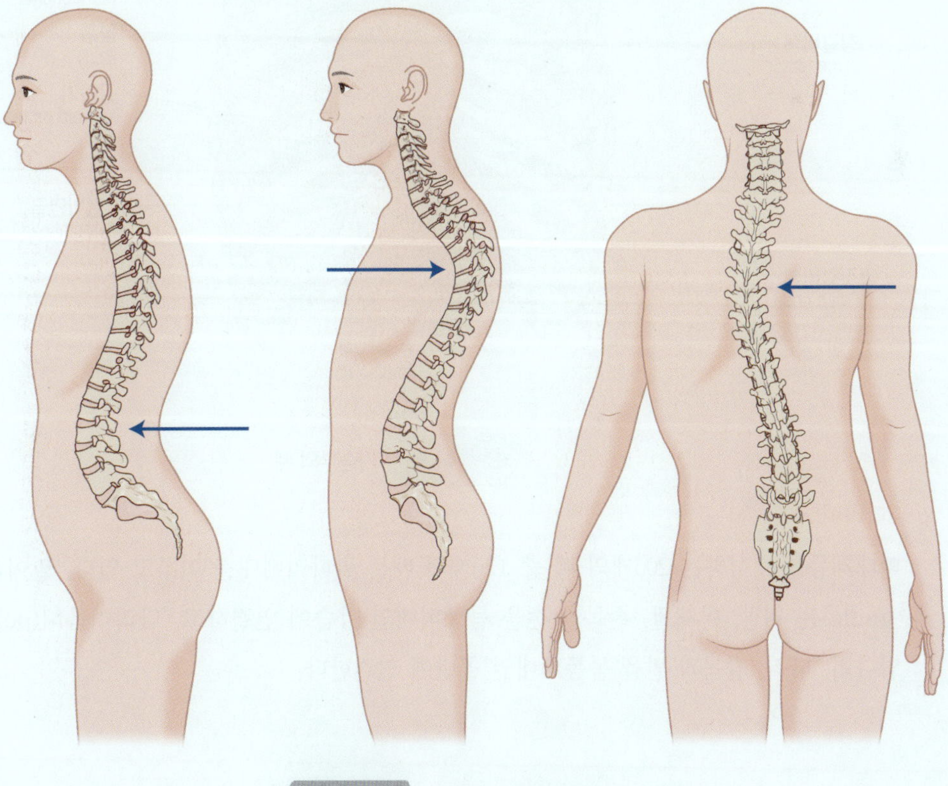

그림 4-17 비정상적인 척주굽이

하고, 측면으로의 비정상적인 굽이를 척주옆굽음증(scoliosis)이라 한다. 그림 4-17에서 볼 수 있듯 이러한 비정상적인 척주굽이는 정상적인 호흡이나 다른 생명활동을 방해하기도 한다. 척주옆굽음증은 사춘기 이전에 원인을 알 수 없이 흔하게 발생한다.

C. 가슴부

12쌍의 갈비뼈, 복장뼈(sterum or breast bone) 및 등뼈(thoracic vertebra)는 가슴부(thorax or chest)를 형성한다. 12쌍의 갈비뼈는 척추뼈와 직접 관절하고 있다. 또한 가장 아래의 두 쌍을 제외한 모든 갈비뼈는 복장뼈와 직접 관절하고 있다. 그림 4-18을 보면 위에서부터 참갈비뼈(true ribs)라고 하는 7쌍의 갈비뼈가 갈비연골(costal cartilage)에 의해 복장뼈와 직접 관절하고, 8~10번째 갈비뼈는 7번째 갈비뼈의 연골과 관절하고 있어서 거짓갈비뼈(false ribs)라고 한다. 마지막 2쌍의 갈비뼈는 복장뼈에 붙는 곳이 없기 때문에 뜬갈비뼈(floating ribs)라고 한다(그림 4-18).

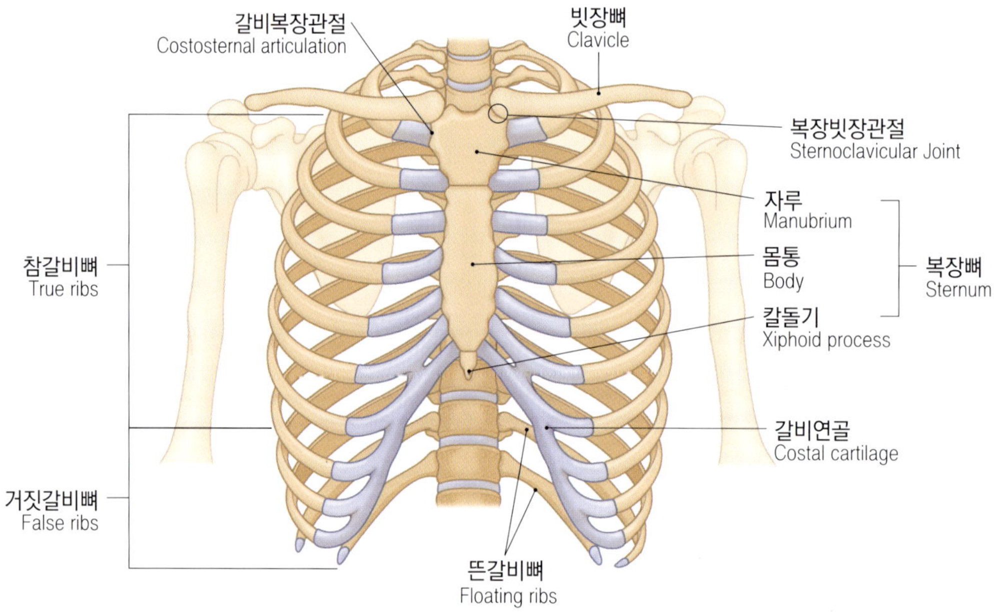

그림 4-18 가슴부의 뼈

② 팔다리뼈대(126개)

뼈대계통을 형성하는 206개의 뼈 중 126개의 뼈는 팔다리뼈대를 이루고 있다. 팔이음뼈(shoulder girdle)는 위팔, 아래팔, 손목과 손을 몸통뼈대인 가슴에 연결하고, 다리이음뼈(pelvic girdle)는 넙다리, 다리, 발목과 발을 몸통뼈대인 골반에 연결한다.

A. 팔이음뼈를 포함하는 팔뼈

a. 팔이음뼈

어깨뼈(scapula)와 빗장뼈(clavicle)는 팔이음뼈를 구성한다. 팔의 이 부분은 몸통뼈대와 연결된다. 팔이음뼈는 빗장뼈와 복장뼈 사이에서 복장빗장관절(sternoclavicular joint)을 형성하며, 몸통뼈대에 부착되어 있다.

b. 위팔

위팔뼈(humerus)는 위팔에 위치한 긴뼈이며, 몸에서는 두 번째로 길다. 위팔뼈는 어깨뼈의 몸쪽 끝과 어깨관절을 이룬다(**그림 4-19**).

c. 아래팔

아래팔은 노뼈(radius)와 자뼈(ulna)로 구성되고 해부학적 자세에서 노뼈는 아래팔의 바깥쪽에, 자뼈는 안쪽에 위치한다. 노뼈와 자뼈는 관절을 이루며, 위팔뼈의 먼쪽 끝과 팔꿉관절(elbow joint)을 이룬다. 또한 손목뼈와도 관절을 이룬다(**그림 4-19**).

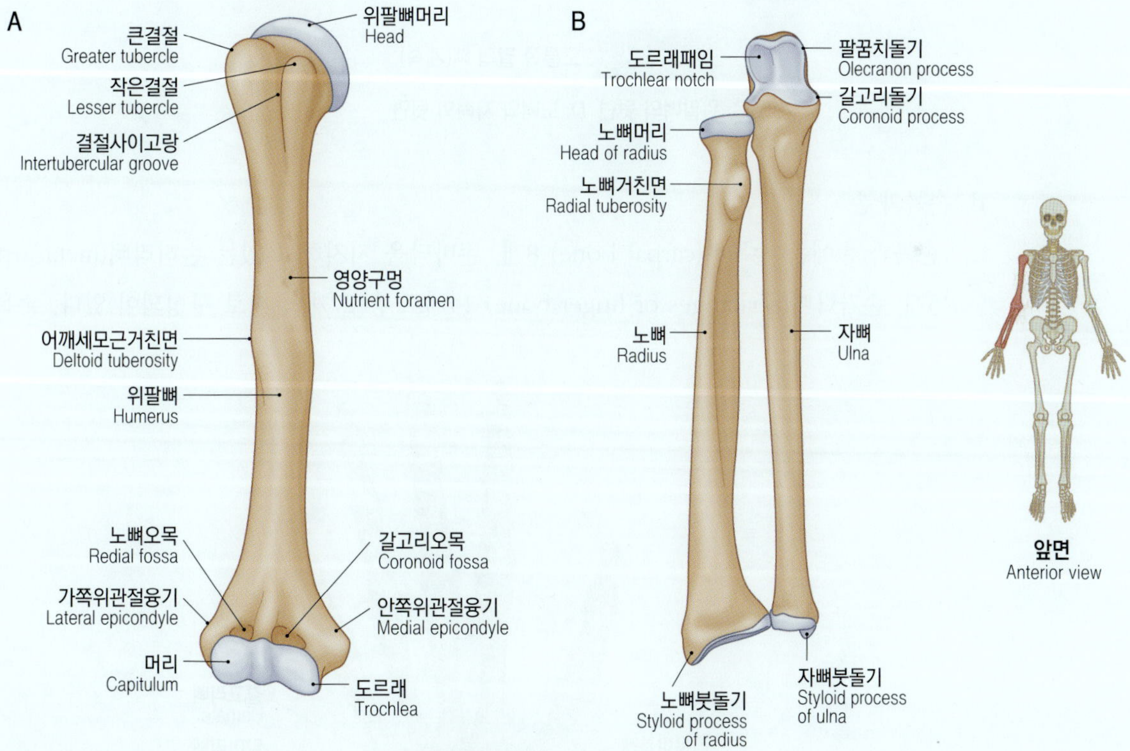

그림 4-19 오른쪽 팔의 뼈

A. 위팔뼈의 앞면 B. 노뼈와 자뼈의 앞면

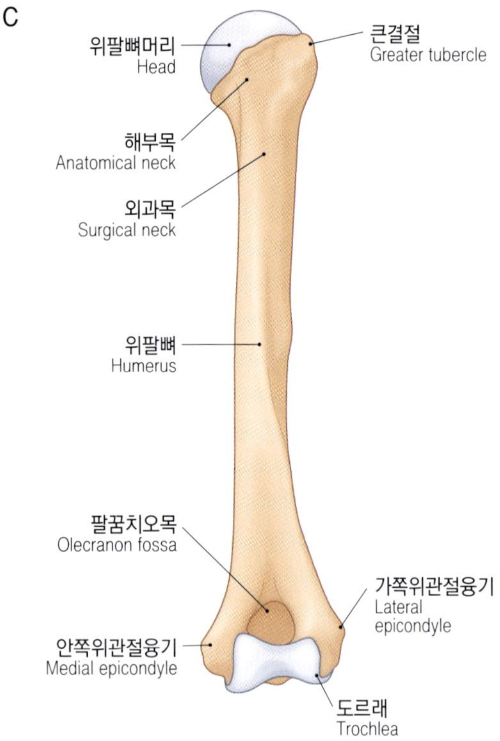

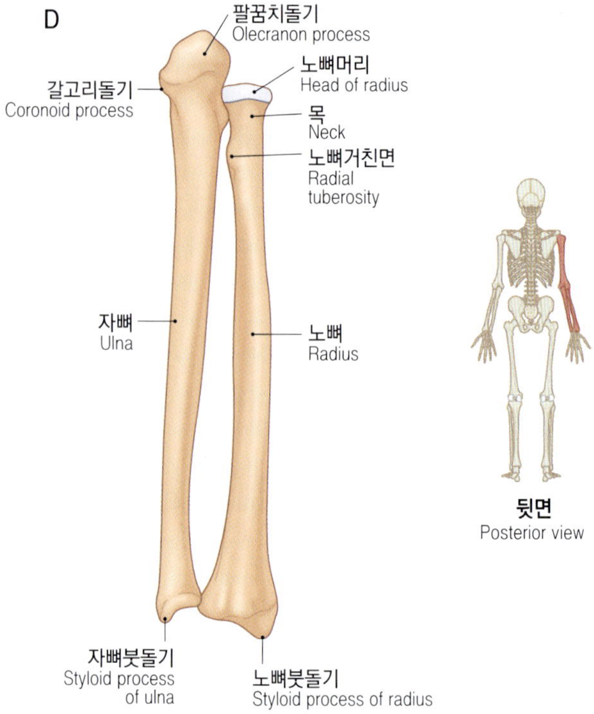

그림 4-19 오른쪽 팔의 뼈(계속)

C. 위팔뼈의 뒷면 D. 노뼈와 자뼈의 뒷면

d. 손목과 손

손목과 손에는 손목뼈(carpal bone) 8개, 손바닥을 지지하고 있는 손허리뼈(metacarpal) 5개, 손기락뼈(phalanges or finger bone) 14개로 총 27개의 뼈로 구성되어 있다. 손목과

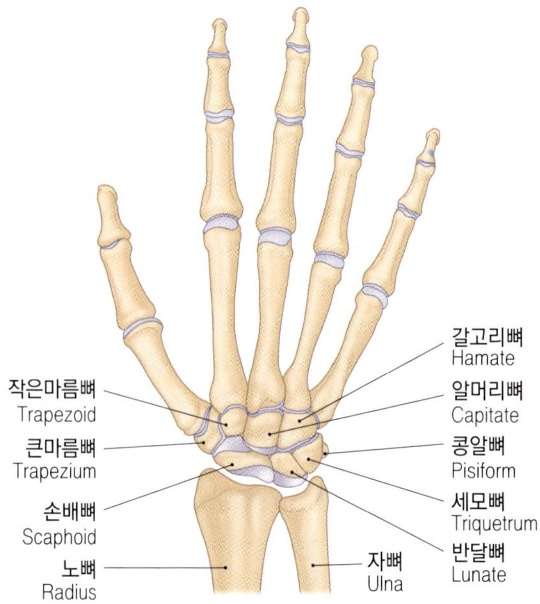

그림 4-20 손목과 손의 뼈

손의 많은 뼈와 관절은 사람의 손이 정교하게 움직이도록 한다(그림 4-20).

B. 다리이음뼈를 포함하는 다리뼈

a. 다리이음뼈

몸통에 다리를 연결하는 다리이음뼈는 골반의 양쪽에 위치한 두 개의 큰 볼기뼈(pelvic bone)로 구성되어 있다. 볼기뼈는 엉치뼈, 꼬리뼈와 함께 몸통을 강하게 지지하는 기틀이 되며, 몸통뼈대의 아랫부분과 연결된다. 영아의 경우 볼기뼈는 엉덩뼈(ilium), 궁둥뼈(ischium) 및 두덩뼈(pubis)의 3개의 뼈로 분리되어 있으며, 성장하면서 하나의 뼈가 된다.

b. 넙다리(thigh)

넙다리뼈는 몸에서 가장 긴 뼈에 해당하며, 볼기뼈 안의 절구(acetabulum)라는 깊은 컵 모양의 오목한 부분과 관절을 이룬다. 넙다리뼈의 먼쪽 끝에서는 무릎뼈(patella), 정강뼈(tibia)와 관절을 이룬다(그림 4-21).

c. 아래쪽 다리(lower leg)

정강뼈는 다리 앞쪽에서 다소 날카로운 모서리를 형성한다. 가늘고 가벼운 종아리뼈(fibula)가 다리의 가쪽에 위치한다(그림 4-21).

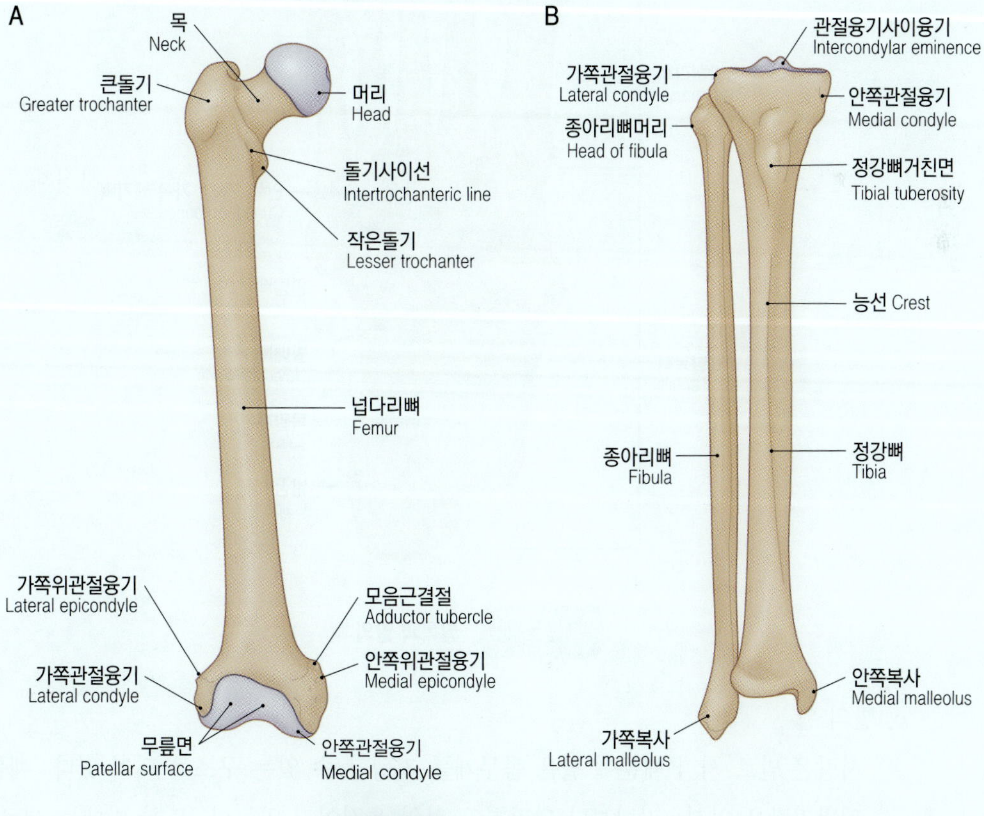

그림 4-21 오른쪽 다리의 뼈

A. 넙다리뼈의 앞면 B. 정강뼈와 종아리뼈의 앞면

d. 발목과 발

발목뼈는 7개로 손목뼈가 8개인 것과는 차이가 있다. 가장 큰 발목뼈는 발꿈치뼈(calcaneus)이다. 목말뼈(talus)는 발목뼈 중에서 두 번째로 크며, 발목관절(ankle joint)에서 정강뼈와 관절을 이룬다.

발목과 발을 이루고 있는 뼈는 발목뼈(tarsal)와 발허리뼈(metatarsals)로 손목과 손을 이루고 있는 손목뼈, 손허리뼈와 비슷하다. 발가락의 뼈는 손가락뼈와 마찬가지로 발가락뼈(phalange)라고 한다. 발가락이 손가락에 비해 짧지만, 뼈의 개수는 손가락과 동일하다(그림 4-22).

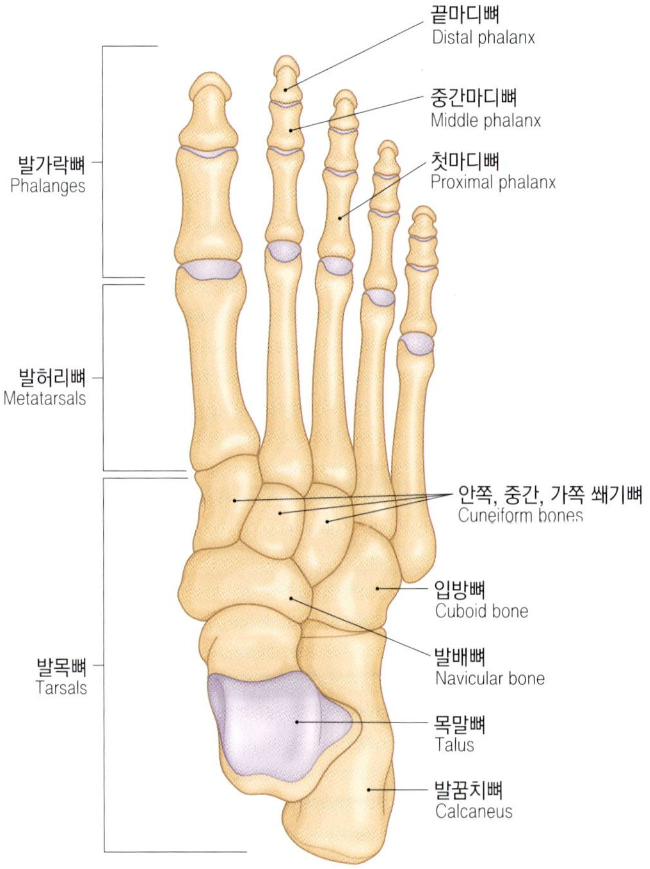

그림 4-22 발목과 발의 뼈

e. 발의 활

사람은 발로 서기 때문에 발은 몸무게를 지탱할 수 있는 구조로 되어 있다. 예를 들어 엄지발가락은 엄지손가락보다 단단하고 거의 움직이지 않는다. 또한 발에는 세로와 가로의 활 모양 구조가 형성되어 있어 발은 탄력을 가진다. 이러한 발뼈의 형태는 체중을 강하게

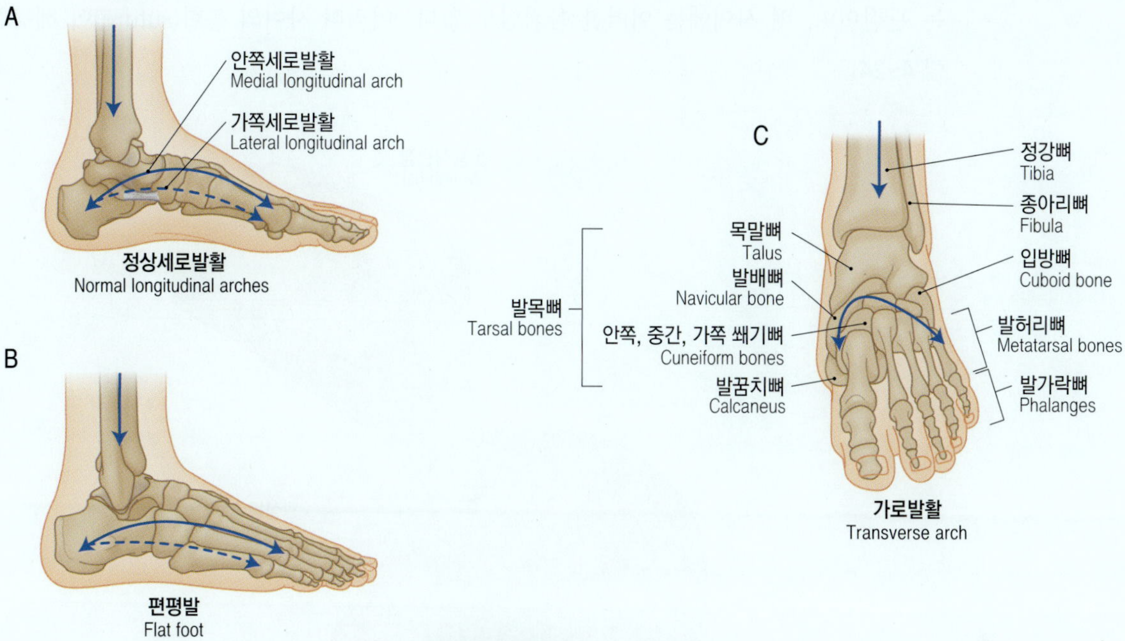

그림 4-23 발의 활

A. 세로발활 B. 편평발 C. 가로발활

지탱해주는 견고한 기틀을 제공한다. 강한 인대와 발근육 힘줄은 발의 뼈를 결합시켜 발뼈의 위치를 단단하게 유지하도록 도와준다.

2개의 발활은 발에서 세로 방향으로 뻗어 있다. 하나는 발의 안쪽에 있어서 안쪽세로발활(medial longitudinal arch)이라 하며, 다른 하나는 가쪽에 위치하여 가쪽세로발활(lateral longitudinal arch)이라 한다. 발에 가로로 뻗은 나머지 하나는 가로발활(transverse) 또는 발허리뼈발활(metatarsal arch)이라 한다. 발의 인대가 약해져 발활이 편평해진 상태를 편평발(fallen arch or flat feet)이라고 한다(그림 4-23).

(2) 관절

목에 위치하여 혀를 고정시키는 목뿔뼈(hyoid bone)를 제외한 모든 뼈는 적어도 1개 이상의 다른 뼈와 연결되어 있다. 즉 뼈는 다른 뼈와 함께 관절을 형성하고 있다. 관절은 기능적으로 매우 중요하다. 관절은 뼈를 안전하게 고정시키며 동시에 뼈끼리 잘 움직이도록 한다.

① 관절의 종류

관절을 분류하는 방법으로 운동의 정도에 따라 다음과 같이 3가지로 나뉘며, 관절 구조는 운동 정도의 차이에 따라 다르다.

a. 못움직관절(synarthroses): 전혀 움직이지 못함

못움직관절은 관절을 이루고 있는 뼈 사이에 섬유결합조직(fibrous connective tissue)이 있

는 관절이며, 뼈 사이에는 어떠한 움직임도 없다. 머리뼈 사이의 봉합(suture)이 해당한다(그림 4-24).

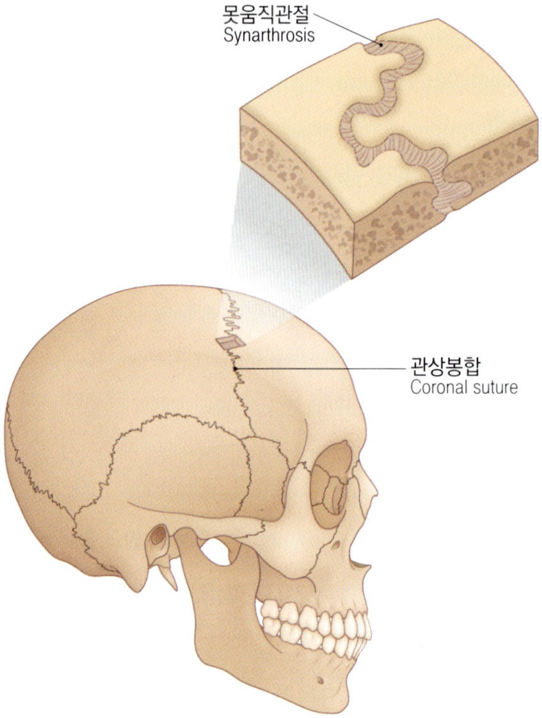

그림 4-24 못움직관절

b. 좀움직관절(amphiarthroses): 약간 움직임

좀움직관절은 관절을 이루고 있는 뼈 사이를 연골이 연결하고 있는 관절이다(그림 4-25). 두덩뼈 사이의 관절이 좀움직관절이다. 좀움직관절은 경미하게 움직일 수 있다. 척추뼈 사이의 관절 또한 좀움직관절이다. 이는 몸통을 앞과 옆으로 유연하게 움직일 수 있게 하며, 돌림 또한 가능하게 한다. 척추뼈를 연결하는 강한 인대와 섬유원반(fibrous disk)이 관절 사이에 있다. 이러한 척추사이원반(intervertebral disk)의 중심부는 탄력을 지속시키는 물질로 구성되어 있는데, 이는 나이가 들면서 점차 그 기능을 상실한다. 갑작스러운 압력이나 상해에 의해 척추사이원반을 다치면 척주관(spinal canal) 안으로 척추사이원반이 밀려 들어가기도 한다. 이러한 상태를 척추사이원반탈출(herniated disk)이라고 한다.

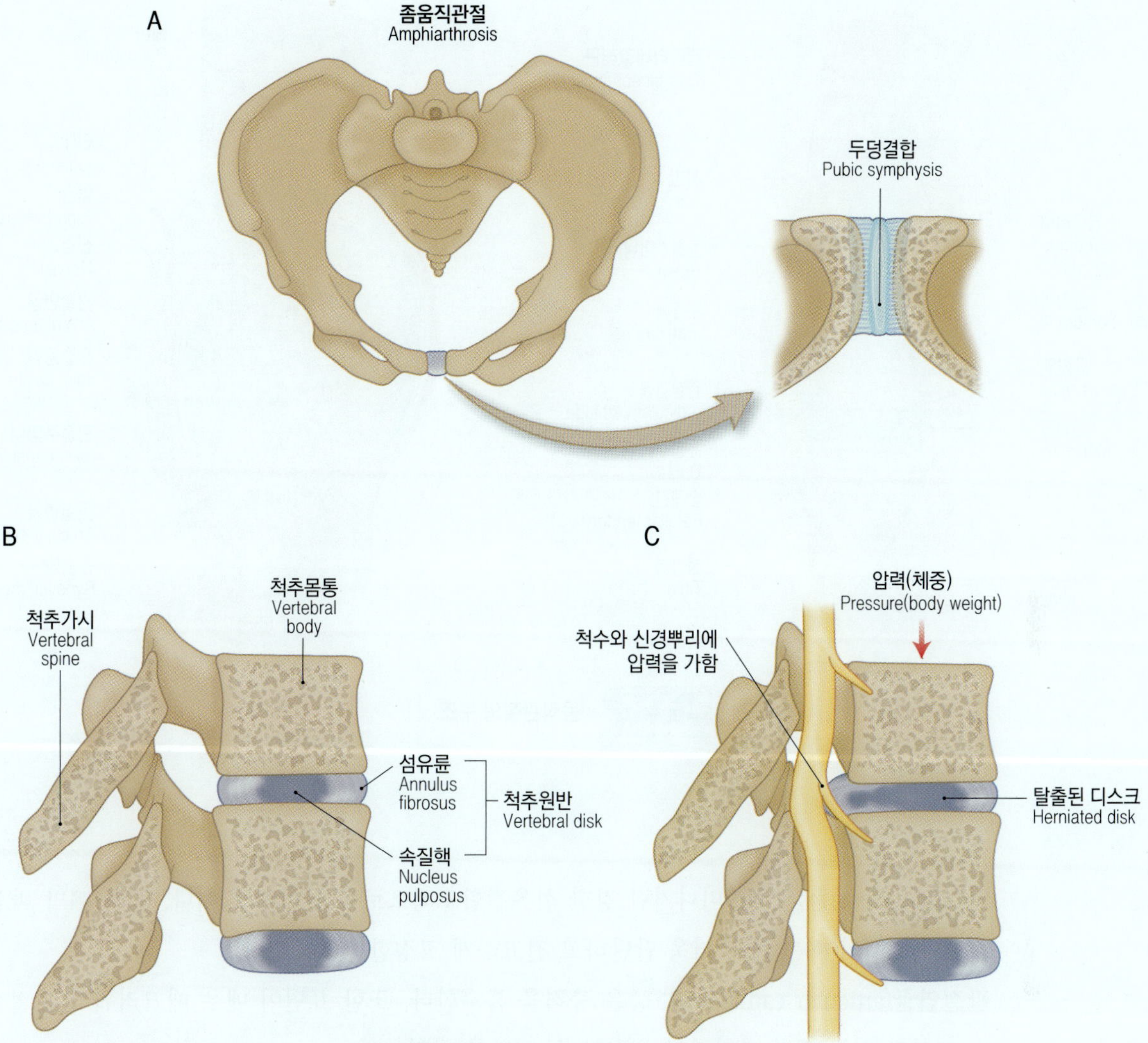

그림 4-25 좀움직관절과 탈출된 척추사이원반

A/ B. 좀움직관절 C. 탈출된 척추사이원반

c. 움직관절(diarthroses): 자유롭게 움직임

대부분의 관절은 움직관절이다. 이러한 관절은 다양한 방향으로 움직이거나 한두 방향으로 움직일 수 있다. 움직관절은 관절주머니(joint capsule), 관절공간(joint cavity) 및 관절하고 있는 뼈끝의 연골층으로 이루어져 있다(그림 4-26). 관절주머니의 바깥쪽은 강하고 질긴 섬유결합조직이고, 안쪽은 부드럽고 미끄러운 윤활막(synovial membrane)이다. 윤활막에 매끄러운 윤활액(synovial fluid)이 있어서 마찰을 감소시켜 쉽게 움직일 수 있게 한다. 관절주머니는 2개의 뼈끝을 싸고 있으며, 각 뼈몸통에 견고하게 붙어 뼈를 안전하게 고정시키는 동시에 관절이 움직일 수 있게 한다. 이러한 구조는 관절이 제 기능을 하도록 하는 데 도움

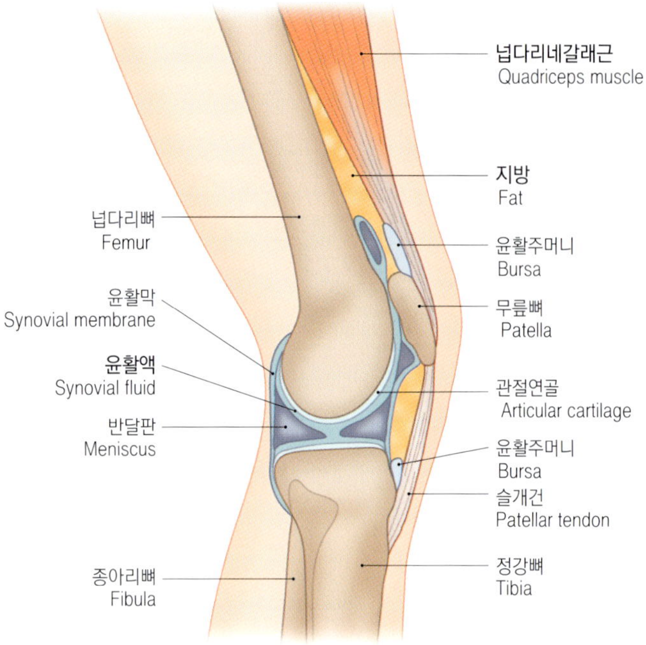

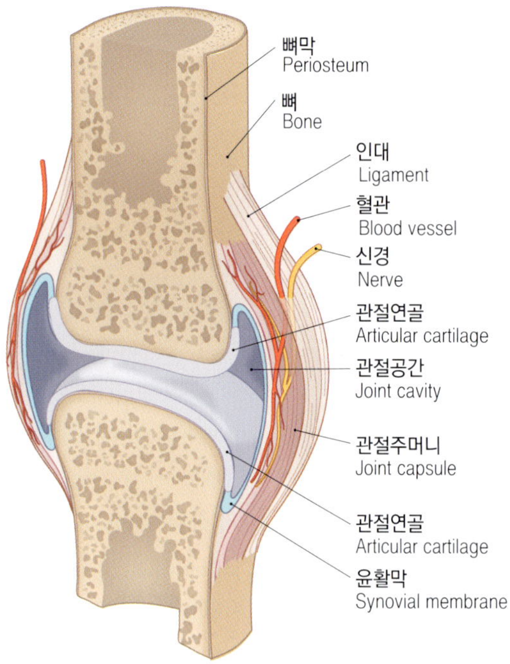

그림 4-26 움직관절의 구조

을 준다.

인대(ligament)는 관절주머니처럼 강한 섬유결합조직으로 만들어진 줄이나 띠로, 뼈막 바깥에서 2개의 뼈를 묶어 더욱 단단하고 견고하게 고정한다.

관절연골(articular cartilage)의 층은 충격을 흡수한다. 또한 표면이 매우 매끄러워서 관절을 이루고 있는 뼈가 마찰없이 움직일 수 있도록 한다.

액체로 차 있는 작은 윤활주머니(bursae)는 힘줄과 힘줄 밑에 있는 뼈 사이에 위치한다. 이러한 조그만 주머니는 결합조직으로 이루어져 있고 윤활막과 연결되어 있다. 이 윤활막은 윤활주머니를 채우고 있는 미끄러운 윤활액을 분비한다. 윤활주머니는 작고 유연한 쿠션처럼 힘줄과 연결되어 있어 근육이 수축할 때 힘줄이 뼈 위에서 쉽게 미끄러질 수 있도록 한다.

3) 근육계통

(1) 뼈대근육 무리

① 뼈대근육

대부분의 뼈대근육은 관절을 이루고 있는 두 개 이상의 뼈에 부착되어 있다. 근육이 부착되어 있는 한 부위는 다른 부위에 비해 움직임이 적다. 움직임이 적은 쪽의 뼈에 부착된 근육 부위를 이는곳(origin)이라고 부르며, 움직임이 더 많은 쪽의 뼈에 붙는 근육 부위를 닿는곳(insertion)이라고 부른다. 근육의 양쪽 끝을 제외한 나머지 부분을 근육 몸통(muscle body)이라고 부른다.

② 힘줄

힘줄(tendon)은 조밀한 섬유질 결합조직으로 되어 있어 매우 강하기 때문에 쉽게 찢어지거나 뼈에서 떨어지지 않는다. 힘줄은 힘줄집(tendon sheath)으로 둘러싸여 있다.

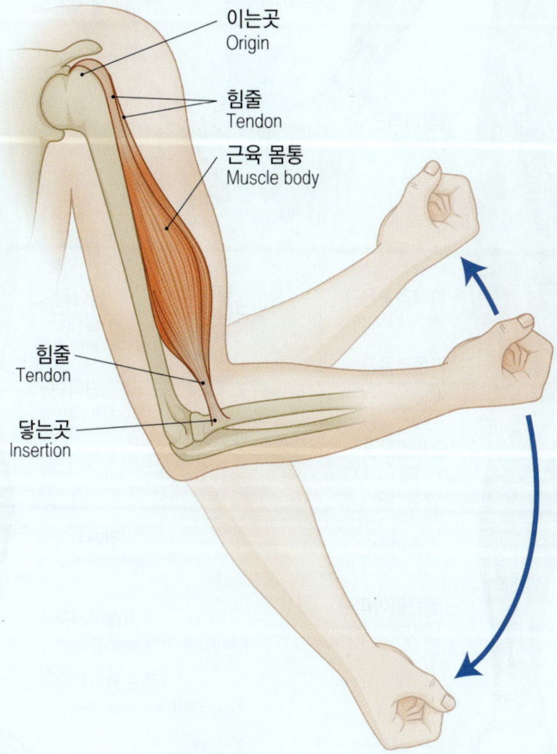

그림 4-27 뼈대근육의 부분들

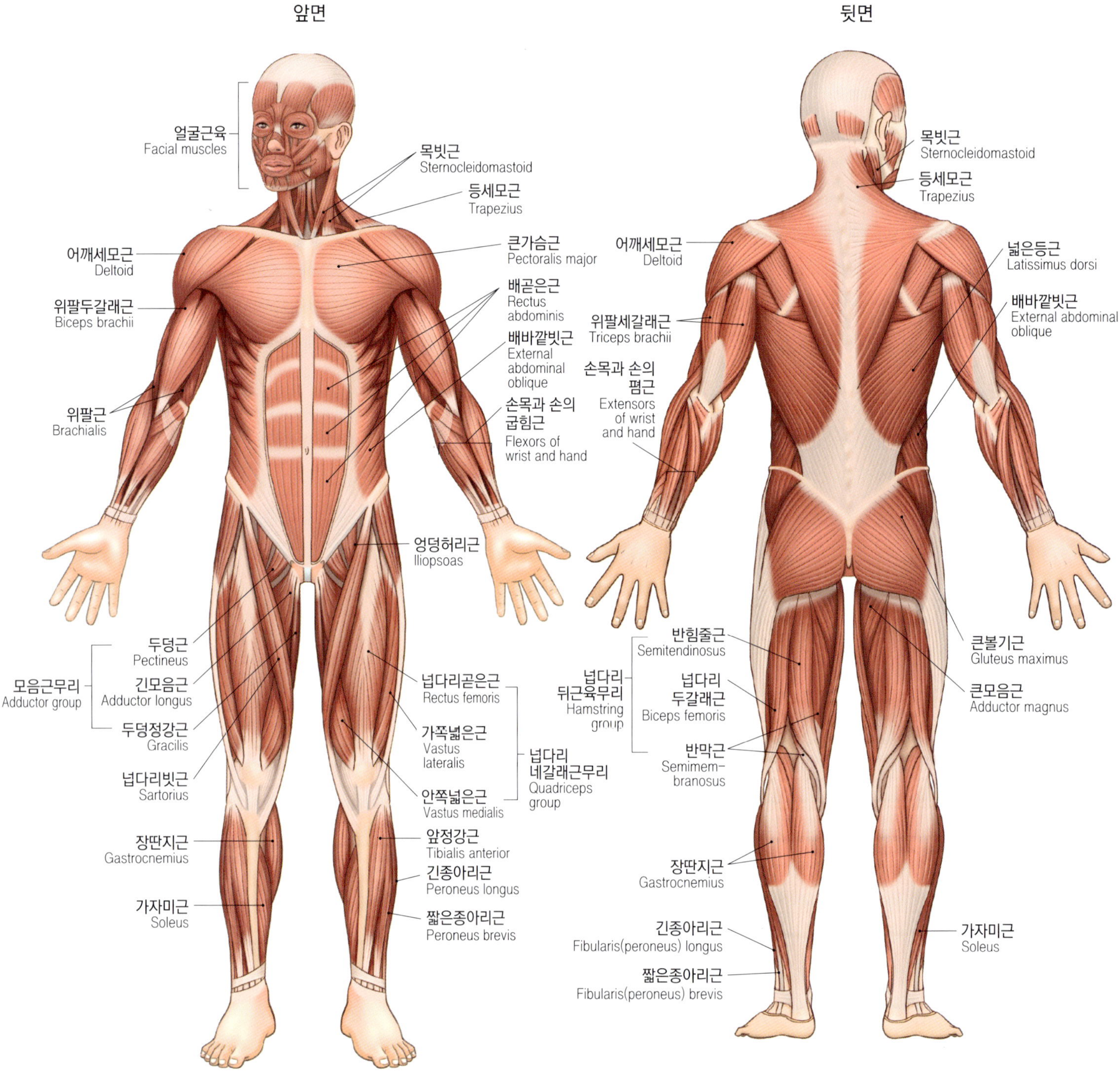

그림 4-28 온몸 근육의 개관(general overview of the body musculature)

표 4-1 몸의 주요 근육

근육	기능	이는곳	닿는곳
머리와 목의 근육			
이마근(frontalis)	눈썹을 올림	머리덮개널힘줄	눈썹의 피부
눈둘레근(orbicularis oculi)	눈을 감김	위턱뼈와 코연골	눈꺼풀 주위 피부
입둘레근(orbicularis oris)	입술을 닫거나 오므림	위턱뼈와 아래턱뼈	입술
광대근(zygomaticus)	입꼬리를 당겨 들어올림	광대뼈	입꼬리와 윗입술
깨물근(masseter)	아래턱뼈를 위로 당김	광대활	아래턱뼈
관자근(temporalis)	아래턱뼈를 위로 당김	관자오목	아래턱뼈
목빗근 (sternocleidomastoid)	머리와 목의 반대쪽으로 돌림과 굽힘	복장뼈와 빗장뼈	꼭지돌기
등세모근 (trapezius)	목 폄과 가쪽굽힘, 어깨뼈 올림과 위쪽돌림	뒤통수뼈와 목덜미인대, 목뼈-등뼈 가시돌기	어깨뼈와 빗장뼈
팔을 움직이는 근육			
큰가슴근 (pectoralis major)	위팔 굽힘, 모음, 안쪽돌림	복장뼈, 빗장뼈와 위쪽 갈비뼈 연골	위팔뼈
넓은등근 (latissimus dorsi)	위팔 폄, 모음, 안쪽돌림	어깨뼈 아래각, 등뼈-허리뼈 가시돌기, 등허리근막, 엉덩뼈능선	위팔뼈
어깨세모근(deltoid)	위팔 벌림	빗장뼈와 어깨뼈	위팔뼈
위팔두갈래근(biceps brachii)	위팔과 아래팔의 굽힘, 뒤침	어깨뼈	노뼈
위팔세갈래근(triceps brachii)	위팔과 아래팔의 폄	어깨뼈와 위팔뼈	자뼈
몸통근육			
배바깥빗근 (external abdominal oblique)	몸통의 반대쪽 돌림과 굽힘	아래쪽 가슴우리	백색선, 엉덩뼈, 두덩뼈
배속빗근 (internal abdominal oblique)	몸통의 같은쪽 돌림과 굽힘	등허리근막과 엉덩뼈능선	백색선, 아래쪽 가슴우리, 두덩뼈
배가로근 (transversus abdominis)	배부 압박	아래쪽 가슴우리, 등허리근막과 엉덩뼈능선	백색선과 두덩뼈
배곧은근(rectus abdominis)	몸통 굽힘	두덩뼈	아래쪽 가슴우리
가로막(daphragm)	들숨 시 가슴안 확장	가로막	아래쪽 가슴우리 둘레
척주세움근 (erector spinae)	척주의 폄과 가쪽굽힘	목덜미인대, 갈비뼈, 등뼈와 허리뼈 엉치능선, 등허리 근막	꼭지돌기, 목뼈와 등뼈, 갈비뼈

표 4-1 몸의 주요 근육(계속)

근육	기능	이는곳	닿는곳
몸통근육			
뭇갈래근 (multifidus)	인접 척추를 안정시키고 척추의 움직임 조절	엉치뼈, 위뒤엉덩뼈가시, 모든 척추의 가로돌기	이는곳의 2~4개 위 척추뼈 가시돌기
허리네모근 (quadratus lumborum)	몸통 가쪽굽힘, 골반 올림	엉덩뼈능선	12번 갈비뼈와 허리뼈 가로돌기
다리를 움직이는 근육			
엉덩허리근(Iliopsoas)	넙다리 굽힘	엉덩뼈와 허리뼈	넙다리뼈
넙다리빗근(sartorius)	넙다리 굽힘, 벌림, 가쪽돌림, 무릎 굽힘	엉덩뼈	정강뼈
큰볼기근(gluteus maximus)	넙다리 폄	엉덩뼈, 엉치뼈, 꼬리뼈	넙다리뼈
모음근 무리			
긴모음근(adductor longus)	넙다리 모음, 굽힘, 안쪽돌림	두명뼈	넙다리뼈
두덩정강근(gracilis)	넙다리 모음, 무릎 굽힘	두명뼈	정강뼈
두덩근(pectineus)	넙다리 모음, 굽힘	두명뼈	넙다리뼈
넙다리뒤근육 무리			
반막근(semimembranosus)	무릎 굽힘	궁둥뼈결절	정강뼈
반힘줄근(semitendinosus)	무릎 굽힘	궁둥뼈결절	정강뼈
넙다리두갈래근(biceps femoris)	무릎 굽힘, 넙다리 폄	궁둥뼈와 넙다리뼈	종아리뼈
넙다리네갈래근 무리			
넙다리곧은근(rectus femoris)	무릎 폄, 넙다리 굽힘	엉덩뼈	정강뼈
가쪽넓은근(vastus lateralis)	무릎 폄	넙다리뼈	정강뼈
중간넓은근(vastus intermedius)	무릎 폄	넙다리뼈	정강뼈
안쪽넓은근(vastus medialis)	무릎 폄	넙다리뼈	정강뼈
종아리근육 무리			
앞정강근(tibialis anterior)	발등굽힘, 안쪽번짐	정강뼈	발허리뼈
장딴지근(gastrocnemius)	발바닥굽힘	넙다리뼈	발꿈치뼈
가자미근(soleus)	발바닥굽힘, 가쪽번짐	정강뼈와 종아리뼈	발꿈치뼈
긴종아리근과 짧은종아리근 (peroneus longus and brevis)	발바닥굽힘, 가쪽번짐	종아리뼈	발허리뼈

PART
Ⅱ

실전 매트 필라테스

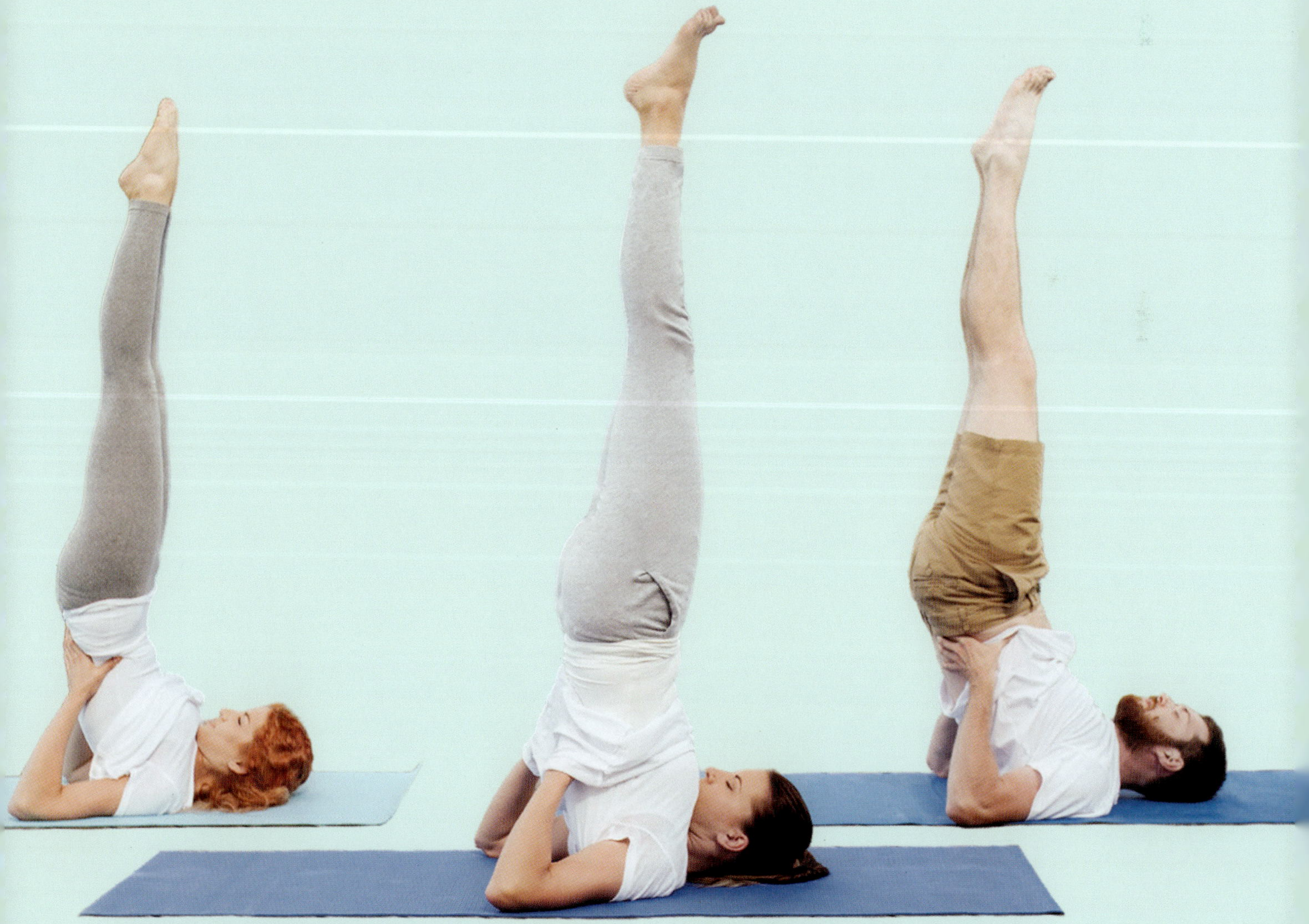

Chapter 5

필라테스의 기본자세

필라테스 운동의 안정적인 동작을 수행하기 위한 바른 자세의 배치 방법

1 | 골반 중립과 코어 안정성

바로누운자세에서 골반과 척추는 중립으로 배치하고 무릎은 굽히며 양발은 골반 너비만큼 벌린다. 손바닥은 아래로 향하도록 하고 팔은 몸통 옆에 길게 둔다. 3~5회 반복한다.

Step 1 ▶▷▷ 골반시계(pelvic clock)

1 바로누운자세에서 무릎을 세우고 양발을 골반 너비만큼 벌린 상태로 골반과 척추의 중립위치를 찾는다.

중립

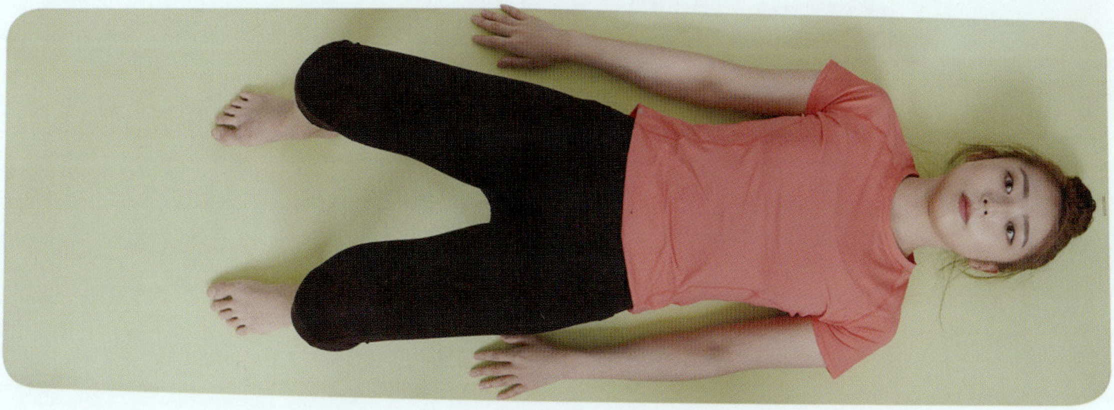

2 배 부위를 4등분하여 3시, 6시, 9시, 12시 방향으로 배 근육을 선택적으로 수축한다.

12시

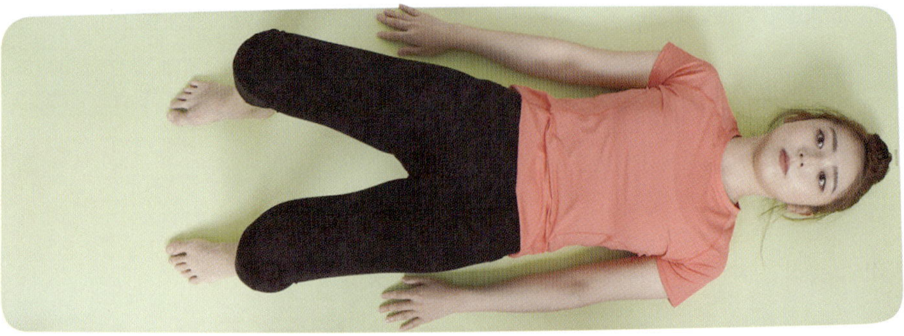

6시

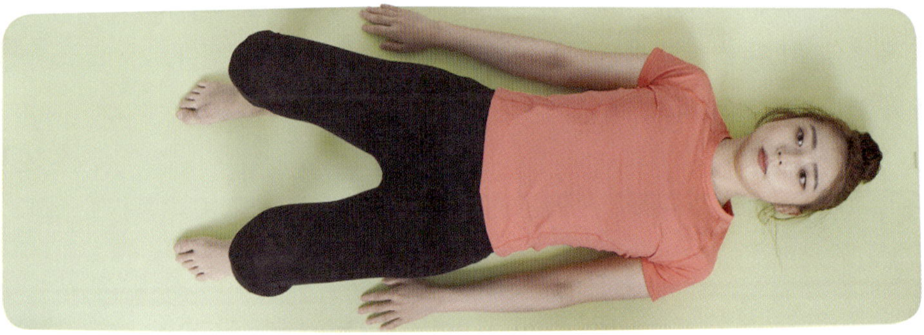

중립

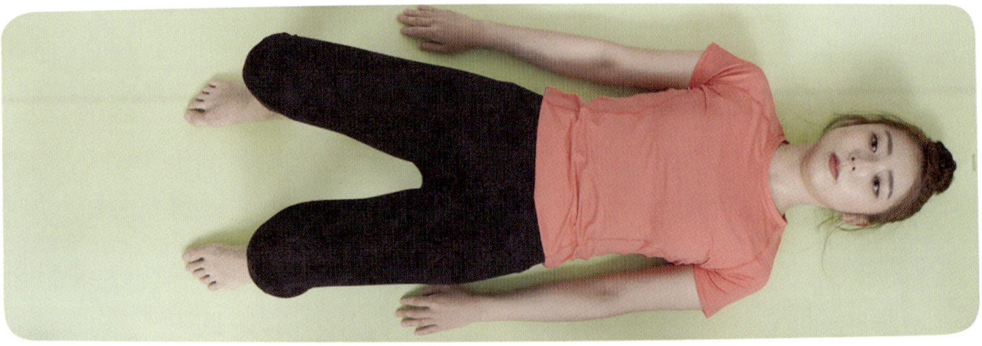

3시

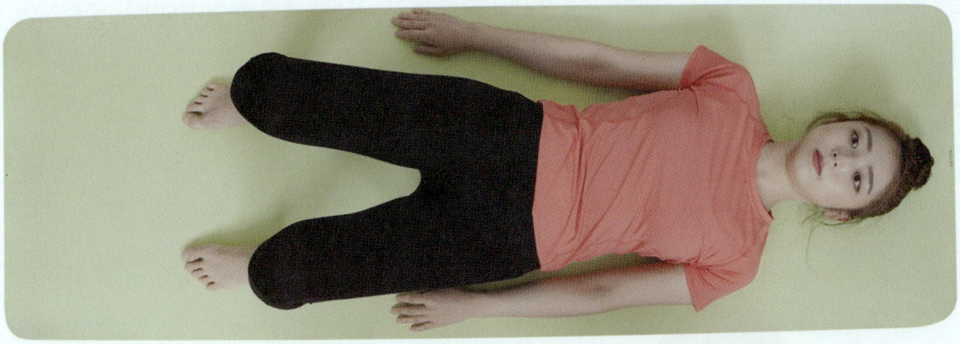

9시

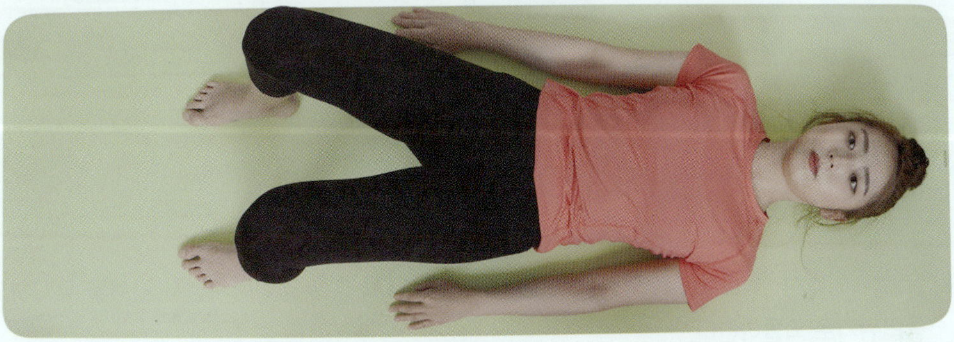

중립

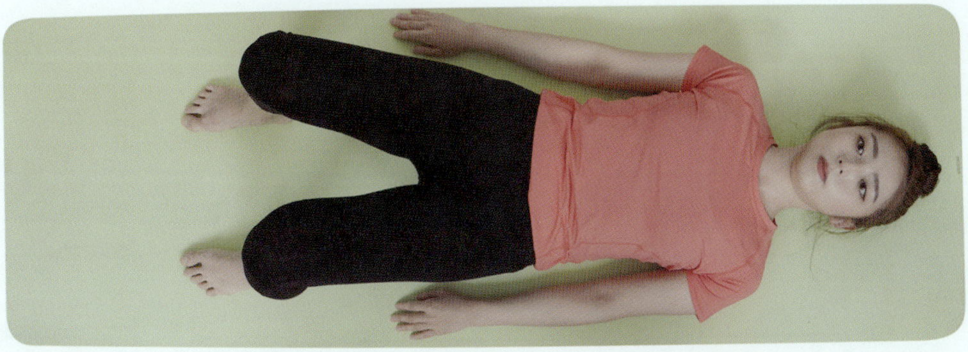

Step 2 ▶▷▷ 중립골반-임프린트(neutral pelvic to imprint)

1 바로누운자세에서 무릎을 세우고 양발을 골반 너비만큼 벌린 상태로 숨을 들이마시면서 중립적인 정렬을 유지한다.

*주의: 사진에서는 허리와 골반을 보이기 위해 팔을 위로 놓음

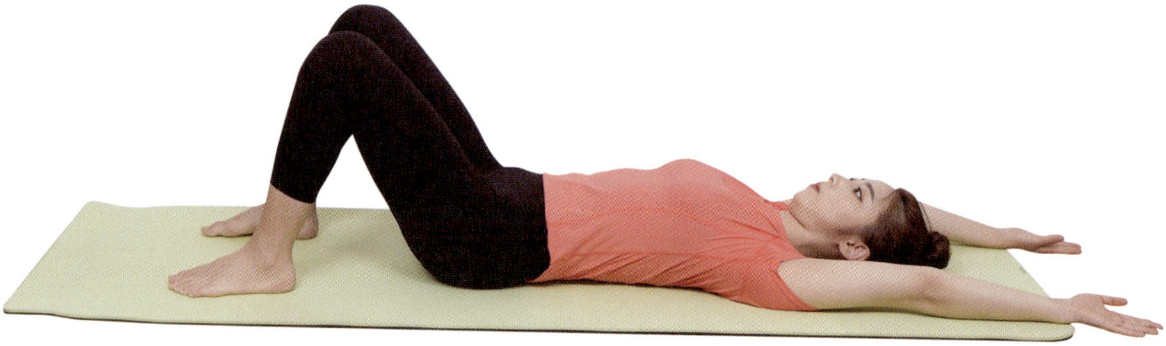

2 숨을 내쉬면서 배 근육을 수축하고 척추를 누른다. 다시 숨을 들이마시면서 자세를 유지하고 숨을 내쉬면서 중립위치로 되돌아간다.

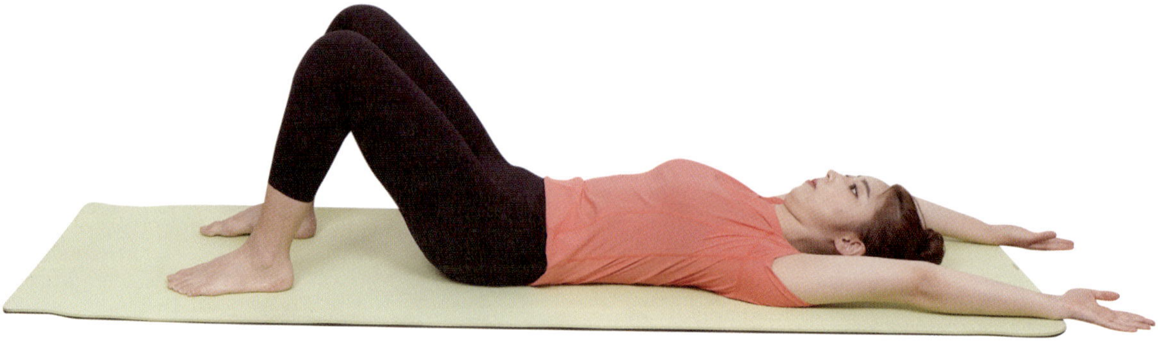

Step 3 ▶▷▷ 다리 이완(leg release)

1 바로누운자세에서 무릎을 세우고
양발을 골반 너비만큼 벌린 상태로 숨을 들이마시면서
중립적인 정렬을 유지한다.

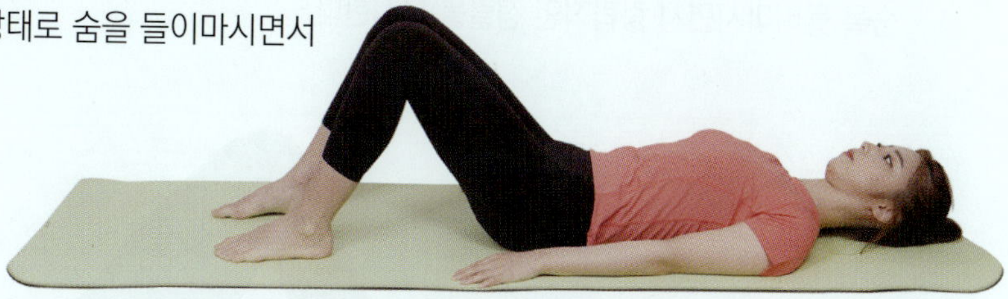

2 숨을 내쉬면서 골반안정성을 유지하며
한 쪽 발꿈치를 매트를 따라 가능한 한
멀리 미끄러지게 한다.

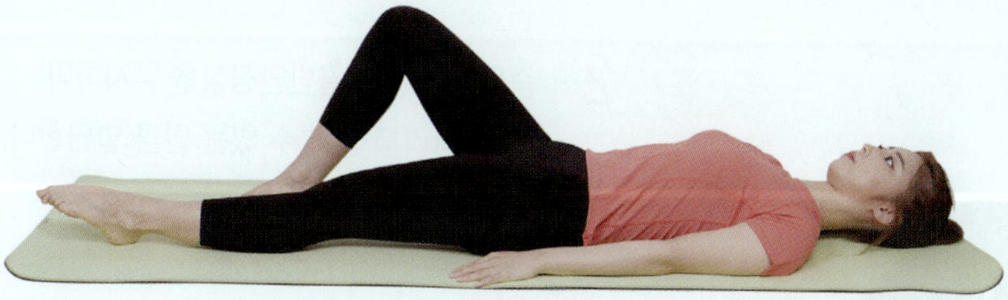

3 숨을 들이마시고 내쉬면서 다리를 옆으로 벌려
시작위치로 되돌아간다.

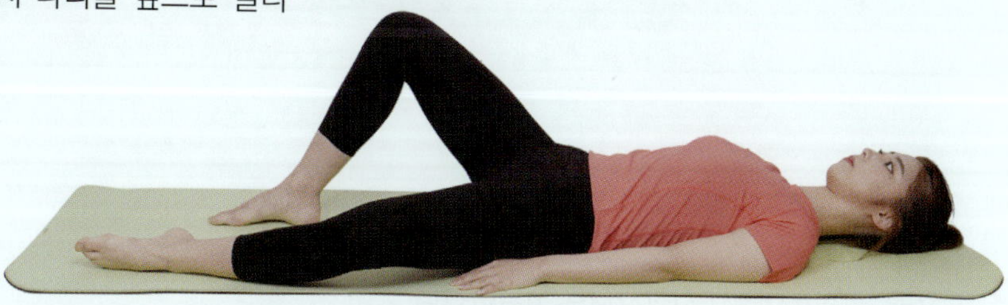

4 양쪽 다리를 한 다리씩 교대로 반복한다.

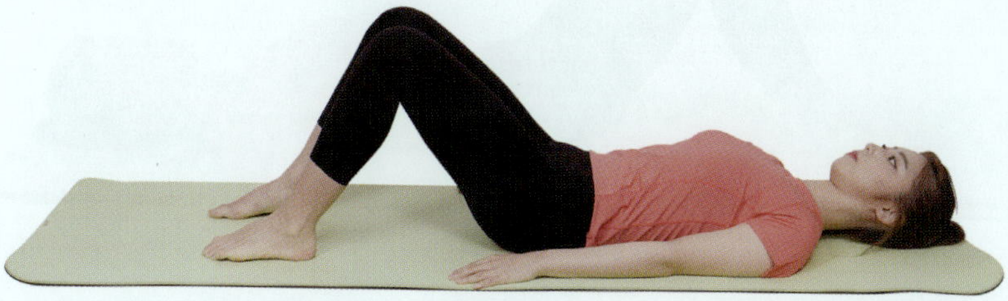

Step 4 ▶▷▷ 다리 벌리기(leg side)

1 바로누운자세에서 무릎을 세우고 양발을 골반 너비만큼 벌린 상태로 숨을 들이마시면서 중립적인 정렬을 유지한다.

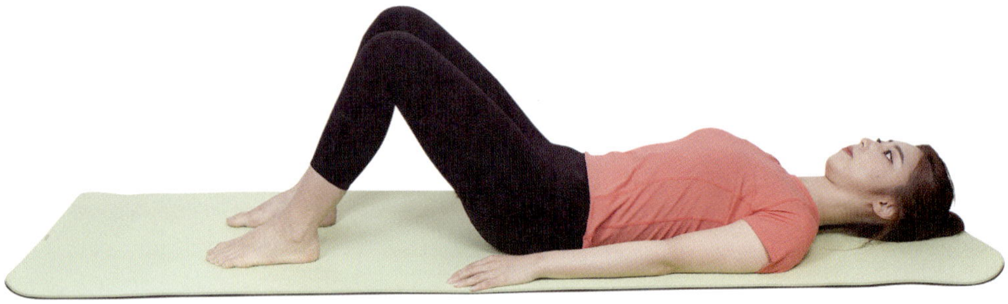

2 숨을 내쉬면서 골반안정성을 유지하며 한 쪽 다리를 벌릴 수 있는 만큼 벌림한다.

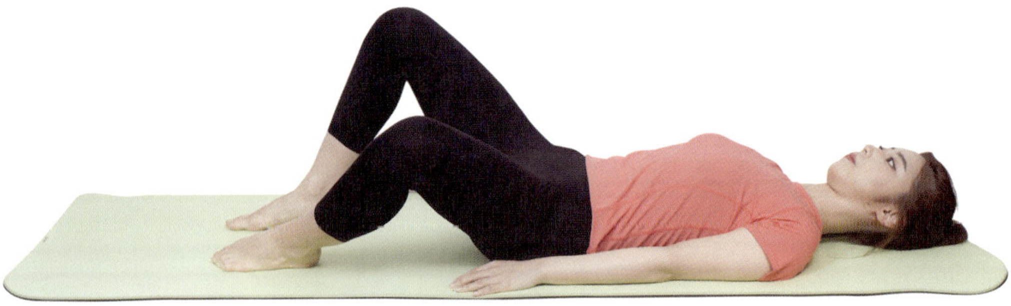

3 숨을 들이마시면서 시작자세로 되돌아간다. 양쪽 다리를 교대로 한다.

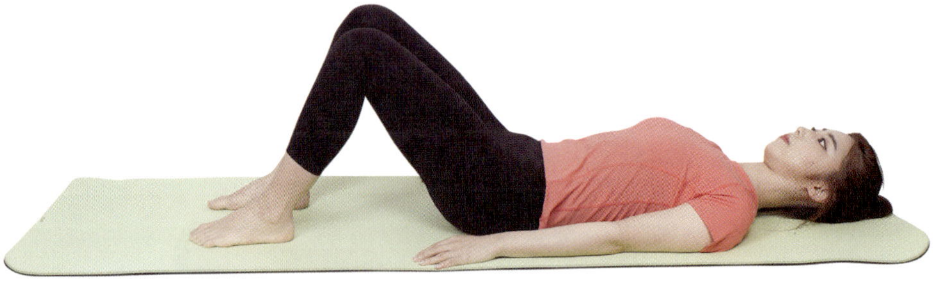

2 | 가슴우리 중립자세

바닥에 바로누워 무릎을 굽히고, 양발은 매트 위에서 골반 너비만큼 벌린 상태로 골반과 척주를 중립위치로 배치시킨다. 손바닥이 아래로 향하도록 하여 팔은 몸통 옆에 편안하게 둔다.

Step 1 ▶▷▷ 암 플로트(arm float)

1 바로누운자세에서 무릎을 세우고 양 발을 골반 너비만큼 벌린 상태로 중립적인 정렬을 유지한다.

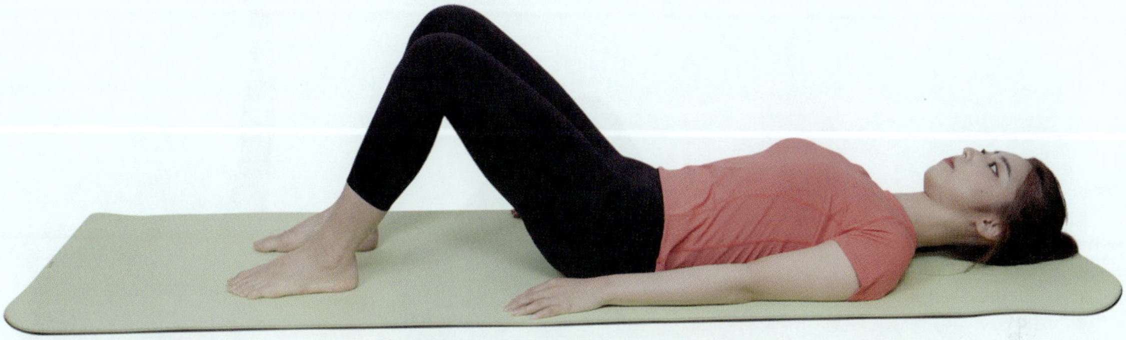

2 숨을 들이마시면서 천장으로 팔을 들어올린다.

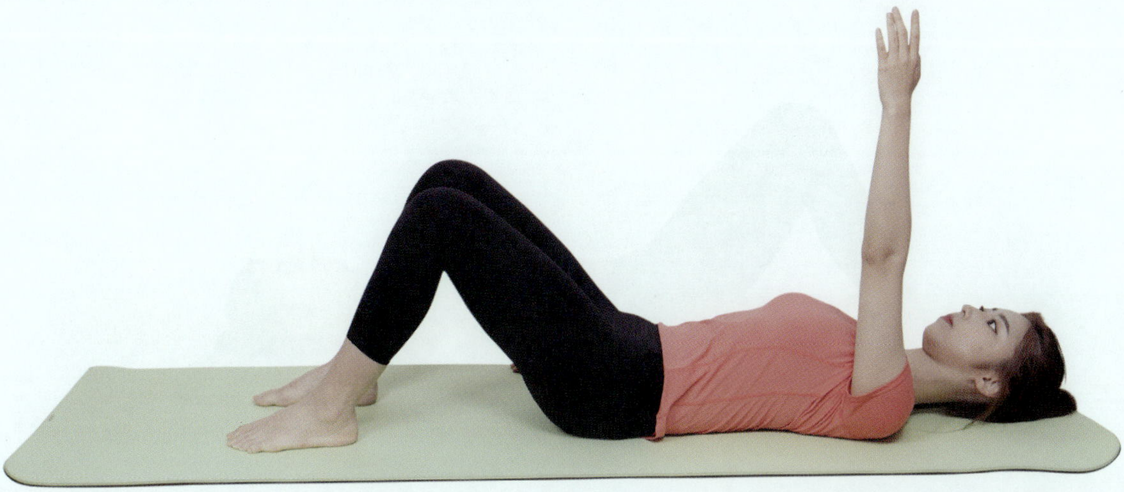

3 숨을 내쉬면서 팔을 옆으로 내린다.

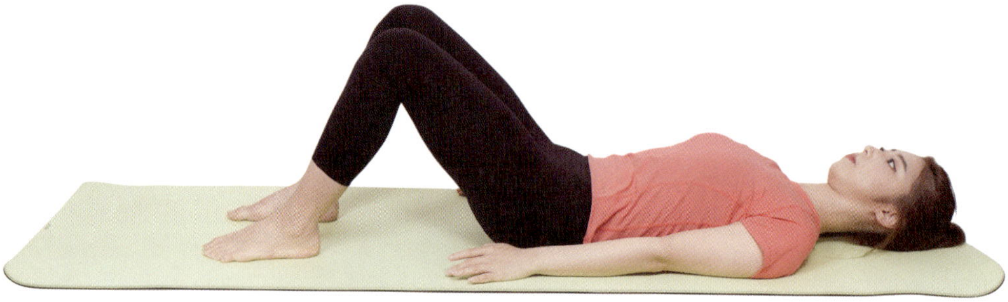

4 숨을 들이마시면서 천장으로 반대쪽 팔을 들어올린다.

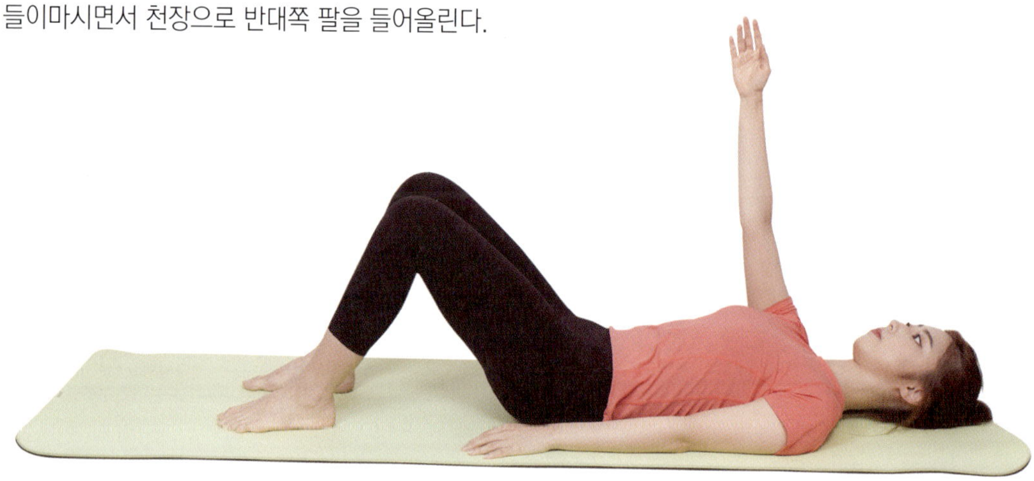

5 숨을 내쉬면서 팔을 옆으로 내려 시작자세로 되돌아간다.

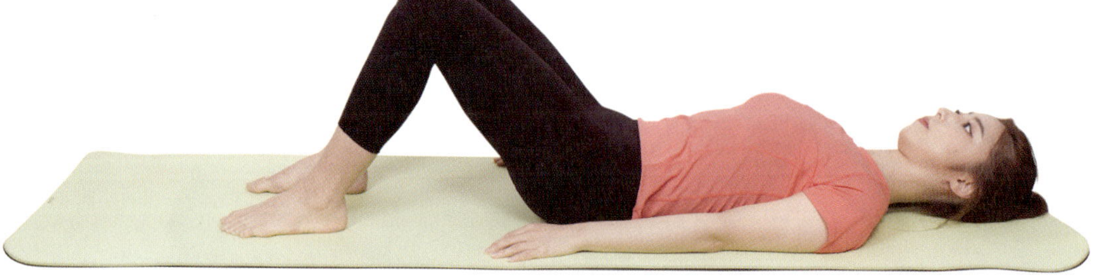

3 | 어깨뼈 움직임과 안정화

어깨뼈는 가슴우리와 함께 편평한 곳에 놓여져야 하고 지나치게 앞쪽으로 둥글어지거나 척추 방향으로 압박되어서는 안된다. 올림(elevation)되거나 날개 어깨뼈(winged scapula)가 되지 않도록 가슴우리를 가로지르면서 미끄러져야 한다. 편안한 자세에서 어깨뼈는 약간 올림되어져 있을 수 있으므로 어깨뼈의 중립자세를 인식하는 방법이나 이상적으로 정렬시키는 활동은 개인에 따라 달라질 수 있다.

Step 1 ▶▷▷ 어깨뼈의 분리(isolation) –내밈(protraction)과 뒤당김(retraction)

1 무릎을 굽히고 바로누운자세로 골반과 척주를 중립으로 위치시킨다.

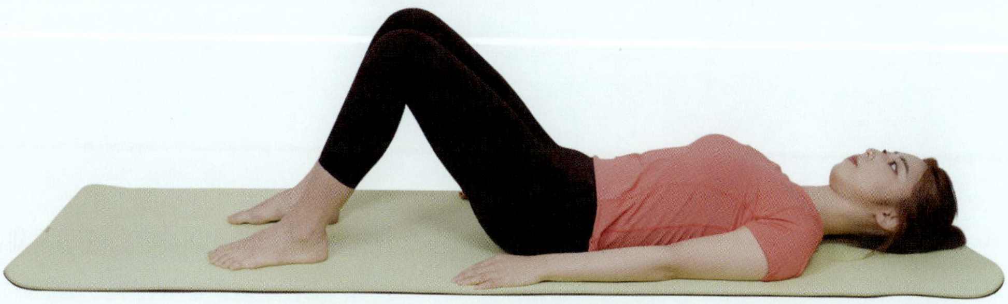

2 한 팔씩 양 팔을 천장을 향해 뻗는다.

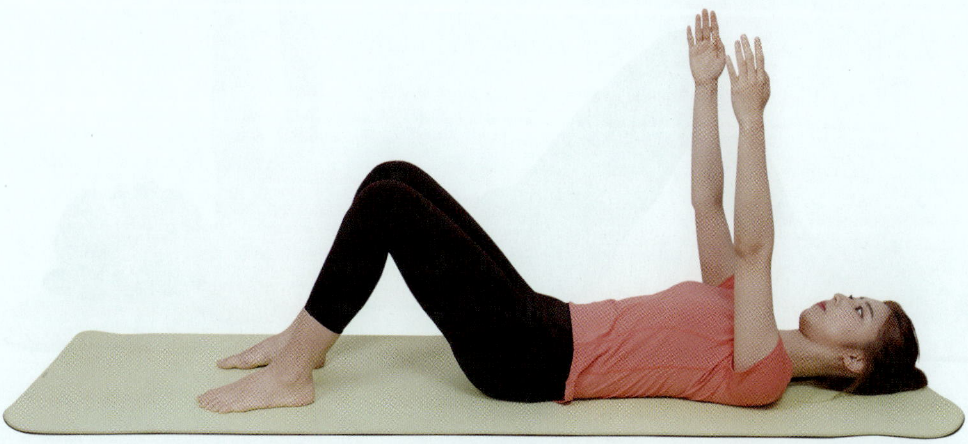

3 숨을 들이마시면서 어깨뼈 사이가 넓어지도록 어깨뼈를 내밈시킨다.

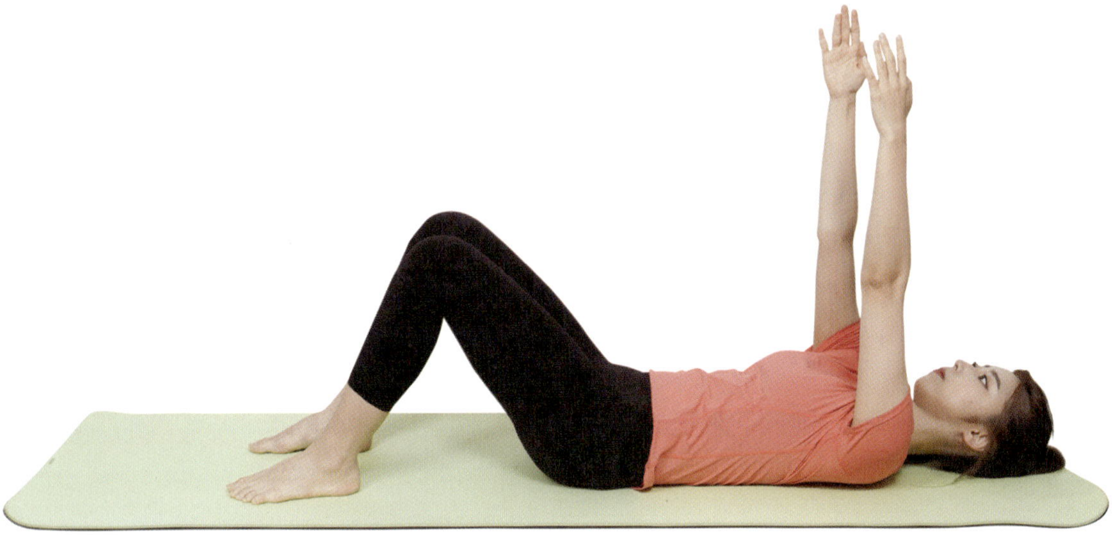

4 숨을 내쉬면서 어깨뼈를 중립자세로 되돌려 놓는다.

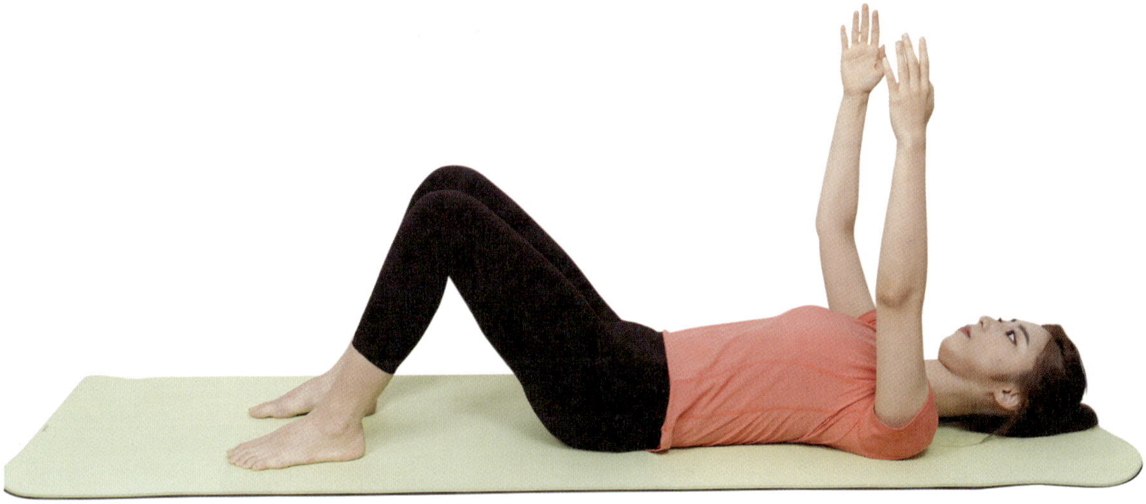

5 숨을 들이마시면서 어깨뼈 양쪽이 가까이 모이도록 어깨뼈를 뒤당김시킨다.

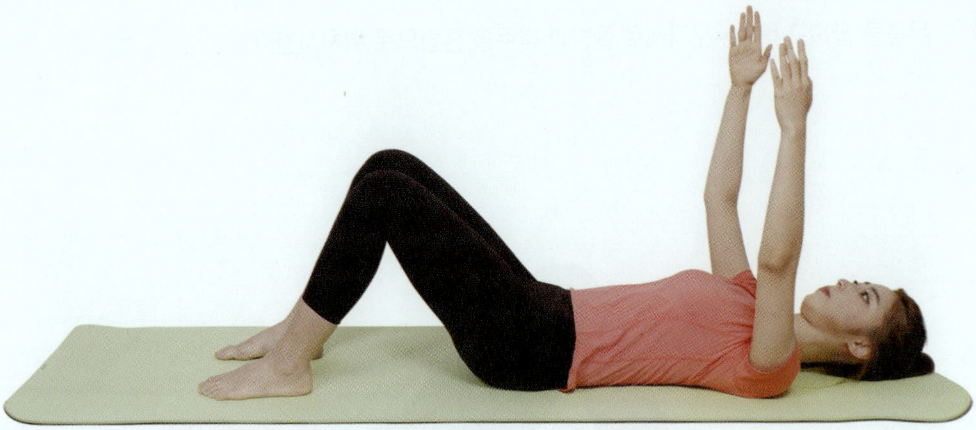

6 숨을 내쉬면서 어깨뼈를 중립자세로 되돌려 놓는다.

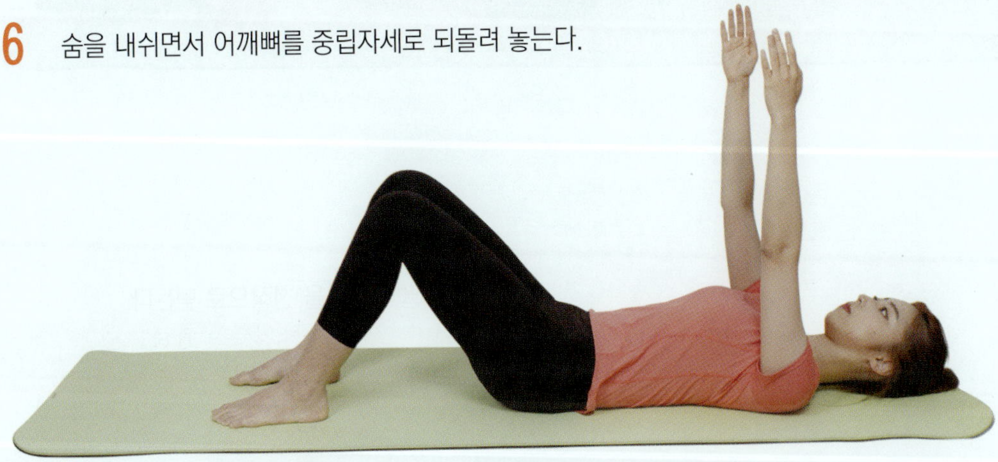

7 한 팔씩 내리면서 시작자세로 되돌아간다.

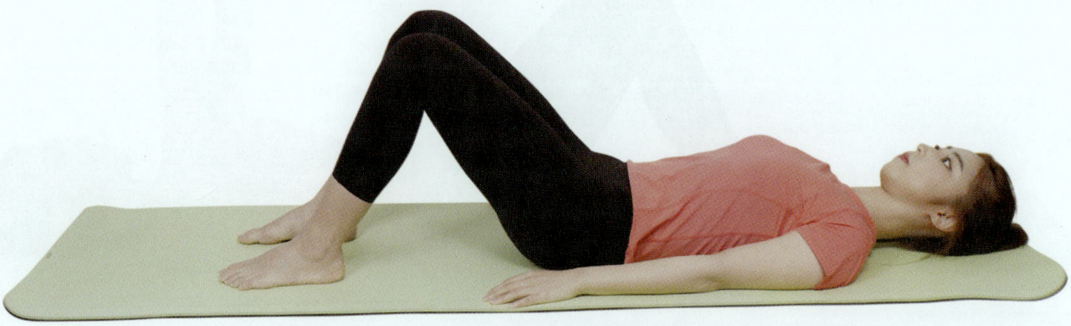

Step 2 ▶▷▷ 팔 교차하기(arm alternating)

1 무릎을 굽히고 바로누운자세로 골반과 척주를 중립으로 위치시킨다.

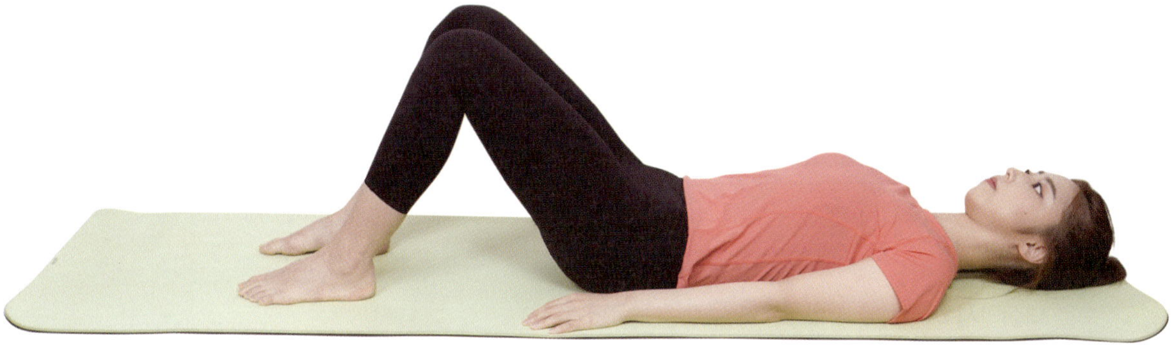

2 한 팔씩 양팔을 천장으로 뻗는다.

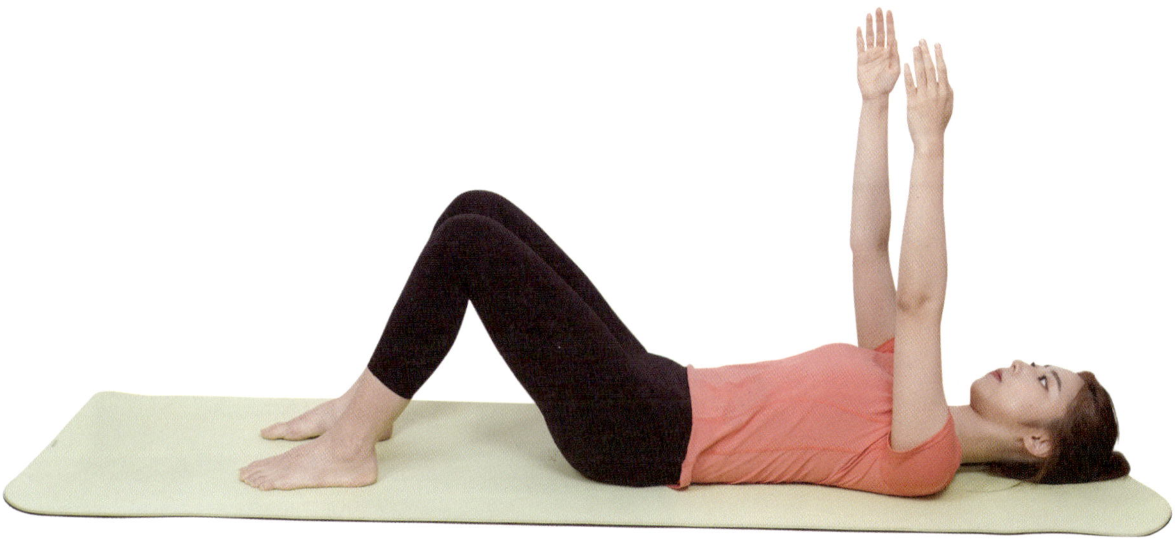

3 숨을 내쉬면서 두 팔이 교차될 수 있도록 한 쪽 팔은 머리 위쪽으로, 다른 쪽 팔은 엉덩이 아래로 위치시킨다. 숨을 들이마시면서 어깨뼈를 가슴우리와 매트 사이에 접촉하고 안정화시키는 감각을 느낀다.

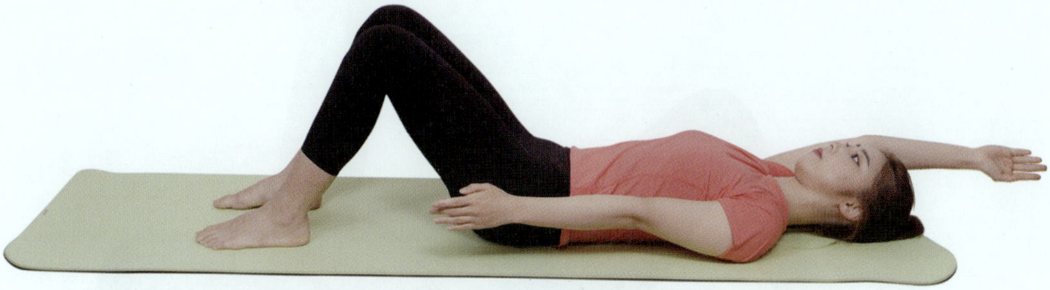

4 숨을 내쉬면서 두 팔을 천장 방향으로 향하게 한다.

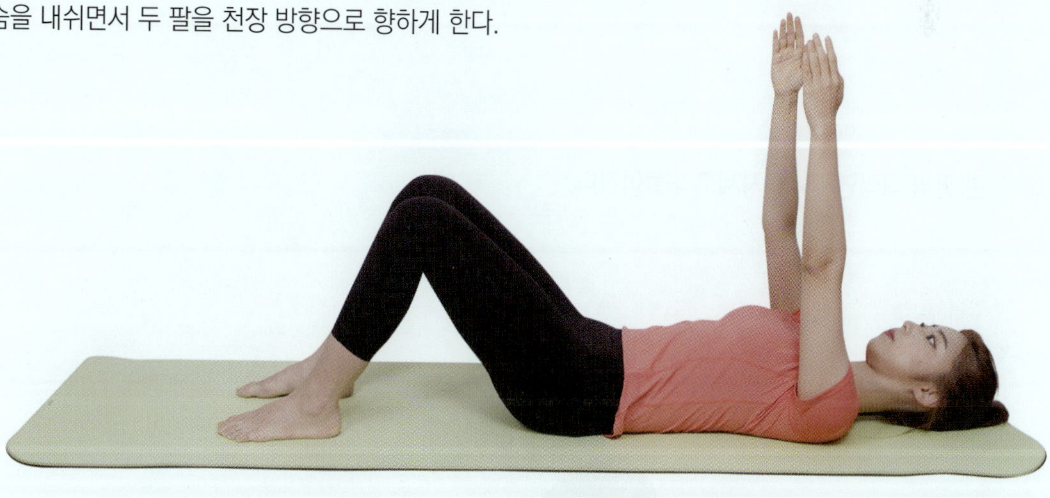

5 숨을 들이마시면서 교차했던 두 팔을 서로 반대 방향으로 반복한다.

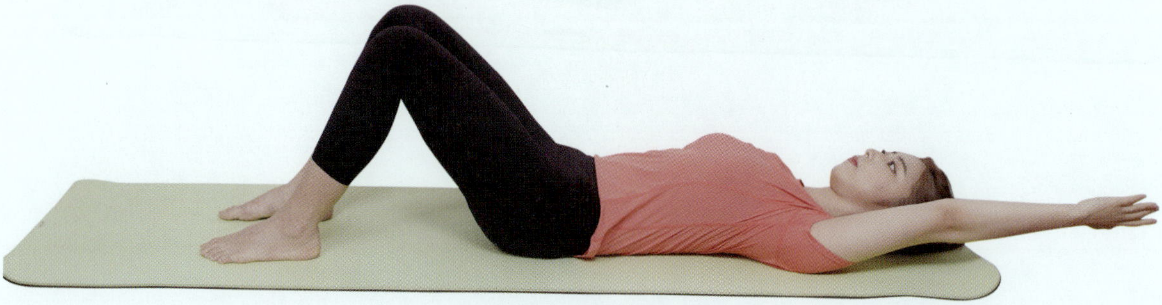

6 숨을 내쉬면서 두 팔을 천장 방향으로 향하게 한다.

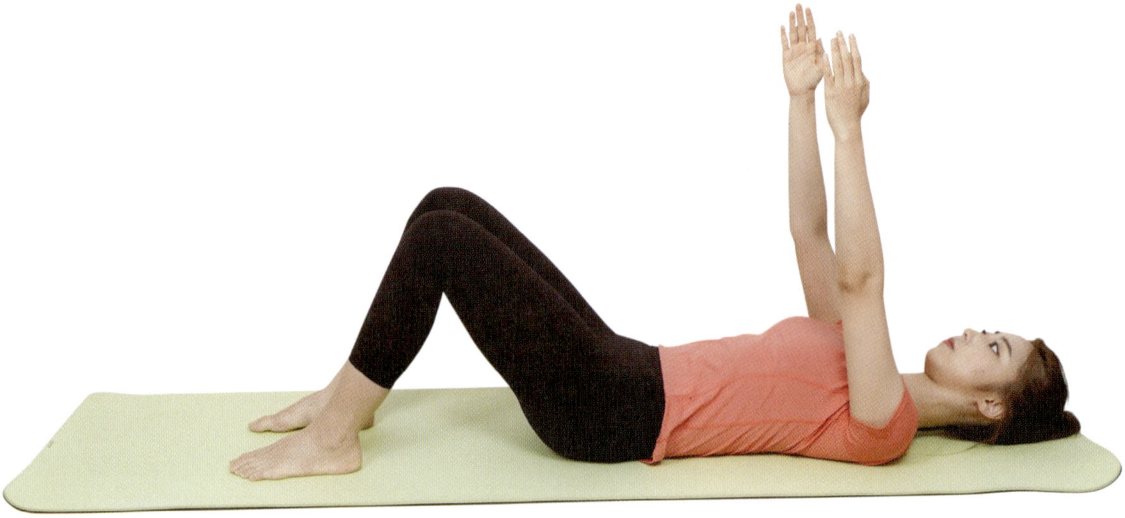

7 한 팔씩 내리면서 시작자세로 되돌아간다.

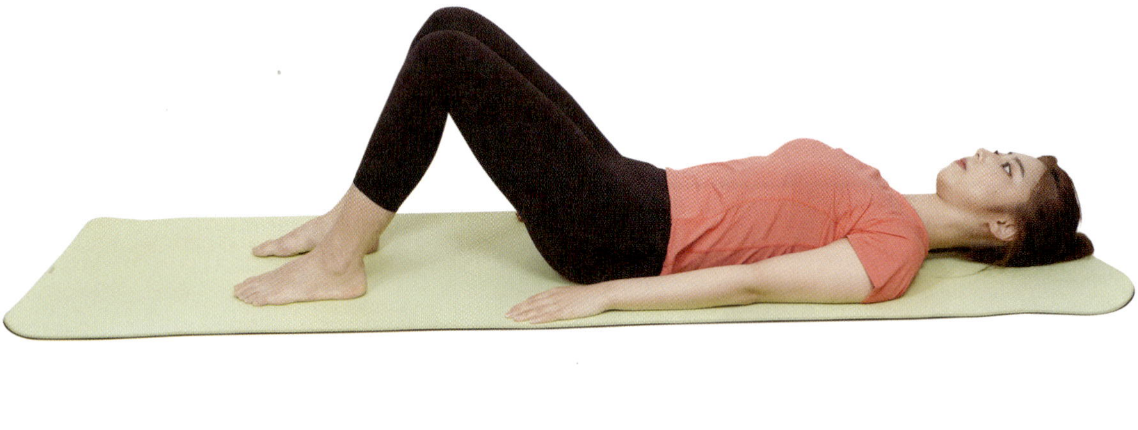

4 | 머리와 목의 중립자세

머리와 목의 굽힘 움직임으로 목뼈와 어깨뼈가 안정되며 등뼈의 폄 운동을 한다. 목뼈의 압박과 과도한 폄을 주의한다. 엎드린자세에서 가슴/머리 들기를 할 때, 머리를 들어 올릴 때 목뼈의 움직임과 등뼈의 움직임을 연결 유지한다. 머리를 너무 높이 올리지 않는다. 머리와 목의 중립자세를 유지한다.

Step 1 ▶▷▷ 머리-목(craniocervical) 굽힘

1 바로누운자세로 골반과 척주를 중립으로 유지하면서 숨을 들이마신다.

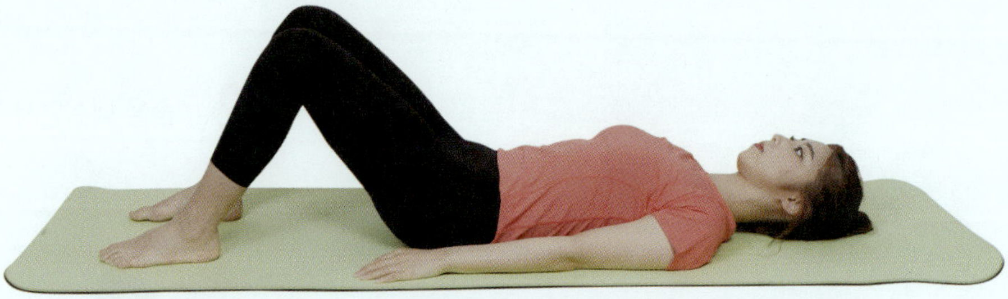

2 숨을 내쉬면서 머리를 약간 끄덕인다.

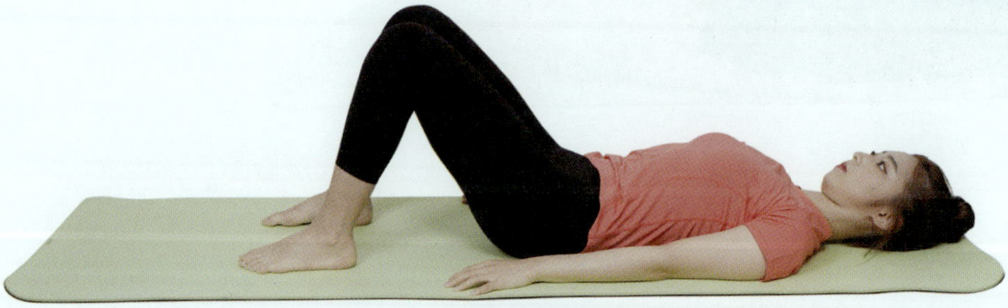

3 숨을 들이마시며 시작자세로 되돌아온다.

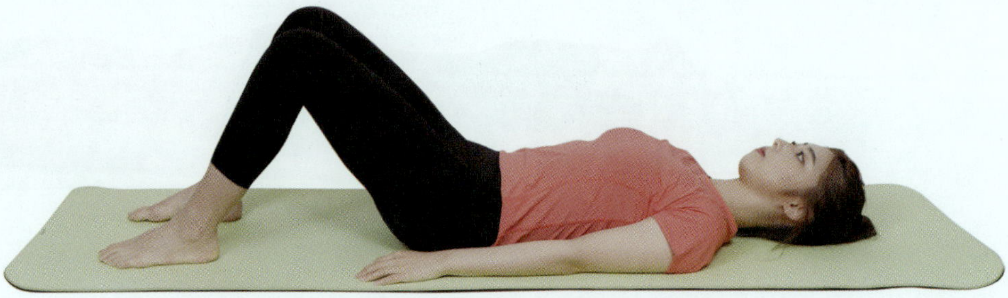

Step 2 ▶▷▷ 가슴/머리 들기(chest/head lift)

1 엎드린자세에서 숨을 들이마신다.

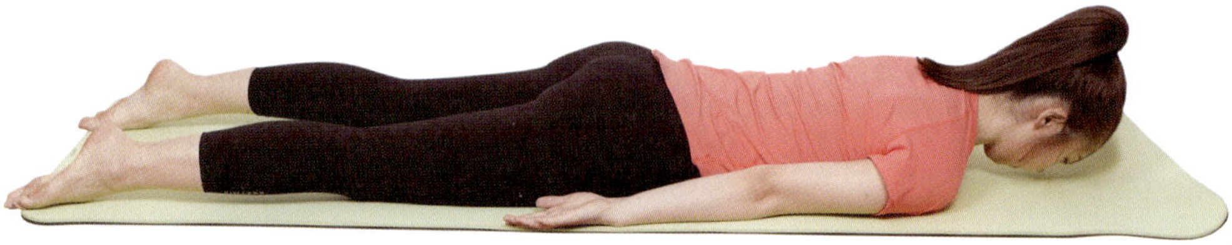

2 숨을 내쉬면서 머리를 들어올린다.

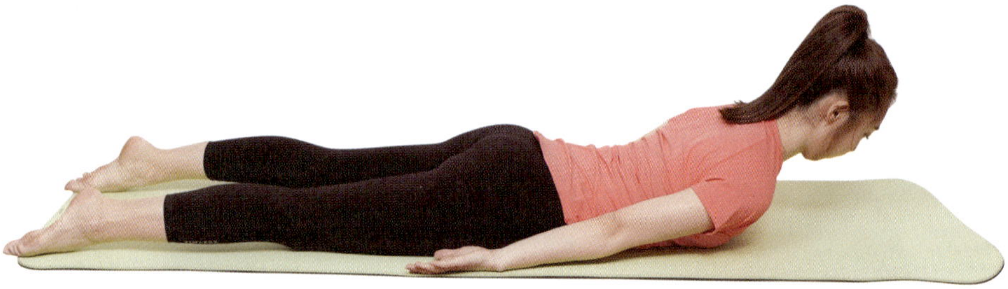

3 숨을 들이마시며 시작자세로 되돌아온다.

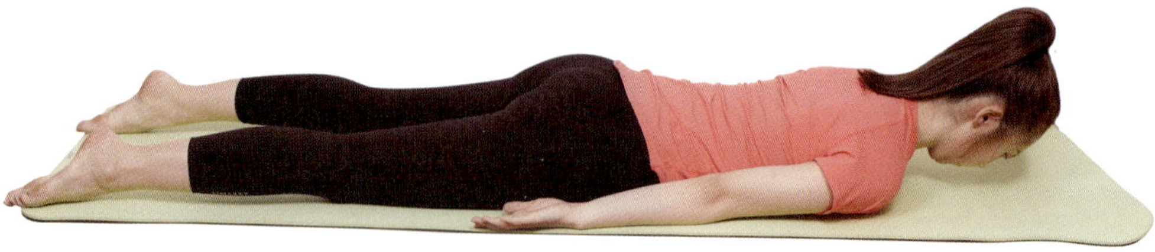

5 | 앉은자세에서 호흡

앉은자세에서 호흡은 가슴우리의 가쪽과 뒤쪽으로 호흡하도록 도와준다. 앉은자세에서 시작하며 궁둥뼈에 체중을 싣는다. 팔은 이완된 상태로 자신의 손을 무릎에 둔다. 3~5회 반복한다.

Step 1 ▶▷▷ 앉은자세에서 호흡하기

1 무릎을 굽히고 발바닥을 바닥에 붙인 채 앉은자세에서 골반과 척추를 중립으로 유지하며 숨을 들이마신다.

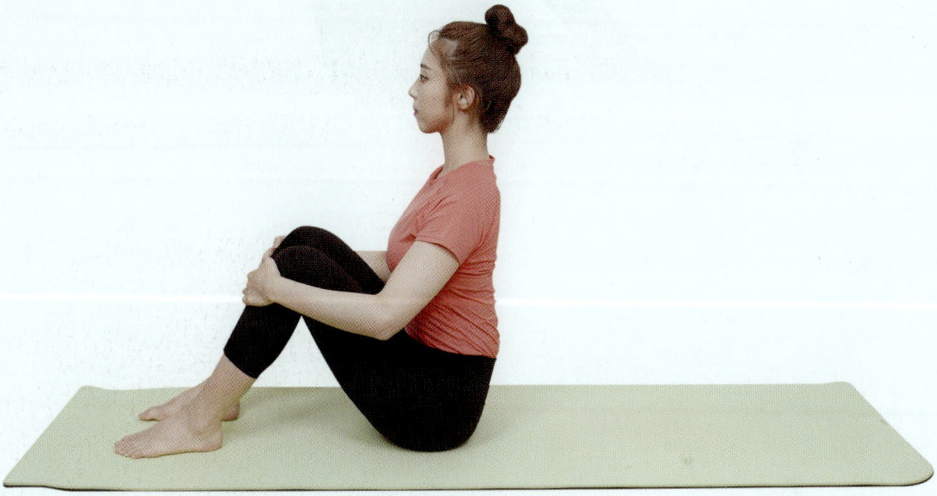

2 숨을 내쉬면서 머리가 무릎에 닿을 때까지 머리와 척주를 하나씩 굽힘시킨다. 코를 통해 숨을 들이마시면서 가슴우리의 가쪽과 뒤쪽이 팽창됨을 느끼고, 입술의 오므림을 통해 숨을 내쉬면서 가슴우리가 닫히도록 한다.

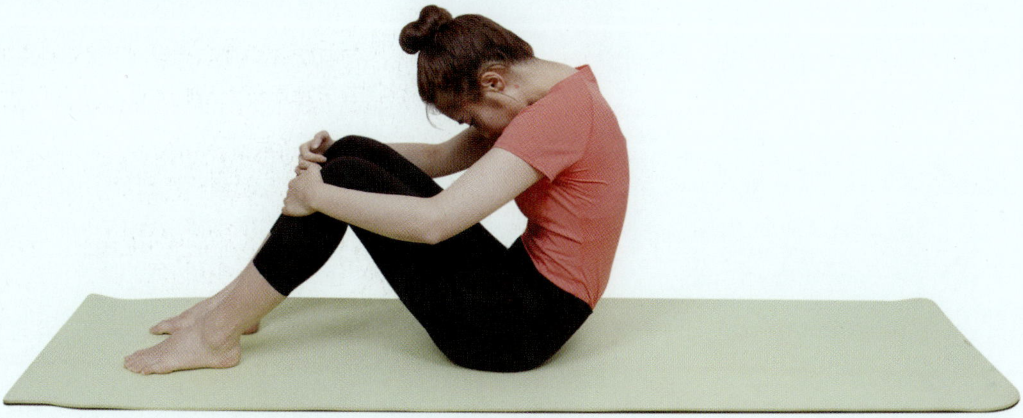

3 숨을 들이마시며 척주 아래에서부터 시작자세로 돌아온다.

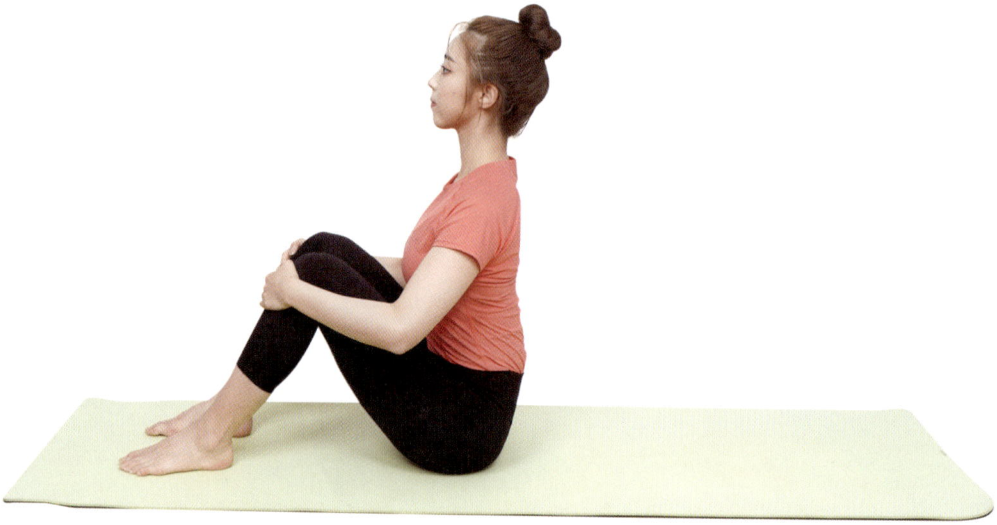

Chapter 6

예비 필라테스(Pre-pilates)

현대의 필라테스(contemporary pilates)는 조셉 필라테스의 가르침을 보존하려 한 전통 필라테스(classical/traditional pilates)와 1세대 제자들의 가르침에서 파생된 모던 필라테스(pre/modern pilates)가 있다. 전통 필라테스는 요가, 체조, 무술 등 기본적인 운동을 거친 조셉 필라테스에 의해 고안되었기 때문에 운동 레벨이 있는 운동선수나 무용수에게 적절한 운동법으로, 현대인들에게는 다소 어려운 난이도로 여겨졌다. 초기 도제였던 이브 젠트리(Eve Gentry)는 조셉의 곁을 떠나 무용계에서 전념하였다가 다시 필라테스계로 복귀하였는데, 이 때 전통 필라테스의 원리에 해부생리학, 인체역학, 자세의학을 보강해 매우 부드럽고 조직화된 방식인 예비 필라테스(초급 필라테스, pre-pilates)를 고안하였다.

* 현재 예비 필라테스(pre-pilates)는 필라테스 입문자와 재활 필라테스 운동으로 많이 쓰이고 있다.

1. 선자세에서의 매트 필라테스

01 스탠딩 롤 다운 업

Standing roll down up

목표

- 척추 운동
- 척주굽힘 시 배 근육 지원 강화

시작자세

- 선자세
- 직립자세(바로선자세)

Step 1 ▶▷▷

1 숨을 들이마시면서 자세를 준비한다.

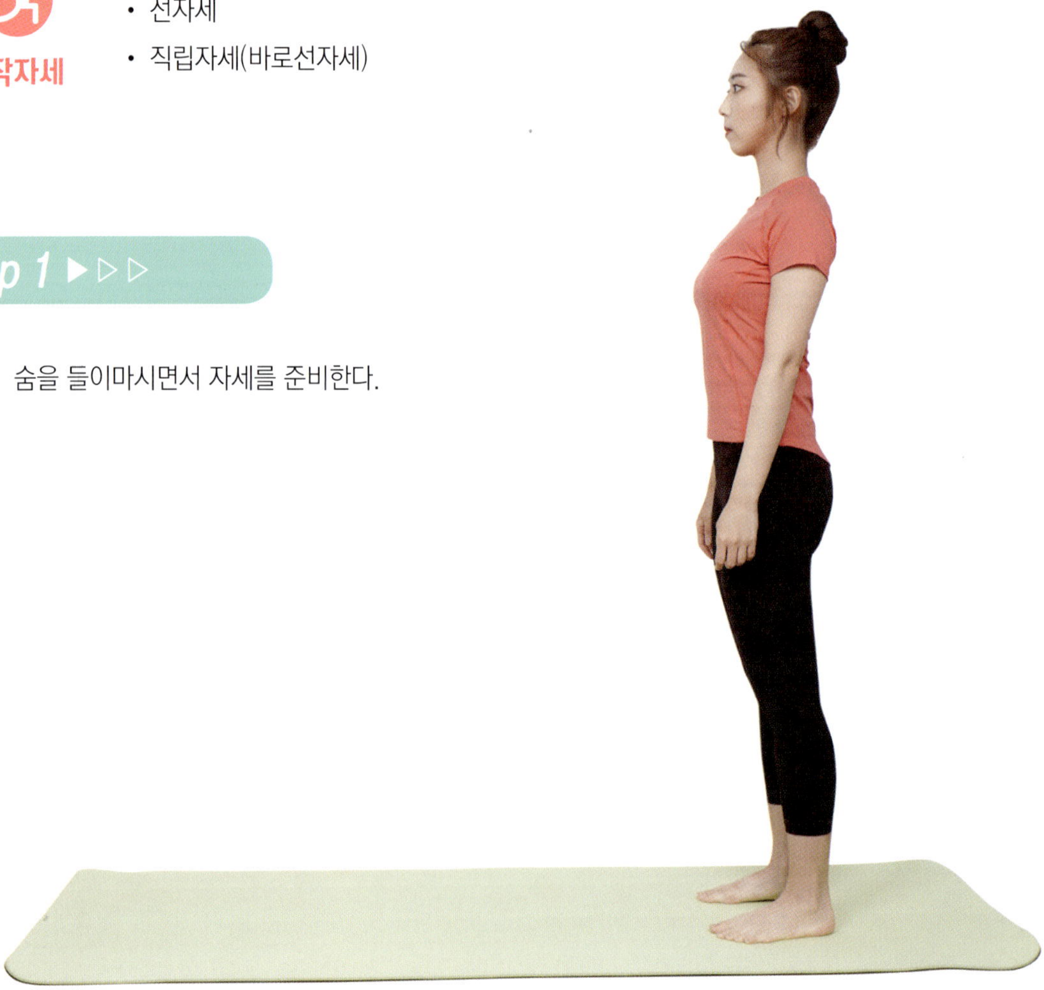

2 숨을 내쉬면서 목 끄덕임(cervical nod)으로 시작하여 척추뼈를 하나씩 차례대로 앞으로 굴리듯 굽힌다. 숨을 들이마시면서 유지한다.

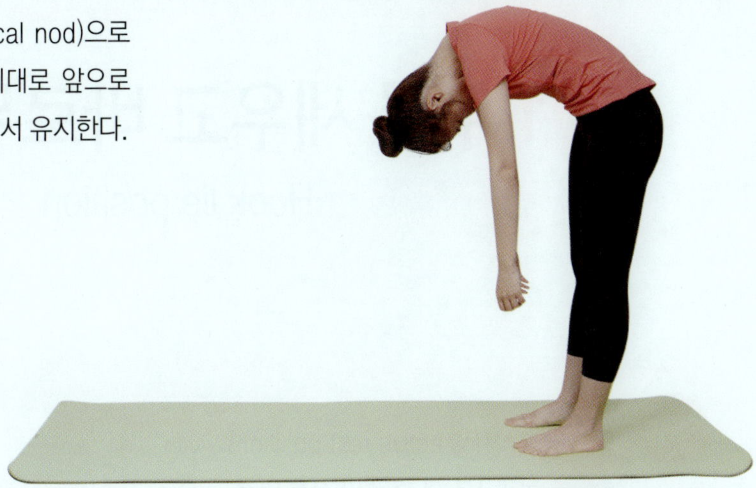

3 숨을 내쉬면서 꼬리뼈부터 시작하여 골반을 굴림으로써 척추뼈를 하나씩 다시 쌓는다. 마무리는 척추 중립이 되도록 척주를 길게 만든다. 5회 반복한다.

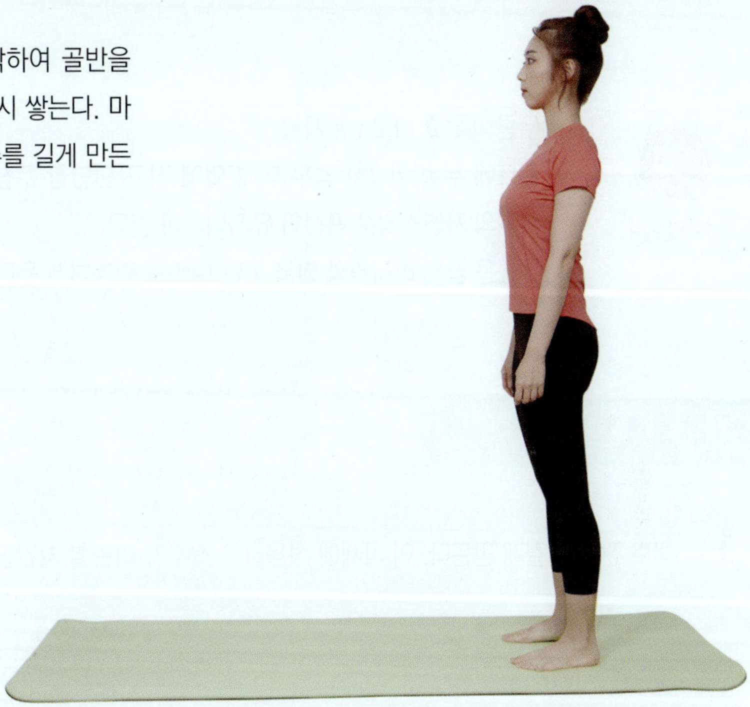

작용근		관찰		주의사항
코어안정근, 허리굽힘근 및 폄근	• 척추분절의 움직임 • 선 자세의 정렬 체크	• 중심선을 통해 몸무게가 양쪽 발에 동일하게 분포되게 하여 신체 양쪽을 동등하게 한다. • 운동 내내 배 근육이 수축되도록 한다. • 발이 안이나 밖으로 접혀지지 않게 올바른 발 정렬을 유지한다. • 넙다리뒤근의 긴장을 피하기 위해 무릎을 약간 구부릴 수도 있다.

2. 바로누운자세에서의 매트 필라테스

01 무릎 세우고 바로누운자세

Hook lie position

목표

- 휴식자세(active rest position)
- 몸과 정신의 준비 및 상호 연결

시작자세

- 무릎 세우고 바로누운자세
- 매트에 누워(필요한 경우 머리 밑에 작고 단단한 쿠션을 놓는다), 목은 이완하여 길게 늘이고 목뼈의 자연스러운 곡선이 유지되어야 한다.
- 무릎은 굽히고 다리와 발을 골반 너비로 평행하게 둔다.

Step 1 ▶▷▷

1 척주 전체를 길게 만든다. 이 자세에 적응하고 척주가 이완할 시간을 제공한다.

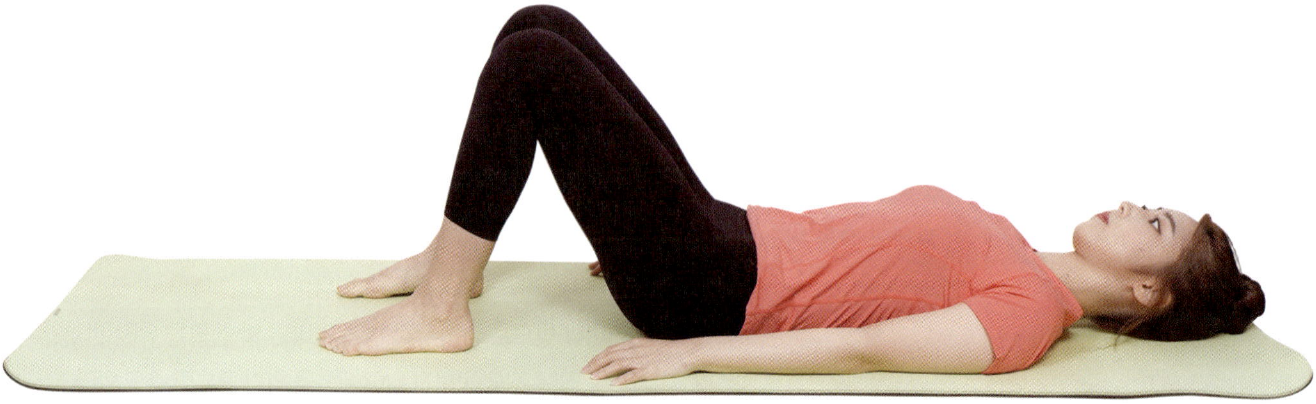

관찰	주의사항
• 누워있는 자세 체크	• 매트와 접촉하고 있는 신체 부위를 인식하고 지탱하는 무게를 느껴본다. • 엉치뼈, 가슴우리 뒤쪽과 머리 세 부분의 무게를 느껴본다. • 허벅지에 힘을 빼고 엉덩이 주변을 부드럽게 만든다. • 가슴의 넓이와 부드러움을 느껴본다. • 목, 턱 그리고 얼굴을 이완하고 목뼈의 중립자세를 느껴본다.

02 중립 척주 - 임프린팅

Neutral spine – Imprinting

목표

- 코어안정근 강화
- 골반과 척주의 중립위치에 대한 인식
- 허리와 골반 연결

시작자세

- 무릎 세우고 바로누운자세

Step 1 ▶▷▷

1 숨을 들이마시면서 무릎을 세우고 누운자세에서 척추 및 골반을 이완한다. 양팔은 몸통 옆에 편안하게 놓는다.

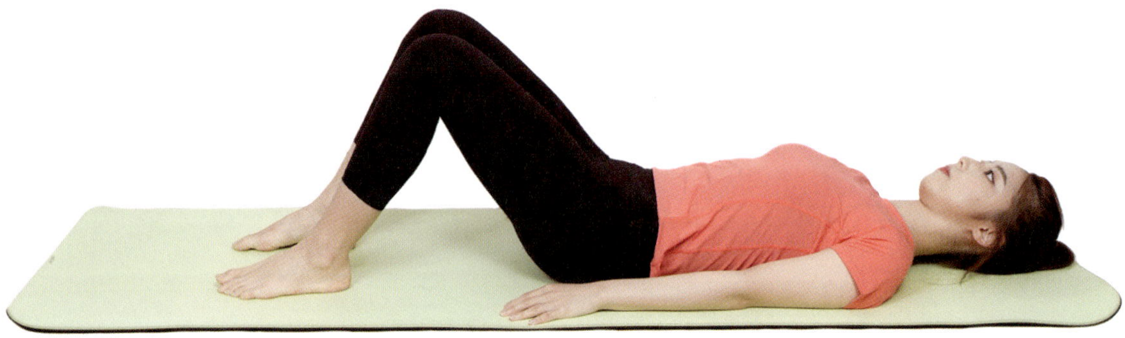

2 숨을 내쉬면서 골반을 뒤쪽 방향으로 기울인다(뒤기울임). 다시 숨을 들이마시고 내쉬면서 허리 뒷부분과 척추 전체를 각인시킨다.

* 사진은 허리와 골반을 보여주기 위해 양팔을 천장 쪽으로 향한 자세이다.

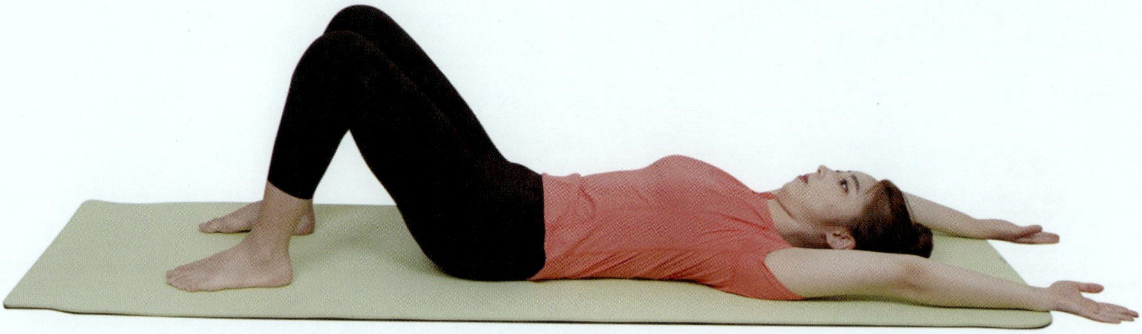

| 작용근 |	| 관찰 |	| 주의사항 |
코어안정근, 골반바닥근	• 골반과 척추의 움직임 • 코어근육의 수축과 이완 • 골반바닥근의 수축과 이완	• 골반의 경사는 쉽고 작게 이루어져야 한다. 척추의 나머지 부분에서 움직임이 약간 나타나지만 과도해서는 안된다. • 엉치뼈를 매트에 내려 놓으면서 무게를 느껴본다(꼬리뼈를 누르면 안된다). • 몸통의 가쪽굽힘이 없어야 한다. • 골반의 양쪽에 동등하게 무게가 배분되어 있고 돌림이 없어야 한다. • 눈의 초점은 정면을 향해야 하고 목의 정렬은 중립이어야 한다.

03 골반 시계

Pelvic clock

목표

- 골반의 인식 및 조절 학습
- 골반과 허리 이완

시작자세

- 무릎 세우고 바로누운자세
- 배 아래 부분에 시계가 있다고 가정하고 배꼽은 12시, 두덩뼈는 6시, 앞위엉덩뼈가시(ASIS)는 양쪽 3시와 9시로 가정한다.
- 시계 중앙에 구슬이 있다고 상상한다.

Step 1 ▶▷▷

1 숨을 들이마시면서 자세를 준비한다. 숨을 내쉬면서 골반을 뒤로 기울여 구슬이 12시로 굴러가도록 한다.

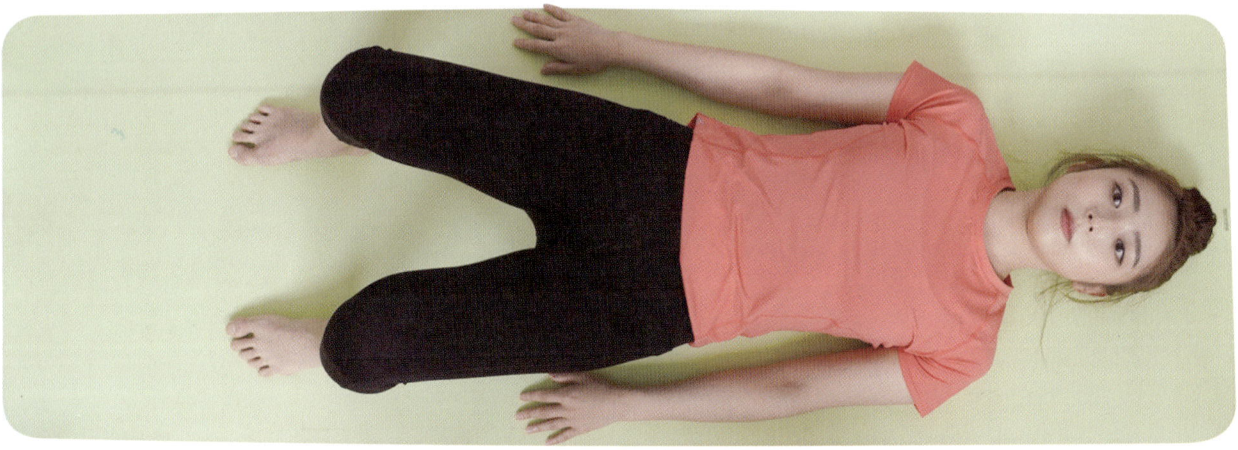

2 구슬을 1시에서 6시로 가도록 계속 골반을 돌림한다.

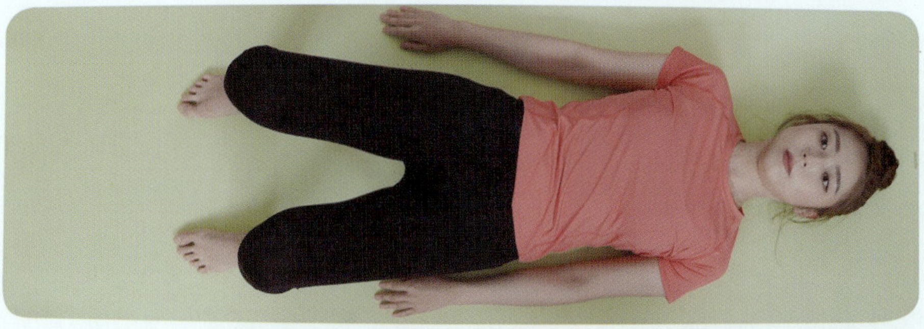

3 6시에서는 골반이 중앙에 위치하게 되고 앞기울임 상태이다.
숨을 들이마시면서 골반을 돌림하여 구슬이 9시, 12시로 굴러가도록 한다.

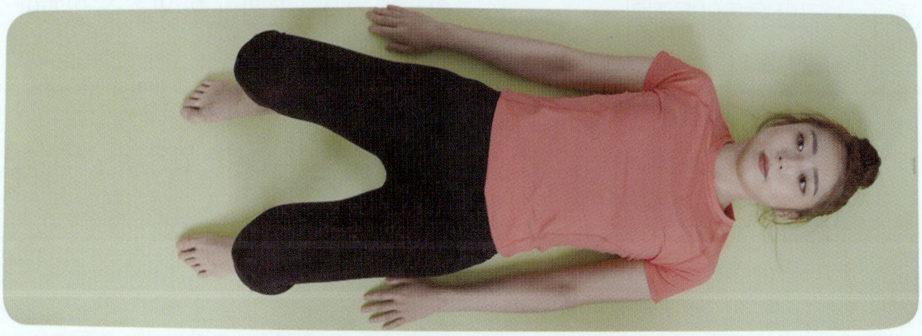

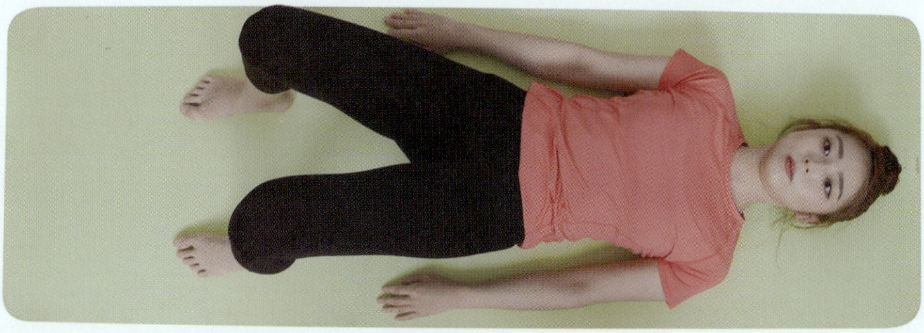

4 12시에 도착할 때는 다시 중앙에 위치하게 되고 뒤기울임 상태이다. 5회 반복 후 반대 방향으로 다시 5회 반복한다.

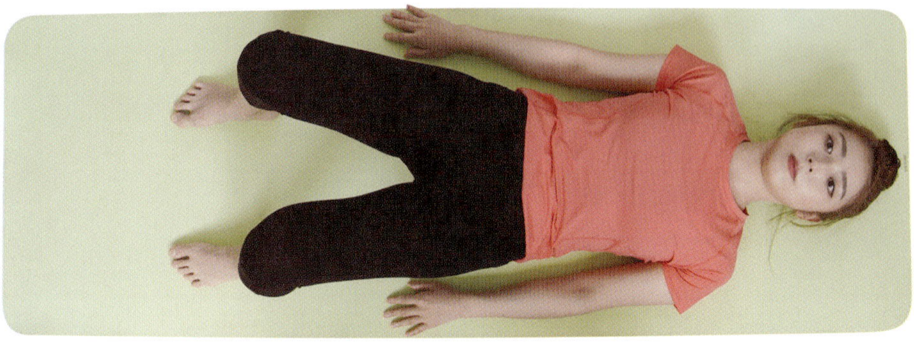

| 작용근 |

코어안정근, 골반바닥근

| 관찰 |

- 골반 운동의 움직임
- 골반과 다른 신체 부위가 올바르게 통합하는지 확인
- 평상 시 골반자세 인지

| 주의사항 |

- 척추에 경사와 돌림이 일어날 수 있지만 가쪽굽힘이 일어나지 않도록 한다.
- 엉덩관절의 긴장을 피해야 한다.
- 다리를 많이 움직여서는 안된다.

2. 바로누운자세에서의 매트 필라테스

04 코 끄덕임

Nose nods

목표

- 머리와 목의 중립위치에 대한 인식 강화
- 목 이완

시작자세

- 무릎 세우고 바로누운자세

Step 1 ▶▷▷

1 숨을 들이마시면서 준비한다.

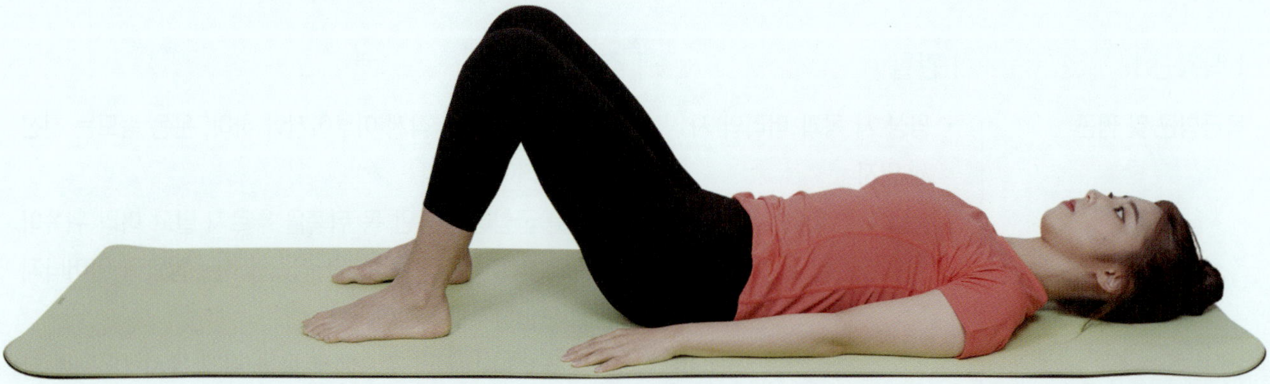

2 숨을 내쉬면서 머리가 매트와 접촉을 유지하며 턱을 집어넣은 상태로 목 뒤를 길게 굽힘한다. 숨을 들이마시면서 머리 뒷부분이 매트와 접촉을 유지한 채 중립을 통해 목을 길게 한다.

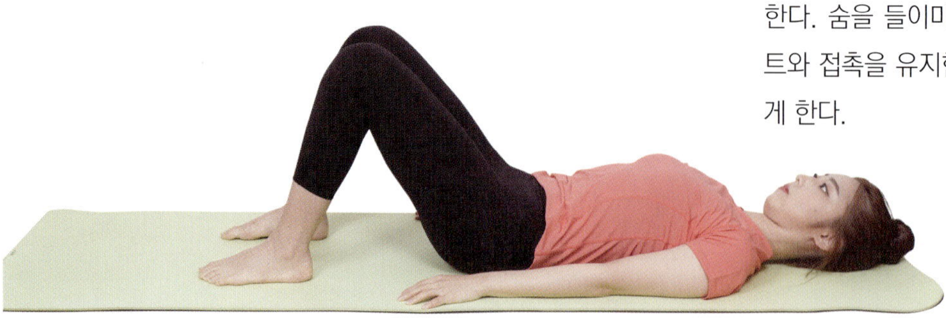

3 시작위치로 돌아간다. 얼굴과 눈의 초점이 천장을 향해 있는 상태가 중립위치이다.

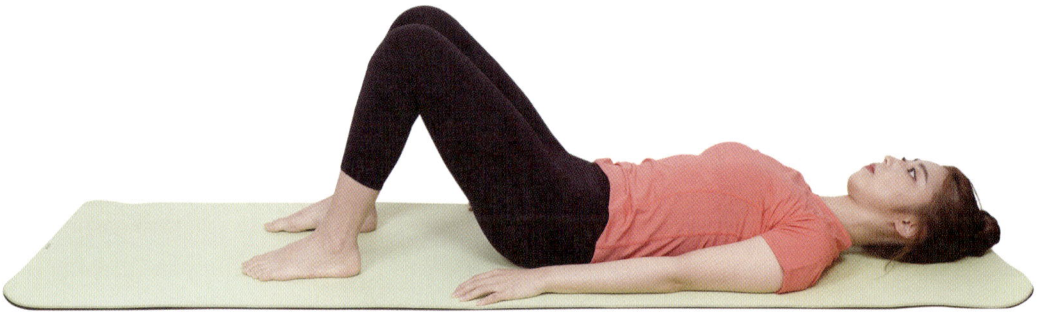

응용 동작 코 원 그리기(nose circles) 동작은 코를 중심으로 원을 그린다.

참고 코 끄덕임 시 머리의 굽힘은 머리가 목뼈 1번(C1)에 대해 굽힘하는 것으로 목 끄덕임(cervical nod)과 혼동되지 않아야 하며, 목 끄덕임은 가슴부위의 굽힘을 유발하는 목의 순차적 굽힘을 장려하여 머리가 매트로부터 떨어지게 한다.

작용근	관찰	주의사항
목굽힘근 및 폄근	• 평상 시 목과 머리의 자세 인지 • 운동 제한 확인	• 코 끄덕임은 쉽고 작게 이루어져야 하며, 운동 속도는 천천히 조절되어야 한다. • 머리를 굽힘하는 동안 목 뒤쪽을 누르지 말고 머리 뒤쪽이 매트에 미끄러지게 하며, 폄 위치에서는 압박이 일어나지 않고 편안하게 유지한다. • 운동 중이나 마지막 위치에서 목을 길게 유지함으로써 가쪽굽힘을 피한다.

05 머리 돌리기

Head rolls

목표

- 목의 운동과 이완

시작자세

- 무릎 세우고 바로누운자세

Step 1 ▶▷▷

1 숨을 들이마시면서 준비한다.

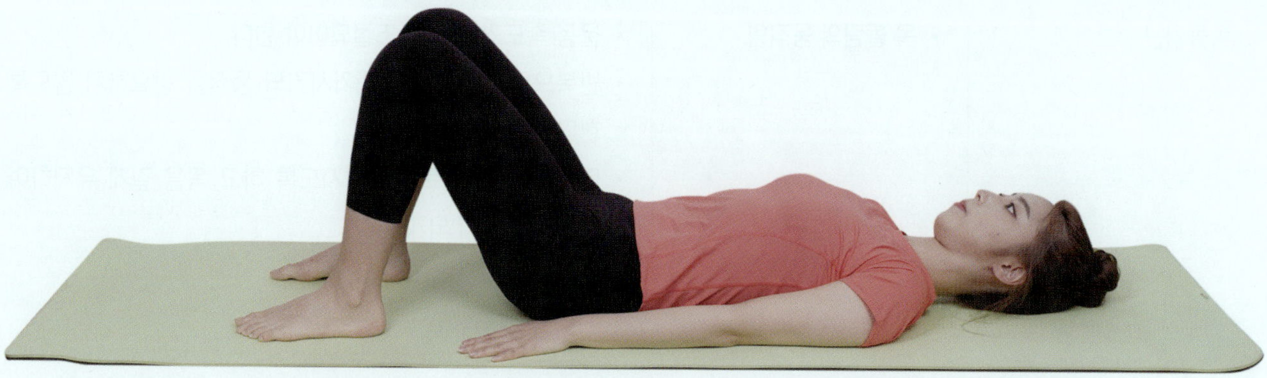

2 숨을 내쉬면서 목을 이완하여 길게 유지하고 머리는 한쪽으로 돌린다.

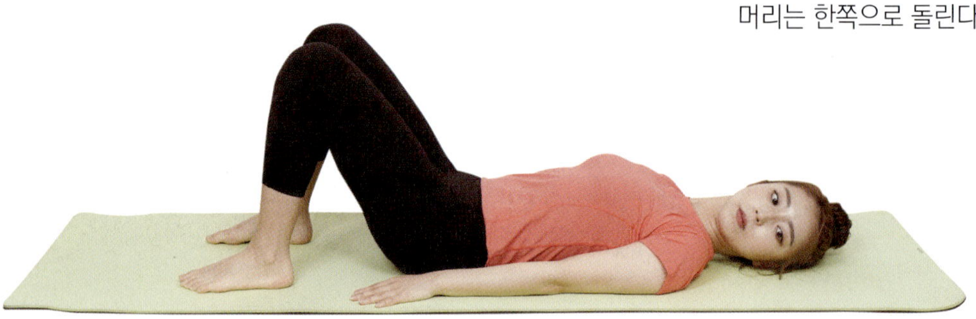

3 숨을 들이마시면서 머리를 중앙으로 되돌린다. 반대 방향으로 같은 방법으로 시행하고 10회 반복한다.

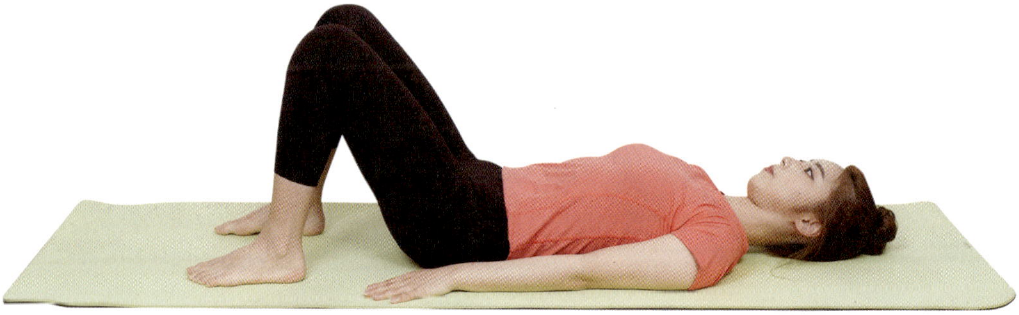

| 작용근 |

목돌림근

| 관찰 |

- 목 돌림의 움직임

| 주의사항 |

- 운동 속도가 천천히 조절되어야 한다.
- 반복으로 운동범위를 증가시키되 동작을 강요하지 않도록 한다.
- 머리가 매트 위로 미끄러지도록 하고 목을 길게 유지하여 완전한 돌림이 되게 한다.

2. 바로누운자세에서의 매트 필라테스

06 어깨뼈 분리

Scapula isolation

목표

- 어깨뼈 운동과 어깨관절의 이완
- 팔이음뼈의 위치 인식 향상

시작자세

- 무릎 세우고 바로누운자세
- 두 팔을 가슴 위에 수직으로 올린다.
- 팔을 어깨 너비 간격으로 서로 평행하게 두고 손바닥은 마주보게 한다.

Step 1 ▶▷▷

1 숨을 들이마시면서 준비한다.

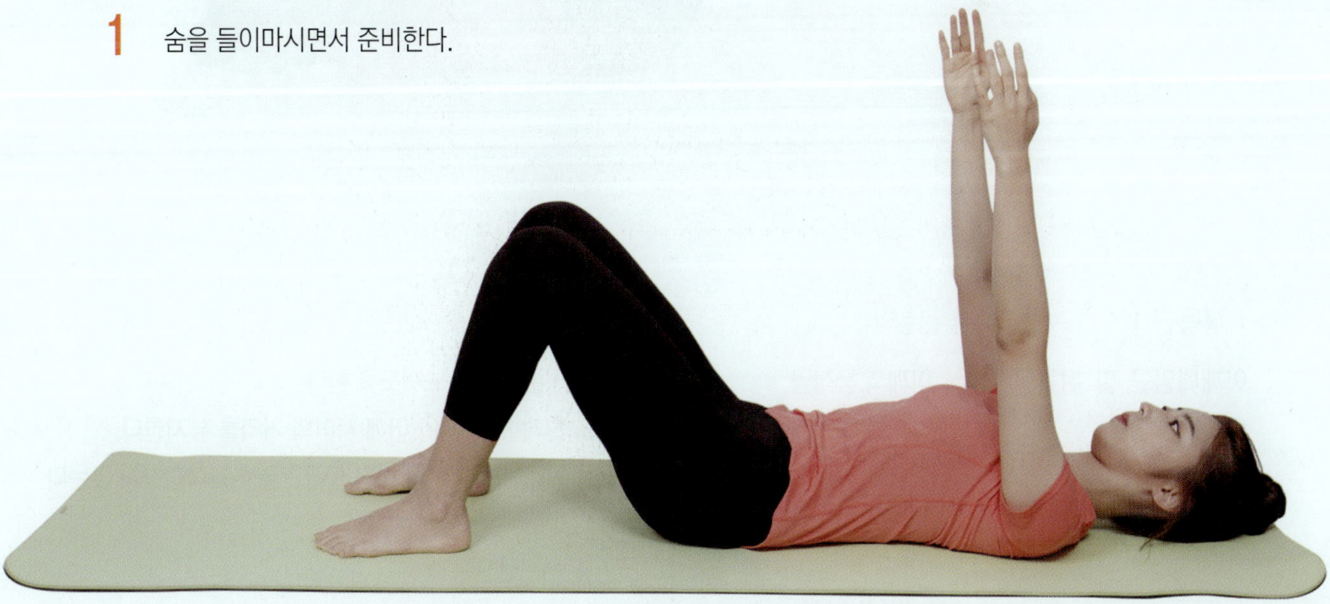

2 숨을 들이마시면서 두 팔을 천장을 향해 올려 어깨가 매트에서 떨어지게 한다.

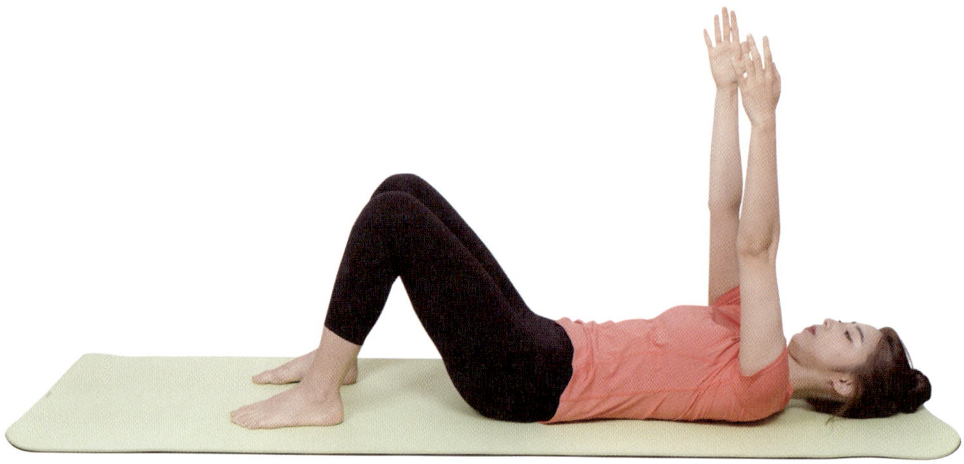

3 숨을 내쉬면서 부드럽게 팔을 아래로 이완해서 어깨를 매트 위로 돌아오게 한다. 5회 반복한다.

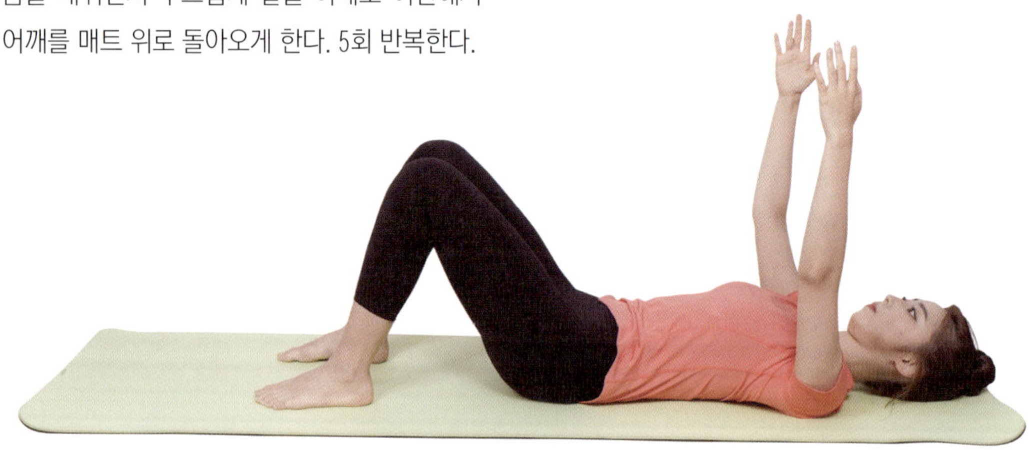

| 작용근 |

어깨내밈근 및 뒤침근, 어깨안정근

| 관찰 |

- 어깨의 움직임

| 주의사항 |

- 어깨가 분리됨을 느끼도록 한다.
- 목을 길게 하여 귀와 어깨 사이의 거리를 유지한다.
- 팔을 최대한 길어지게 하되 팔꿉관절을 과다폄하지 않는다.

2. 바로누운자세에서의 매트 필라테스

07 어깨 안정화

암 플로트(Arm floats), 암 오버 헤드(Arms over head), 얼터네이트 암(Alternate arms)

목표

- 어깨뼈 운동과 어깨관절의 이완
- 팔이음뼈의 위치 인식 향상

시작자세

- 무릎 세우고 바로누운자세

Step 1 ▶▷▷ 암 플로트(Arm floats) 동작

1 자세를 준비한다.

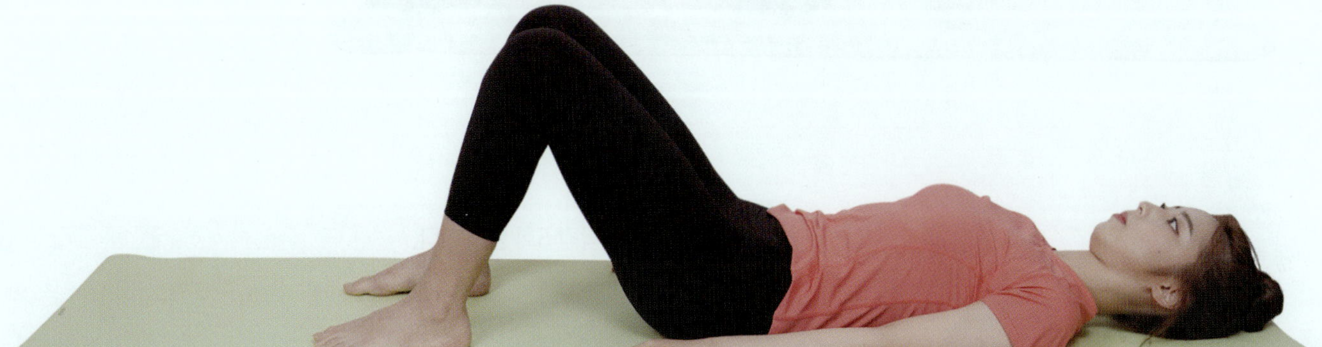

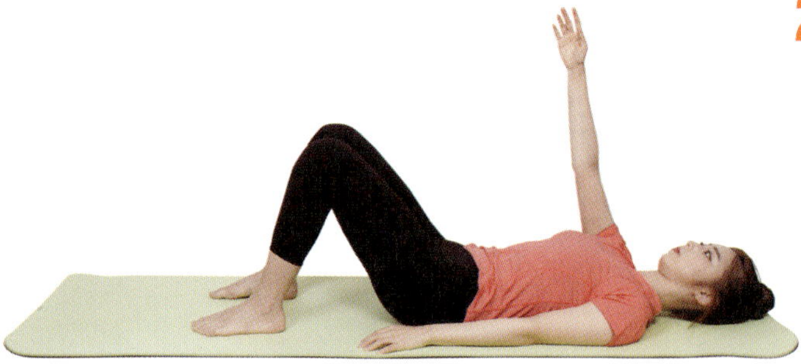

2 숨을 들이마시면서 한 팔을 천장을 향해 올린다.

3 숨을 내쉬면서 반대팔도 천장을 향해 올린다. 팔이 평행하고 어깨 너비 간격으로 놓고 손바닥은 서로 마주보게 한다.

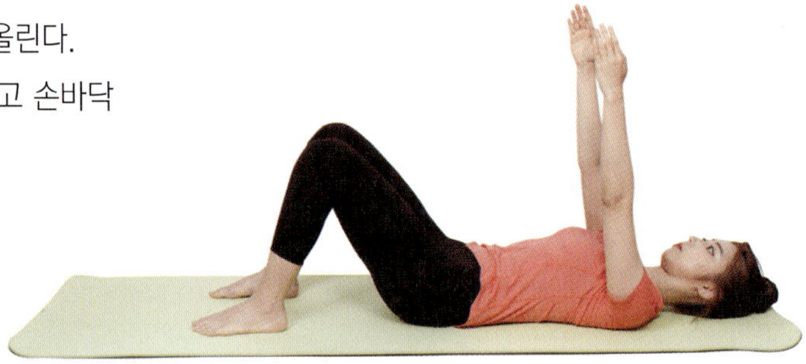

4 숨을 들이마시면서 부드럽게 한 팔씩 매트로 내려 놓는다.

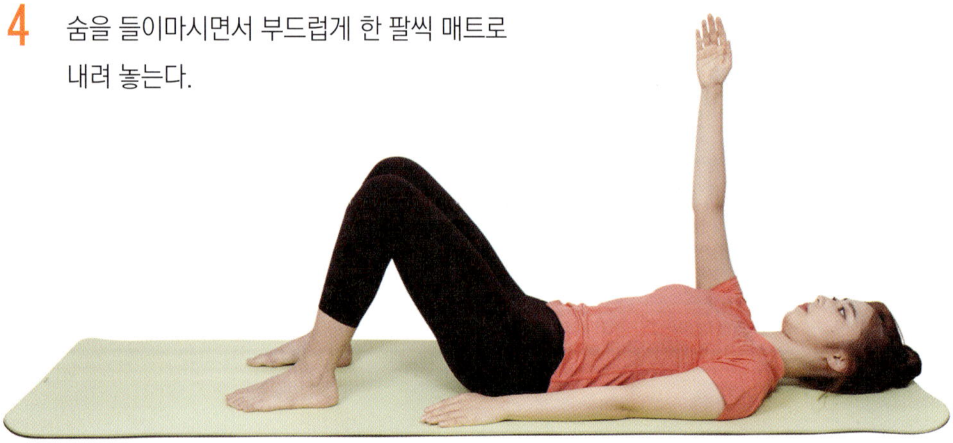

5 각각 5회 반복한다.

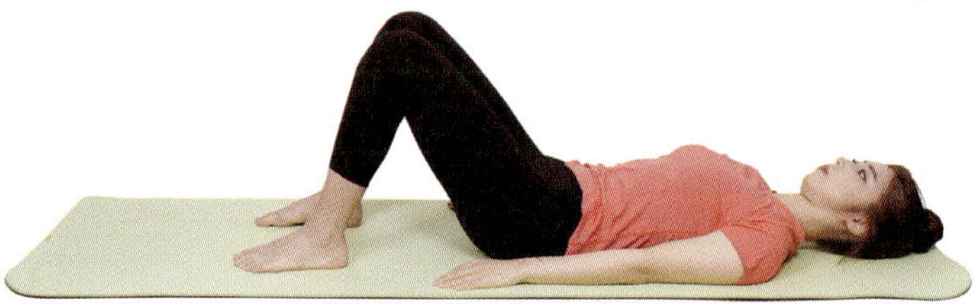

Step 2 ▶▷▷ 암 오버 헤드(Arms over head) 동작 – single

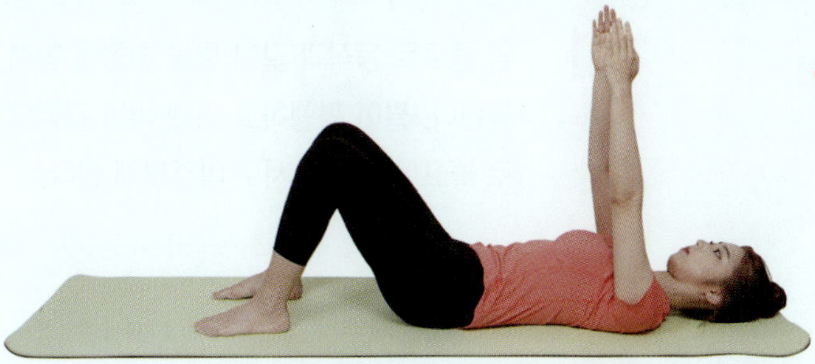

1 암 플로트 동작과 같이 팔을 천장을 향해 올린다. 팔이 평행하고 어깨 너비 간격으로 놓고 손바닥은 서로 마주보게 한다.

2 숨을 들이마시면서 한 팔씩 머리 뒤쪽으로 내리고 숨을 내쉬면서 올린다. 반대쪽도 같은 방법으로 각각 5회 반복한다.

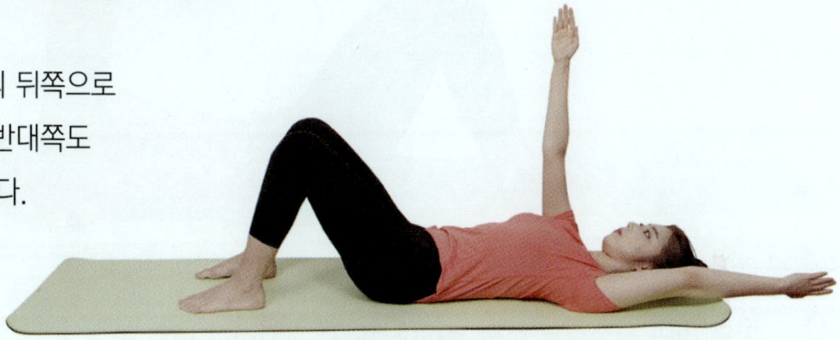

Step 3 ▶▷▷ 암 오버 헤드(Arms over head) 동작 – double

1 암 플로트 동작과 같이 팔을 천장을 향해 올린다. 팔이 평행하고 어깨 너비 간격으로 놓고 손바닥은 서로 마주보게 한다.

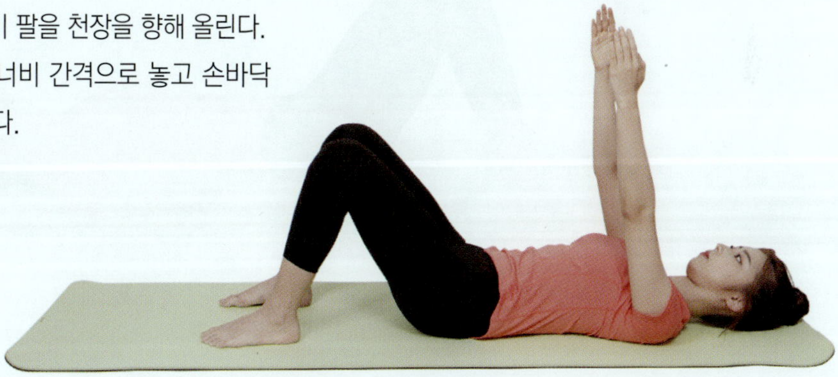

2 숨을 들이마시면서 동시에 두 팔을 머리 뒤쪽으로 내리고 숨을 내쉬면서 올린다.

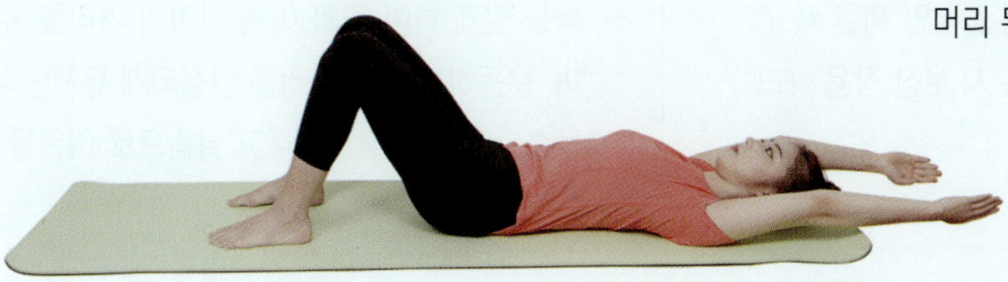

Step 4 ▶▷▷ 얼터네이트 암(Alternate arms) 동작

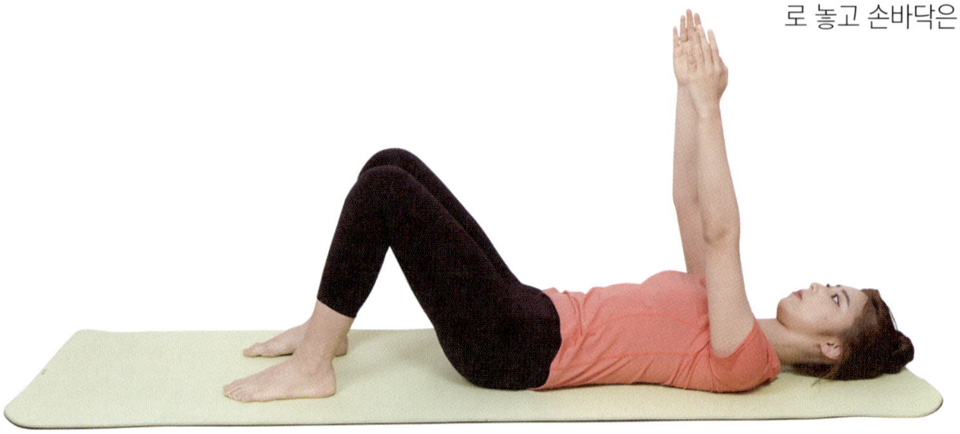

1 암 플로트 동작과 같이 팔을 천장을 향해 올린다. 팔이 평행하고 어깨 너비 간격으로 놓고 손바닥은 서로 마주보게 한다.

2 팔을 머리 뒤쪽으로 숨을 들이마시면서 교차하여 내리고 숨을 내쉬면서 올린다. 5회 반복한다.

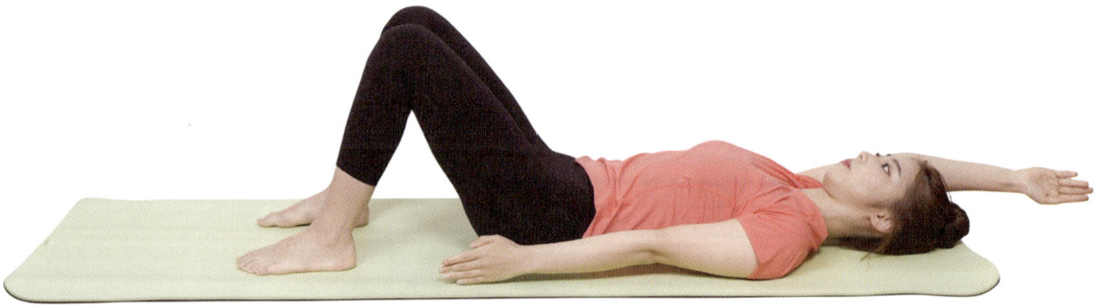

| 작용근 |

어깨의 굽힘근 및 폄근

| 관찰 |

- 운동 움직임 제한 체크
- 운동 시 보상 작용 체크

| 주의사항 |

- 목을 길게 하여 귀와 어깨 사이의 거리를 유지하며, 운동하는 동안 머리를 안정되게 유지한다.
- 들숨으로 운동을 도와주고 날숨으로 이완을 촉진한다.

2. 바로누운자세에서의 매트 필라테스

08 어깨뼈 올림과 내림

Elevation & depression of scapula

목표

- 어깨뼈 운동과 어깨관절의 이완
- 어깨뼈 안정성 향상

시작자세

- 무릎 세우고 바로누운자세

Step 1 ▶▷▷

1 숨을 들이마시면서 준비한다.

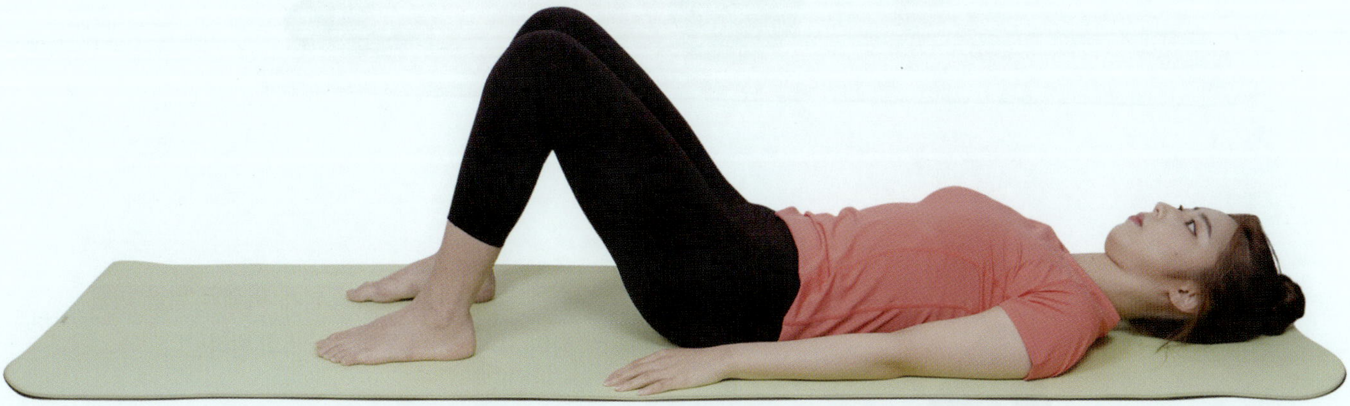

2 숨을 내쉬면서 어깨를 귀 쪽으로 올린다.

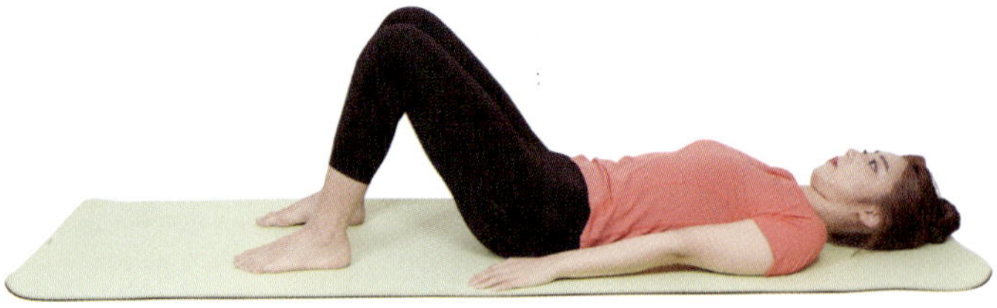

3 숨을 들이마시면서 부드럽게 어깨를 아래로 이완해서 시작위치로 돌아오도록 한다.

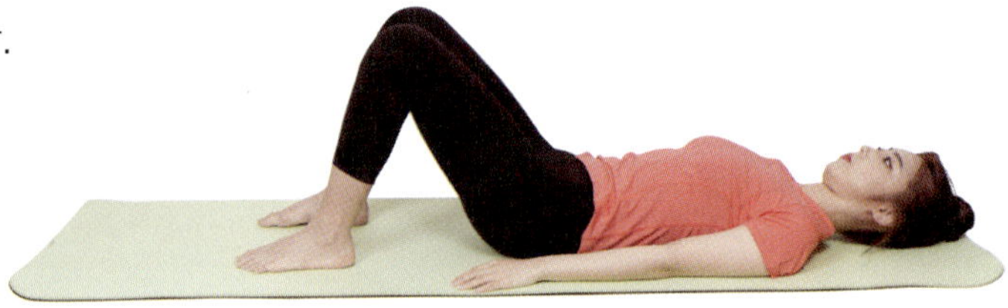

4 숨을 내쉬면서 어깨와 팔을 아래로 내린다.

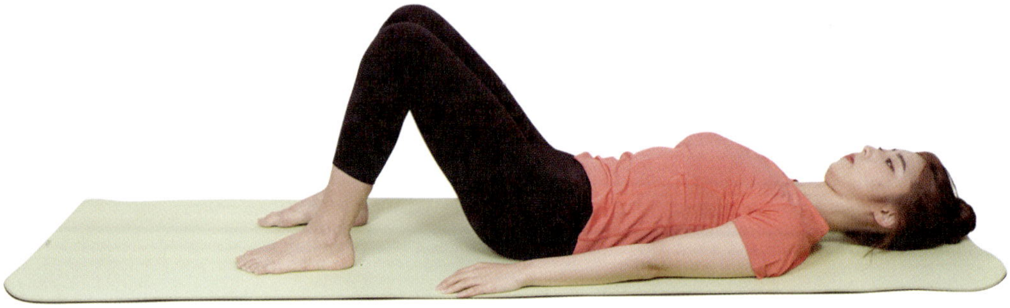

5 숨을 들이마시면서 부드럽게 어깨와 팔을 이완하여 시작위치로 돌아온다. 5회 반복한다.

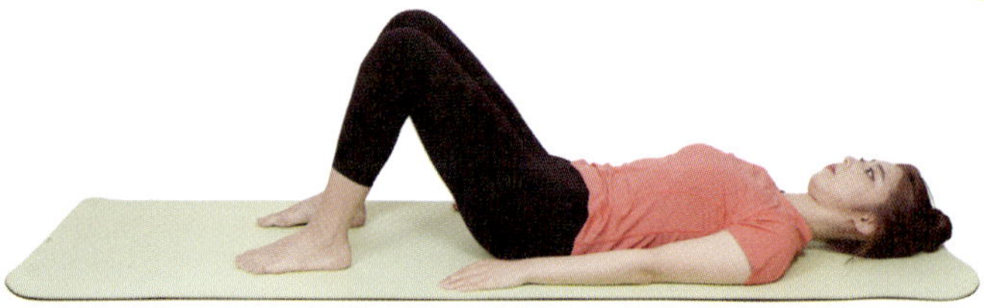

작용근	관찰	주의사항
어깨올림근 및 내림근, 어깨안정근	• 어깨의 움직임	• 움직이는 동안 목과 머리를 안전하게 유지한다. • 어깨를 부드럽게 유지한다.

2. 바로누운자세에서의 매트 필라테스

09 윈드밀 암

Windmill arms

목표

- 팔이음뼈 운동과 올바른 어깨위팔리듬 향상
- 어깨의 움직임 증가

시작자세

- 무릎 세우고 바로누운자세
- 두 팔을 가슴 위에 수직으로 올린다.
- 팔을 어깨 너비 간격으로 서로 평행하게 두고 손바닥은 마주보게 한다.

Step 1 ▶▷▷

1 자세를 준비한다.

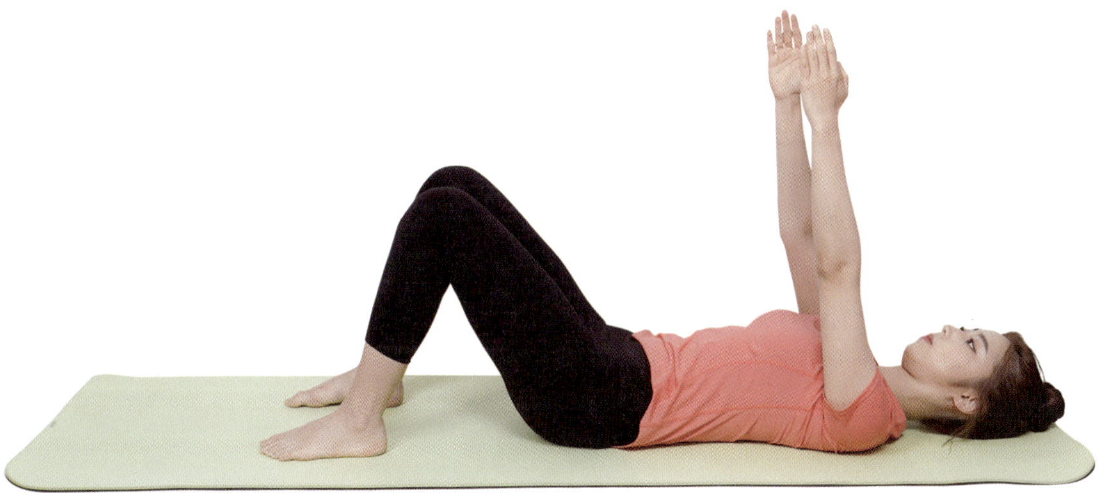

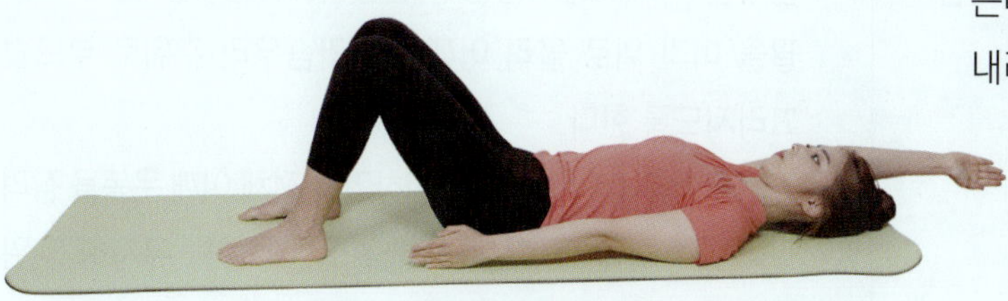

2 숨을 들이마시면서 척주를 안정적으로 유지하며 오른팔을 머리 위로 올리지만 바닥에 닿지는 않는다. 동시에 왼쪽 팔은 매트를 향해 몸 옆으로 내려 놓는다.

3 숨을 내쉬면서 왼쪽 오른쪽 팔을 돌림하여 어깨 높이로 수평위치로 하며, 손바닥은 천정을 향하도록 한다. 숨을 들이마시면서 자세를 유지한다.

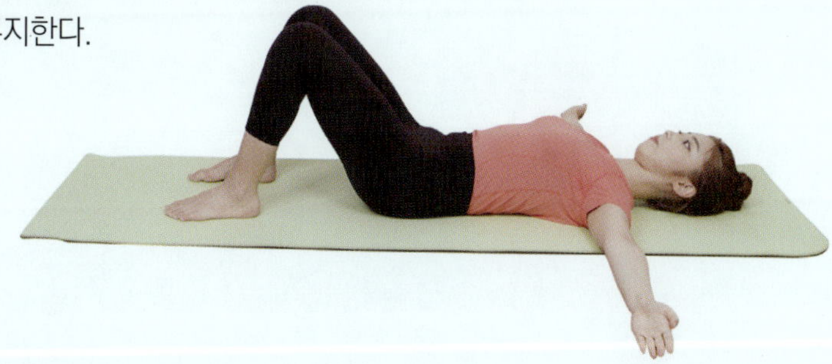

4 동시에 오른쪽 팔을 몸을 향해 아래쪽으로 돌림하고, 왼쪽 팔은 머리 위로 올리면서 돌림하여 손바닥은 몸쪽을 향한다.

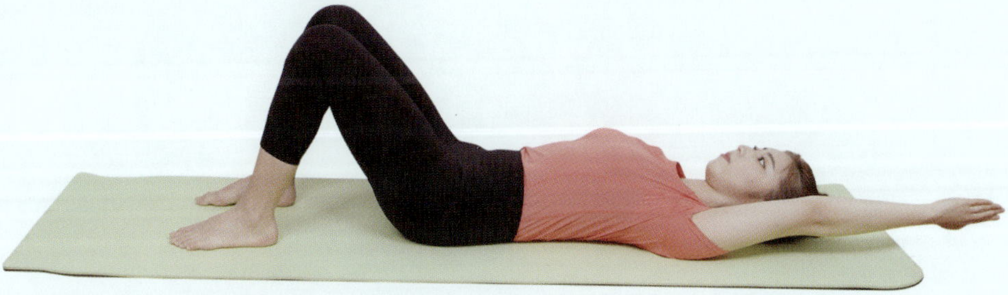

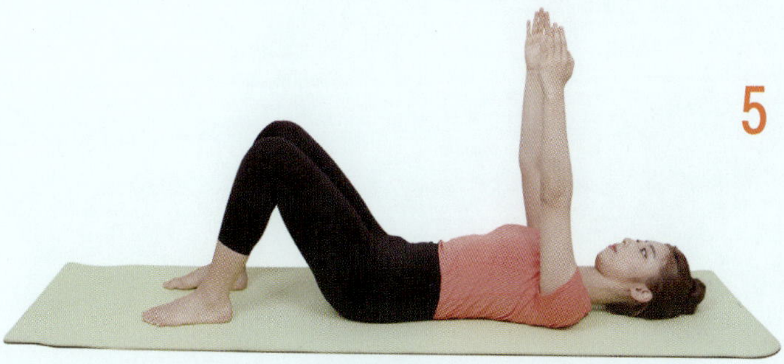

5 양 방향으로 5회 반복한다.

작용근	관찰	주의사항
어깨관절 돌림근, 어깨관절 굽힘근 및 폄근, 어깨안정근	• 어깨관절의 움직임	• 올바른 어깨위팔리듬을 확인한다. 위팔뼈를 먼저 이동한 후 팔을 머리 위로 올려 어깨뼈가 가슴우리 주위로 부드럽게 미끄러지도록 한다. • 골반과 척추의 안정성을 유지하면서 전체 어깨 운동을 장려한다. • 팔이 서클할 동안 어깨관절 앞쪽의 개방을 유지하기 위해 팔을 같은 선상에 놓는다. • 빗장뼈를 열린 상태로 유지하고 특히 팔을 반환할 때 위팔뼈의 머리가 앞으로 롤링되지 않도록 한다.

2. 바로누운자세에서의 매트 필라테스

10 싱글 레그 슬라이드

Single leg slides

목표

- 엉덩관절과 무릎관절의 운동
- 골반과 척추의 안정성
- 골반으로부터 허벅지 분리

시작자세

- 무릎 세우고 바로누운자세

Step 1 ▶▷▷

1 숨을 들이마시면서 준비한다.

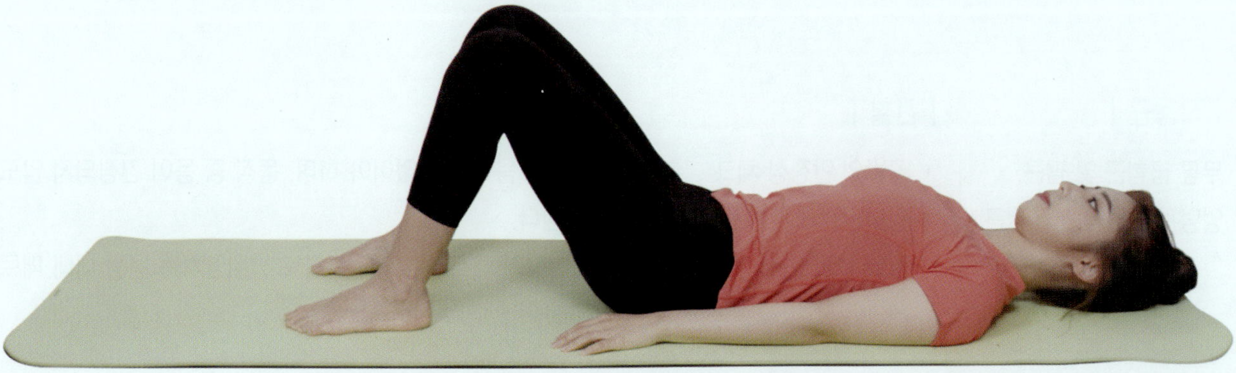

2 숨을 내쉬면서 골반을 안정적으로 유지하며 한쪽 다리를 몸통으로부터 멀어지도록 매트를 따라 미끄러지게 한다. 숨을 들이마시면서 유지한다.

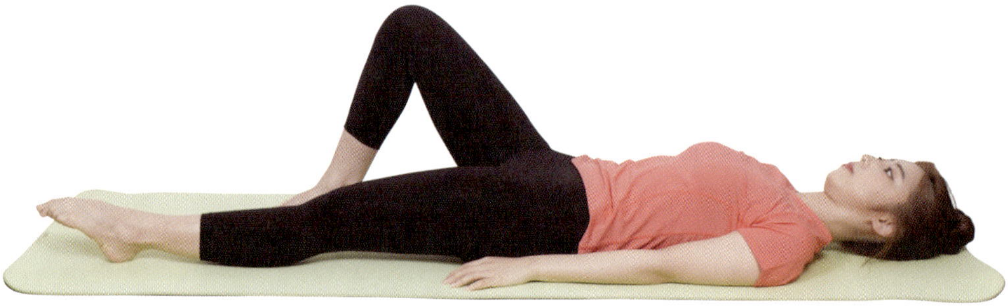

3 숨을 내쉬면서 다리를 시작위치로 되돌린다.
골반과 척추의 안정성을 다시 한 번 확인한다.
다리 양쪽을 5회 반복한다.

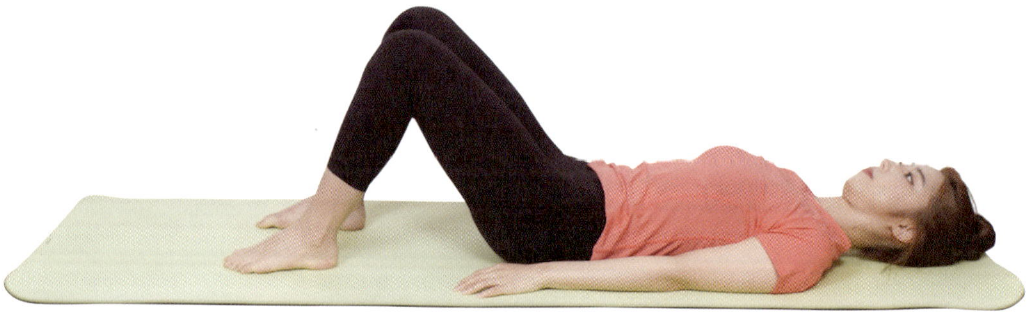

| 작용근 |

무릎 굽힘근 및 폄근,
엉덩관절 굽힘근 및 폄근

| 관찰 |

- 골반의 안정성 체크
- 엉덩관절과 무릎관절, 발목관절의 움직임 제한 체크

| 주의사항 |

- 골반의 움직임이 없어야 하며, 동작 중 등이 긴장되지 않도록 한다.
- 발바닥이 매트와 떨어지더라도 발뒤꿈치는 운동 내내 매트에 붙어 있어야 한다.

2. 바로누운자세에서의 매트 필라테스

11 힙 릴리즈

Hip release

목표

- 엉덩관절 이완, 다리의 정렬
- 코어안정성

시작자세

- 무릎 세우고 바로누운자세

Step 1 ▶▷▷

1 숨을 들이마시면서 준비한다.

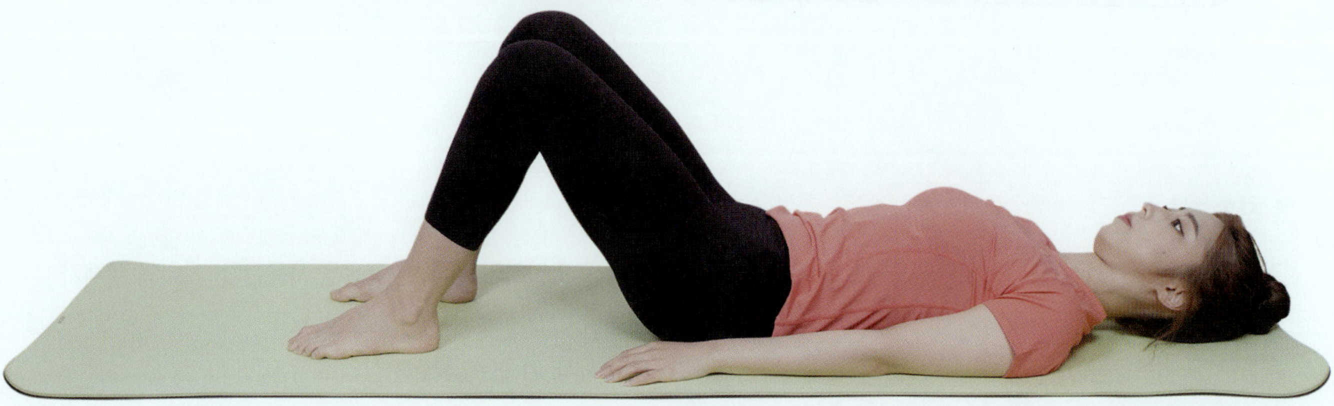

2 숨을 내쉬면서 중립 골반이 유지될 수 있는 내에서 다리를 옆으로 눕힌다.

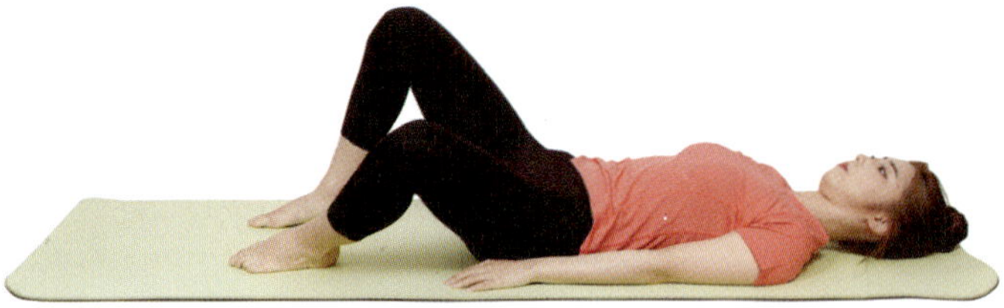

3 옆으로 눕힌 다리를 밑으로 미끄러지게 한다. 발은 발바닥굽힘한다.

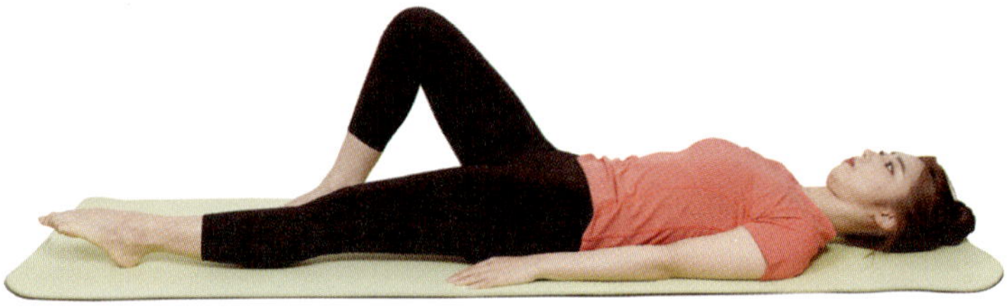

4 숨을 들이마시면서 골반의 안정성을 유지하며 다리를 시작위치로 돌아오게 한다. 양쪽 5회씩 반복한다.

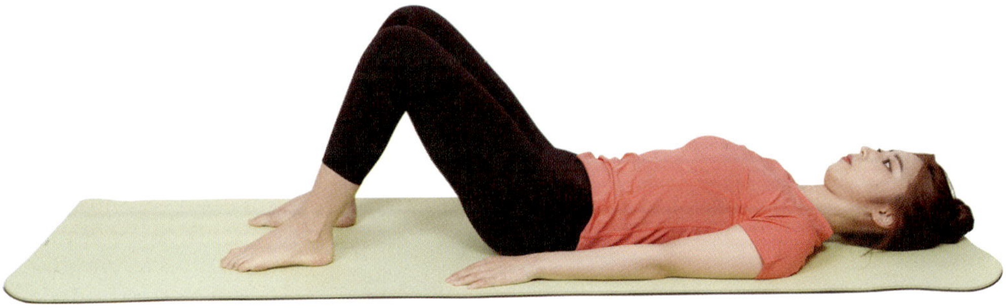

| 작용근 |

코어안정근, 엉덩관절 굽힘근 및 폄근, 엉덩관절 가쪽돌림근 및 안쪽돌림근, 무릎관절 굽힘근 및 폄근

| 관찰 |

- 엉덩관절과 무릎관절의 움직임

| 주의사항 |

- 운동을 조절하기 위해 배 근육을 사용한다. 다리의 무게가 운동을 이끄는 것을 피하도록 한다.
- 운동 내내 가슴은 넓게 편 상태로 유지한다.

2. 바로누운자세에서의 매트 필라테스

12 싱글 니 사이드

Single knee side

목표

- 엉덩관절 분리 운동
- 골반과 척추의 안정성

시작자세

- 무릎 세우고 바로누운자세
- 다리는 평행 상태로 골반보다 약간 넓게 벌린다.

Step 1 ▶▷▷

1 숨을 들이마시면서 준비한다.

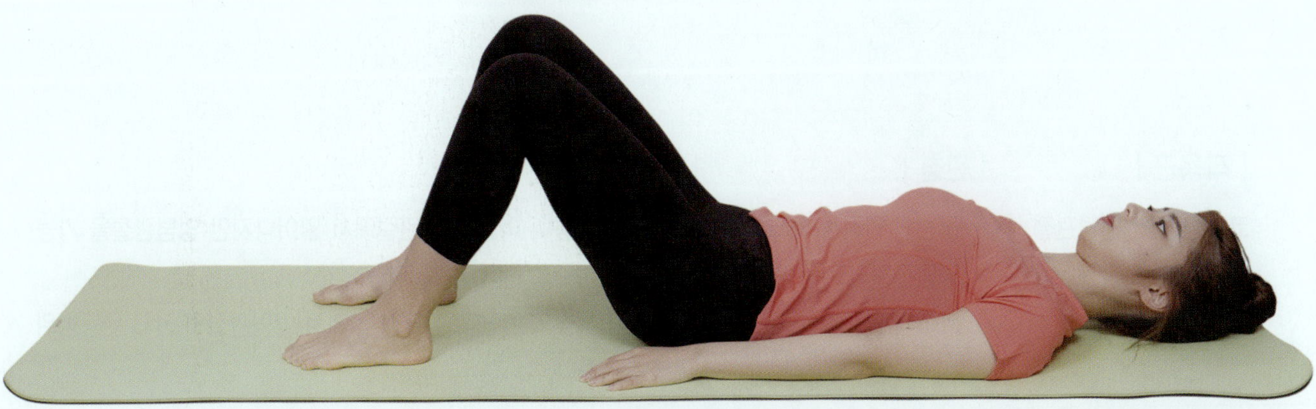

2 숨을 내쉬면서 골반을 안정적으로 유지하면서 오른쪽 다리를 옆으로 벌린다.

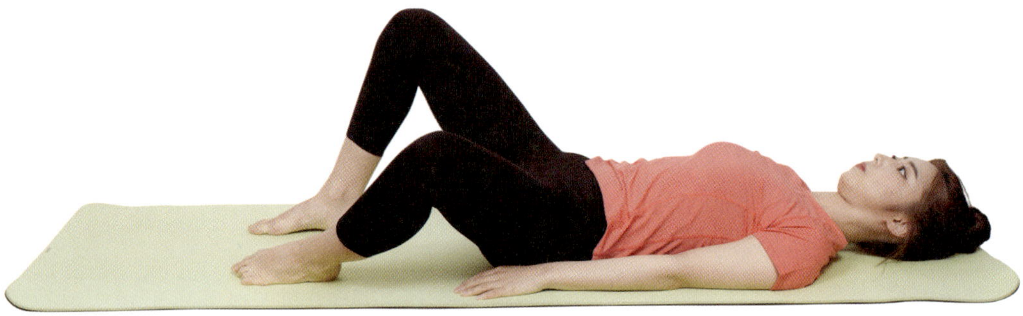

3 숨을 들이마시면서 다리를 움직여 다시 시작 위치로 되돌린다. 양쪽 5회 반복한다.

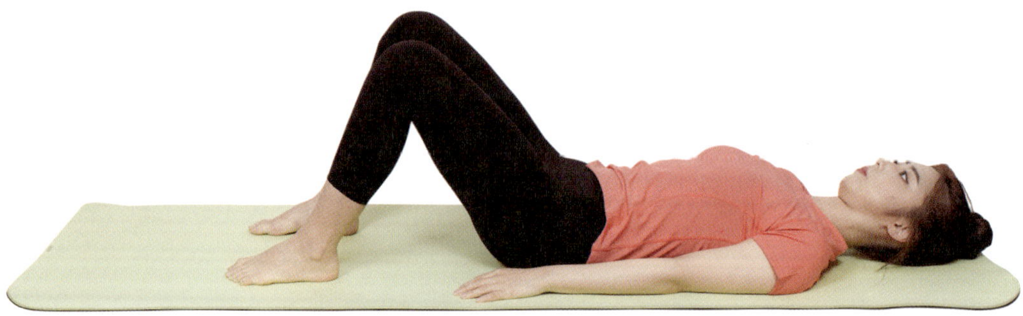

| 작용근 |

코어안정근, 엉덩관절 벌림근 및 모음근

| 관찰 |

- 골반의 안정성 체크
- 엉덩관절의 가동범위
- 코어의 안정성

| 주의사항 |

- 운동은 무릎이 아닌 엉덩관절에서 일어나지만 엉덩관절을 가능한 이완하도록 한다.
- 골반과 척추의 안정적인 위치 내에서 엉덩관절의 전체 운동범위를 장려한다.

2. 바로누운자세에서의 매트 필라테스

13 힙 롤

Hip rolls

목표

• 척추 운동과 강화

시작자세

• 무릎 세우고 바로누운자세
• 팔은 어깨보다 약간 낮게 하여 가쪽에 놓는다.

Step 1 ▶▷▷

1 숨을 들이마시면서 준비한다.

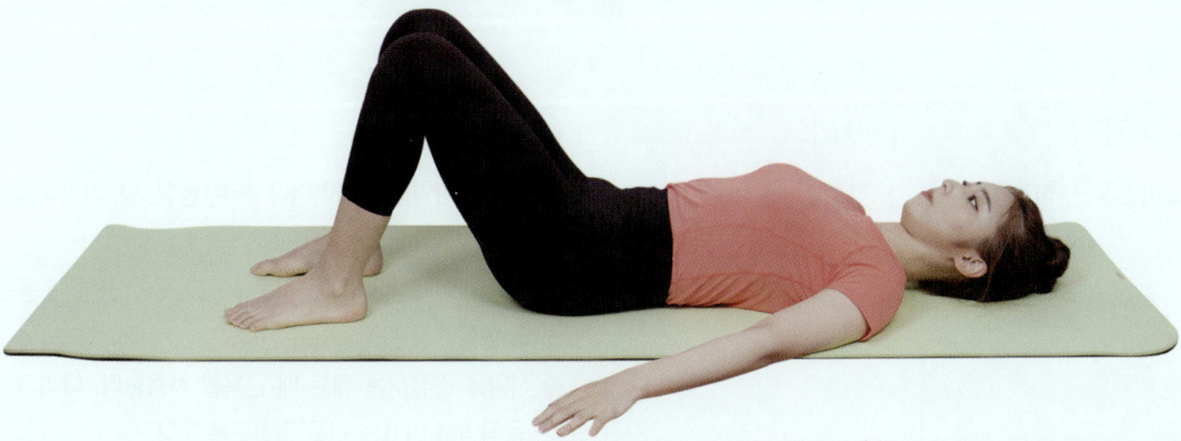

2 숨을 내쉬면서 안쪽 허벅지의 연결을 유지하고 골반과 다리를 오른쪽으로 돌리고, 머리는 왼쪽으로 돌린다. 왼쪽 아래 갈비뼈가 매트에서 떨어짐에 따라 왼발과 골반의 왼쪽도 같이 떨어진다.
숨을 들이마시면서 척추의 길이, 코어의 연결을 느끼며 자세를 유지한다.

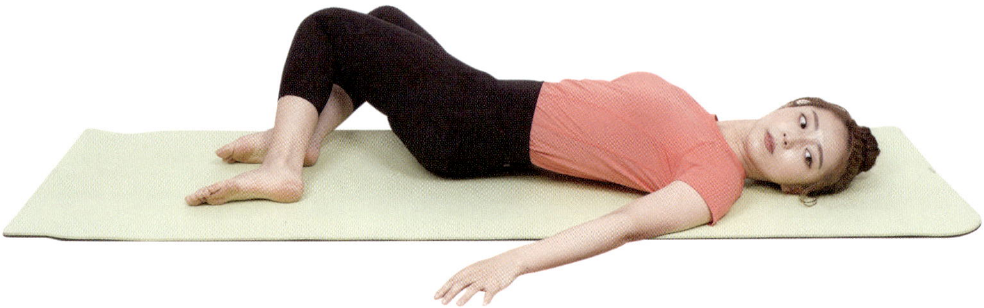

3 숨을 내쉬면서 몸통의 안정성을 유지하며 골반과 다리를 시작위치로 돌아오게 한다. 양쪽 5회 반복한다.

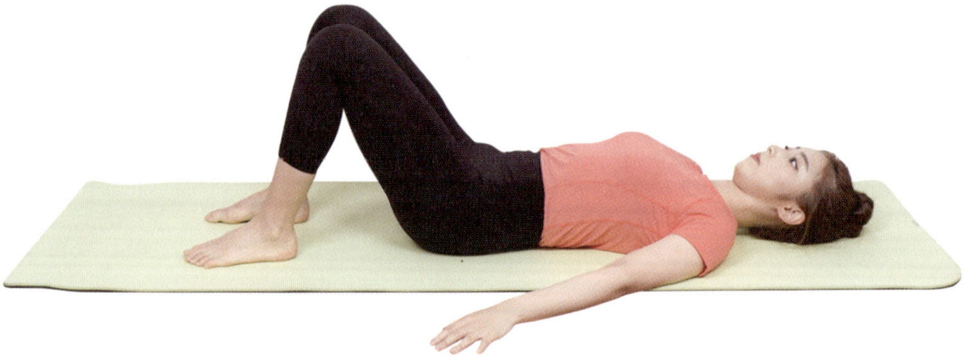

| 작용근 |

코어안정근, 척추돌림근

| 관찰 |

- 척추돌림 움직임

| 주의사항 |

- 척추의 움직임은 돌림이어야 하며, 굽힘, 폄, 가쪽굽힘은 피한다.
- 골반과 다리를 하나의 단위로 움직이도록 하며, 운동은 골반의 롤링에서 시작되어야 한다.
- 움직임을 조절하는 데는 배 근육을 사용한다. 다리의 무게가 움직임을 이끄는 것을 피하도록 한다.

2. 바로누운자세에서의 매트 필라테스

14 니 플로트

Knee float

목표

- 엉덩관절 운동
- 골반과 척추의 안정성 및 골반으로부터 허벅지 분리
- 코어 강화 기초단계

시작자세

- 무릎 세우고 바로누운자세

Step 1 ▶▷▷ 니 플로트(knee float) 동작 – single

1 숨을 들이마시면서 준비한다.

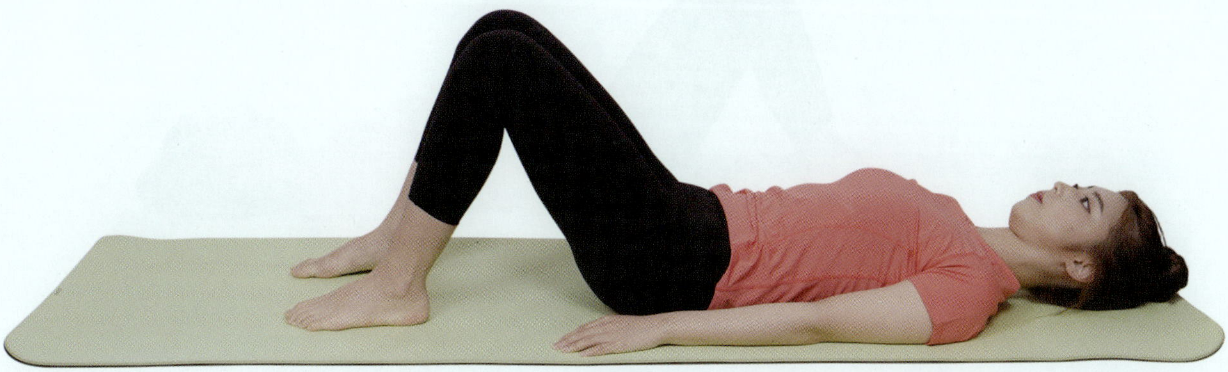

2 숨을 내쉬면서 골반을 안정적으로 유지하며 오른쪽 엉덩관절을 굽힘하여 몸쪽으로 다리를 접는다. 숨을 들이마시면서 유지한다.

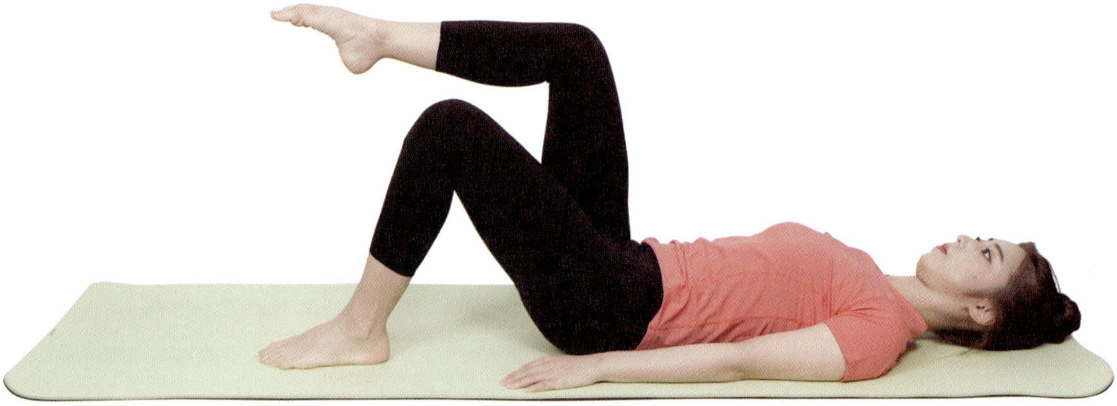

3 숨을 내쉬면서 시작위치로 다리를 복귀시키고 골반과 척추의 안정성을 다시 한 번 확인한다. 다리를 번갈아 가며 한쪽마다 5회까지 반복한다.

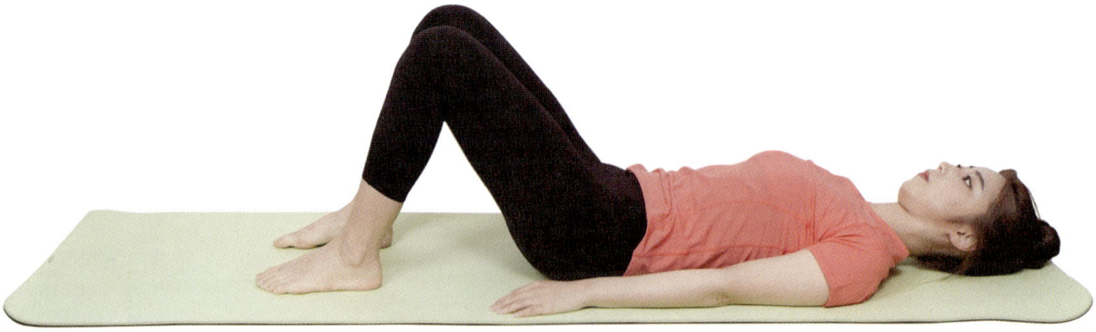

Step 2 ▶▷▷ 니 플로트(knee float) 동작 – double

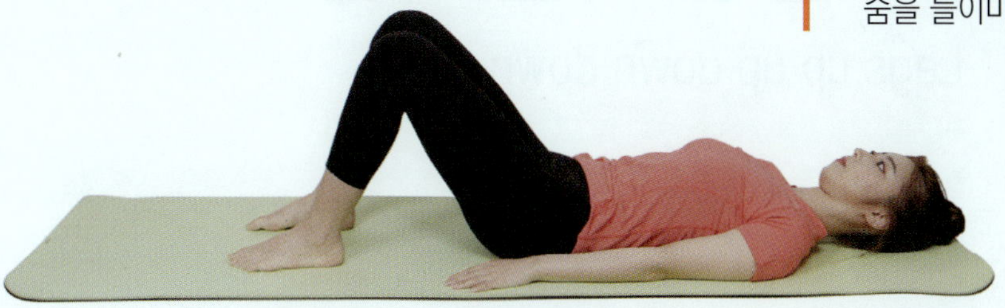

1 숨을 들이마시면서 준비한다.

2 숨을 내쉬면서 골반을 안정적으로 유지하며 양쪽 엉덩관절을 굽힘하여 몸쪽으로 다리를 접는다. 숨을 들이마시면서 유지한다.

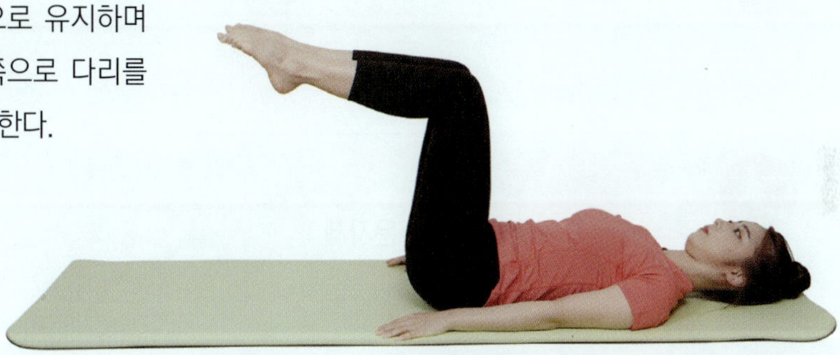

3 숨을 내쉬면서 시작위치로 다리를 복귀시키고 골반과 척추의 안정성을 다시 한 번 확인한다. 5회까지 반복한다.

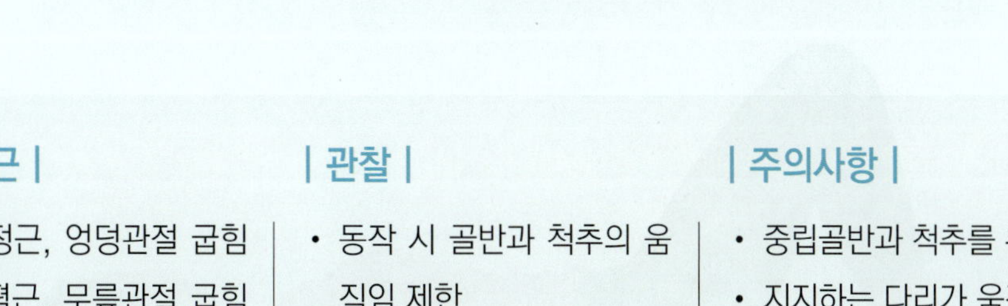

| 작용근 |

코어안정근, 엉덩관절 굽힘근 및 폄근, 무릎관절 굽힘근

| 관찰 |

- 동작 시 골반과 척추의 움직임 제한
- 엉덩관절 움직임 체크

| 주의사항 |

- 중립골반과 척추를 유지한다.
- 지지하는 다리가 움직임이 없어야 한다.
- 발을 동일한 시작위치로 반환하여 매트에 놓는다.
- 가슴은 열려 있고 상체가 긴장하지 않게 한다.
- 다리를 내릴 때 허리가 뜨지 않게 골반과 척추의 안정성을 유지한다.

15 레그 업 업 다운 다운

Legs up up down down

목표

- 협응력 강화
- 골반과 척추의 안정성 및 엉덩관절 운동

시작자세

- 무릎 세우고 바로누운자세

Step 1 ▶▷▷

1 자세를 준비한다.

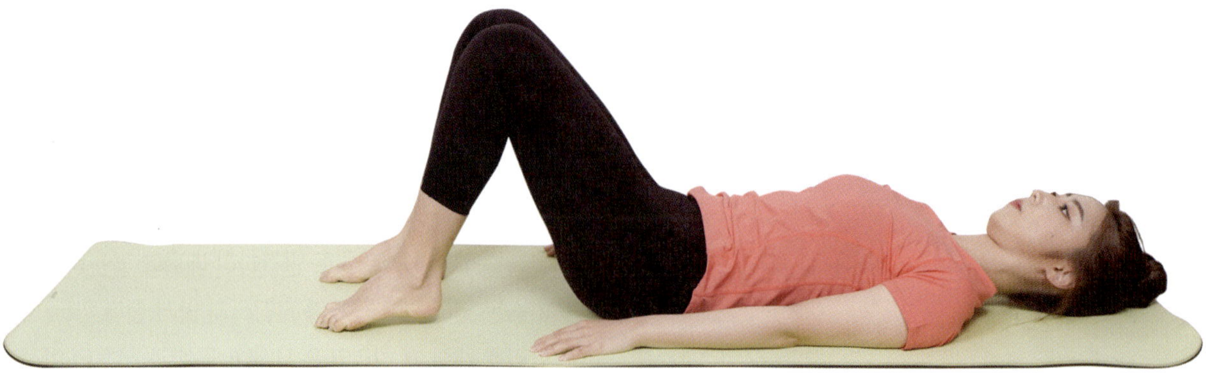

2 숨을 들이마시면서 골반을 유지하며 오른쪽 엉덩관절을 굽힘하여 몸쪽으로 다리를 접는다.

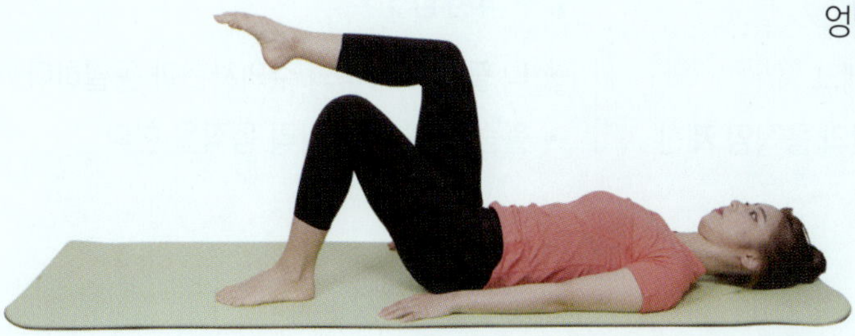

3 숨을 내쉬면서 골반을 안정적이고 움직임 없이 유지하며 왼쪽 엉덩관절을 굽힘하여 몸쪽으로 다리를 접는다.

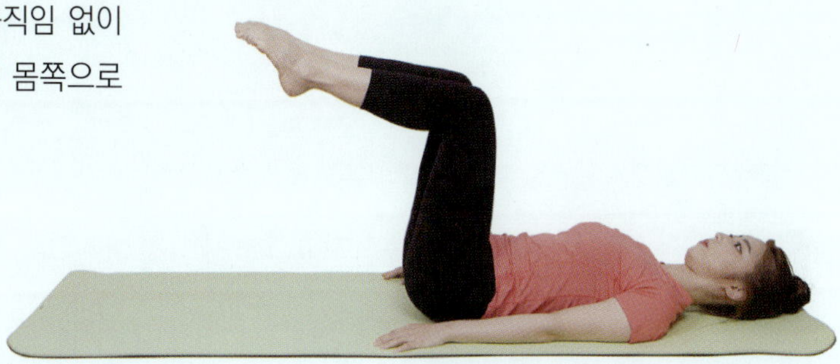

4 숨을 들이마시면서 두 번째 올린 다리를 시작위치로 내려 놓는다.

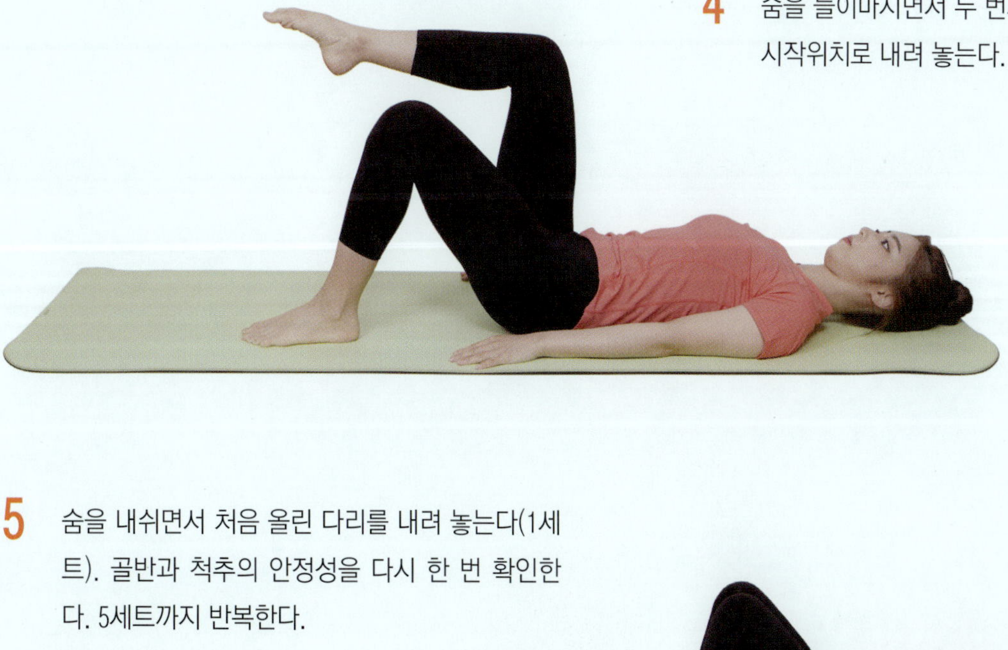

5 숨을 내쉬면서 처음 올린 다리를 내려 놓는다(1세트). 골반과 척추의 안정성을 다시 한 번 확인한다. 5세트까지 반복한다.

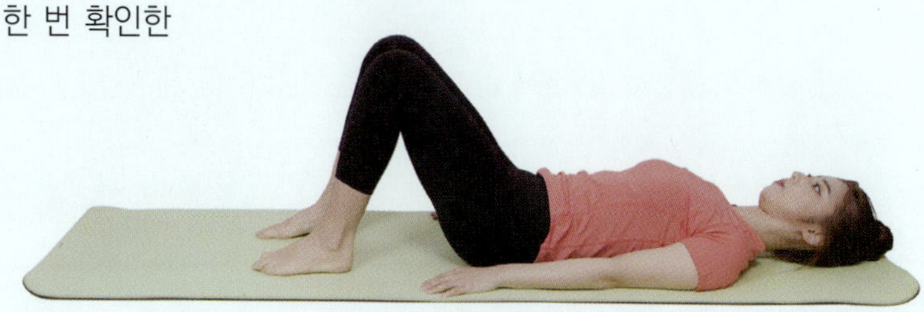

| 작용근 |

코어안정근, 엉덩관절 굽힘근 및 폄근

| 관찰 |

- 협응력 체크
- 엉덩관절의 움직임 제한

| 주의사항 |

- 니 플로트 동작의 주의사항과 동일하다.
- 들숨, 날숨마다 다리 동작을 한다.

2. 바로누운자세에서의 매트 필라테스

16 토 탭스

Toe taps

목표

- 순발력, 인지능력 향상
- 엉덩관절 운동과 이완
- 골반과 척추의 안정성
- 코어 강화 2단계(재활단계)

시작자세

- 바로누운자세
- 두 다리를 무릎과 엉덩관절을 굽혀 들어올린다.
- 정강뼈는 바닥과 평행하게 하고, 다리는 골반 너비 정도로 벌린다.
- 발목은 발바닥굽힘한다.

Step 1 ▶▷▷ 토 탭스(Toe taps) 동작 – single

1 숨을 들이마시면서 준비한다.

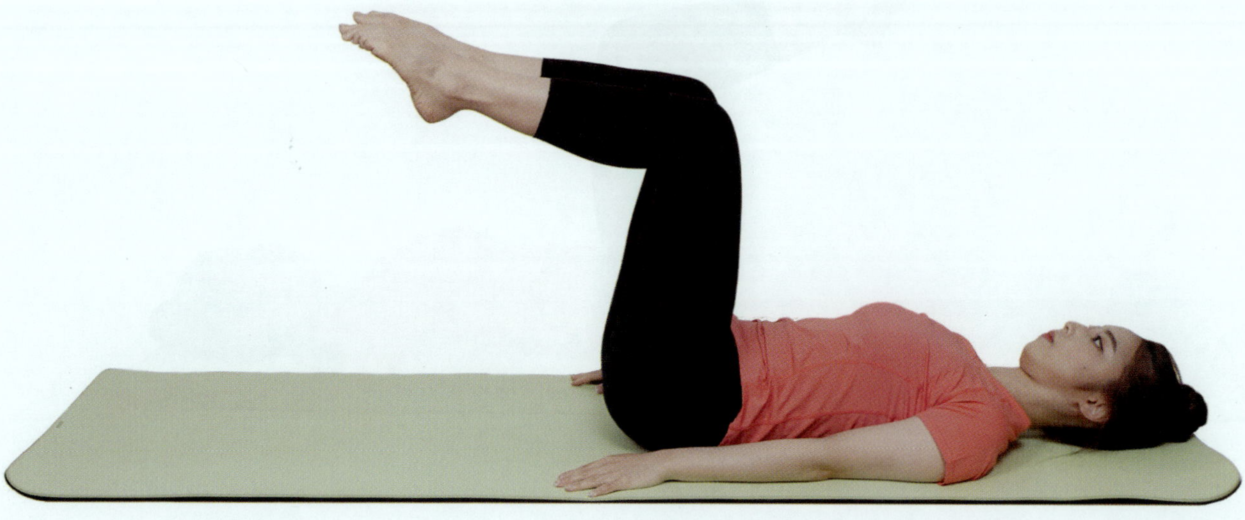

2 숨을 내쉬면서 골반과 척추를 안정적으로 유지하며 왼쪽 엉덩관절을 폄시킨다. 동작을 하는 동안 무릎의 굽힘을 유지하고 발가락이 매트를 터치할 때까지 다리를 내린다.

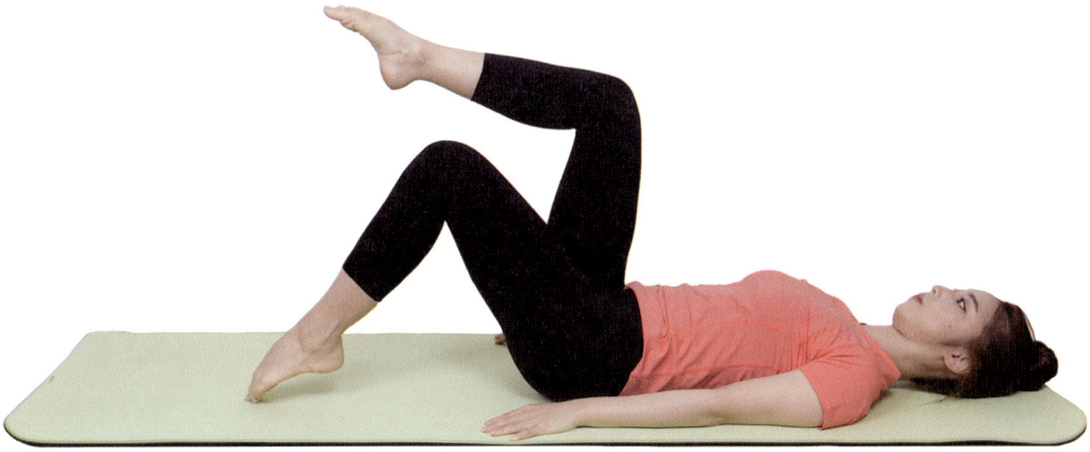

3 숨을 들이마시면서 골반과 척추를 안정적이고 움직임 없이 유지하고 무릎의 굽힘도 유지한다. 왼쪽 엉덩관절을 굽힘하여 다리를 몸쪽으로 당기면서 시작위치로 돌아온다. 다리를 바꾸어 각각 5회 반복한다.

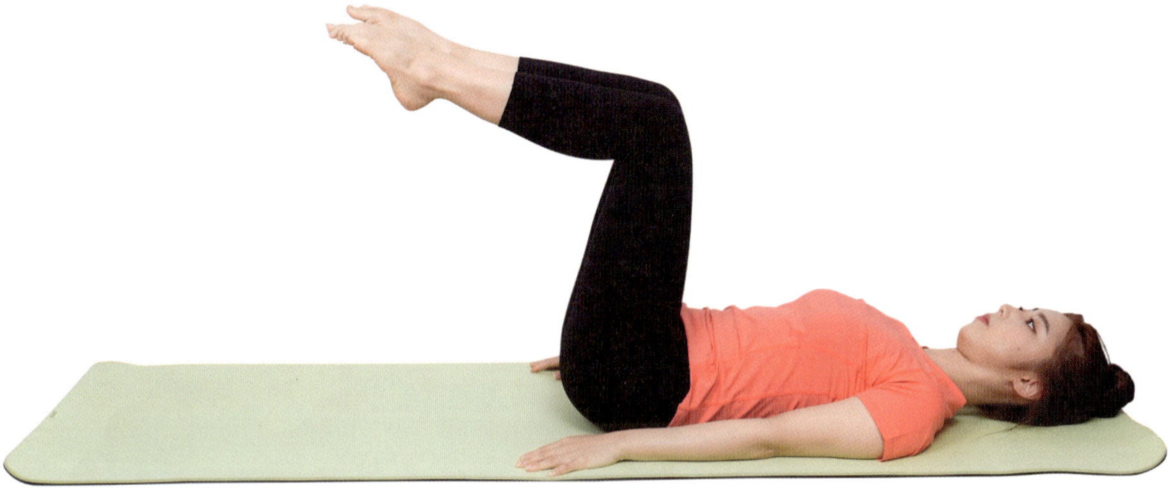

Step 2 ▶▷▷ 토 탭스(Toe taps) 동작 - double

1 숨을 들이마시면서 준비한다.

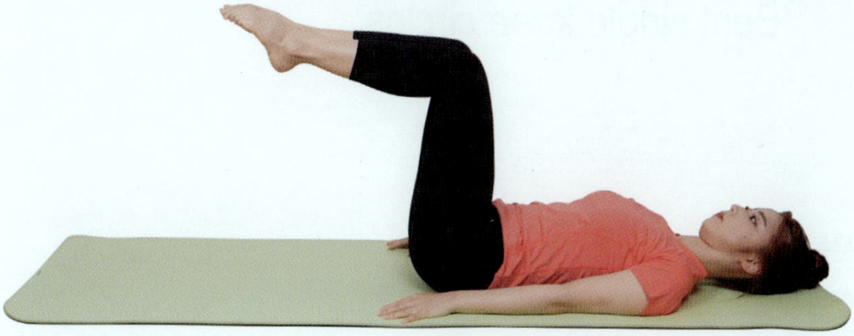

2 숨을 내쉬면서 동시에 양쪽 엉덩관절을 폄시킨다. 동작을 하는 동안 무릎의 굽힘을 유지하고 발가락이 매트를 터치할 때까지 다리를 내린다.

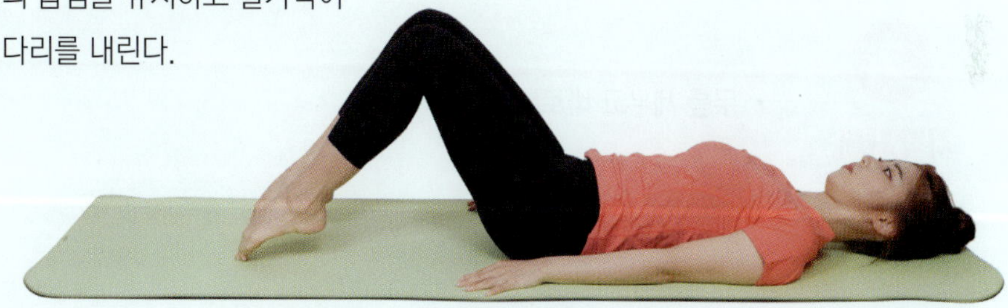

3 숨을 들이마시면서 시작자세로 돌아온다. 5회 반복한다.

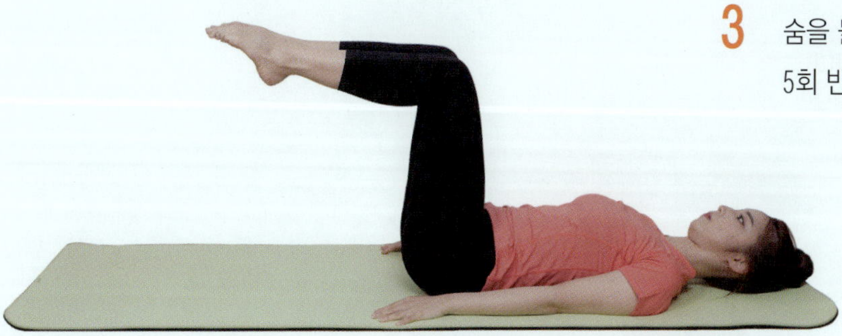

| 작용근 |

코어안정근, 엉덩관절 굽힘근 및 폄근

| 관찰 |

- 코어의 안정성
- 인지능력, 순발력 체크

| 주의사항 |

- 운동범위는 개인별 코어의 강도에 따라 달라진다. 안정성이 허용하는 한도까지만 발가락을 매트에 닿게 한다.
- 다리를 내릴 때 골반과 척추의 중립을 유지한다.

17 벤트 싱글 니 서클

Bent single knee circles

목표

- 엉덩관절 운동과 이완
- 골반과 척추의 안정성
- 골반으로부터 허벅지 분리

시작자세

- 무릎 세우고 바로누운자세

Step 1 ▶▷▷

1 숨을 들이마시면서 준비한다.

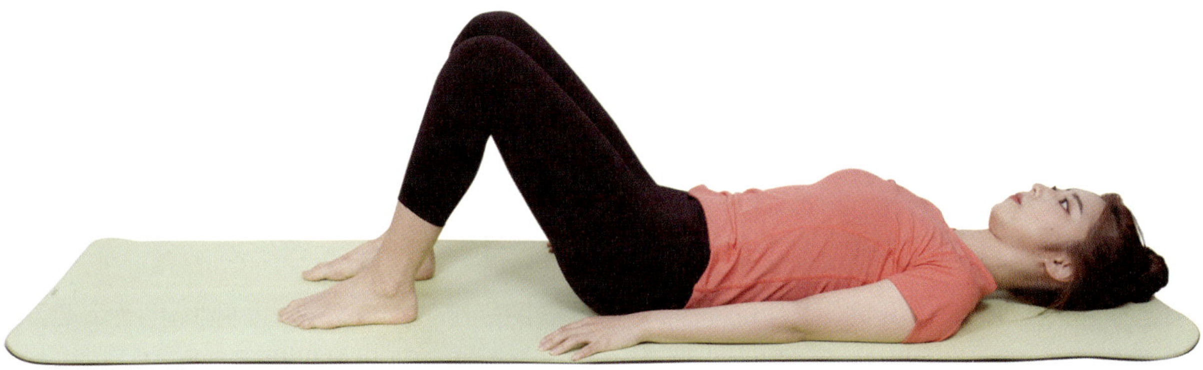

2 숨을 내쉬면서 오른쪽 엉덩관절을 굽힘하여 몸쪽으로 다리를 접는다. 무릎은 굽히고 다리 아래쪽은 이완되도록 한다.

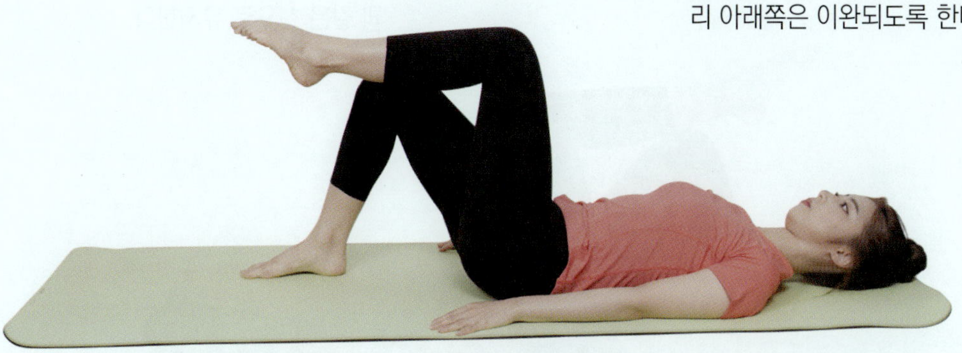

3 골반을 안정적으로 유지하면서 다리를 신체의 중간선을 향해 원을 그리기 시작하여 아래로 내려갔다가 다시 올라오면서 시작위치로 돌아온다. 원을 만드는 동안 자연스럽게 숨을 쉰다.

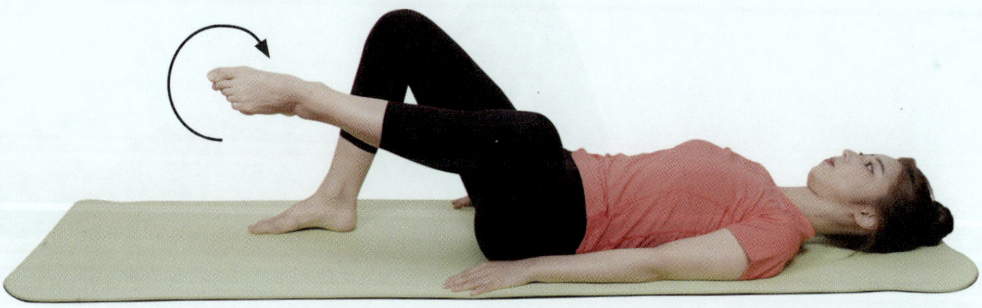

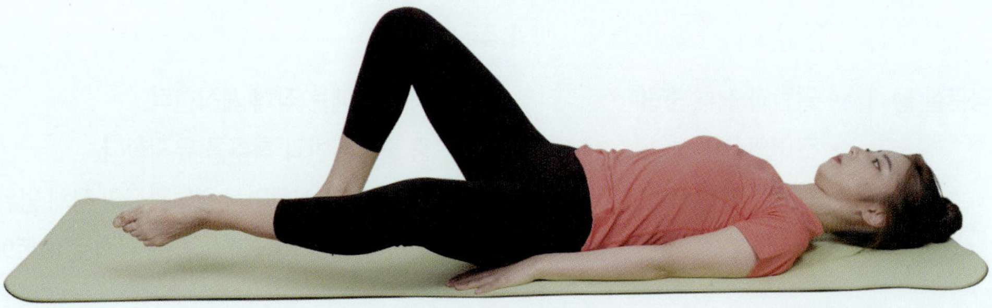

4 3~5회 반복 후 원의 방향을 반대로 바꾼다. 숨을 들이마시면서 다리의 위치를 엉덩관절과 같은 선으로 유지한다.

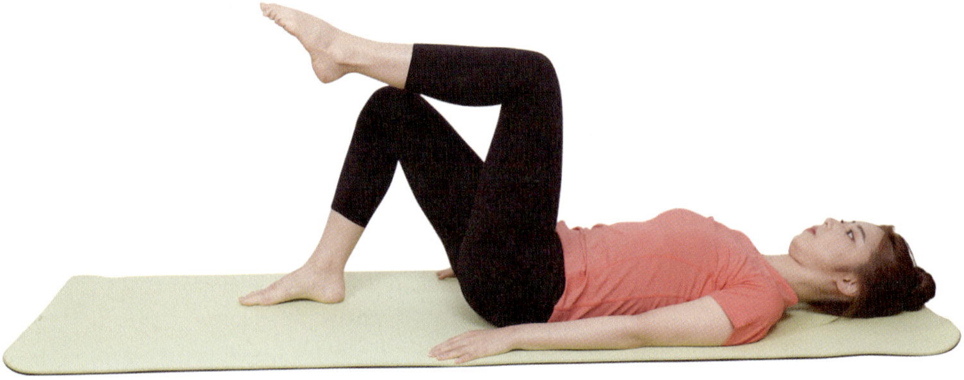

5 숨을 내쉬면서 다리를 시작위치로 복귀시키고 골반과 척추의 안정성을 다시 한 번 확인한다. 반대쪽 다리도 각 방향으로 3~5회 반복한다.

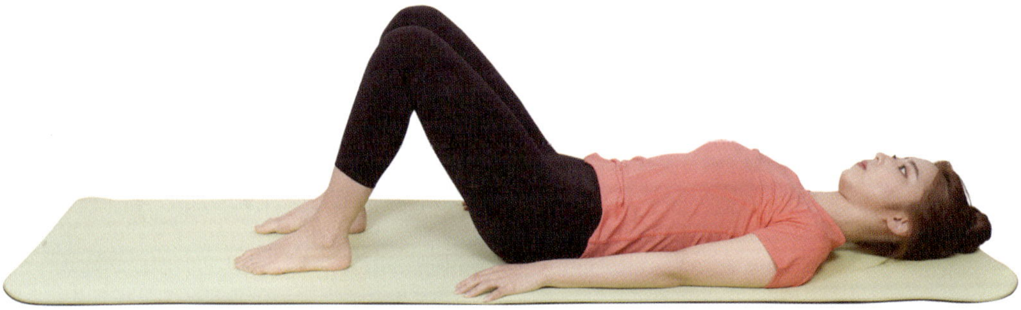

| 작용근 |

코어안정근, 엉덩관절 돌림근

| 관찰 |

- 골반과 척추 중립
- 코어의 안정성
- 엉덩관절 움직임

| 주의사항 |

- 원을 시작할 때는 작게 시작한다.
- 운동 중 중립골반과 척추를 유지한다.
- 가능한 제어를 유지하면서 엉덩관절의 전체 범위를 장려한다.
- 운동을 마친 발을 시작과 동일한 위치로 매트에 놓는다.

2. 바로누운자세에서의 매트 필라테스

18 벽 이용한 엉덩이 스트레치

Buttock stretch up wall

목표

- 넙다리뒤근 신장

시작자세

- 바로누운자세
- 한쪽 다리(발바닥)를 벽에 대고 다른쪽 다리는 벽에 댄 다리의 넙다리 부위에 놓는다.

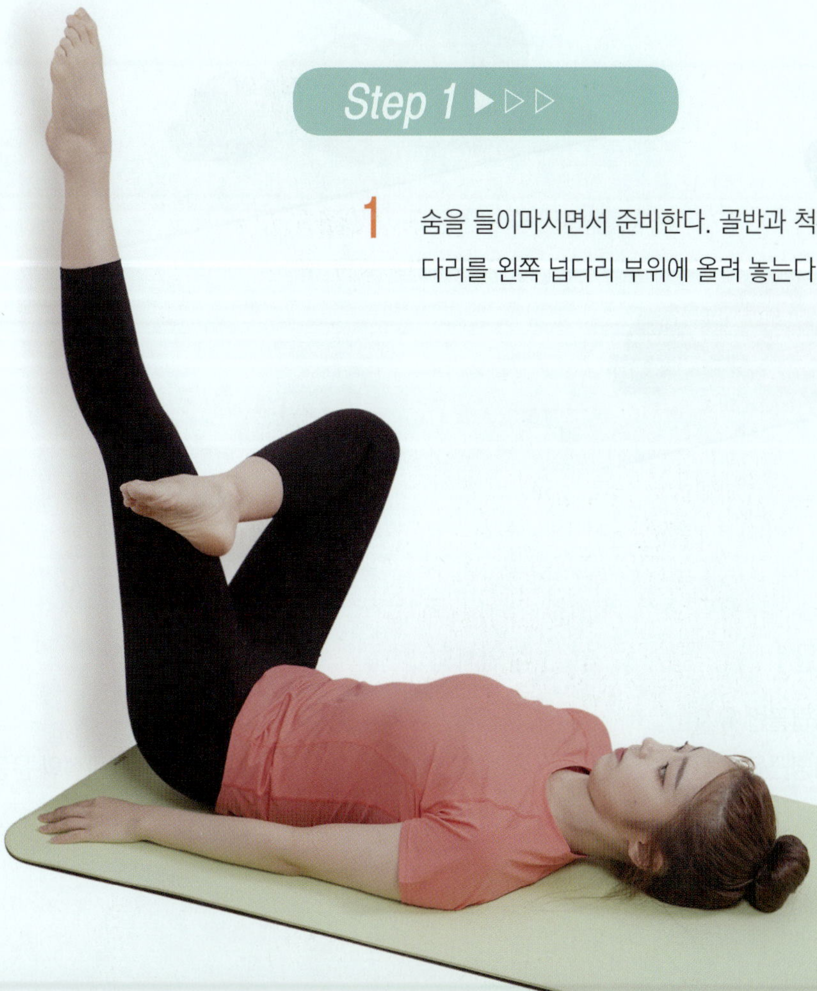

Step 1 ▶▷▷

1 숨을 들이마시면서 준비한다. 골반과 척추를 안정적으로 유지하며 오른쪽 다리를 왼쪽 넙다리 부위에 올려 놓는다.

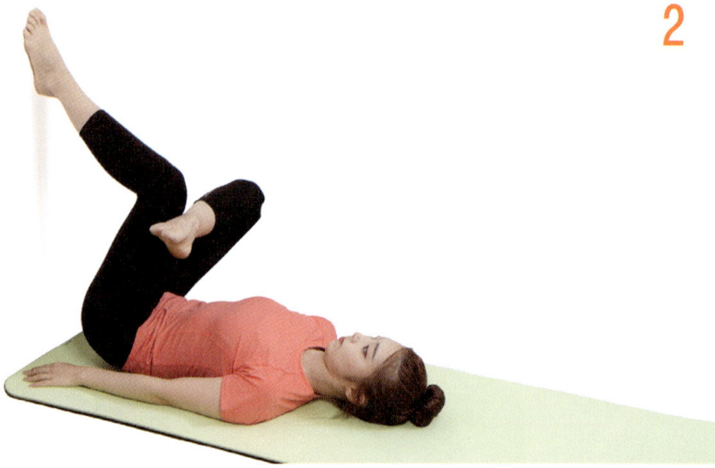

2 숨을 내쉬면서 왼쪽 발을 벽에 대고 천천히 내린다. 골반의 안정 상태를 유지한다.

3 숨을 들이마시면서 골반과 척추 그리고 무릎의 굽힘을 안정적이고 움직임 없이 유지한다. 시작위치로 복귀한다. 다리를 바꾸어 양쪽 5회 반복한다.

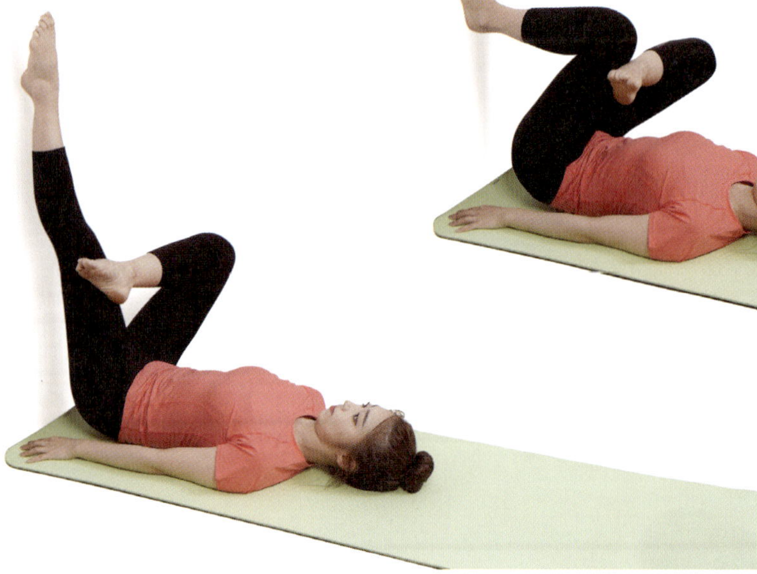

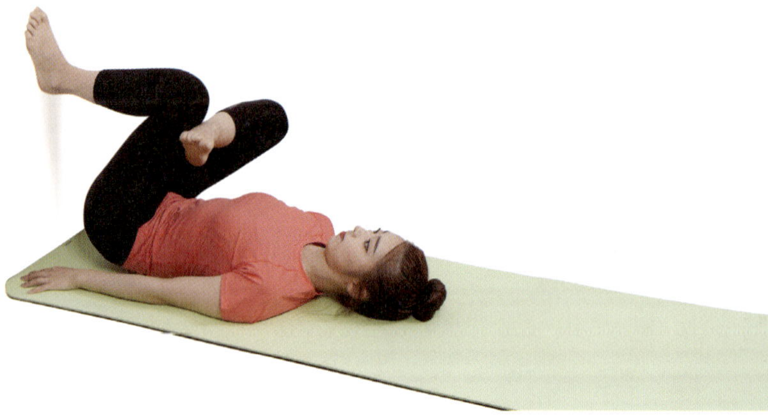

| 작용근 |

엉덩관절 굽힘근 및 폄근, 무릎관절 굽힘근 및 폄근

| 관찰 |

- 중립골반 유지
- 엉덩근육의 신장

| 주의사항 |

- 중립골반과 척추를 유지한다.
- 골반의 안정적인 위치를 유지하면서 엉덩관절의 운동 전체 범위를 장려한다.

2. 바로누운자세에서의 매트 필라테스

19 엉덩이 스트레치

Buttock stretch

목표

• 넙다리뒤근 신장

시작자세

• 무릎 세우고 바로누운자세

Step 1 ▶▷▷

1 숨을 들이마시면서 준비한다.

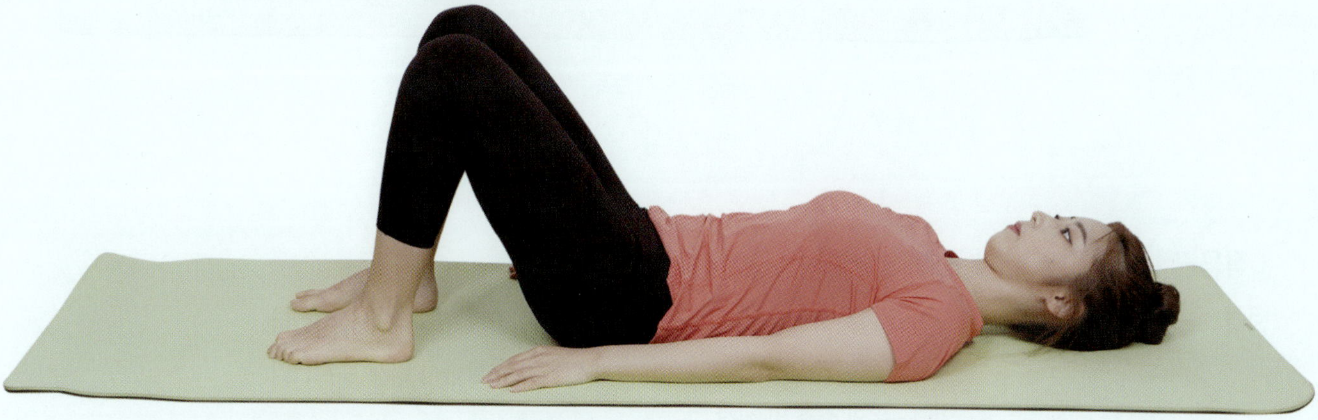

2 숨을 내쉬면서 골반과 척추를 안정적으로 유지하며 왼쪽 다리를 오른쪽 허벅지에 올려 놓는다. 양손으로 오른쪽 허벅지를 잡는다.

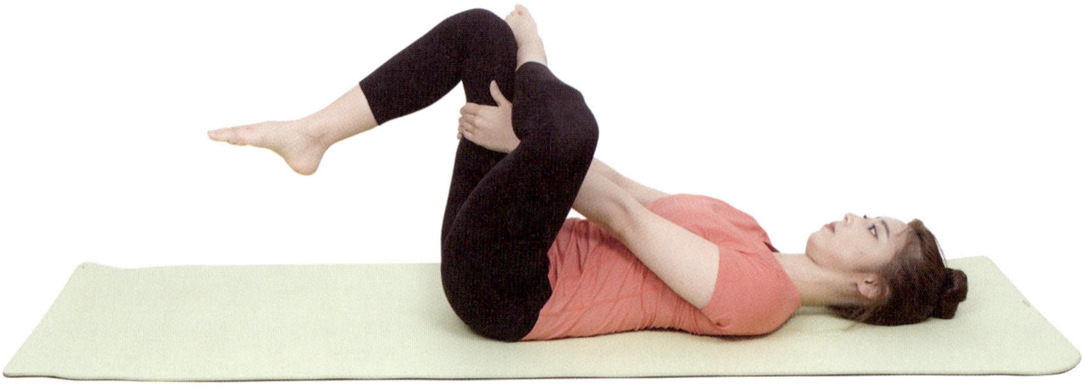

3 숨을 들이마시면서 오른쪽 다리를 가슴쪽으로 천천히 당기며 신장한다. 골반과 척추 그리고 무릎의 굽힘을 안정적이고 움직임 없이 7초간 유지한다. 다리를 바꾸어 양쪽마다 5회 반복한다.

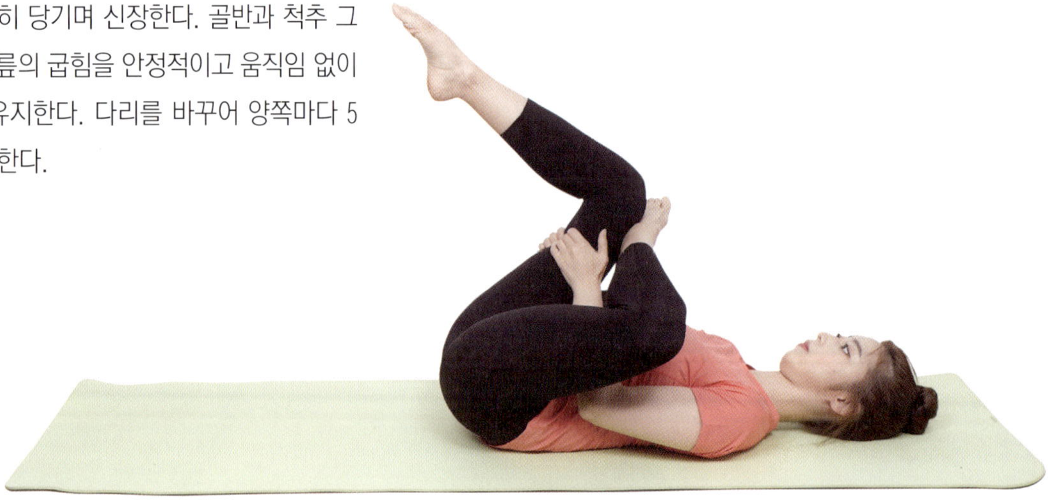

| 작용근 |

넙다리뒤근

| 관찰 |

- 골반의 안정성
- 등뼈와 목뼈의 안정성
- 엉덩근육의 수축 및 신장

| 주의사항 |

- 운동 중 중립골반과 척추를 유지한다.
- 목과 상체가 긴장하지 않게 유지한다.

20 필로우 스퀴즈

Pillow squeeze

목표

- 코어안정근 강화
- 엉덩관절 모음근 강화
- 골반바닥근 강화

시작자세

- 바로누운자세
- 무릎 사이에 작은 쿠션이나 공을 놓는다.

Step 1 ▶▷▷

1 숨을 들이마시면서 준비한다.

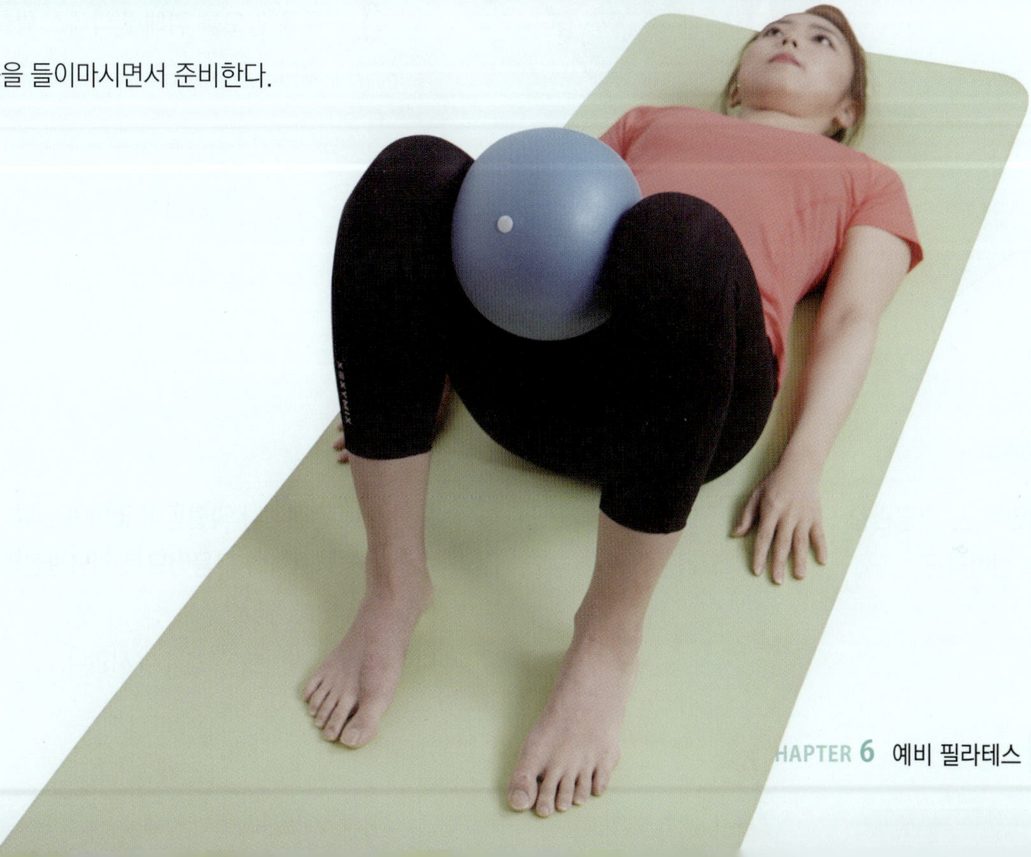

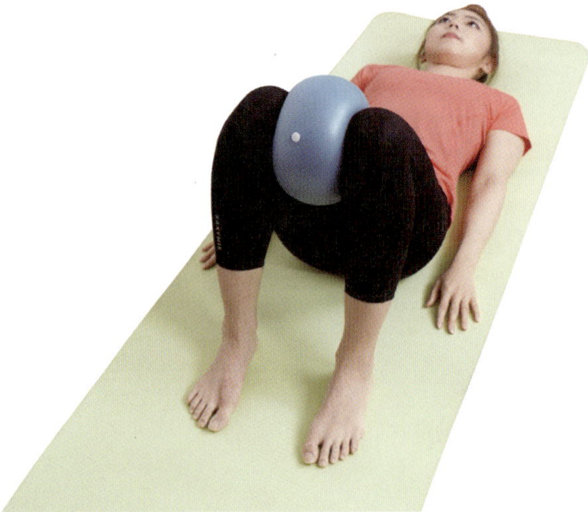

2 숨을 내쉬면서 다리를 모아서 부드럽게 공을 조인다. 안쪽 허벅지 근육, 골반바닥과 깊은 배 부위 근육을 연결한다. 숨을 들이마시면서 다리를 이완하여 시작위치로 다시 돌아간다. 5회 반복한다.

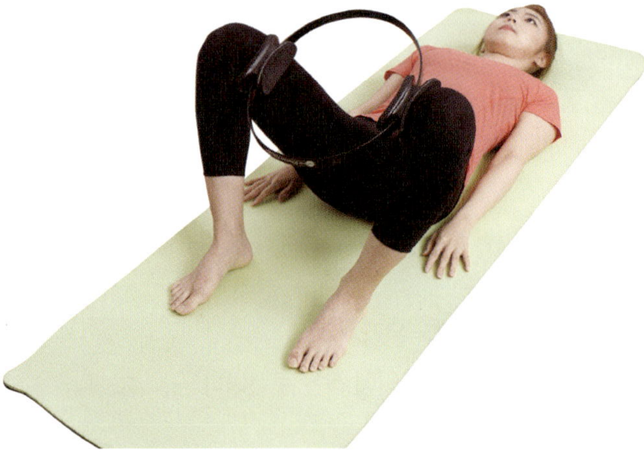

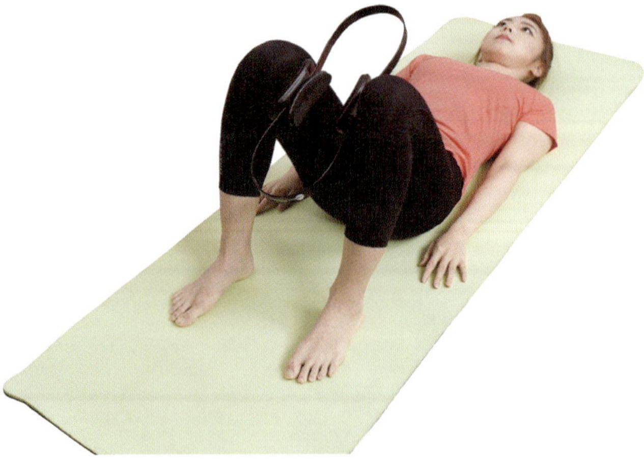

3 운동 강도를 위해 필라테스 링을 사용할 수 있다.

| 작용근 |

코어안정근, 엉덩관절 모음근, 골반바닥근

| 관찰 |

- 코어의 안정성(강도)
- 모음근의 수축 강도

| 주의사항 |

- 운동 내내 긴장이나 과활동이 없어야 한다.
- 동작은 엉덩관절의 모음이므로 엉덩관절의 안쪽돌림이 일어나지 않도록 한다.
- 다리와 발의 올바른 정렬을 유지한다.

2. 바로누운자세에서의 매트 필라테스

21 리프티드 프로그

Lifted frogs

목표

- 엉덩관절로부터 허벅지 분리
- 모음근 신장

시작자세

- 바로누운자세
- 무릎을 굽히고 다리를 들어 개구리(frog) 자세

Step 1 ▶▷▷

1 숨을 들이마시면서 준비한다.

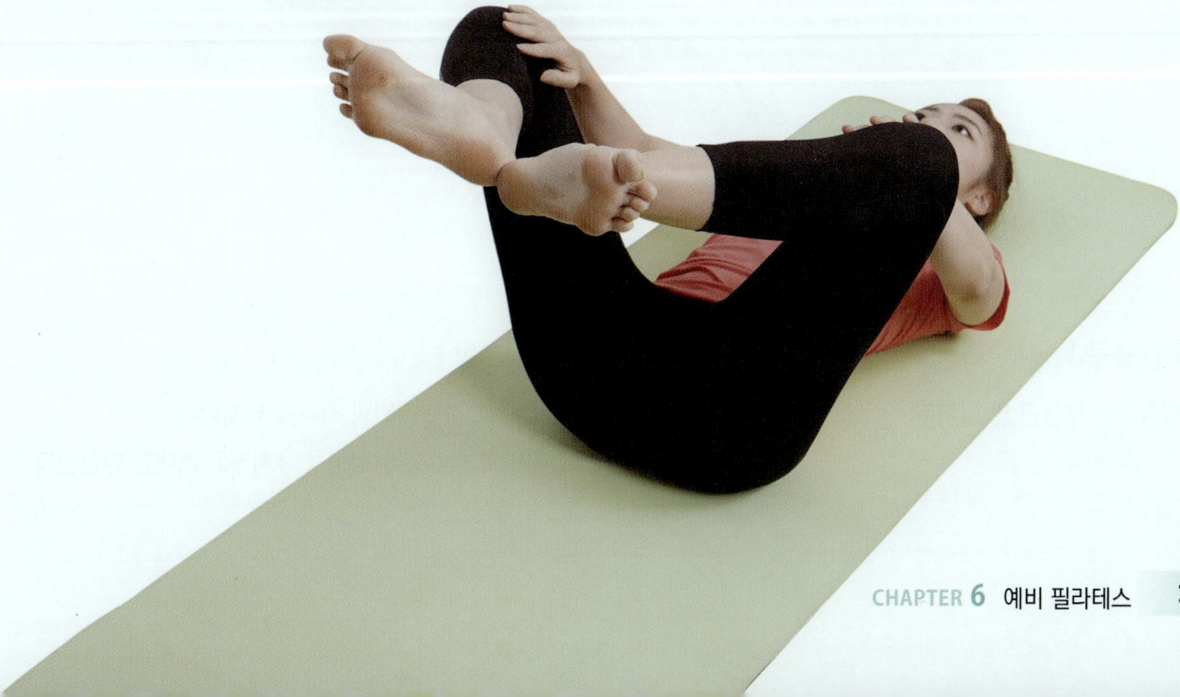

2 숨을 내쉬면서 양손을 허벅지 안쪽에 대고 다리를 바깥쪽으로 벌린다.

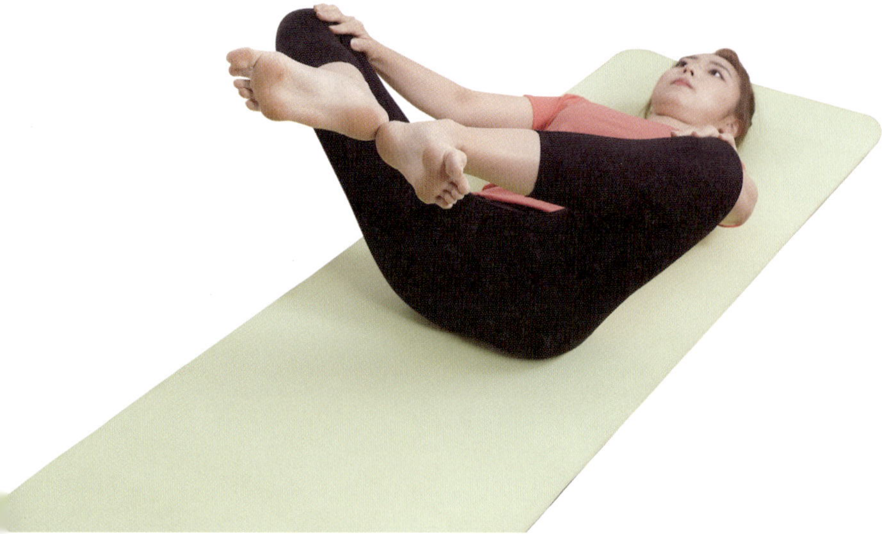

3 숨을 들이마시면서 다리를 이완하여 시작위치로 다시 돌아가도록 한다. 5회 반복한다.

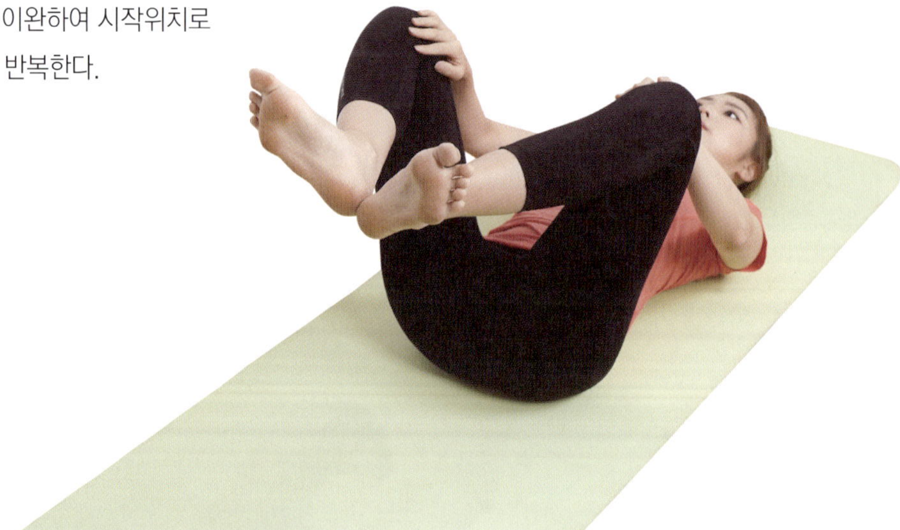

작용근	관찰	주의사항
엉덩관절 모음근 및 벌림근	• 엉덩관절 움직임 제한	• 운동 중 중립골반과 척추를 유지한다. • 골반과 척추의 안정성을 유지하고 최대한 벌림한다.

2. 바로누운자세에서의 매트 필라테스

22 스트랩 이용한 햄스트링 스트레치

Hamstring stretch with strap

목표

- 넙다리뒤근 신장

시작자세

- 무릎 세우고 바로누운자세

Step 1 ▶▷▷

1 가죽끈 또는 밴드를 이용하여 발바닥에 고정시켜 잡는다.

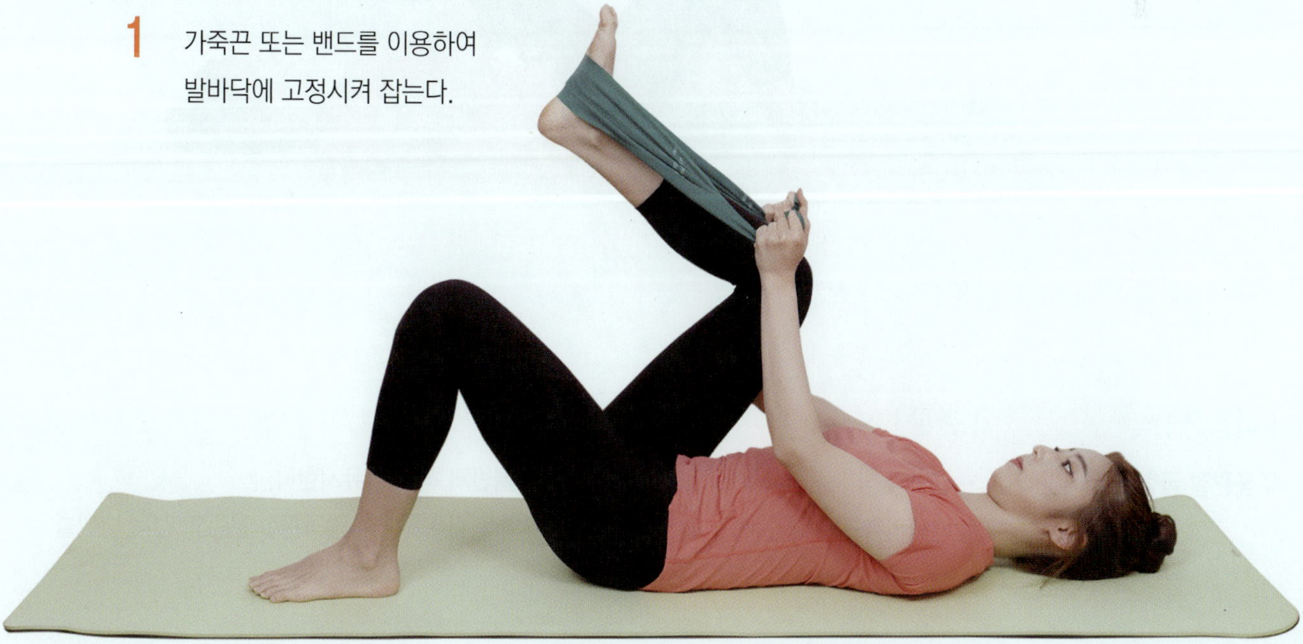

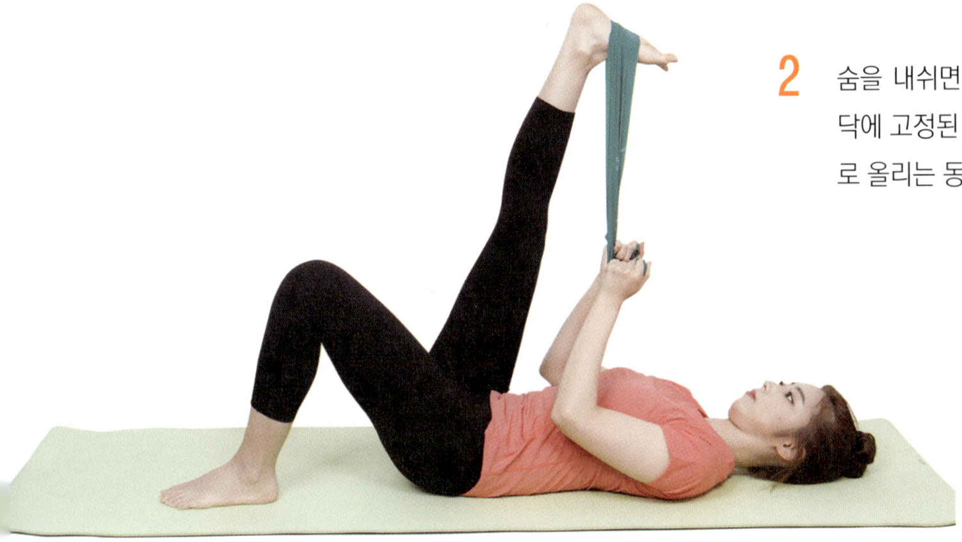

2 숨을 내쉬면서 골반을 중립으로 유지하고 발바닥에 고정된 가죽끈 또는 밴드를 당겨 다리를 위로 올리는 동시에 무릎을 최대한 펴도록 한다.

3 숨을 들이마시면서 다리를 움직여 다시 시작위치로 온다. 양쪽 5회 반복한다.

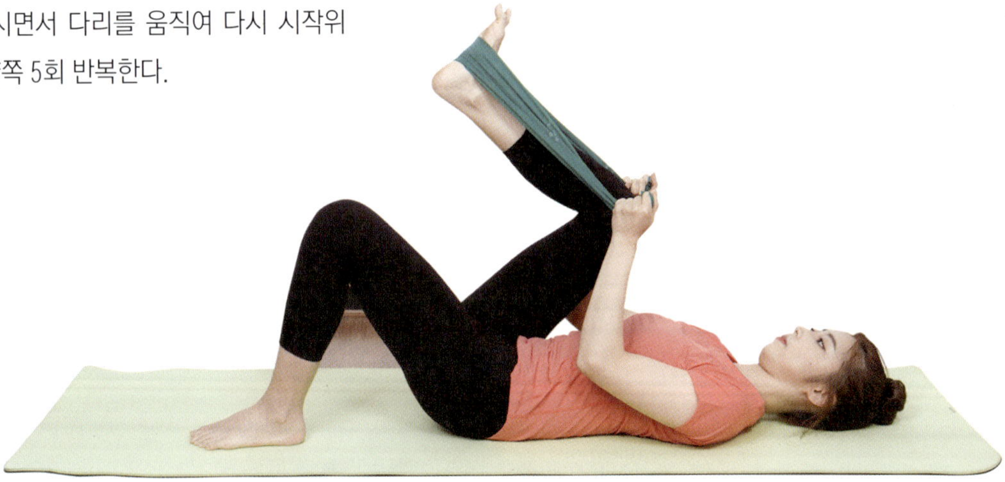

| 작용근 |

무릎관절 굽힘근 및 폄근

| 관찰 |

- 골반과 척추 중립자세
- 넙다리뒤근육 길이 체크

| 주의사항 |

- 운동 중 중립골반과 척추를 유지한다.
- 골반과 척추의 중립위치에서 엉덩관절 운동의 전체 범위를 장려한다.

23 꼬리 말기

Coccyx curl

목표

- 척추와 엉덩관절 운동
- 골반바닥근 강화

시작자세

- 무릎 세우고 바로누운자세

Step 1 ▶▷▷

1 숨을 들이마시면서 무릎을 구부리며 발을 매트에 편평하게 대고 골반 너비로 벌린다. 팔을 몸의 양 옆에 두고 손바닥을 아래로 향하게 한다.
내면에 집중하고, 골반을 중립자세로 유지하면서 목, 어깨 및 등 아래 근육을 의식적으로 이완시킨다.

* 사진은 허리와 골반을 보여주기 위해 양팔을 천장 쪽으로 향한 자세이다.

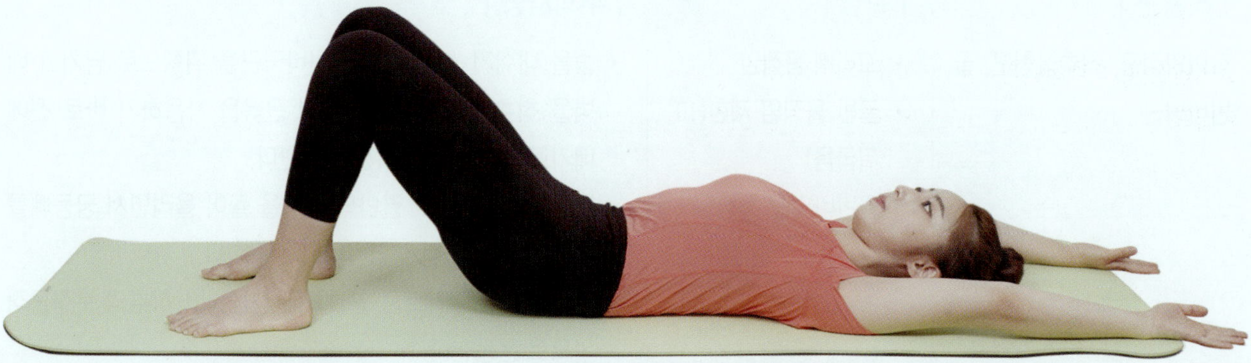

2 숨을 내쉬면서 배벽을 안쪽으로 당기고, 꼬리뼈와 골반을 순차적으로 매트에서 천천히 감아 올린다. 숨을 들이마시면서 골반바닥근을 수축하여 자세를 유지한다.

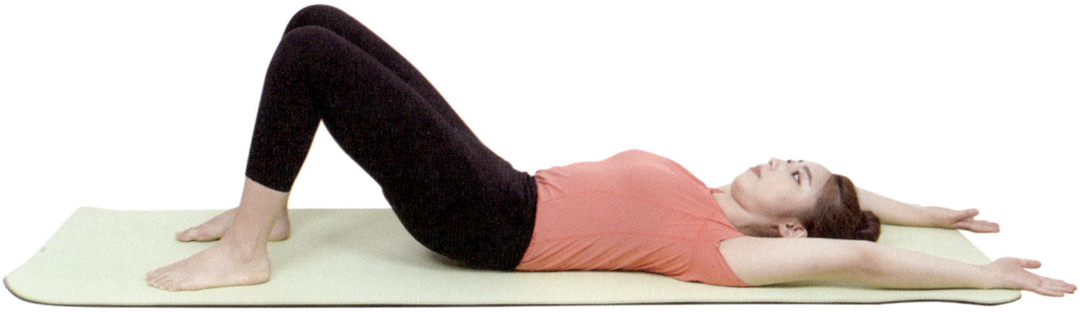

3 숨을 내쉬면서 천천히 내려 시작자세로 되돌아 간다. 10회 반복한다.

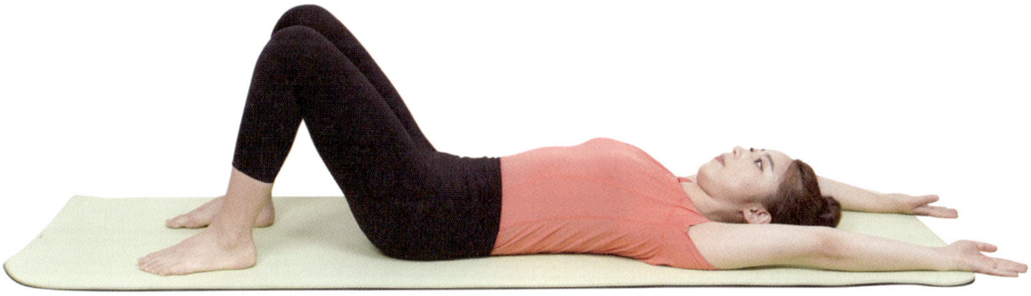

| 작용근 |

코어안정근, 척추굽힘근, 골반바닥근

| 관찰 |

- 꼬리뼈 움직임
- 골반 움직임 제한(10° 뒤굽음)
- 골반바닥근 움직임

| 주의사항 |

- 숨을 내쉬기 시작할 때 골반바닥근을 위쪽으로 당기고 배벽을 척추 쪽으로 당긴다. 배 근육을 사용하기 바로 전에 배가로근의 사용을 촉진해야 한다.
- 발은 매트를 밀고, 골반의 바닥을 들어 올리면서 궁둥뼈를 무릎 쪽으로 가볍게 당긴다고 생각한다.
- 골반저근과 배가로근 활성화에 집중하고 척추의 분절움직임으로 운동한다.

24 골반 들어올리기, 브릿지

Pelvic roll-up, Bridge

목표

- 척추분절 운동 및 유연성
- 상체의 안정성
- 엉덩관절 운동 및 넙다리뒤근 강화

시작자세

- 무릎 세우고 바로누운자세

Step 1 ▶▷▷

1 숨을 들이마시면서 준비한다.

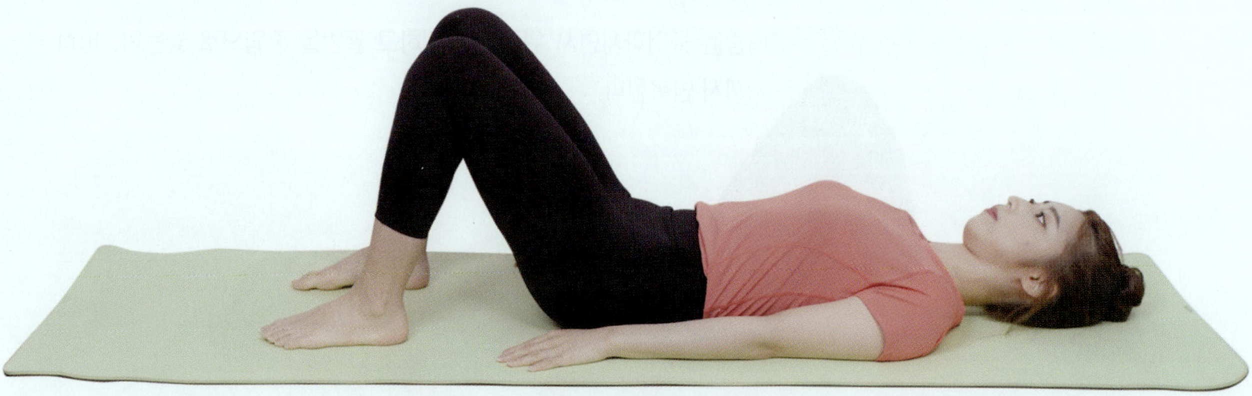

2 꼬리뼈를 감아올리며 시작한다.

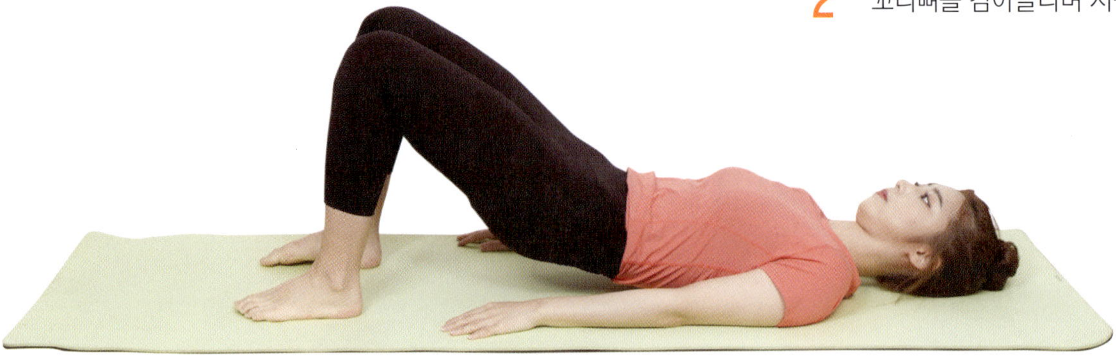

3 숨을 내쉬면서 골반 뒤기울임을 시작으로 척추 마디를 굴려 하나씩 매트에서 떨어지게 한다. 어깨뼈의 아래각까지 척추를 올린다.
숨을 들이마시면서 자세를 유지하며 골반은 중립 상태에서 척추를 길게 한다. 팔을 길게 하고 가슴을 넓게 한다.

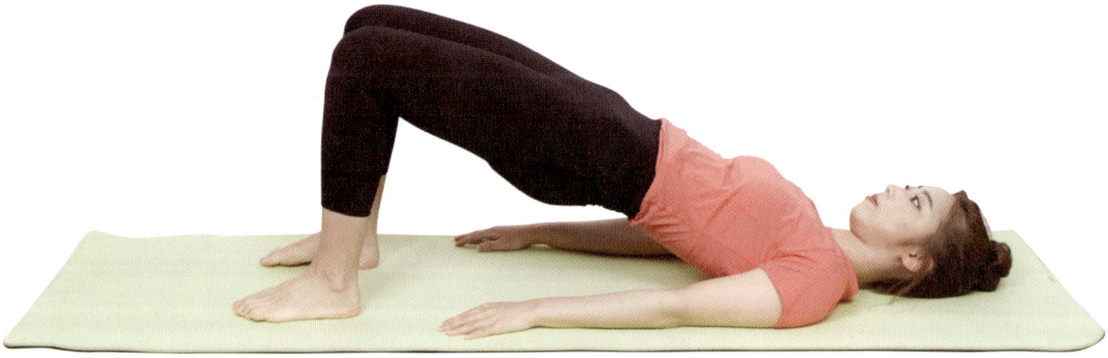

4 숨을 내쉬면서 복장뼈를 부드럽게 만드는 것으로 시작하여 척추를 한 번에 한 마디씩 다시 매트에 놓이게 내린다. 골반을 매트 위로 가져간다.
숨을 들이마시면서 위치를 유지하고 골반을 중립으로 놓는다. 10회까지 반복한다.

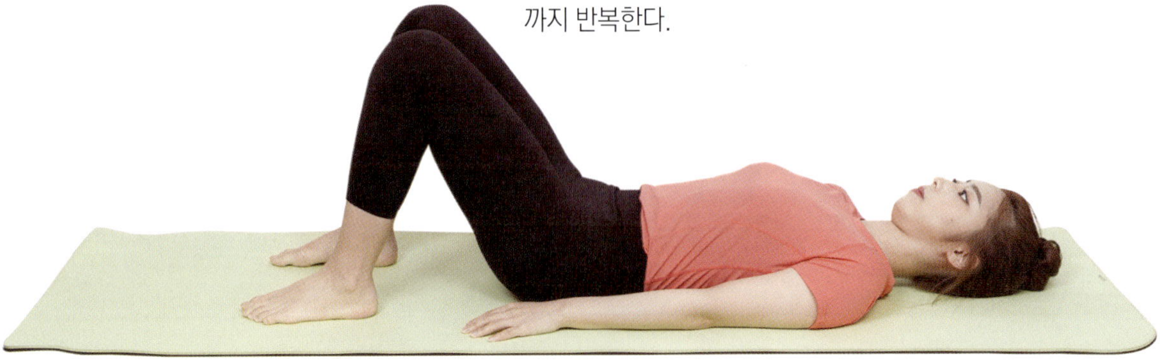

작용근	관찰	주의사항
코어안정근, 엉덩관절 폄근, 척추세움근, 넙다리뒤근	• 척추분절 움직임 제한 • 엉덩관절 폄 제한 • 코어안정성	• 골반은 수평으로 유지하며, 허리는 양쪽에 같이 길어진 상태이며 가쪽굽힘이나 돌림이 일어나지 않도록 한다. • 발은 매트로 밀고, 골반바닥을 들어 올리면서 궁둥뼈를 무릎 쪽으로 가볍게 당기는 것을 생각하여 엉덩관절 폄근(특히 넙다리뒤근) 사용을 강조한다. 무릎관절 폄근은 시작자세에서 넙다리를 위로 올리도록 돕는다. • 팔로 매트를 밀어 어깨관절 폄근이 상체의 들어올림을 보조하도록 한다. • 무릎은 운동 내내 앞쪽으로 향한 상태이며, 평행하게 유지되고 있는지 확인한다. • 양발에 같은 무게를 배분하고 발이 안 또는 밖으로 돌려져 있지 않는지 발 정렬을 확인한다.

25 스파인 컬

Spine curls

목표

- 척추와 엉덩관절 운동
- 코어안정성 도전
- 팔이음뼈의 운동과 올바른 어깨위팔리듬 향상

시작자세

- 무릎 세우고 바로누운자세
- 양팔을 머리 위로 올려 바닥에 닿지 않도록 한다.

Step 1 ▶▷▷

1 숨을 들이마시면서 준비한다.

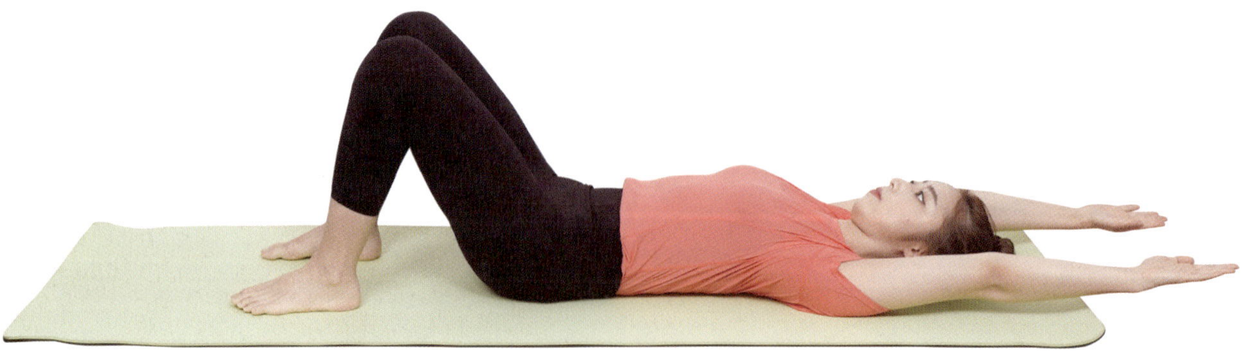

2 숨을 내쉬면서 골반 뒤기울임을 시작으로 척추 마디를 굴려 매트에서 하나씩 떨어지게 한다. 어깨뼈까지 척추를 굴린다. 숨을 들이마시면서 자세를 유지한다.

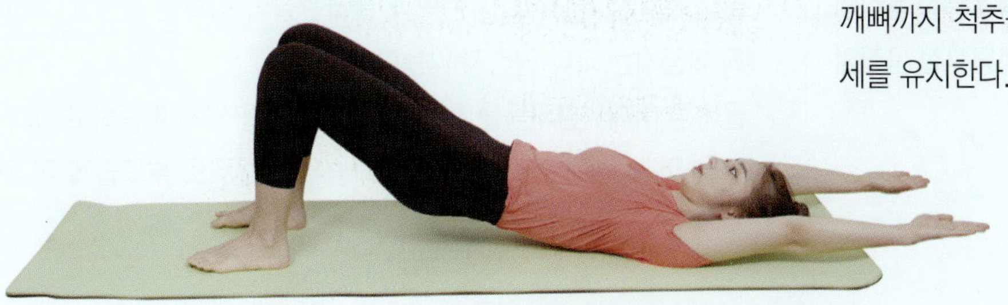

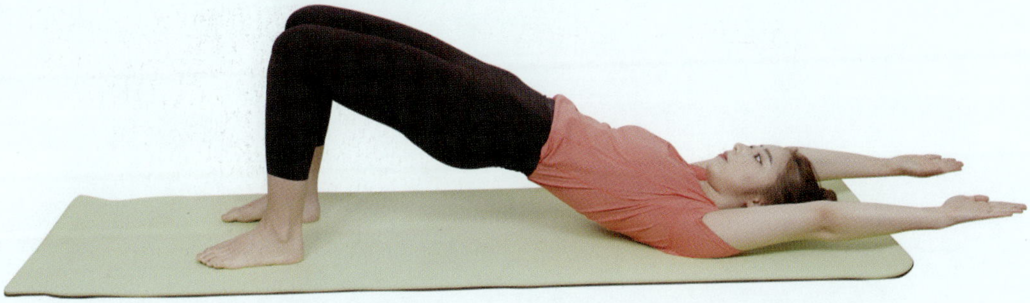

3 숨을 내쉬면서 팔의 위치를 유지하며 복장뼈부터 척추를 한 마디씩 매트에 다시 놓여지게 굴린다. 골반을 다시 매트 위에 반환하고 중립상태로 이완한다. 10회 반복한다.

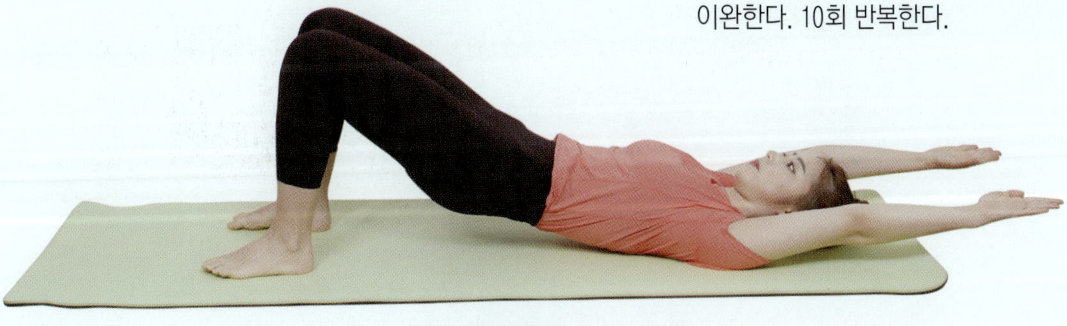

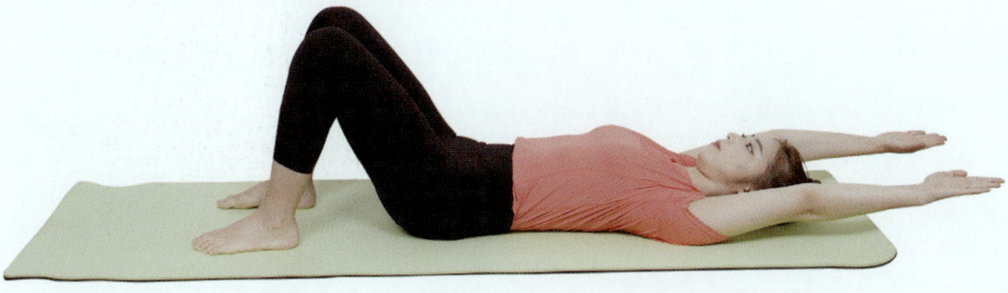

작용근	관찰	주의사항
코어안정근, 척추굽힘근 및 폄근, 엉덩관절 굽힘근 및 폄근	• 척추분절 움직임 • 엉덩관절 움직임	• 팔의 길이를 유지하고, 손목과 팔꿉관절의 정확한 정렬을 확인하되 팔꿈치는 과다 폄하지 않는다. • 올바른 어깨위팔리듬을 확인한다. 위팔뼈를 먼저 이동하고 그다음 팔을 머리 위로 올려 어깨뼈가 가슴우리 주위로 부드럽게 미끄러지게 한다.

2. 바로누운자세에서의 매트 필라테스

26 숄더 브릿지 - 예비동작

Shoulder bridge

목표

- 코어와 척추의 안정성
- 넙다리뒤근 강화
- 척추분절

시작자세

- 무릎 세우고 바로누운자세

Step 1 ▶▷▷

1 숨을 들이마시면서 준비한다.

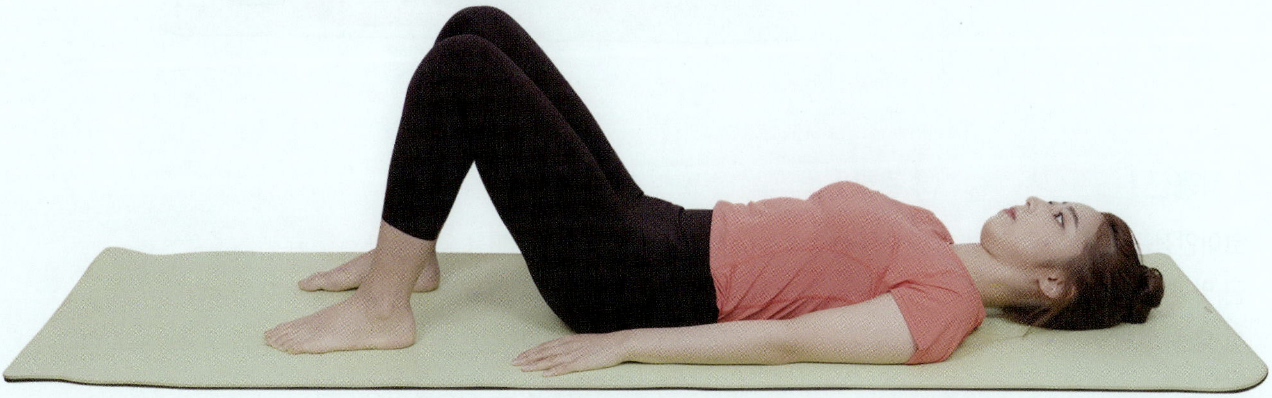

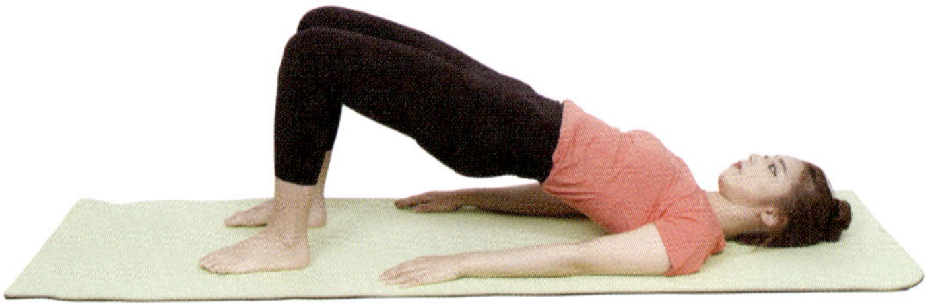

2 숨을 내쉬면서 골반 뒤기울임을 시작으로 척추 마디를 굴려 하나씩 매트에서 떨어지게 하여 어깨뼈 끝까지 척추를 굴린다.
숨을 들이마시면서 자세를 유지하며 골반은 중립인 상태에서 척추를 길게 한다. 팔을 길게 하고 가슴을 넓게 한다.

3 숨을 내쉬면서 한쪽 다리의 무릎을 편다.
숨을 들이마시면서 한쪽 다리를 복귀시킨다 (반대쪽 다리도 동일한 방법으로 한다).

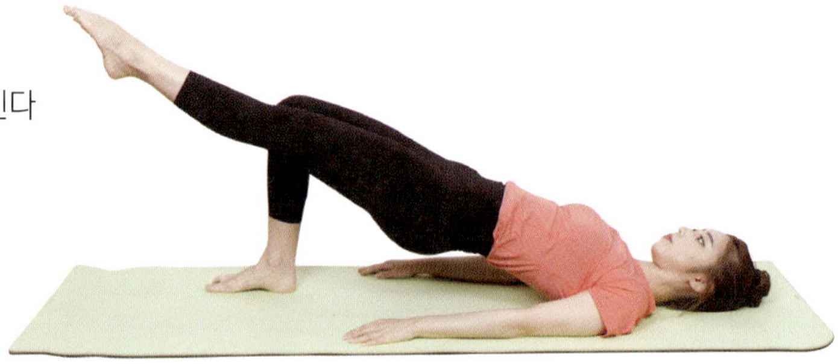

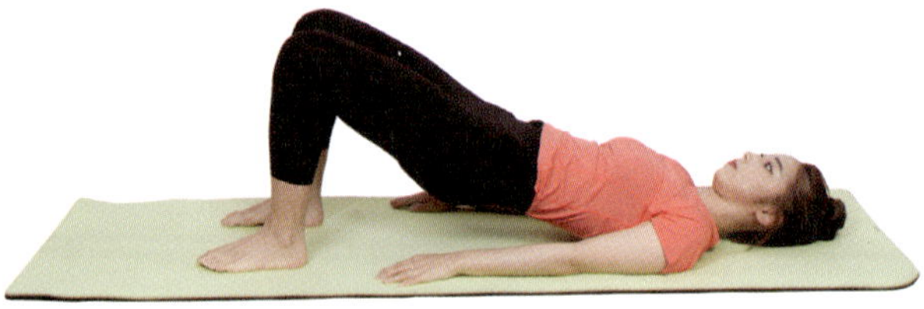

4 숨을 내쉬면서 복장뼈를 부드럽게 만드는 것을 시작으로 척추를 한 번에 한 마디씩 매트에 놓이게 굴린다. 골반을 매트 위로 복귀시킨다.
숨을 들이마시면서 자세를 유지하고 골반을 중립으로 놓는다. 10회 반복한다.

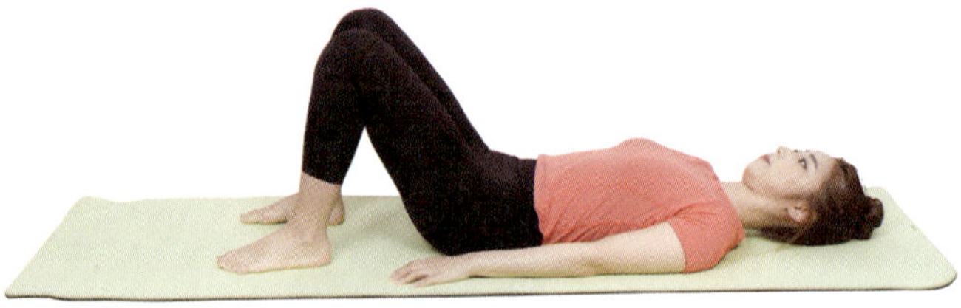

| 작용근 |

코어안정근, 엉덩관절 굽힘근 및 폄근, 무릎관절 굽힘근 및 폄근, 골반바닥근

| 관찰 |

- 척추분절의 움직임
- 골반과 엉덩관절의 움직임

| 주의사항 |

- 골반은 수평을 유지한다.
- 최종 위치에서 척추를 과다 폄하지 않는다.
- 양쪽 발에 같은 무게를 배분하고 발의 정렬을 유지한다.
- 무릎은 서로 평행을 유지한다.
- 한쪽 다리를 들어 펼 때 골반과 척추의 중립을 유지한다.

27 데드 버그

Dead bugs

목표

- 몸통의 안정성과 협응력 향상
- 코어, 엉덩관절 근육 강화
- 엉덩관절, 어깨관절 분리 운동

시작자세

- 바로누운자세
- 엉덩관절, 무릎관절을 90도로 굽혀 두 다리를 든다(double knee float).
- 두 팔을 가슴 위에 수직으로 올린다.
- 팔을 어깨 너비 간격으로 서로 평행하게 두고 손바닥은 마주보게 한다.
- 정강뼈가 바닥과 평행하도록 하고 다리는 골반 너비 정도로 벌림한다.
- 발목은 발바닥굽힘 상태로 유지한다.

Step 1 ▶▷▷

1 숨을 들이마시면서 준비한다.

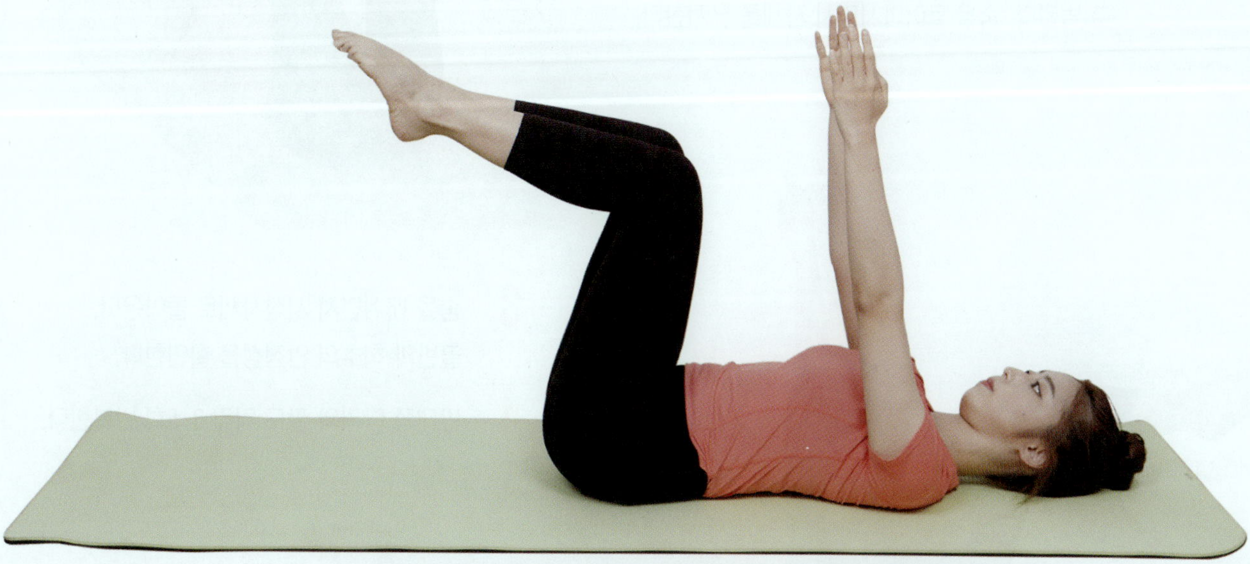

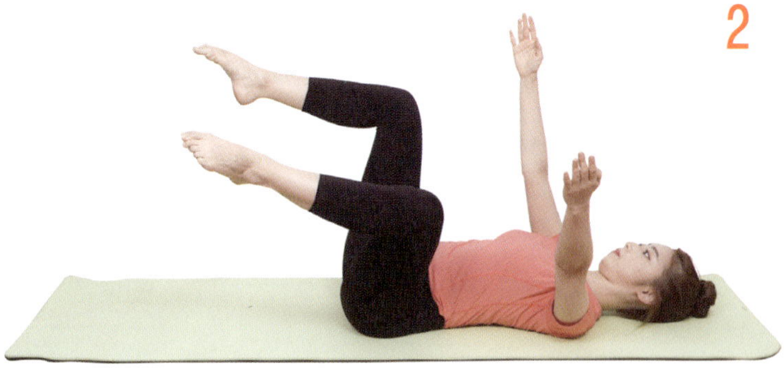

2 숨을 내쉬면서 골반을 안정적으로 유지하며 오른쪽 다리와 팔을 같은 각도와 같은 속도로 옆으로 벌린다. 숨을 들이마시면서 유지한다.

3 숨을 내쉬면서 시작위치로 다시 다리를 가져온다. 골반과 척추의 안정성을 다시 한 번 확인한다. 반대쪽 다리와 팔도 각각 3~5회 반복한다.

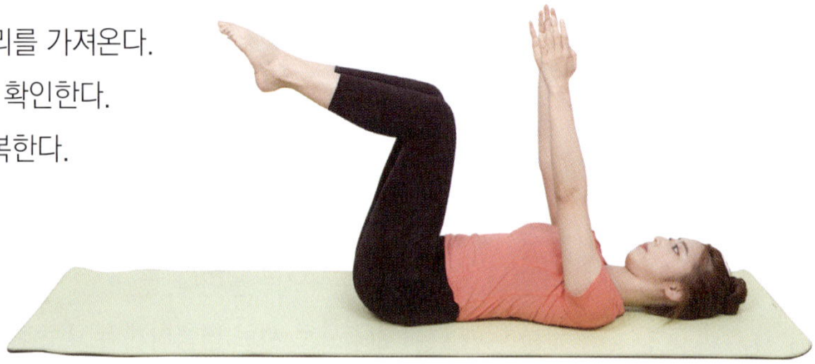

Step 2 ▶▷▷

1 숨을 들이마시면서 준비한다.

2 오른쪽 다리, 왼쪽 팔을 같은 속도와 각도로 옆으로 벌린다. 숨을 들이마시면서 자세를 유지한다.

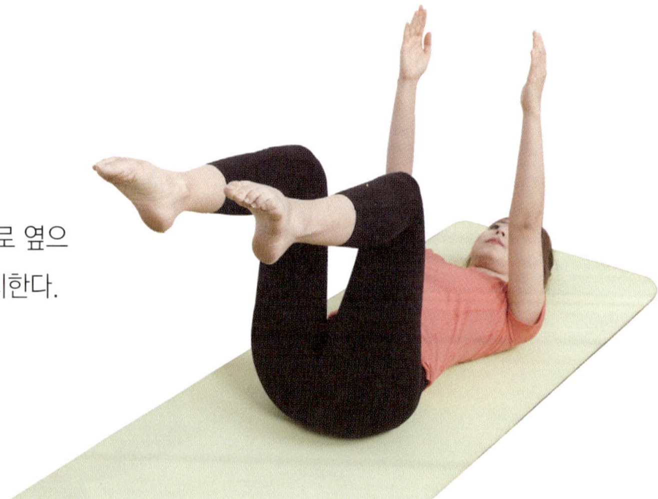

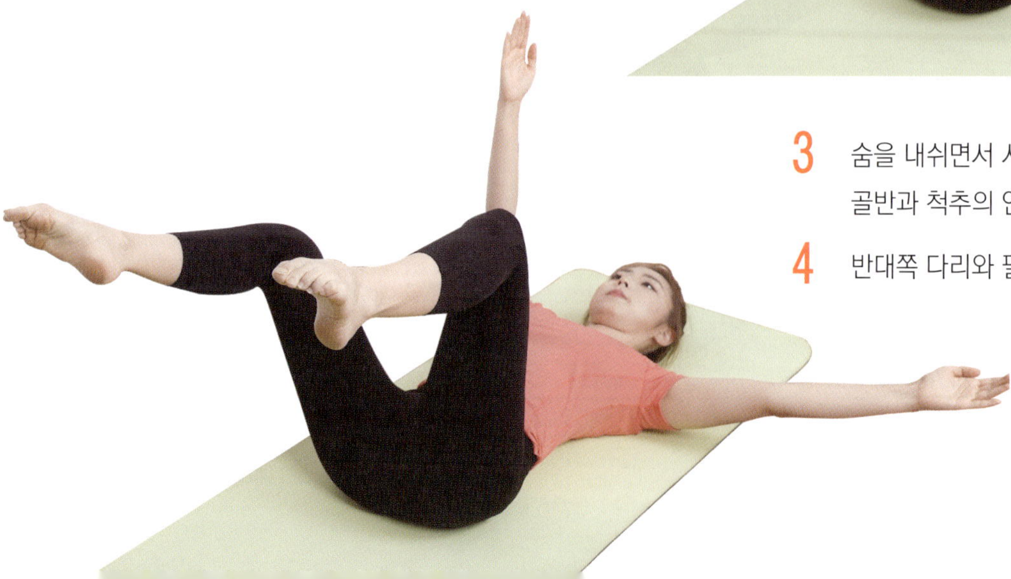

3 숨을 내쉬면서 시작자세로 돌아온다. 골반과 척추의 안정성을 확인한다.

4 반대쪽 다리와 팔도 각각 3~5회 반복한다.

Step 3 ▶▷▷

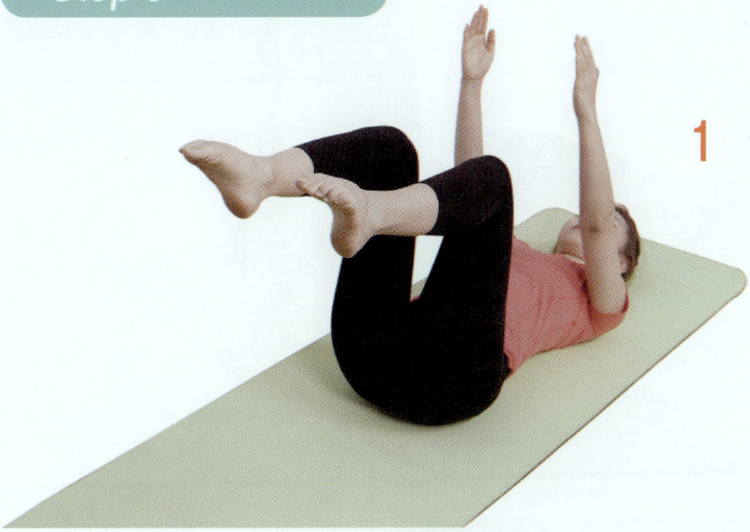

1 암 플로트 동작과 같이 팔을 천장을 향해 올린다.

2 숨을 들이마시고 내쉬면서 골반의 안정성을 유지하고 왼쪽 다리의 무릎을 펴고 아래로 이동, 왼쪽 팔을 머리 위로 이동한다.

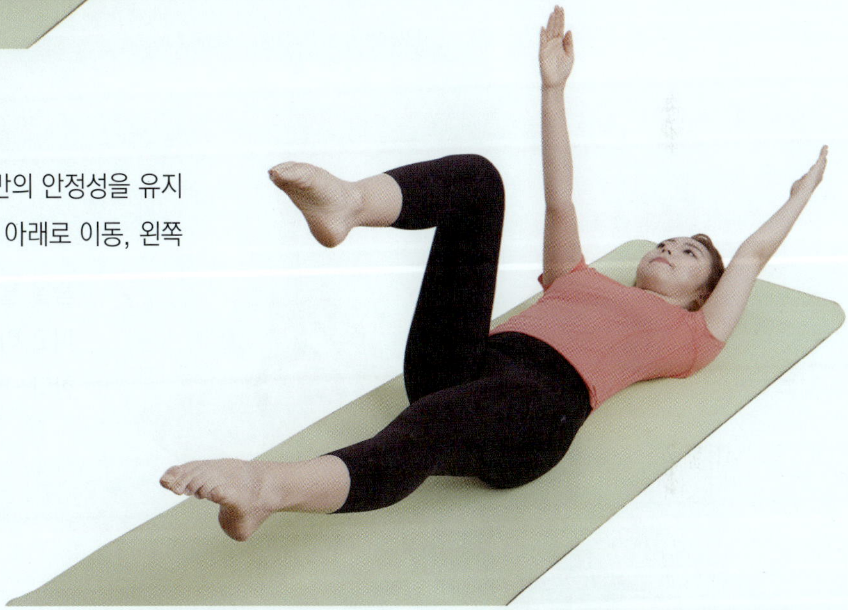

3 숨을 들이마시고 내쉬면서 시작자세로 돌아온다

4 반대쪽 다리와 팔도 각각 3~5회 반복한다.

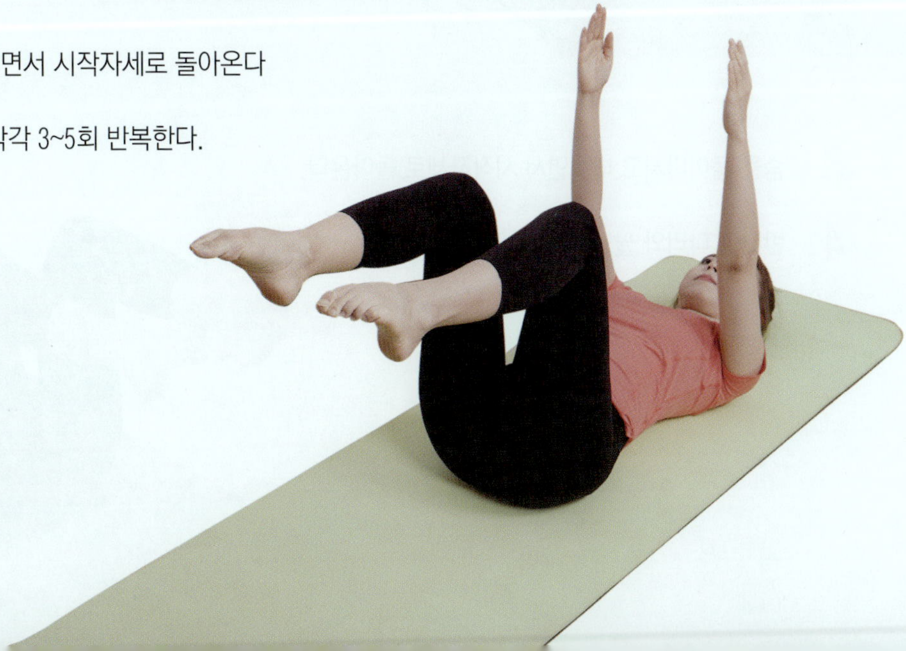

Step 4 ▶▷▷

1 숨을 들이마시면서 준비한다.

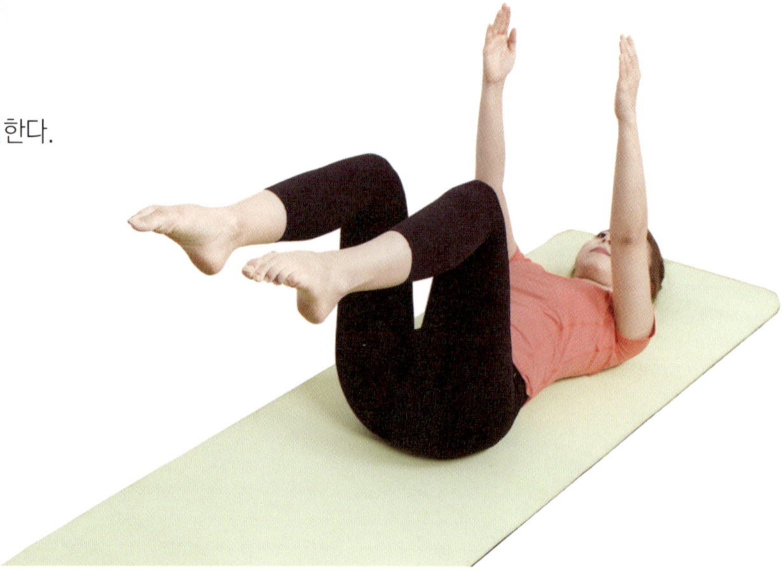

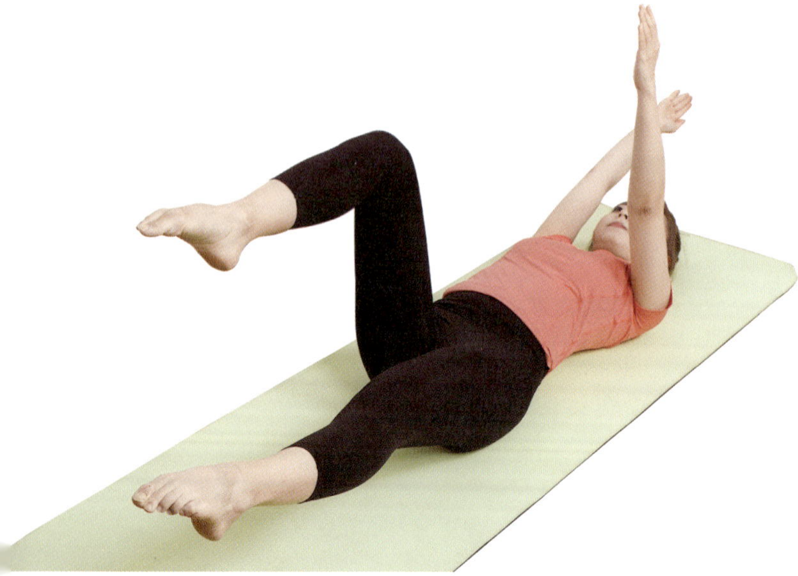

2 숨을 들이마시고 내쉬면서 왼쪽 다리의 무릎을 펴고 아래로 이동, 오른쪽 팔을 머리 위로 이동한다.

3 숨을 들이마시고 내쉬면서 시작자세로 돌아온다.

4 반대쪽 다리와 팔도 각각 3~5회 반복한다.

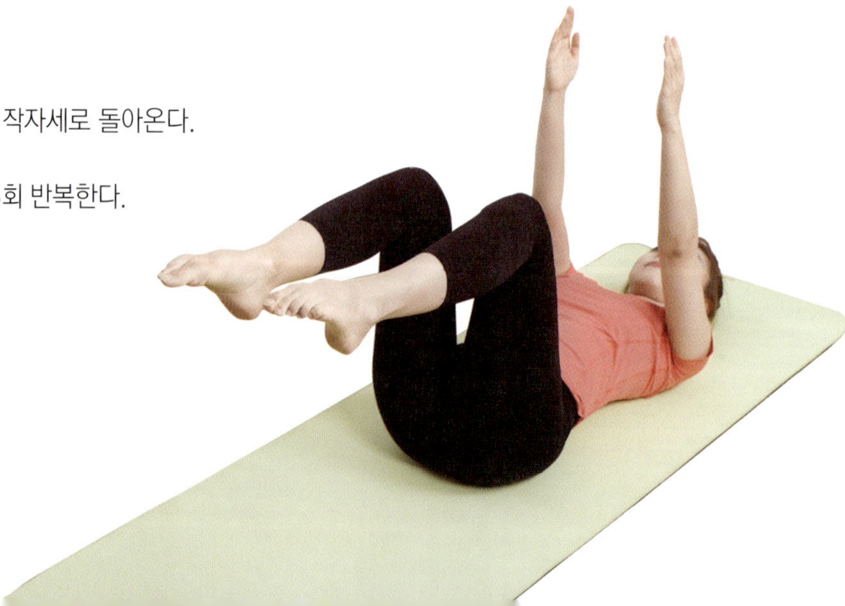

작용근	관찰	주의사항
코어안정근, 어깨의 벌림근, 모음근, 굽힘근, 폄근, 엉덩관절의 벌림근, 모음근, 굽힘근, 폄근	• 협응력 체크 • 골반과 척추의 안정성	• 운동 중 중립골반과 척추를 유지한다. • 운동 중 엉덩관절과 어깨관절의 전체 운동범위를 장려한다. • 운동 중 지지하는 다리와 팔의 움직임 없이 시행한다.

28 컬 업

Curl ups

목표

- 목과 등 척추의 운동
- 배 근육 강화

시작자세

- 무릎 세우고 바로누운자세

Step 1 ▶▷▷

1 숨을 들이마시면서 준비한다.

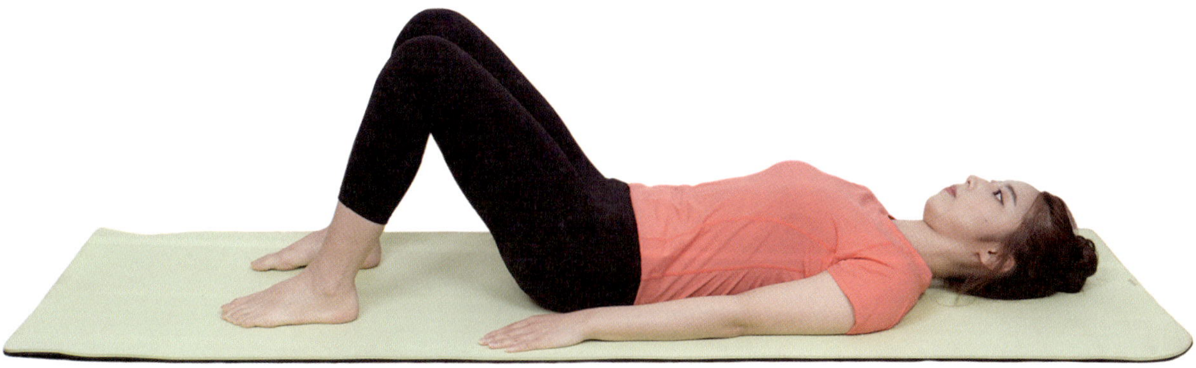

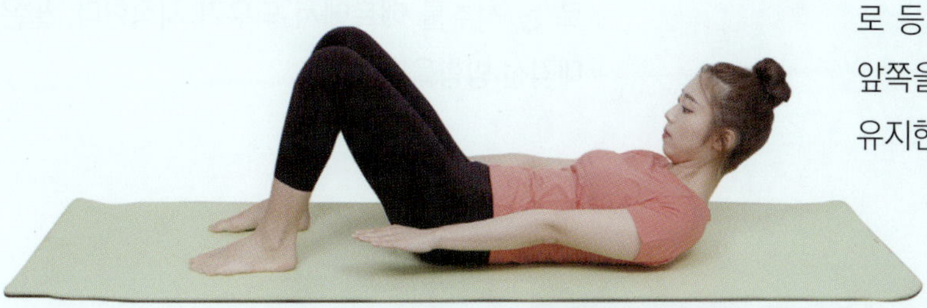

2 숨을 내쉬면서 목 끄덕임으로 시작하여 차례대로 등 척추를 매트에서 띄우기 시작한다. 팔은 앞쪽을 향한다(어깨 높이). 숨을 들이마시면서 유지한다.

3 숨을 내쉬면서 중심부터 척추를 차례대로 내려 시작위치로 돌아온다. 5회 반복한다.

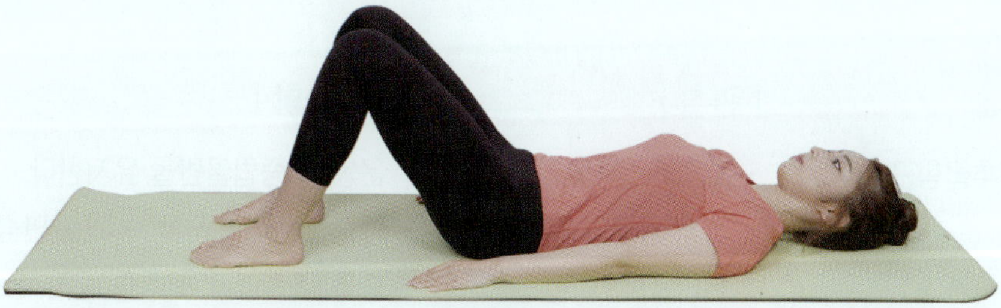

Step 2 ▶▷▷ 대각선(diagonal) 방향

1 숨을 들이마시면서 준비한다.

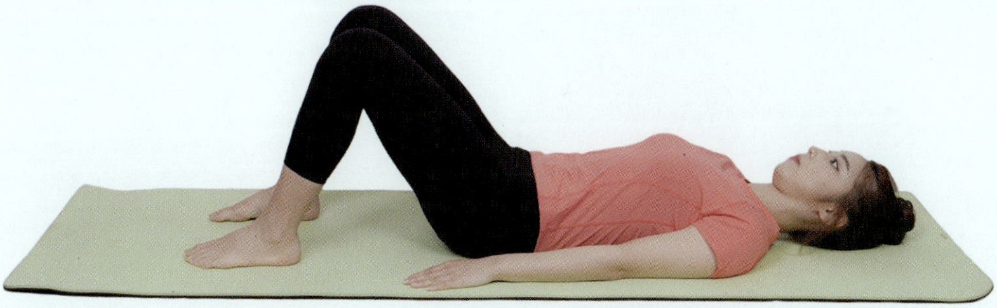

2 숨을 내쉬면서 목 끄덕임으로 시작하여 차례대로 등 척추를 매트에서 띄우기 시작한다. 팔은 대각선 방향을 향한다.

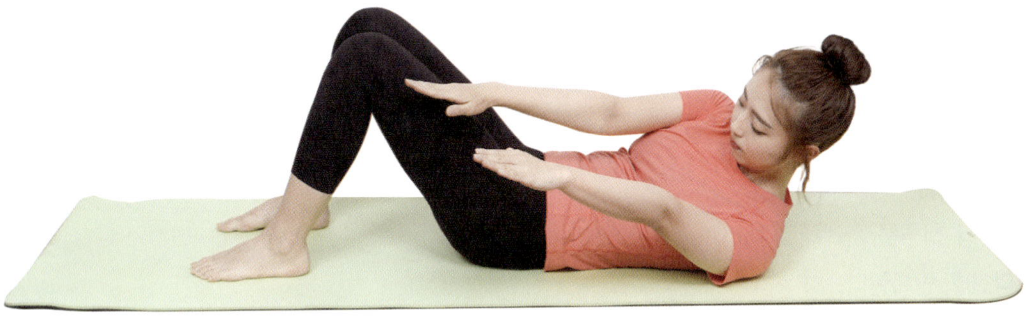

| 작용근 |

코어근육, 척추굽힘근

| 관찰 |

- 꼬리뼈 움직임
- 골반 움직임 제한(10° 뒤굽음)
- 골반바닥근 움직임

| 주의사항 |

- 운동 중 중립골반을 유지한다.
- 중립골반을 유지할 수 있는 만큼만 컬 업을 한다.
- 숨을 내쉬면서 척추를 순차적으로 굽힘시키며 갈비뼈 닫힘을 한다. 척추를 굽힘하기 전에 목뼈의 끄덕임으로 먼저 시작한다.
- 척추를 굽힘할 때 팔꿈치가 어깨 라인과 일치하도록 한다.
- 배 근육을 사용하여 몸통을 시작자세로 내리는 것을 조절한다. 척추 부위가 긴장되지 않도록 척추뼈를 하나씩 순차적으로 매트에 내리는 데 집중한다.
- 목을 길게 하고 긴장이 없어야 한다.

2. 바로누운자세에서의 매트 필라테스

29 벤트 레그 롤 업

Bent leg roll ups

목표

- 코어안정근 강화
- 척추분절

시작자세

- 무릎 세우고 바로누운자세
- 팔은 머리 위로 보내고 손바닥은 위를 향한다.

Step 1 ▶▷▷

1 숨을 들이마시면서 팔을 들어 올려 머리 위로 놓는다.
동시에 골반을 뒤 쪽으로 기울이면서 턱을 가슴 쪽으로 당긴다.

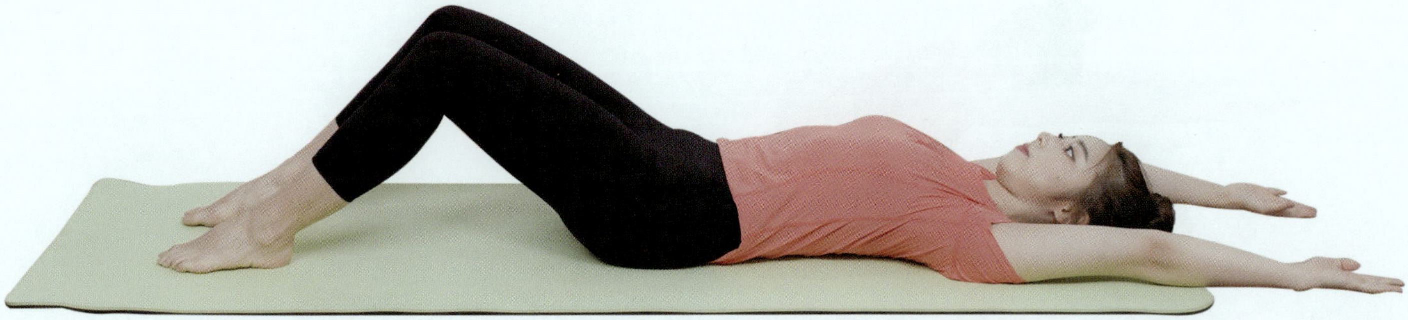

2 숨을 내쉬면서 목뼈를 굽힘으로 시작으로 척추를 차례로 분절하면서 앉는 자세를 취하고 무릎을 펴한다. 팔은 천장 쪽으로 올려 발 끝을 향하면서 호흡을 조절한다.

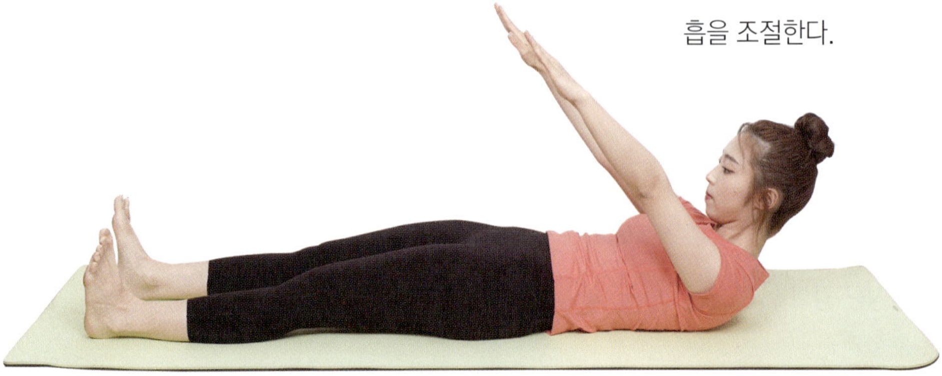

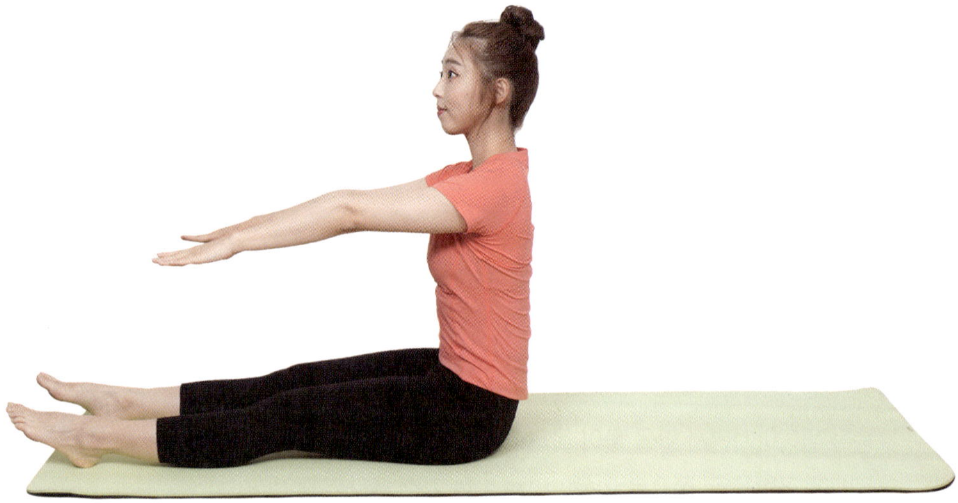

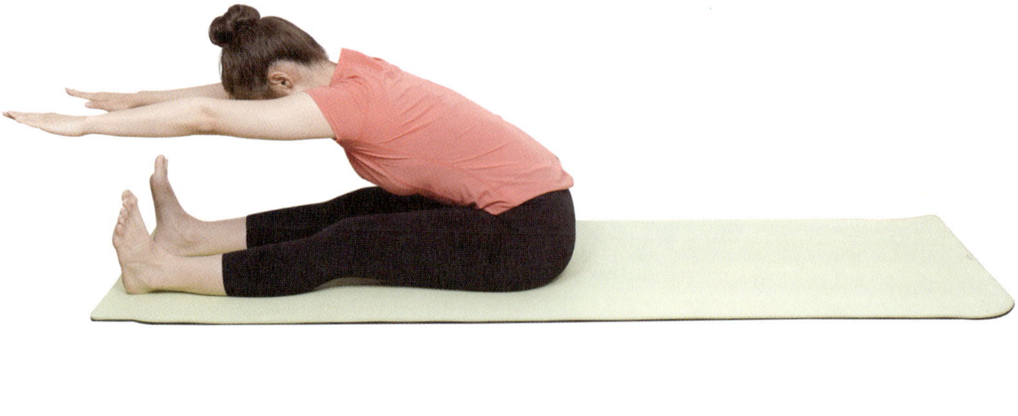

3 숨을 들이마시고 내쉬면서 골반을 뒤쪽으로 기울이기 시작하여 척추분절을 하면서 팔을 머리위로 올려 시작자세로 돌아간다. 10회 반복한다.

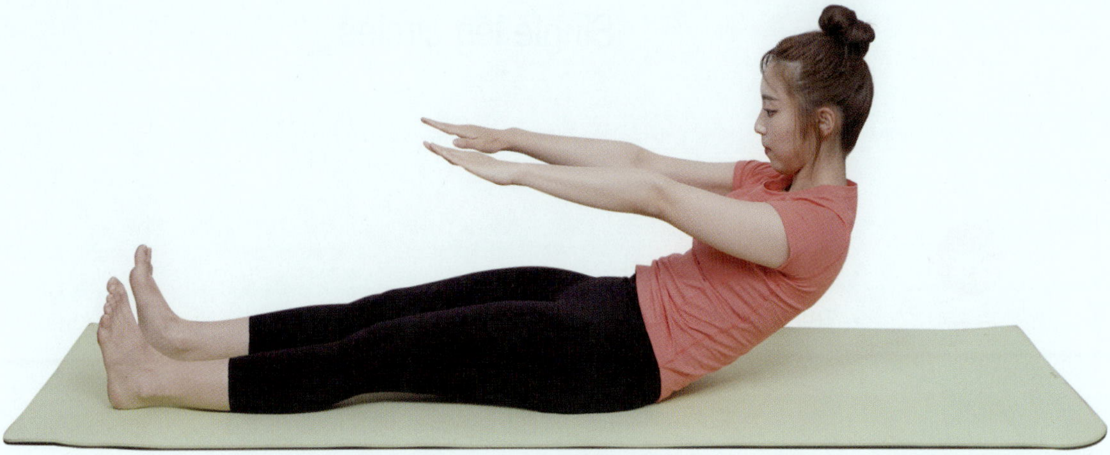

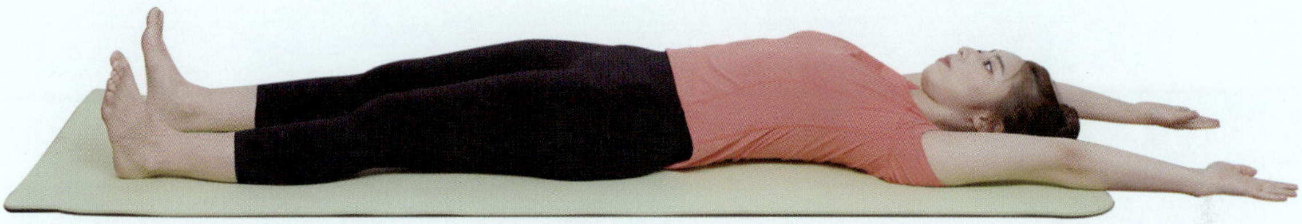

작용근	관찰	주의사항
코어안정근, 엉덩관절 굽힘근 및 폄근, 목굽힘근	• 코어의 안정성과 힘 • 척추분절의 움직임	• 몸통을 들어 올릴 때 배 벽을 끌어 당겨 골반을 앞쪽 경사한다. • 몸통을 들어 올릴 때 배 굽힘 근육을 이용한다. • 머리를 과도하게 굽힘하지 않는다. • 발을 발바닥굽힘 한다.

2. 바로누운자세에서의 매트 필라테스

30 싱글 레그 서클 - 예비동작

Single leg circles

목표

- 엉덩관절 운동과 이완
- 골반과 척추의 안정성 및 골반으로부터 허벅지 분리

시작자세

- 무릎 세우고 바로누운자세

Step 1 ▶▷▷

1 숨을 들이마시면서 준비한다.

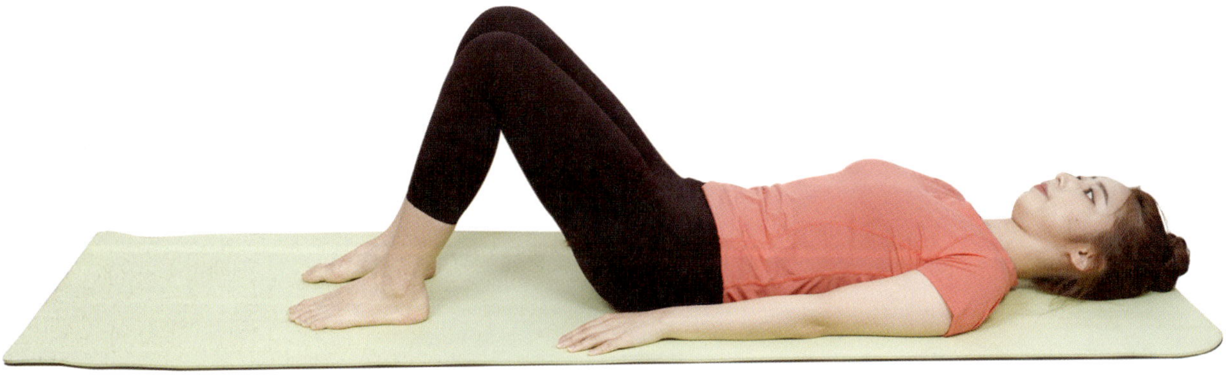

2 숨을 내쉬면서 안정적이고 움직임 없이 골반을 유지하면서 왼쪽 다리의 무릎을 펴고 엉덩관절을 굽힘시켜 위로 올린다. 원을 만드는 동안은 자연스럽게 숨을 쉰다.

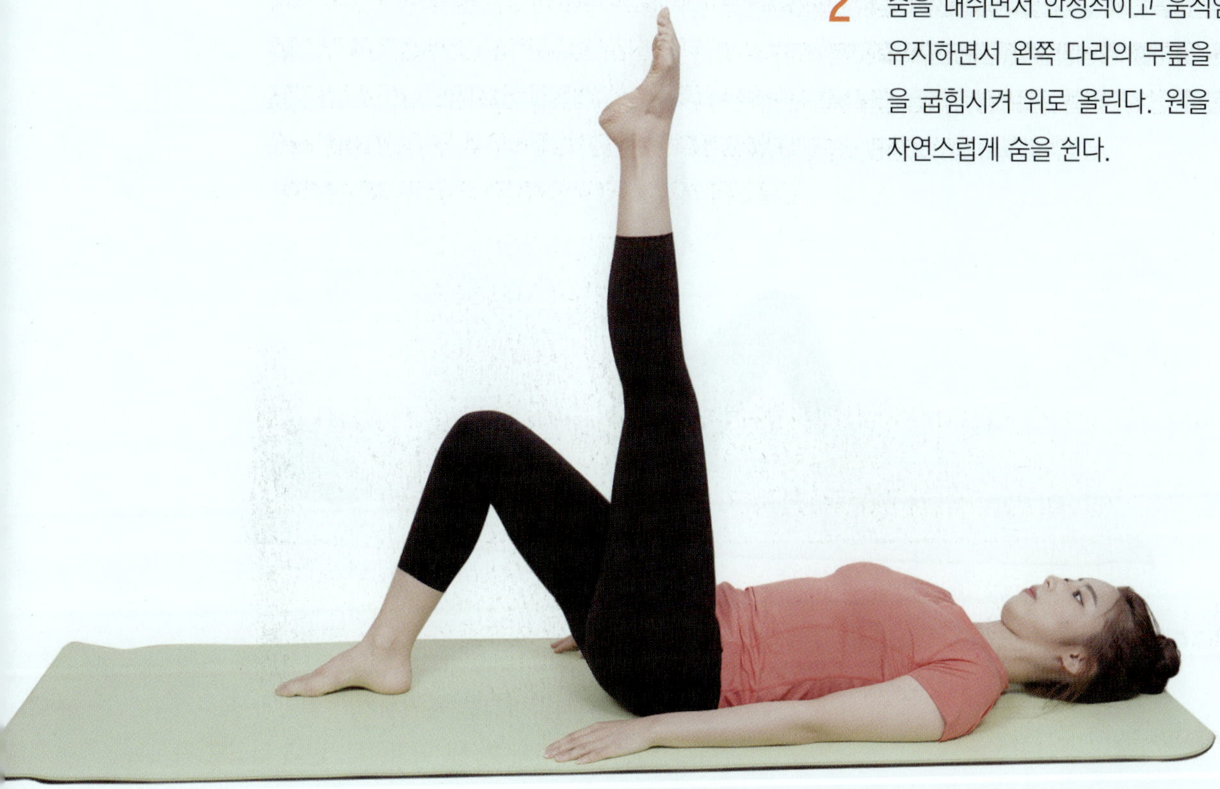

3 안정적인 골반을 유지하면서 다리로 원을 그리기 위해 아래로 내려갔다가 다시 올라오면서 시작위치로 돌아온다. 골반의 위치를 손상시키지 않고 다리를 몸쪽으로 최대한 가까이 당긴다.

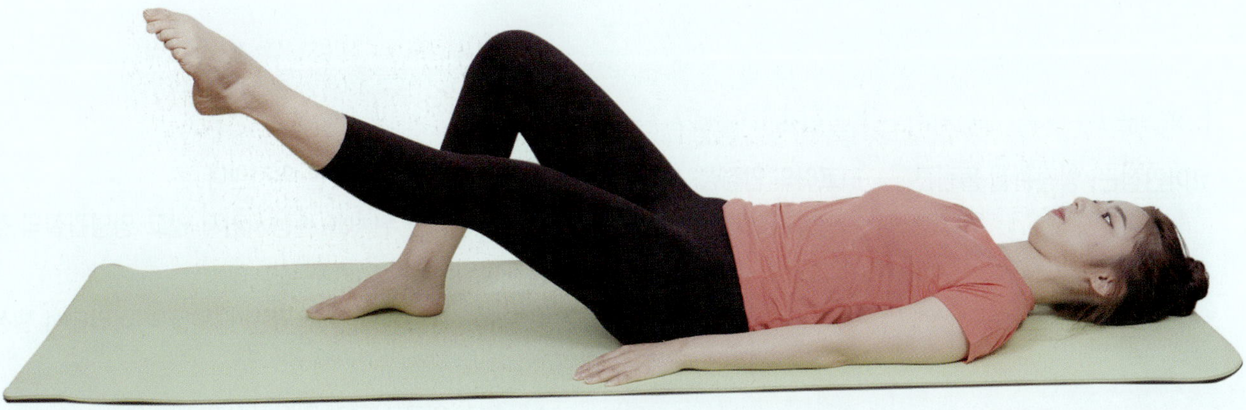

4 5회 반복 후 반대 방향으로 5회 반복한다. 다리의 위치를 엉덩관절과 같은 선으로 유지한다.

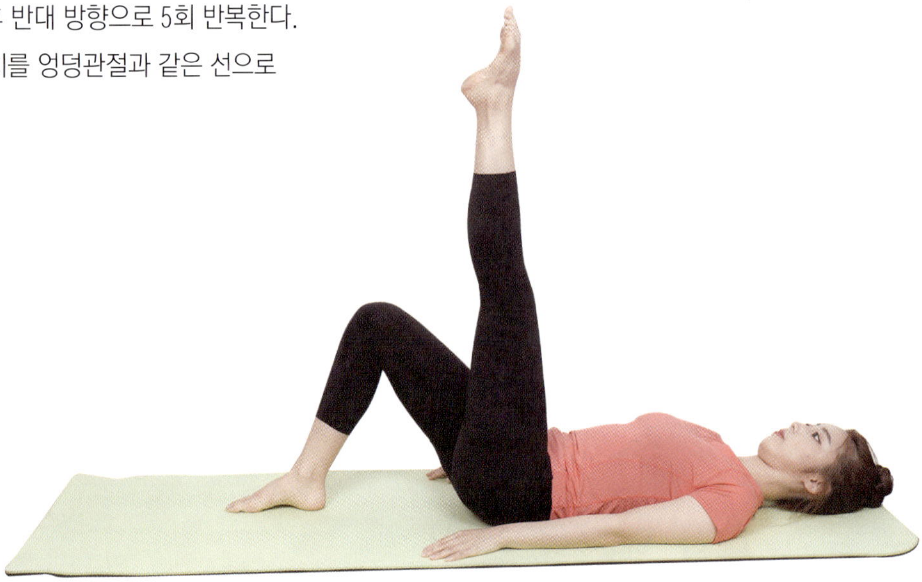

5 다리를 시작위치로 복귀시키고 골반과 척추의 안정성을 다시 한 번 확인한다. 반대 다리도 각 방향으로 5회 반복한다.

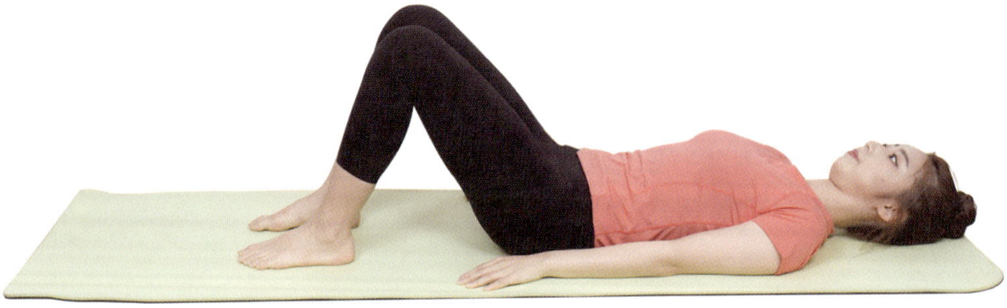

| 작용근 |

코어안정근, 엉덩관절 돌림근

| 관찰 |

- 코어의 안정성
- 엉덩관절의 움직임

| 주의사항 |

- 운동 중 중립골반과 척추를 유지한다.
- 골반의 안정적인 위치를 손상시키지 않고 엉덩관절의 작은 운동범위를 시작으로 한다.
- 운동은 엉덩관절의 소켓에 있는 대퇴골의 머리에서 발생되어야 한다.
- 가슴은 열려 있고 상체가 긴장하지 않게 한다.

31 헌드레드 - 예비동작

Hundreds

목표

- 마음과 몸을 연결하고 호흡 패턴에 초점을 맞춤
- 코어근육 강화

시작자세

- 바로누운자세
- 두 다리 굽히고 들기(double knee fold)
- 다리는 평행하고 모음 상태

Step 1 ▶▷▷

1 숨을 들이마시면서 준비한다.

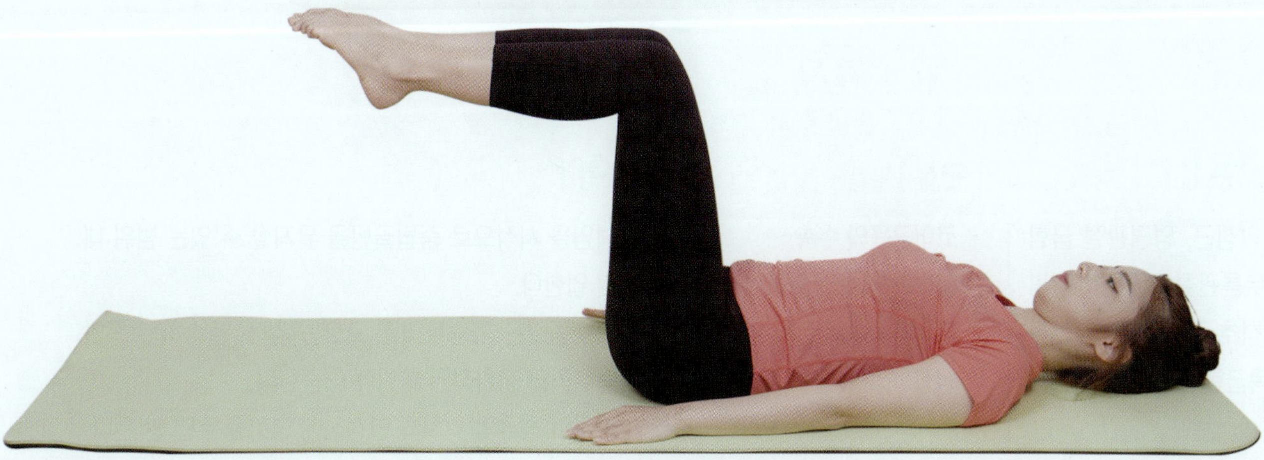

2 숨을 내쉬면서 컬 업과 함께 팔을 매트로부터 약간 올린다.
숨을 들이마시면서 머리와 척추의 굽힘된 자세를 안정적으로 유지한다. 5까지 세면서 팔을 위아래로 5회 올리고 내린다. 호흡을 가슴우리로 넓게 하면서 코어의 연결을 유지하는 데 중점을 둔다.
숨을 내쉬면서 머리와 척추의 굽힘된 자세를 안정적으로 유지한다. 다시 5까지 세면서 팔을 위아래로 5회 올리고 내린다. 총 10세트(100회) 시행한다.

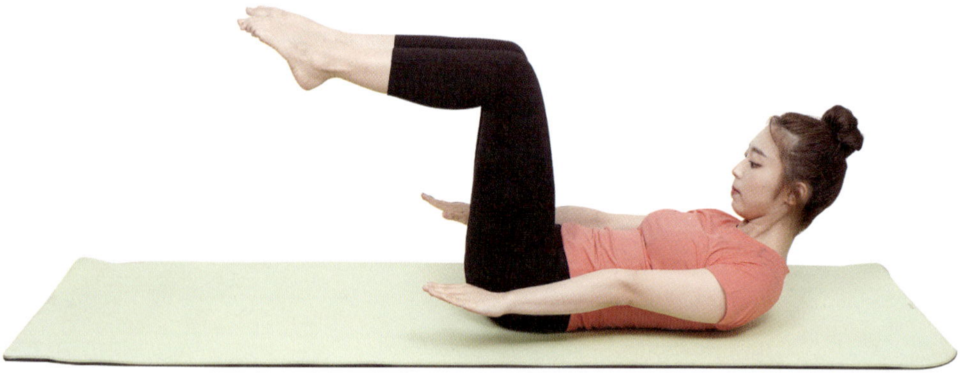

3 숨을 들이마시면서 자세를 유지하고 숨을 내쉬면서 컬 다운하여 시작위치로 되돌아간다.

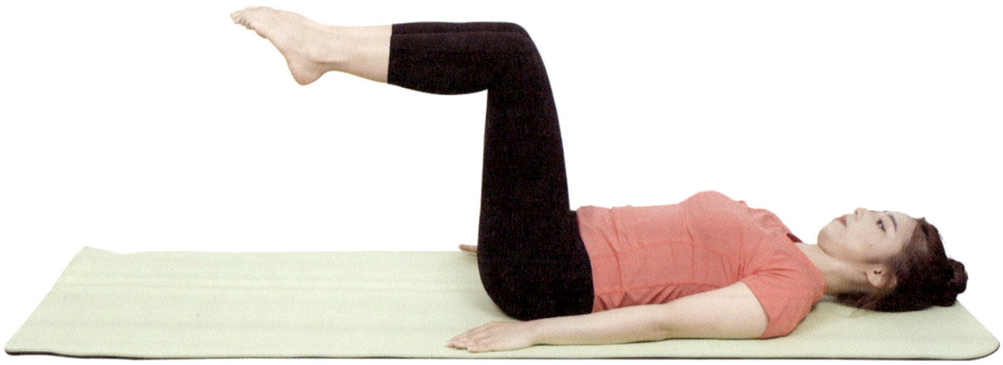

| 작용근 |

코어안정근, 엉덩관절 굽힘근, 무릎관절 굽힘근 및 폄근, 척추굽힘근, 어깨안정근, 목굽힘근

| 관찰 |

- 코어근육의 수축
- 골반과 척추의 중립
- 머리와 어깨관절의 안정성

| 주의사항 |

- 목 끄덕임을 시작으로 중립골반을 유지할 수 있는 범위 내에서 컬 업한다.
- 날숨하는 동안은 가슴우리를 모으는 것에, 들숨하는 동안은 가슴우리의 점차적인 확장에 집중한다.
- 팔의 동작이 척추의 위치와 안정성에 영향을 주면 안 된다.
- 팔꿉관절이 과다 폄되지 않도록 한다.

2. 바로누운자세에서의 매트 필라테스

32 싱글 레그 스트레치 - 예비동작

Single leg stretches

목표

- 코어의 안정성 및 근력 증가
- 엉덩관절 운동
- 골반과 척추의 안정성
- 싱글 레그 스트레치 준비

시작자세

- 무릎 세우고 바로누운자세

Step 1 ▶▷▷

1 숨을 들이마시면서 준비한다.

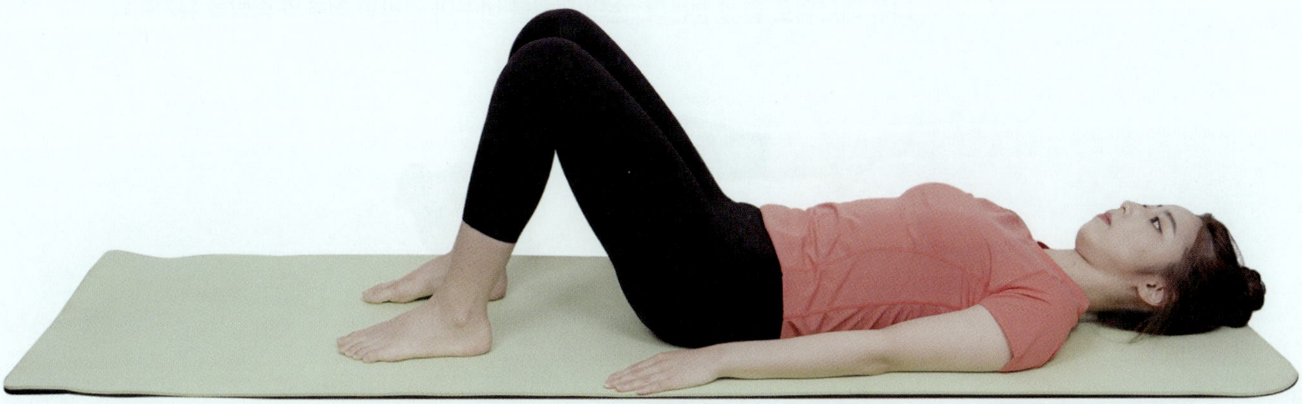

2 엉덩관절, 무릎관절을 90도로 굽혀 두 다리를 든다(double knee float).

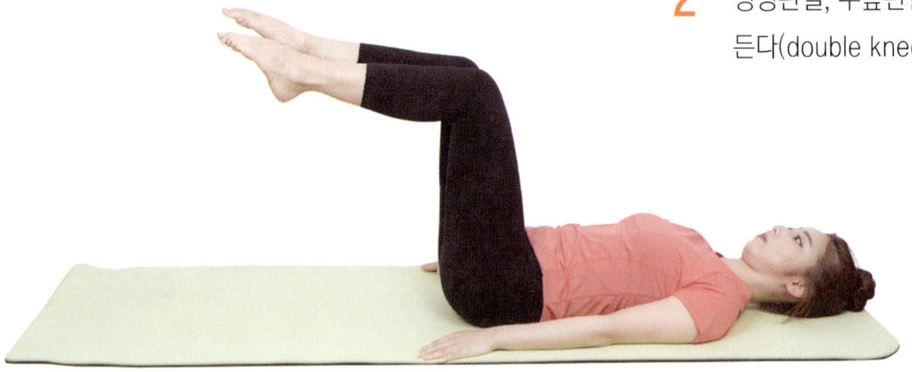

3 숨을 내쉬면서 골반을 안정적으로 유지하며 오른쪽 엉덩관절을 굽힘하여 다리를 몸 쪽으로 접는다. 머리와 상체를 들어올려 무릎에 두 손을 얹고 가슴을 개방한다. 왼쪽 다리는 몸통으로부터 떨어지게 매트를 따라 뻗는다(45도).

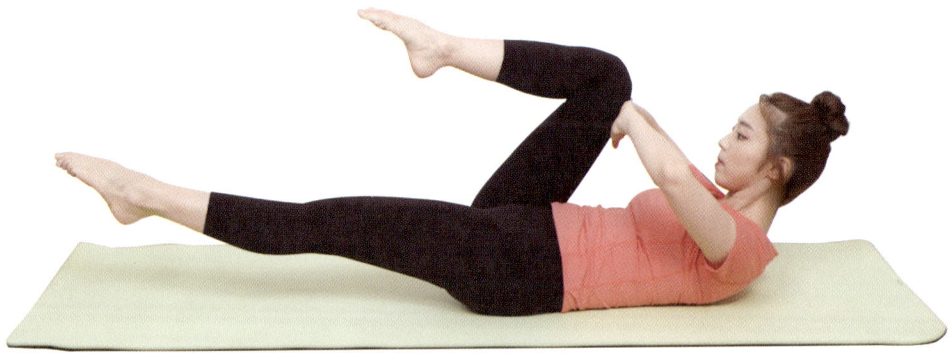

4 숨을 들이마시면서 자세를 유지한다. 왼쪽 다리를 몸통 방향으로 당기고 오른쪽 다리를 매트 위로 길게 뻗는다(45도). 골반과 척추의 중립을 유지한다.
숨을 들이마시면서 자세를 유지하며 오른쪽 다리를 몸통 방향으로 당기고 왼쪽 다리를 매트위로 길게 뻗는다. 손의 위치를 바꾸며 골반과 척추의 중립을 유지한다.

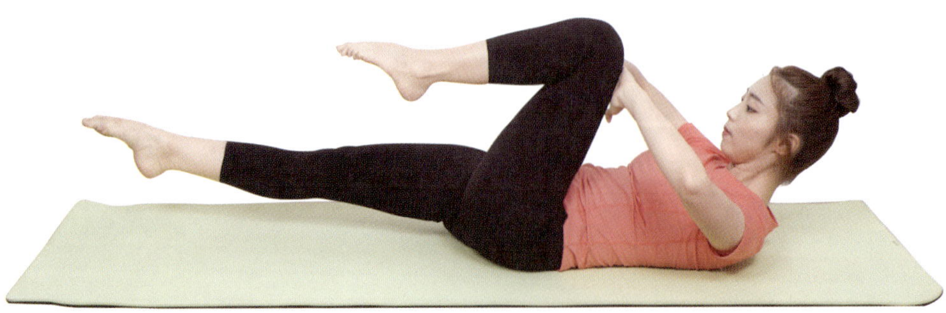

5 시작위치로 돌아온다.
양쪽 모두 5~10회 반복한다.

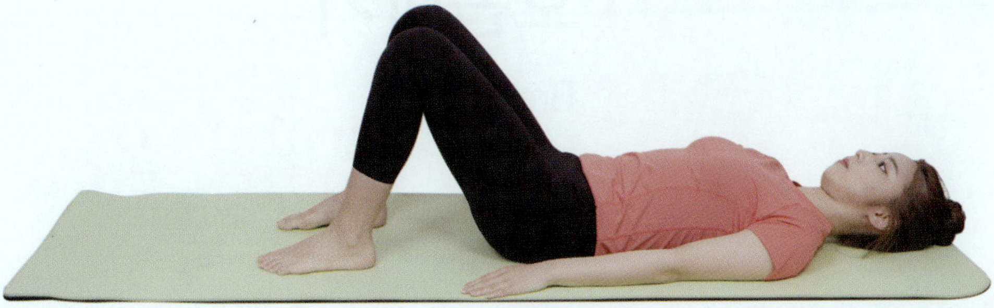

| 작용근 |	**| 관찰 |**	**| 주의사항 |**
코어안정근, 엉덩관절 굽힘근 및 폄근, 무릎관절 굽힘근 및 폄근, 어깨안정근, 목 굽힘근	• 코어의 안정성 • 엉덩관절과 다리의 움직임	• 운동은 제어하지만 자연스럽게 물 흐르듯이 이루어져야 한다. • 골반의 안정적인 위치에서 엉덩관절 굽힘 및 폄의 전체 범위를 장려한다. • 다리를 펼 때 무릎관절이 과다 폄되지 않도록 한다. • 운동 내내 부드럽게 발바닥굽힘한다. 발가락 긴장으로 인해 굽힘되지 않도록 한다. • 운동 내내 다리의 정렬을 유지한다. • 운동 내내 컬 업 상태를 유지한다. • 다리의 움직임을 컨트롤하는 타이밍이 필수적이다.

3. 엎드려누운자세에서의 매트 필라테스

01 호흡하기

Breathing

목표

- 엎드려누운자세에서 코어안정근

시작자세

- 엎드려누운자세
- 골반과 척추는 중립 상태
- 발은 골반 너비의 평행 상태
- 손끝은 모으고 팔꿈치는 굽힌다. 이마에 손 등을 놓는다(이 위치는 개인별 자세에 따라 다를 수 있다).

Step 1 ▶▷▷

1 숨을 들이마시면서 자세를 준비한다.

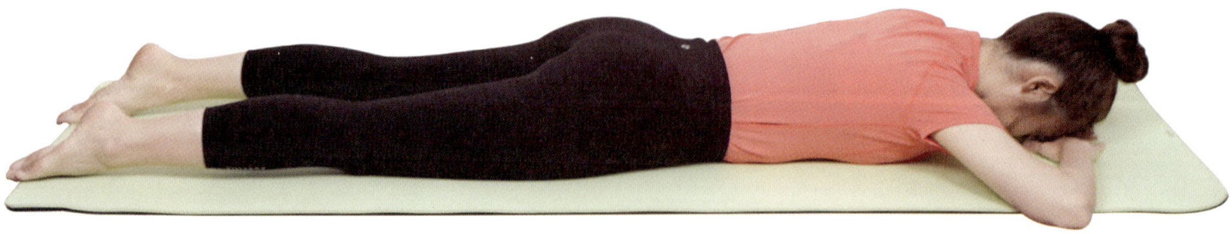

2 숨을 내쉬면서 배 부위를 등쪽으로 밀어 내쉬는 호흡을 충분하게 하며, 배꼽이 바닥에서 많이 떨어지게 한다. 갈비뼈 아래 부분은 매트와 접촉을 유지하고 양쪽 다리를 붙여 골반바닥근에 힘을 준다(두 발을 붙이면서 엉덩이를 강하게 수축시킨다).
숨을 들이마시면서 유지하고 내쉬면서 시작위치로 돌아온다. 10번까지 반복한다.

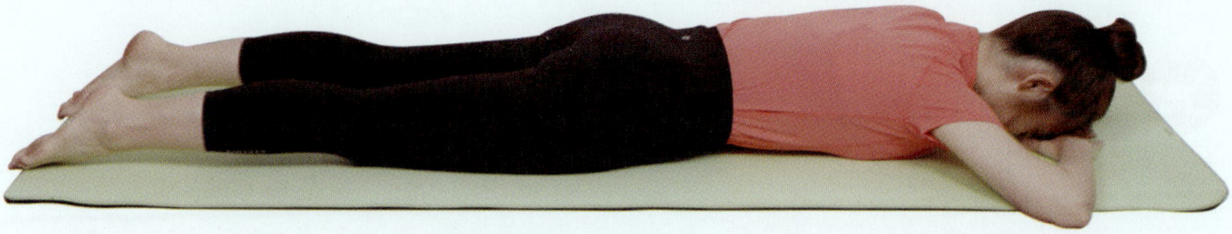

작용근	관찰	주의사항
코어안정근	• 갈비뼈 아래 부분이 바닥과 접촉 (배꼽이 바닥에서 떨어지는지) • 어깨안정성 확인	• 팔에 너무 힘을 주지 않는다. • 어깨관절의 앞면은 열고 긴장이 없어야 한다.

02 싱글 엘보우 업

Single elbow up

목표

- 어깨의 유연성 운동
- 어깨의 안정성 인식

시작자세

- 엎드려누운자세
- 골반과 척추는 중립 상태
- 발은 골반 너비의 평행 상태
- 한쪽 손끝은 모으고 팔꿉은 굽힌다. 이마에 손등을 놓는다(이 위치는 개인별 자세에 따라 다를 수 있다. 어깨 거들이 이완할 수 없다면 팔을 좀 더 벌릴 수 있다).
- 한 쪽 손끝이 앞위엉덩뼈가시(ASIS)를 터치하게 놓는다(손등이 바닥 쪽으로).

Step 1 ▶▷▷

1 숨을 들이마시면서 자세를 준비한다.

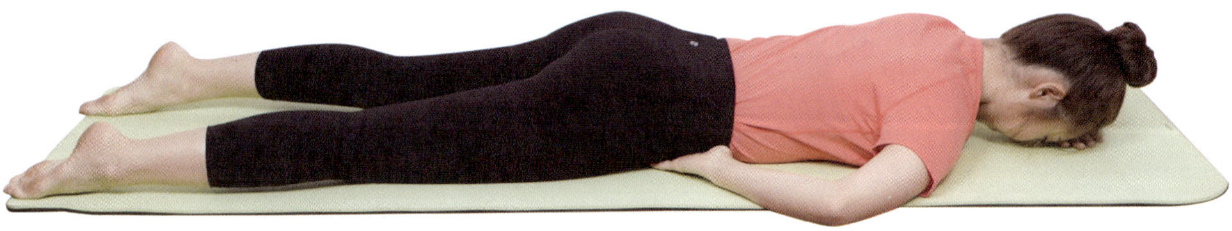

2 숨을 내쉬면서 팔꿈치를 올린다. 동작을 시행할 때 최소한의 어깨움직임을 허용한다.
숨을 들이마시면서 유지한다.

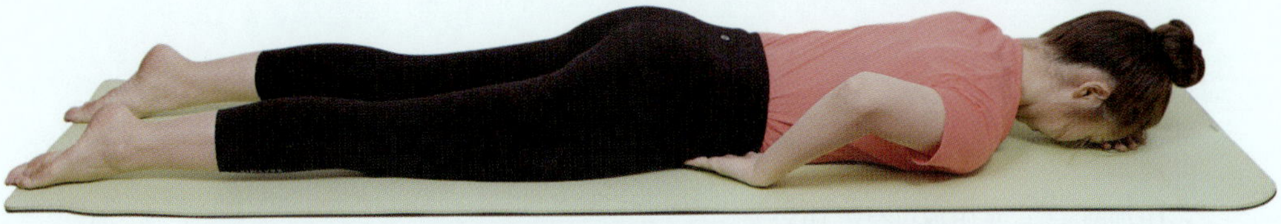

3 숨을 내쉬면서 부드럽게 팔을 아래로 이완해서 팔을 매트 위로 놓는다. 팔을 번갈아 가며 5회 반복한다.

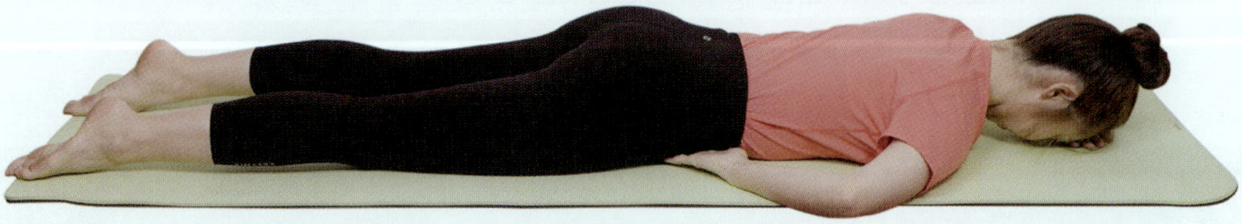

작용근	관찰	주의사항
어깨안정근	• 어깨관절의 움직임	• 목을 길게 하여 귀와 어깨 사이의 거리를 유지한다. • 운동 내내 머리가 안정되게 유지한다. • 팔을 최대한 길어지게 하되 팔꿉관절을 과다 폄하지 않는다. • 어깨관절의 움직임을 활성화한다.

03 숄더 풀 다운

Shoulder pull down

목표

- 어깨뼈 운동과 어깨관절의 이완
- 어깨 거들의 위치 인식

시작자세

- 엎드려누운자세
- 골반과 척추는 중립 상태이며, 필요한 경우 이마 밑에 쿠션을 놓는다.
- 팔은 몸 옆으로 길게 하여 매트에 놓는다. 손바닥은 천장을 향하게 한다.
- 다리를 길게 하고 골반 너비의 평형자세를 한다.

Step 1 ▶▷▷ 숄더 풀 다운(Shoulder pull down) 동작 – single

1 숨을 들이마시면서 자세를 준비한다.

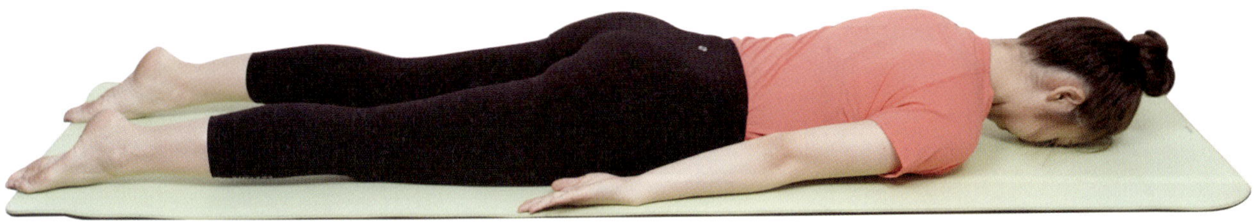

2 숨을 내쉬면서 머리를 길게 하며 살짝 들어 오른쪽 어깨를 밑으로 내린다. 숨을 들이마시면서 유지한다.

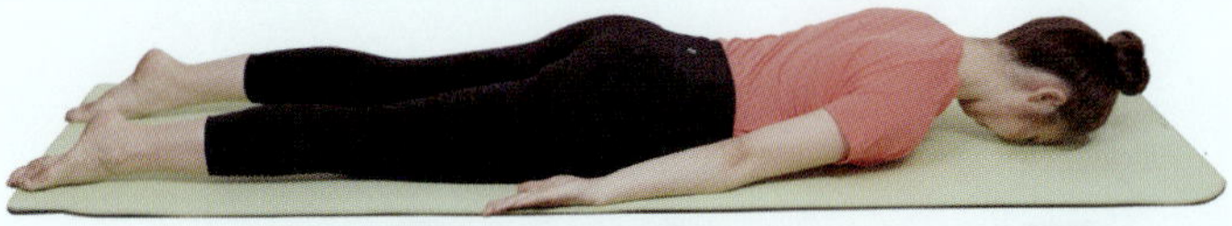

3 숨을 내쉬면서 부드럽게 팔을 아래로 이완해서 팔을 매트 위로 놓는다. 팔을 번갈아 가며 5회 반복한다.

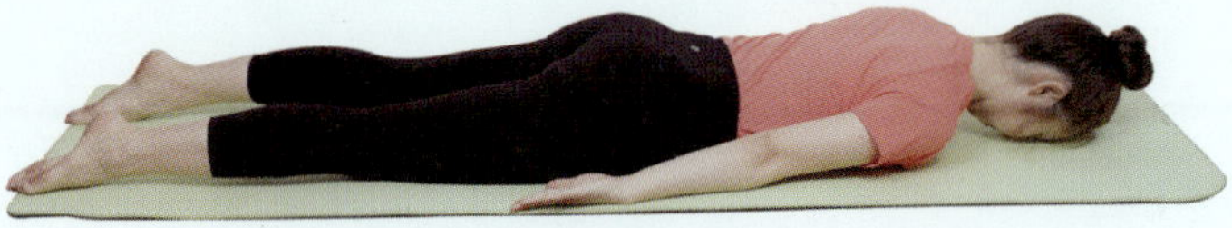

Step 2 ▶▷▷ 숄더 풀 다운(Shoulder pull down) 동작 - double

1 숨을 들이마시면서 자세를 준비한다.

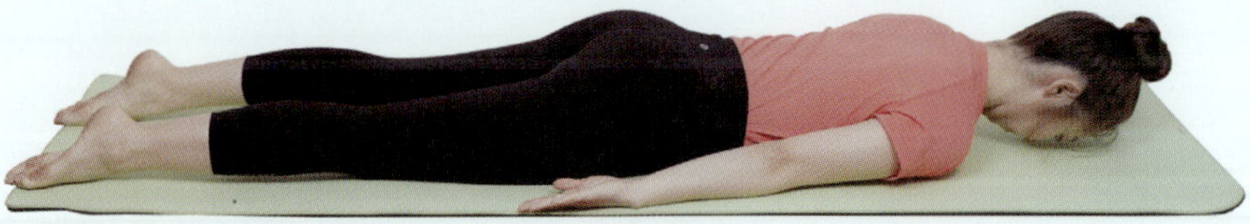

2 숨을 내쉬면서 머리를 길게 하며 살짝 들어 양쪽 어깨를 밑으로 내린다.
숨을 들이마시면서 유지한다.

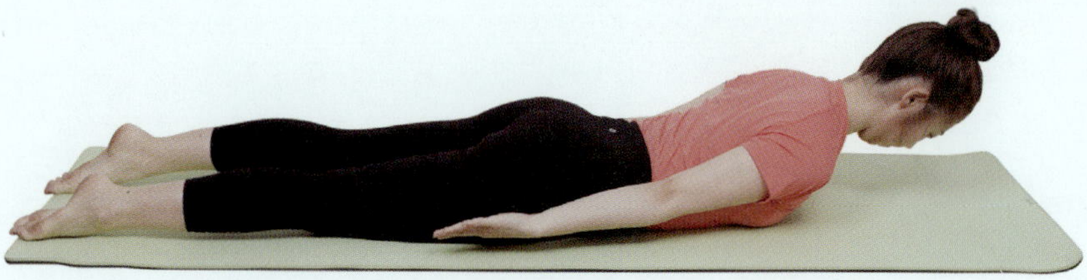

3 숨을 내쉬면서 시작위치로 돌아온다.
5회 반복한다.

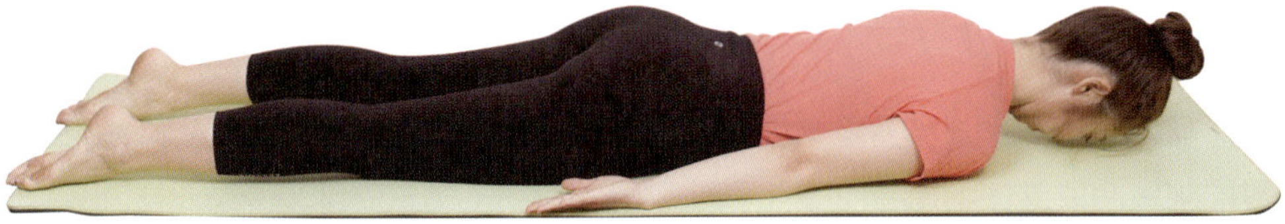

| 작용근 |

코어안정근, 어깨올림근 및 내림근, 목의 폄근

| 관찰 |

- 중립골반과 척추 유지
- 코어안정성

| 주의사항 |

- 목을 길게 하여 귀와 어깨 사이의 거리를 유지한다.
- 운동 내내 머리가 무겁게 안정되게 유지한다.
- 팔이 최대한 길어지게 하되 팔꿈치를 과도 확장하지 않는다.

3. 엎드려누운자세에서의 매트 필라테스

04 다트

Dart

목표

- 목과 등 척추의 운동과 강화

시작자세

- 엎드려누운자세
- 골반과 척추는 중립이다. 필요한 경우 이마 밑에 쿠션을 놓는다.
- 팔은 몸 옆으로 길게 하여 매트에 놓는다. 손바닥은 천장을 향하게 한다.
- 다리를 길게 하고 골반 너비의 평형자세를 한다.

Step 1 ▶▷▷

1 숨을 들이마시면서 준비한다.

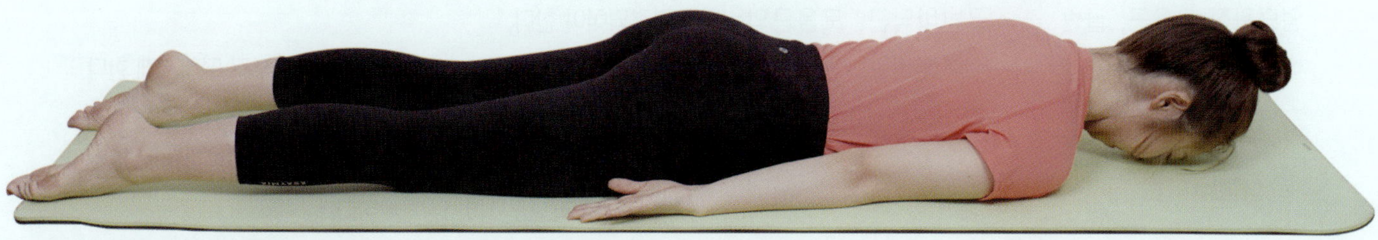

2 숨을 내쉬면서 머리부터 목, 위 등 척추를 하나씩 차례대로 들어 올린다. 갈비뼈 아래 부분은 매트와 접촉을 유지한다. 팔은 가쪽돌림을 하기 위해 약간 들어 올리고 손바닥은 몸통을 향하게 한다. 동시에 평행하게 놓인 다리를 안쪽 허벅지를 이용하여 모은다.
숨을 들이마시면서 자세를 유지하며 척추와 길이와 코어의 강도를 느낀다.

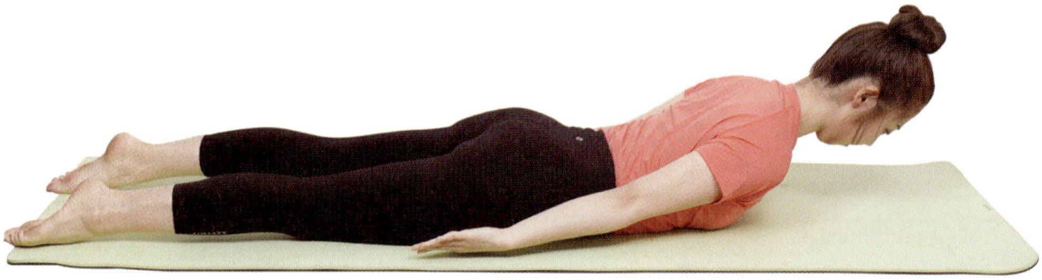

3 숨을 내쉬면서 길이와 강도를 유지하며 척추와 머리를 차례로 매트에 돌아오게 한다. 동시에 팔과 다리도 시작위치로 돌아오게 한다. 10회까지 반복한다.

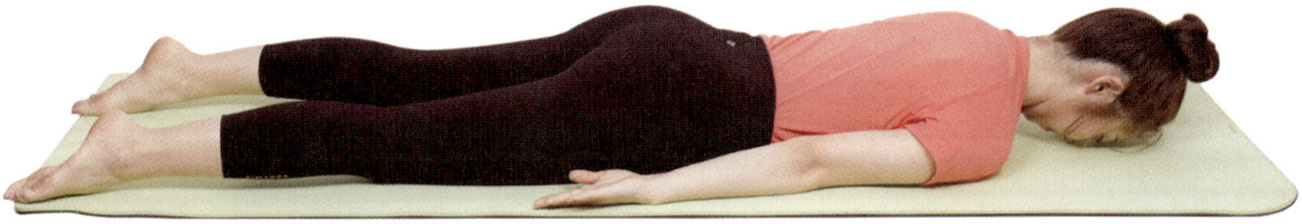

| 작용근 |

코어안정근, 척추폄근, 엉덩관절 모음근, 골반바닥근

| 관찰 |

- 척추의 움직임
- 골반바닥근, 모음근의 수축과 이완

| 주의사항 |

- 목 폄의 운동범위는 최소로 유지되어야 하며, 반드시 등 폄과 연결되어야 한다.
- 가슴부가 펴하기 전에 머리가 먼저 매트로부터 떨어지게 한다.
- 허리를 길게 하고 골반이 앞이나 뒤로 기울이지 않게 한다.
- 다리 운동의 주요 초점은 가쪽돌림이 아니라 모음이며, 다리의 동작은 작고 긴장이 없어야 한다.
- 발은 매트와 접촉을 유지하며, 발목 및 발의 정렬을 확인한다.

05 다트 인투 사이드 밴드

Dart into side bend

목표

- 목과 등 척추 운동과 강화

시작자세

- 엎드려누운자세
- 골반과 척추는 중립이다. 필요한 경우 이마 밑에 쿠션을 놓는다.
- 팔은 몸통 옆 매트에 길게 놓는다. 손바닥은 천장을 향하게 한다.
- 다리는 길게 하고 골반뼈의 평형자세를 한다.

Step 1 ▶▷▷

1 숨을 들이마시면서 준비한다.
숨을 내쉬면서 머리부터 척추 위쪽을 차례로 하나씩 들어 올린다. 갈비뼈 아래 부분은 매트와 접촉을 유지한다. 팔은 가쪽돌림이 되도록 약간 들어 올리고 손바닥은 몸을 향하게 한다. 동시에 다리를 평행한 상태로 유지한다.

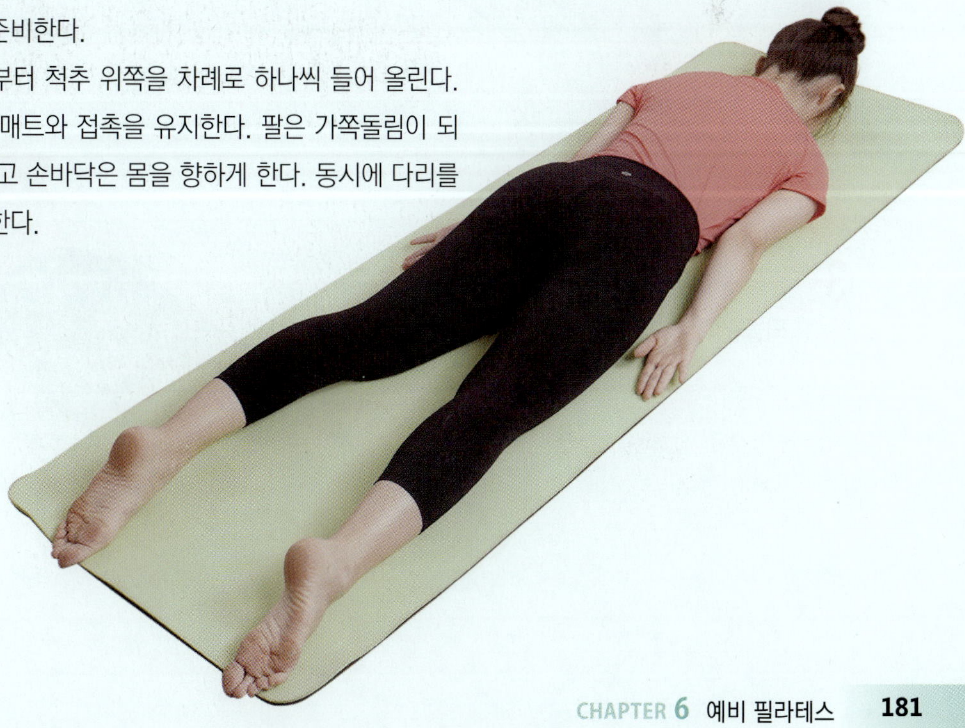

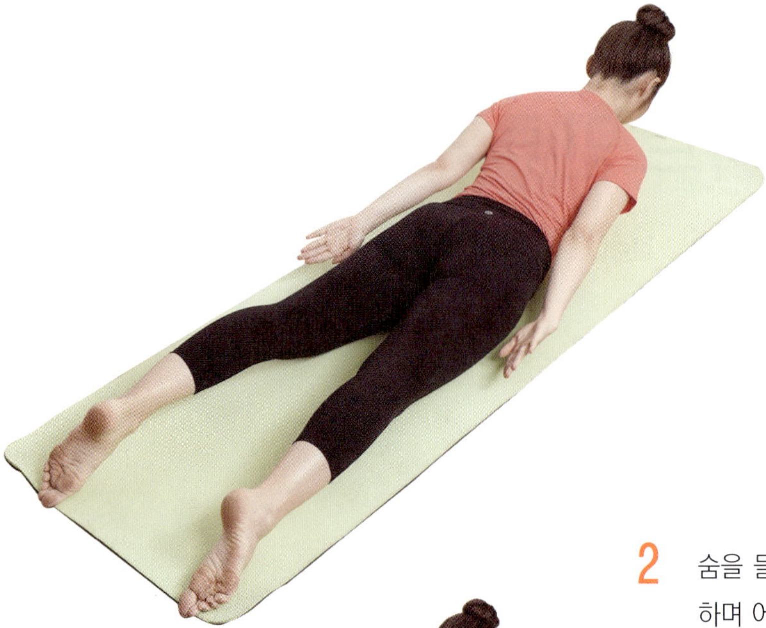

2 숨을 들이마시고 내쉬면서 자세를 유지하며 어깨를 왼쪽으로 밀어 몸통을 가쪽 굽힘 되도록 한다.

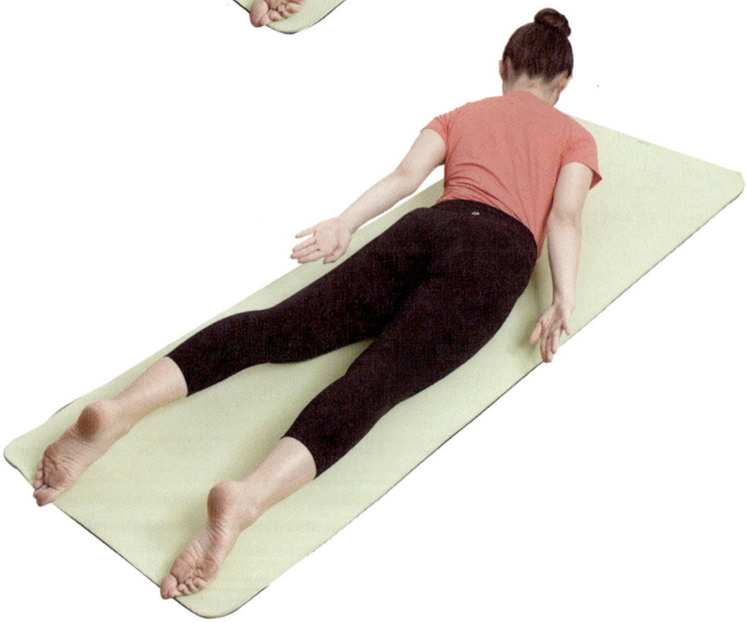

3 숨을 들이마시면서 몸통을 중립위치로 되돌린다.

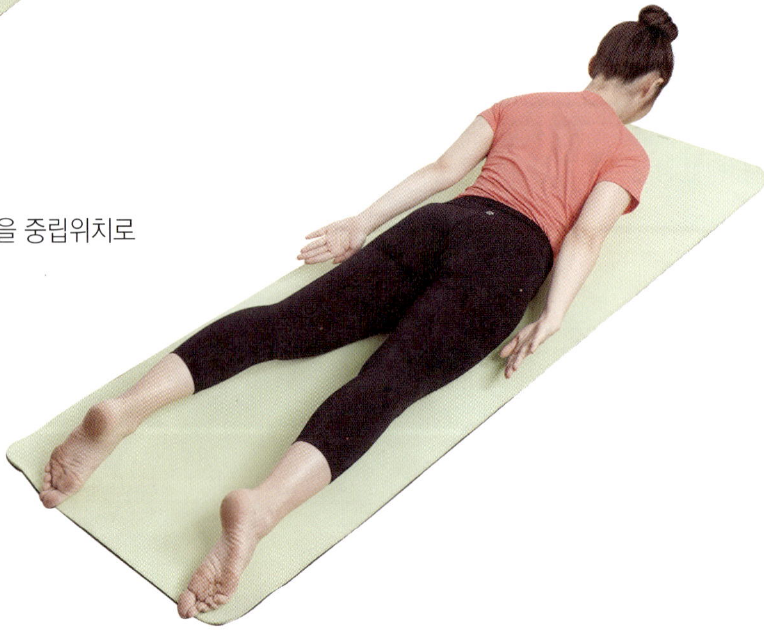

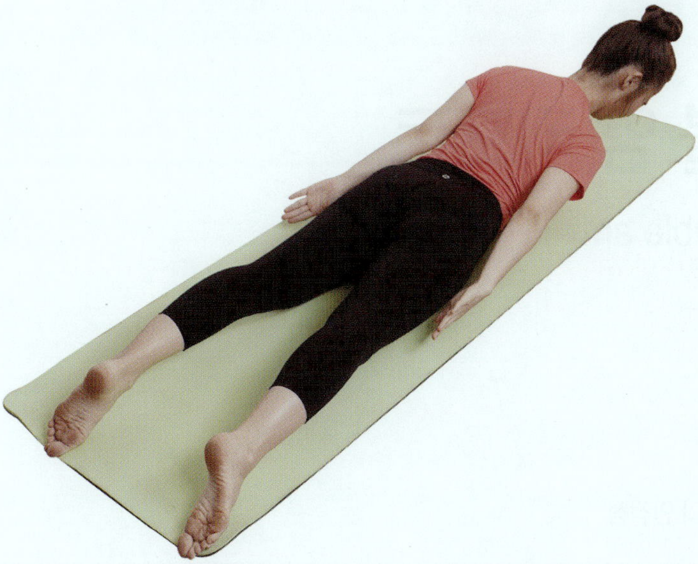

4 숨을 내쉬면서 어깨를 오른쪽으로 밀어 몸통을 가쪽굽힘 되도록 한다.

5 숨을 들이마시고 내쉬면서 시작위치로 돌아 온다. 5회까지 반복한다.

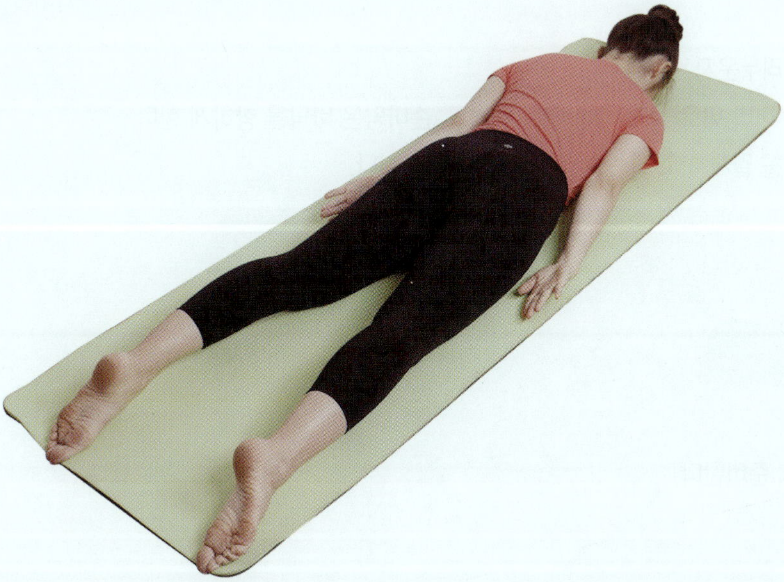

작용근		관찰		주의사항
코어안정근, 척추 가쪽 굽힘근 및 폄근, 엉덩관절 모음근	• 척추 가쪽굽힘 운동 움직임	• 목 폄은 등 폄과 반드시 연결되어야 한다. • 등 척추가 펴하기 전에 머리가 먼저 매트로부터 떨어지게 한다. • 가쪽굽힘 시 골반과 다리를 고정시킨다.

06 더블 암 리프트

Double arm lift

목표

- 목과 등 척추의 운동과 강화
- 어깨뼈 운동과 강화, 어깨관절의 안정성

시작자세

- 엎드려누운자세
- 팔은 머리 위로 길게 하여 매트에 놓고, 손바닥은 바닥을 향하게 한다.
- 다리를 길게 하고 골반 너비의 평형자세를 한다.

Step 1 ▶▷▷

1 숨을 들이마시면서 준비한다.

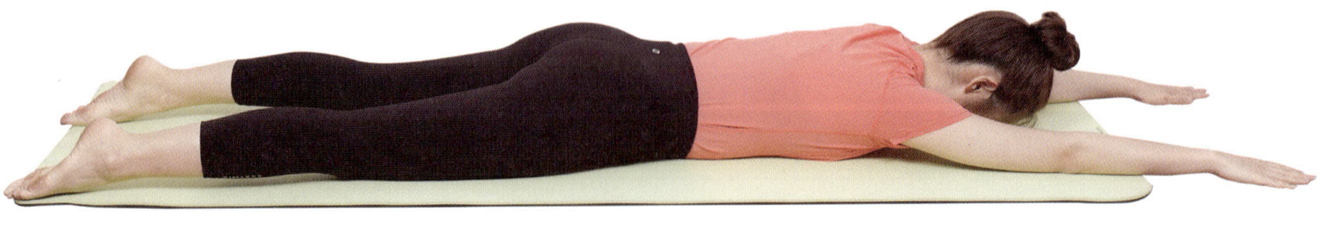

2 숨을 내쉬면서 골반바닥을 수축하며 팔을 들어 올리고, 머리부터 시작하여 목과 등 척추를 하나씩 들어 올린다. 갈비뼈 아래 부분은 매트와 접촉을 유지한다. 팔과 어깨정렬에 집중한다. 팔을 귀 부분까지 들어 올리고 손바닥은 바닥을 향한다. 동시에 다리를 모은다.
숨을 들이마시면서 자세를 유지하며 척추의 길이와 코어 강도를 느낀다.

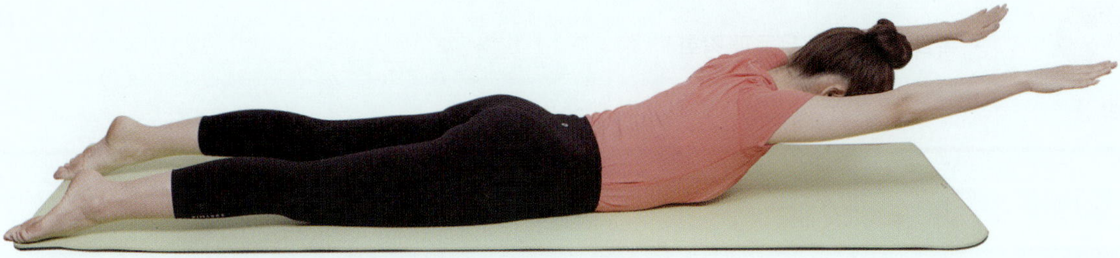

3 숨을 내쉬면서 길이와 강도를 유지하며 차례로 척추와 머리를 시작위치로 돌아오게 한다. 동시에 팔과 다리도 시작위치로 돌아오게 한다. 10회까지 반복한다.

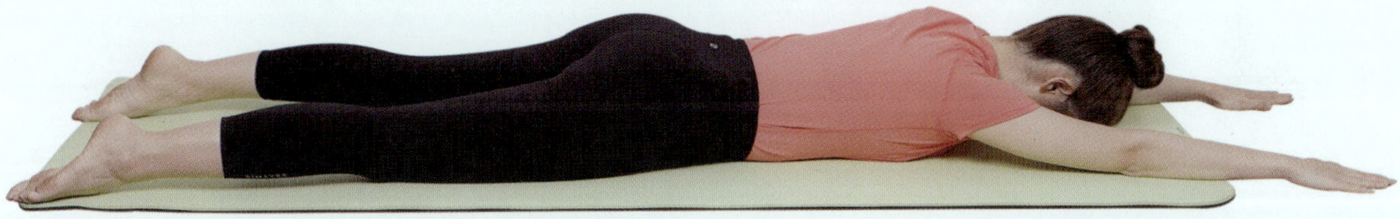

| 작용근 |

코어안정근, 척추세움근, 엉덩관절 폄근, 어깨관절 굽힘근 및 목폄근

| 관찰 |

- 등뼈 척추의 폄이 일어나기 전에 목뼈 척추가 폄이 되는지 관찰한다.
- 어깨관절의 움직임

| 주의사항 |

- 허리 척추를 길게 하고 골반이 앞이나 뒤로 기울이지 않게 한다.
- 운동 내내 다리의 길이와 힘을 유지하되 무릎은 과다 펌하지 않는다.
- 팔은 귀 높이까지 올린다.

07 머리/가슴 들기

Head/chest lift

목표

- 목과 등 척추의 운동과 강화
- 다트(dart) 운동의 준비

시작자세

- 엎드려누운자세
- 팔은 몸 옆으로 길게 하여 매트에 놓고, 손바닥은 천장을 향하게 한다.
- 다리를 길게 이완하고 골반 너비로 벌린다.

Step 1 ▶▷▷

1 숨을 들이마시면서 준비한다.

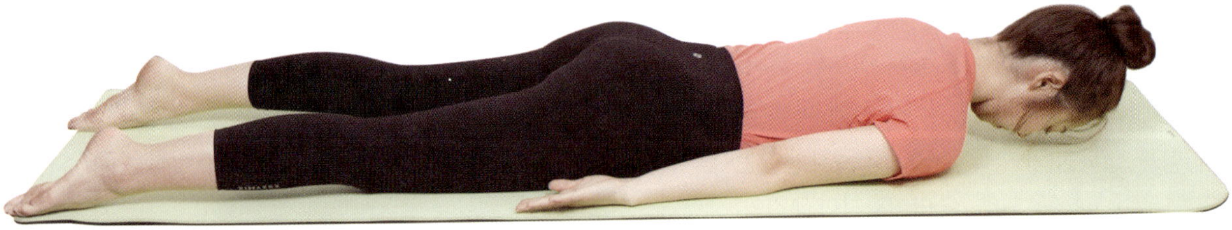

2 숨을 내쉬면서 머리부터 시작하여 목과 등 척추를 하나씩 들어 올린다. 갈비뼈 아래 부분은 매트와 접촉을 유지한다. 팔을 길게 만들어 약간 들어 올리고 숨을 들이마시면서 자세를 유지하며 척추의 길이와 코어 강도를 느낀다.

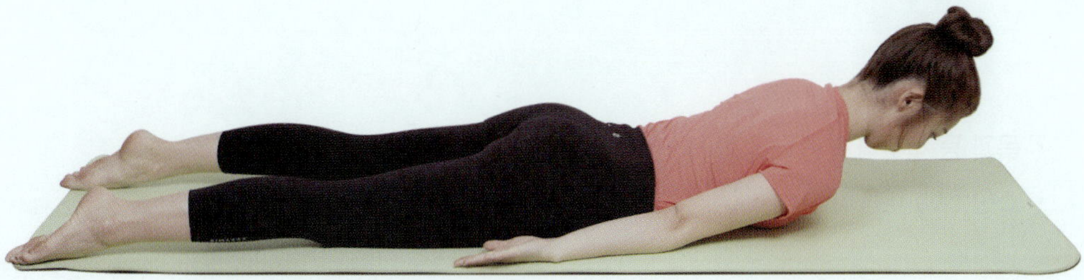

3 숨을 내쉬면서 길이와 강도를 유지하며 차례로 척추와 머리를 시작위치로 돌아오게 한다. 10회까지 반복한다.

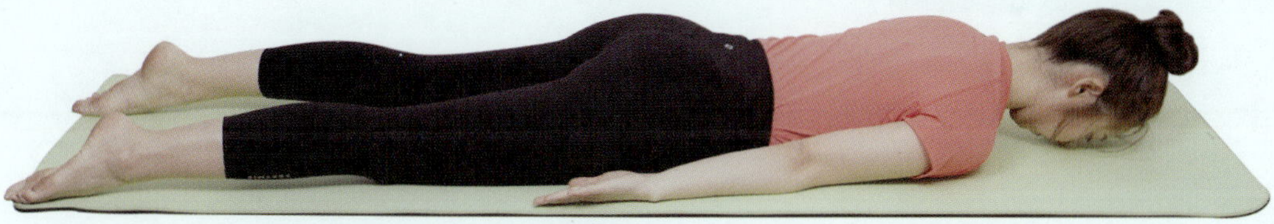

작용근	관찰	주의사항
척추폄근, 목폄근	• 목뼈의 폄과 등뼈의 폄의 연결 움직임	• 가슴을 많이 올리지 않는다. 다리와 엉덩이에 힘이 많이 들어가지 않게 한다. • 등 척추가 폄하기 전에 머리가 먼저 매트로부터 떨어지게 한다. • 발은 매트와 접촉을 유지한다.

08 다이아몬드 프레스

Diamond press

목표

- 목과 등 척추의 운동과 강화
- 스완(swan) 준비

시작자세

- 엎드려누운자세
- 다리는 골반 너비보다 약간 넓게 한다.
- 팔꿉관절은 굽힌 후 손바닥을 매트에 놓고 다이아몬드 모양으로 만든다.

Step 1 ▶▷▷

1 숨을 들이마시면서 준비한다.

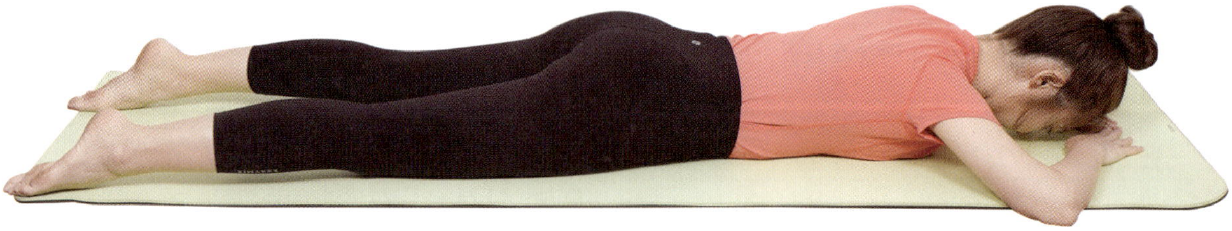

2 숨을 내쉬면서 머리부터 시작하여 목과 등 척추를 하나씩 들어 올린다. 갈비뼈 아래 부분은 매트로부터 약간 떨어지도록 한다. 팔꿉관절은 조금씩 펴지기 시작한다.

숨을 들이마시면서 자세를 유지하며 척추의 길이와 코어 강도를 느낀다.

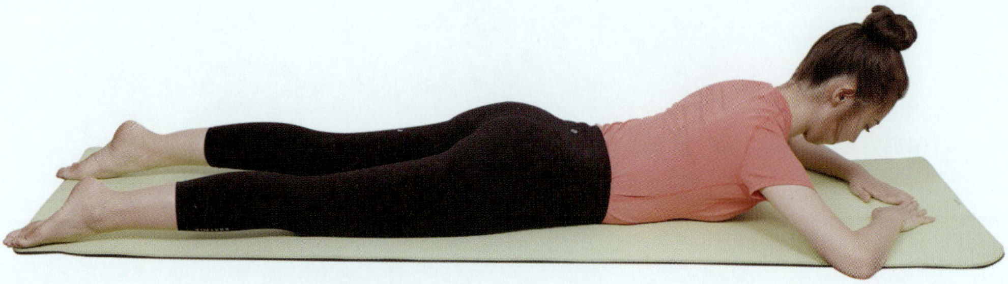

3 숨을 내쉬면서 팔꿉관절을 굽히고 길이와 강도를 유지하며 차례로 척추와 머리를 시작위치로 돌아오게 한다. 10회까지 반복한다.

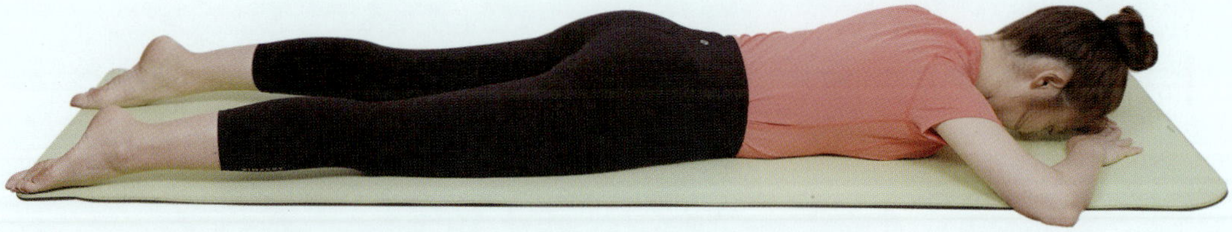

| 작용근 |

척추폄근, 어깨관절 안정근

| 관찰 |

- 목뼈와 등뼈의 폄과 연결 관찰
- 가슴우리의 들림 움직임
- 신체 정렬

| 주의사항 |

- 목뼈의 폄이 등뼈의 폄과 연결되도록 한다.
- 목뼈와 등뼈 척추만 폄이 되게 한다.
- 허리 척추의 압박을 피하기 위해 낮게 들어올리고 가슴우리가 매트에 닿아 있도록 한다.
- 어깨관절의 앞면을 열고 긴장이 없어야 한다.

3. 엎드려누운자세에서의 매트 필라테스

09 스핑크스

Sphinx

목표

- 어깨와 척추자세 정렬

시작자세

- 엎드려누운자세
- 다리는 골반 너비보다 약간 넓게 한다.
- 손은 손바닥을 매트에 놓고 어깨보다 약간 위쪽에 배치한다.
- 팔꿉관절은 굽히고 매트에 닿게 한다.

Step 1 ▶▷▷

1 숨을 들이마시면서 준비한다.

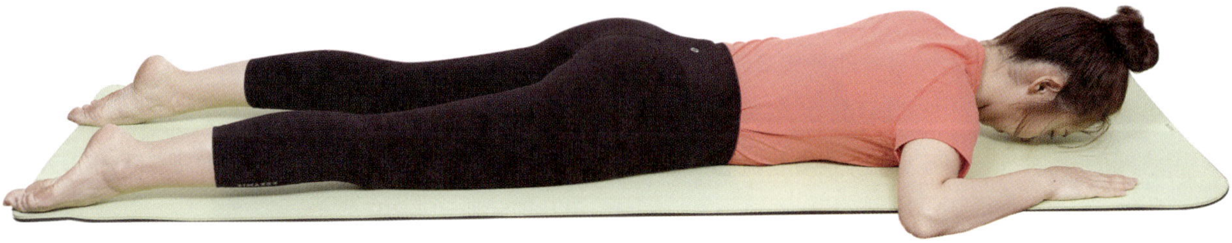

2 숨을 내쉬면서 머리부터 시작하여 몸통을 서서히 들어올린다.
팔꿈치는 어깨 너비 정도로 바닥을 지지한 상태에서 자세를 유지한다.

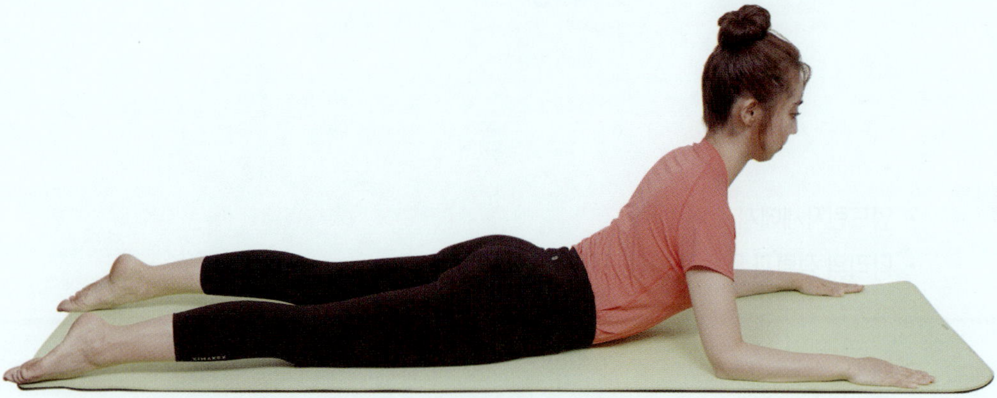

3 숨을 들이마시면서 시작자세로 돌아온다.

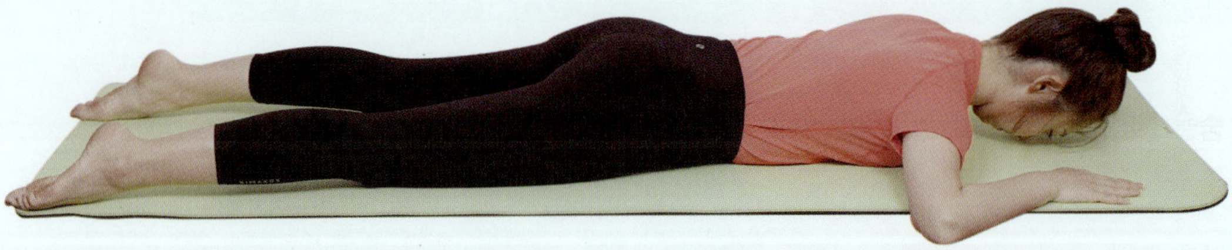

작용근	관찰	주의사항
척추세움근, 어깨안정근, 팔꿈치굽힘근 및 폄근	• 중립골반 유지 • 어깨관절의 각도 • 척추분절	• 목뼈의 폄이 등뼈의 폄과 연결되도록 한다. • 팔꿈치가 매트에 닿아 있도록 한다. • 어깨관절과 팔꿈치관절이 90도를 유지하도록 한다.

3. 엎드려누운자세에서의 매트 필라테스

10 레그 리프트

Leg Lift

목표

- 엎드린자세에서 코어안정성
- 다리의 정렬과 엉덩관절 폄근 강화

시작자세

- 엎드려누운자세
- 골반과 척추는 중립 상태이다.
- 다리는 골반 너비의 평행 상태이다.
- 손끝은 모으고 팔꿉관절은 굽힌다. 이마에 손등을 놓는다(이 위치는 개인별 자세에 따라 다를 수 있다. 어깨 거들이 이완할 수 없다면 팔을 좀 더 벌릴 수 있다).

Step 1 ▶▷▷ 싱글 레그 리프트(Single leg lift) 동작

1 숨을 들이마시면서 준비한다.

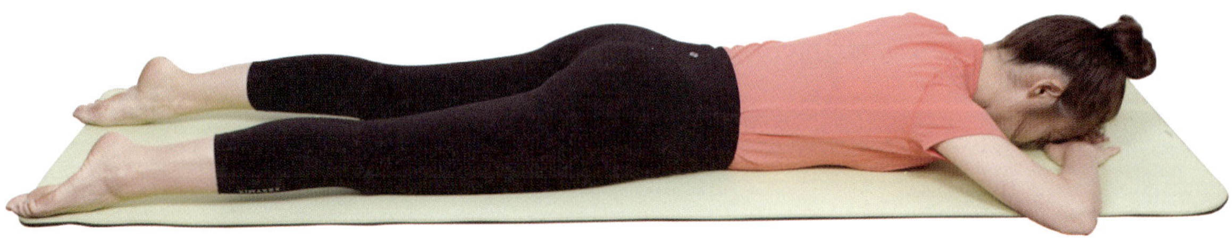

2 숨을 내쉬면서 배 부위를 등쪽으로 당겨 내쉬는 호흡을 충분하게 한다. 한쪽 다리를 들어 골반 높이까지 올린다. 발은 발바닥굽힘 상태이다. 숨을 들이마시면서 유지한다.

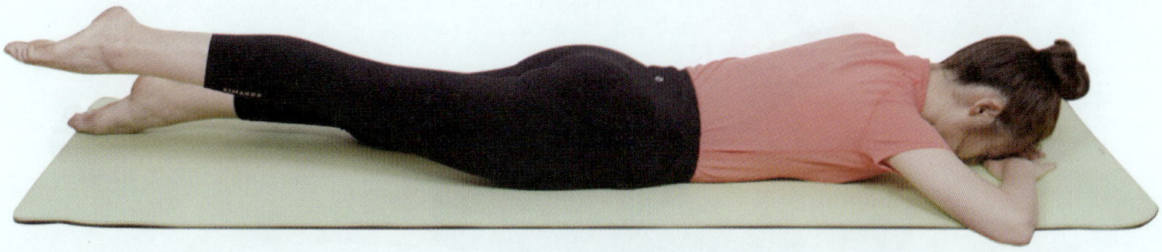

3 숨을 내쉬면서 시작위치로 돌아온다. 다리를 번갈아 가면서 10회까지 반복한다.

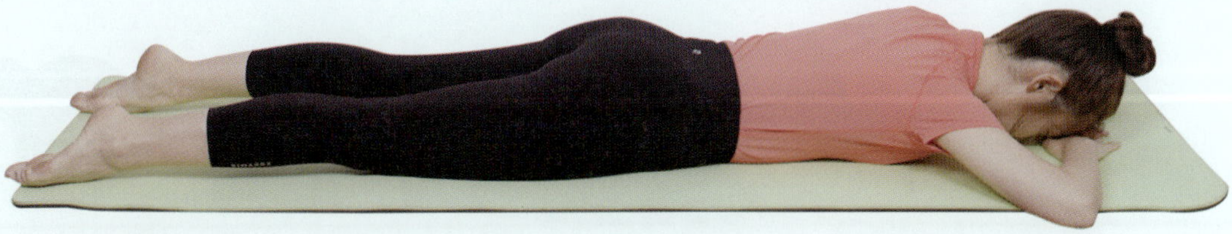

Step 2 ▶▷▷ 롱 레그 리프트(Long leg lift) 동작

1 숨을 들이마시면서 준비한다.

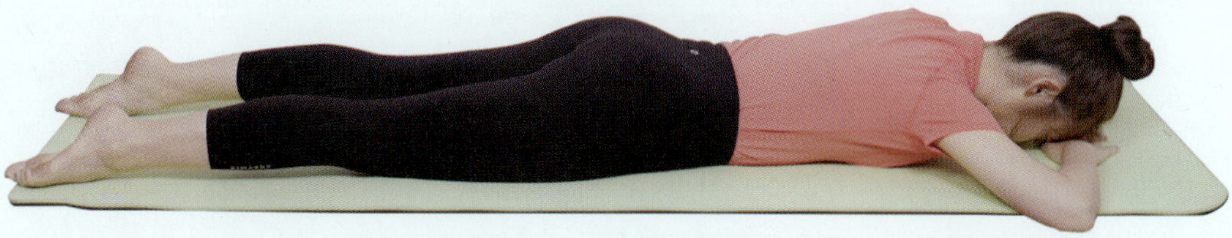

2 숨을 내쉬면서 배 부위를 등쪽으로 당겨 내쉬는 호흡을 충분하게 한다.
한쪽 다리를 골반이 유지될 수 있는 한계까지 올린다.
숨을 들이마시면서 유지한다.

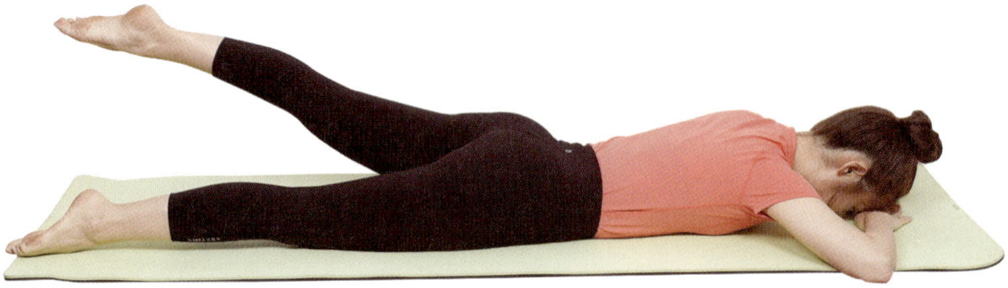

3 숨을 내쉬면서 시작위치로 돌아온다. 다리는 번갈아가면서 10회 반복한다.

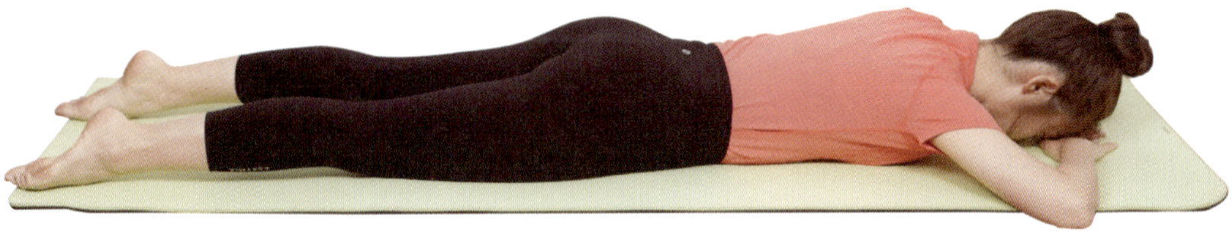

| 작용근 |

코어안정근, 엉덩관절 폄근, 척추세움근

| 관찰 |

- 골반의 중립 유지
- 다리의 정렬
- 어깨안정성

| 주의사항 |

- 팔에 힘을 빼고 어깨안정성을 유지한다.
- 골반안정성과 다리의 정렬을 유지한다.

3. 엎드려누운자세에서의 매트 필라테스

11 얼터네이팅 레그 리프트

Alternating leg lift

목표

- 엎드려누운자세에서 코어안정성
- 엉덩관절 폄근 강화

시작자세

- 엎드려누운자세
- 발은 골반 너비의 평행 상태이다.
- 손끝은 모으고 팔꿉관절은 굽힌다. 이마에 손등을 놓는다.

Step 1 ▶▷▷

1 숨을 들이마시면서 준비한다.

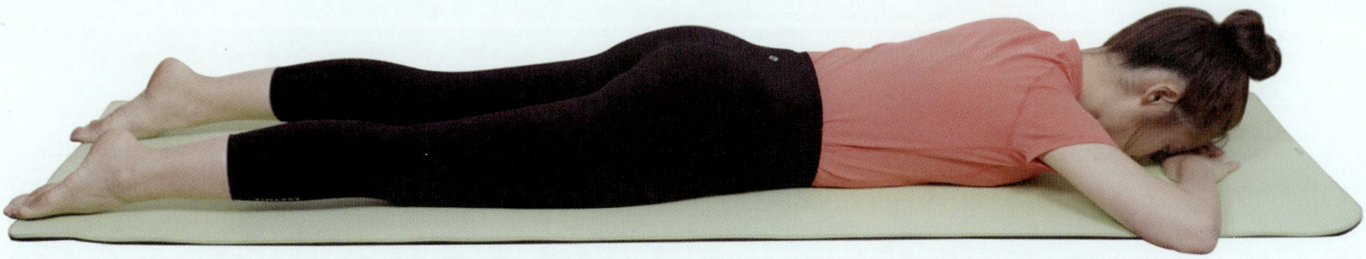

2 숨을 내쉬면서 배 부위를 등쪽으로 밀어 내쉬는 호흡을 충분하게 한다. 발은 발바닥굽힘한 상태로 한쪽 다리를 들어 골반 높이까지 올린다.

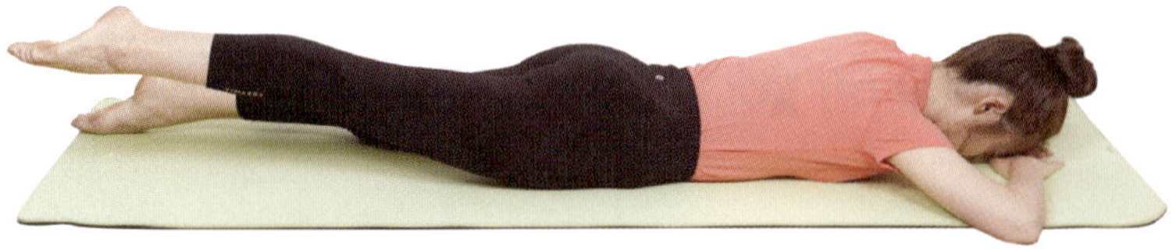

3 숨을 들이마시면서 올린 다리를 내리고 반대쪽 다리를 올린다.

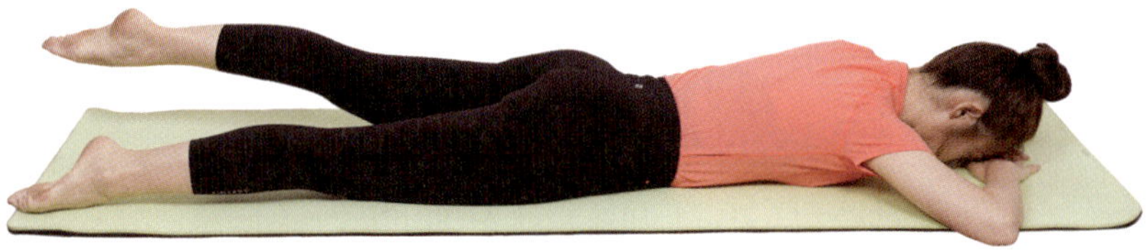

4 다리를 번갈아 가면서 10회까지 반복 후 시작자세로 돌아온다.

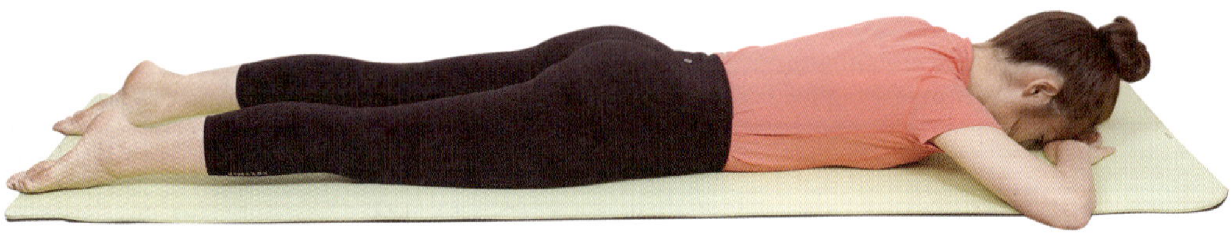

| 작용근 |

코어안정근, 엉덩관절 폄근

| 관찰 |

- 신체 정렬
- 다리 움직임

| 주의사항 |

- 운동 내내 적절한 수준으로 복부 깊은 근육과 골반바닥의 연결을 지속한다.
- 어깨관절의 앞면을 열고 긴장이 없어야 한다.

3. 엎드려누운자세에서의 매트 필라테스

12 싱글 레그 킥 - 예비동작

Single leg kick

목표

- 엎드려누운자세에서 코어안정성
- 엉덩관절 폄근 강화

시작자세

- 엎드려누운자세
- 발은 골반 너비의 평행 상태이다.
- 손바닥을 매트에 놓고, 어깨보다 위쪽에 위치한다.
- 팔꿉관절을 굽혀 매트에 지지한다.

Step 1 ▶▷▷

1 숨을 들이마시면서 준비한다.

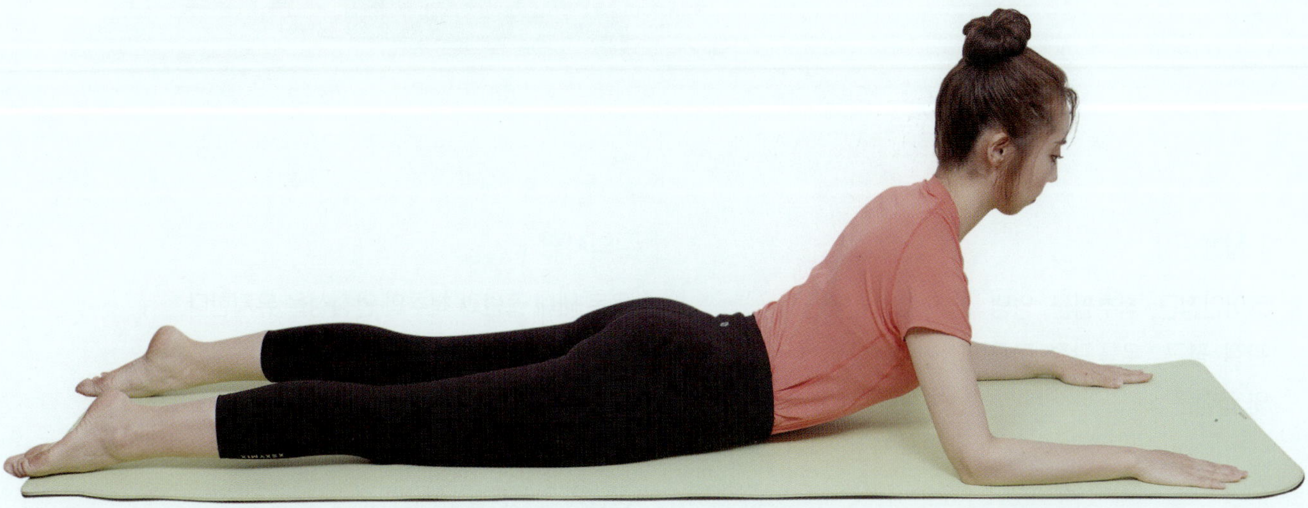

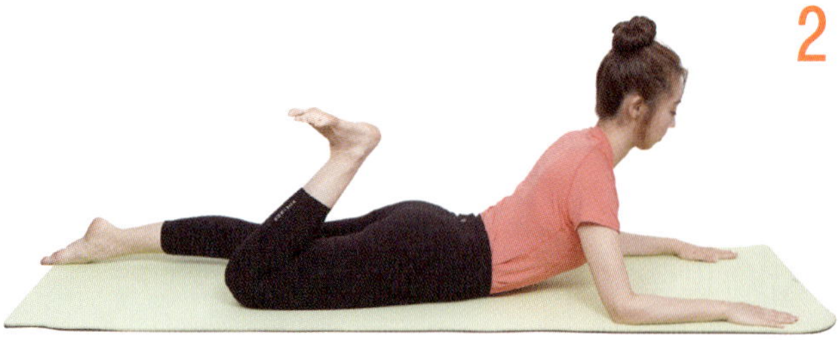

2 숨을 내쉬면서 한쪽 무릎을 구부려 발뒤꿈치를 엉덩이 쪽으로 힘차게 찬다.

3 숨을 들이마시면서 무릎을 펴서 매트 위의 시작위치로 돌아간다. 골반과 척추의 안정성을 유지한다.

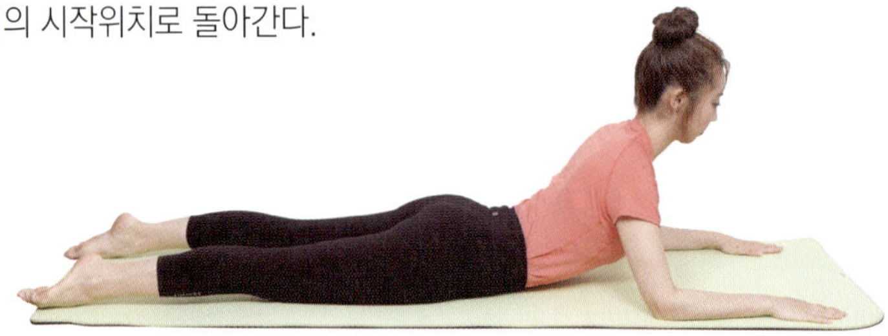

4 숨을 내쉬면서 무릎을 굽혀 반대쪽 무릎을 구부려 발뒤꿈치를 엉덩이 쪽으로 힘차게 찬다. 각각 10회 반복한다.

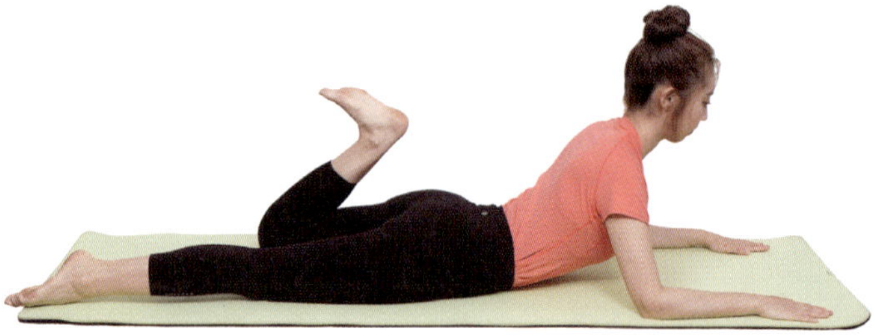

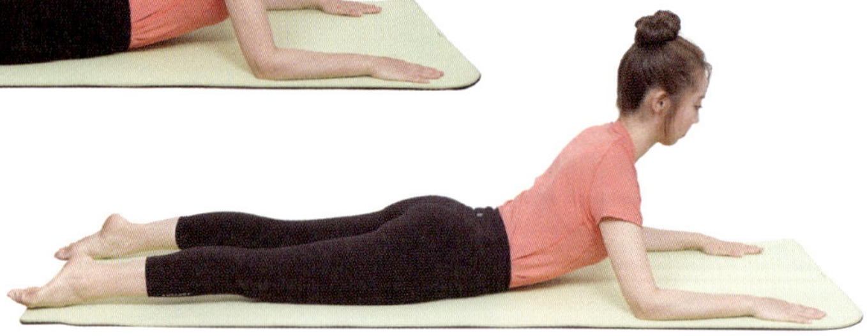

| 작용근 |

코어안정근, 척추폄근, 엉덩관절 폄근, 무릎관절 폄근 및 굽힘근

| 관찰 |

- 정렬 상태
- 골반경사
- 운동 시 등뼈의 자세 유지

| 주의사항 |

- 운동 내내 골반과 척추의 안정성을 유지한다.
- 다리를 펼 때 무릎을 과다 확장하지 않는다.
- 운동 동작 시 엉덩관절, 무릎, 발목의 정렬을 유지한다.
- 어깨의 안정성을 유지한다.
- 골반의 안정성을 유지한다.
- 킥을 힘차게 차지만 신체 움직임의 안정성을 유지한다.

3. 엎드려누운자세에서의 매트 필라테스

13 스완

Swan

목표

- 목과 등 척추의 운동과 강화
- 척추폄의 안정성
- 엉덩관절 폄의 향상

시작자세

- 엎드려누운자세
- 다리를 골반 너비보다 약간 넓게 한다.
- 손은 손바닥을 매트에 놓고 어깨보다 약간 위쪽에 배치하고 어깨 너비 정도로 벌린다.
- 팔꿉관절은 구부리고 매트에 닿게 한다.

Step 1 ▶▷▷

1 숨을 들이마시면서 준비한다.

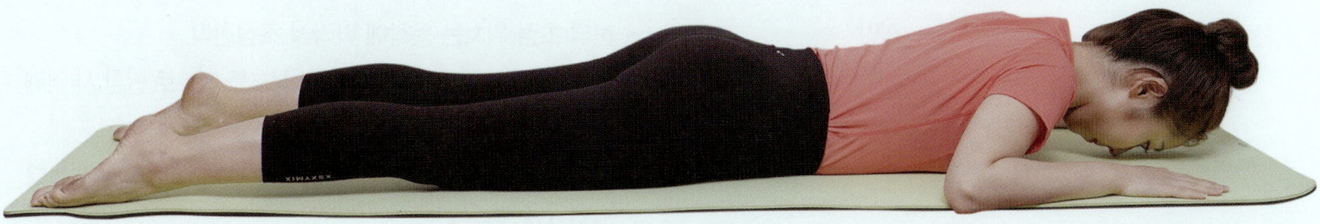

2 숨을 내쉬면서 머리부터 시작하여 목과 등 척추를 하나씩 들어 올린다. 갈비뼈 아래 부분은 매트로부터 약간 떨어진다. 팔꿉관절은 조금씩 펴지기 시작한다. 숨을 들이마시면서 자세를 유지하고, 척추의 길이와 코어 강도를 느낀다.

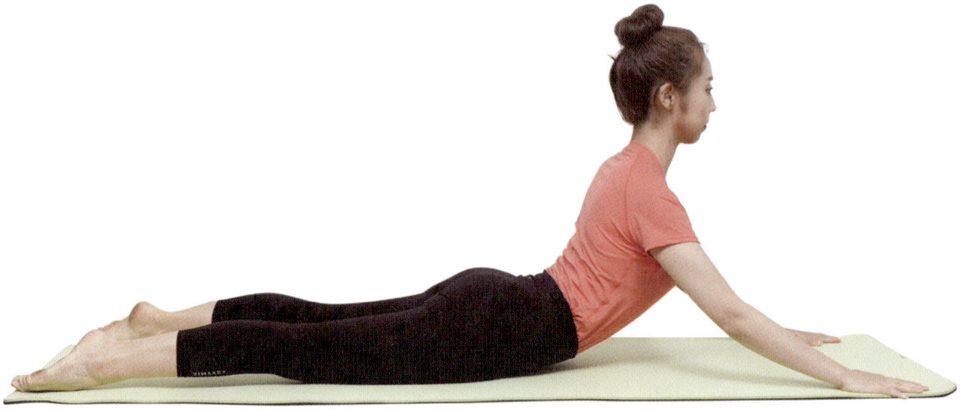

3 숨을 내쉬면서 팔꿉관절을 구부리고 길이와 강도를 유지하면서 차례로 척추와 머리를 매트에 내린다. 10회까지 반복한다.

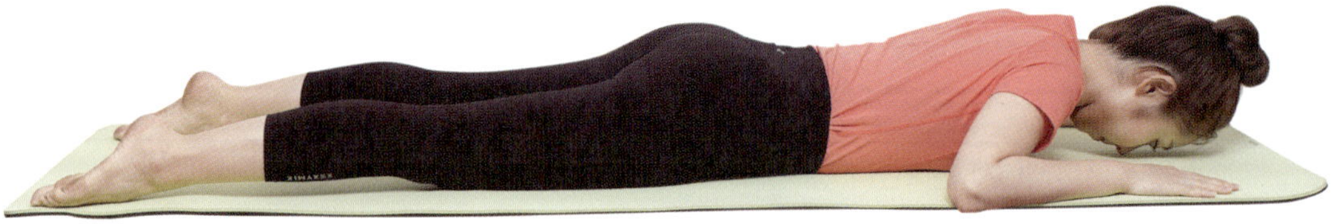

| 작용근 |

척추폄근, 엉덩관절 폄근, 어깨관절 안정근

| 관찰 |

- 어깨의 정렬
- 허리 척추의 압축의 움직임

| 주의사항 |

- 허리 척추의 강한 압축을 피한다.
- 목뼈 척추의 과도한 폄이 되지 않도록 한다.
- 눈의 초점 위치는 동작에 따라서 조정한다.
- 어깨의 긴장이 없도록 하고 특히 척추를 매트로 반환 시 어깨를 들어올리지 않는다.
- 운동 내내 다리의 길이와 에너지를 유지하되 무릎을 과다 확장하지 않는다.

3. 엎드려누운자세에서의 매트 필라테스

14 스위밍 - 예비동작

Swimming

목표

- 전신근육 운동
- 균형감각 향상
- 목과 등 척추의 운동과 강화

시작자세

- 엎드려누운자세
- 발은 골반 너비의 평행 상태이다.
- 팔을 머리 위로 펴고 손바닥을 아래로 향하게 한다.

Step 1 ▶▷▷

1 숨을 들이마시면서 준비한다.

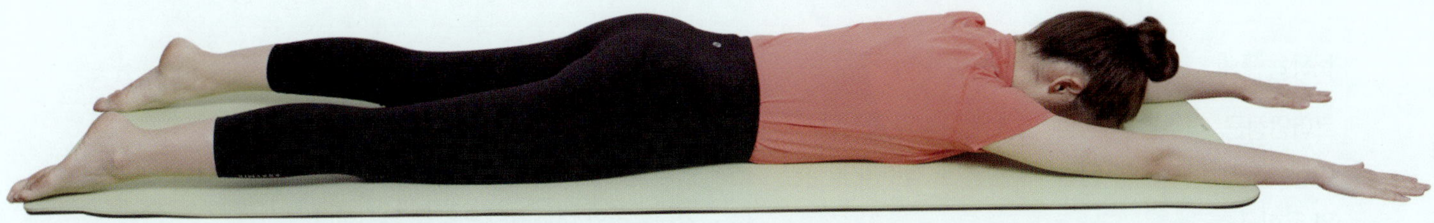

2 왼쪽 팔과 오른쪽 다리를 올린다. 이 운동은 정해진 호흡 패턴 없이 자연스럽게 호흡한다.

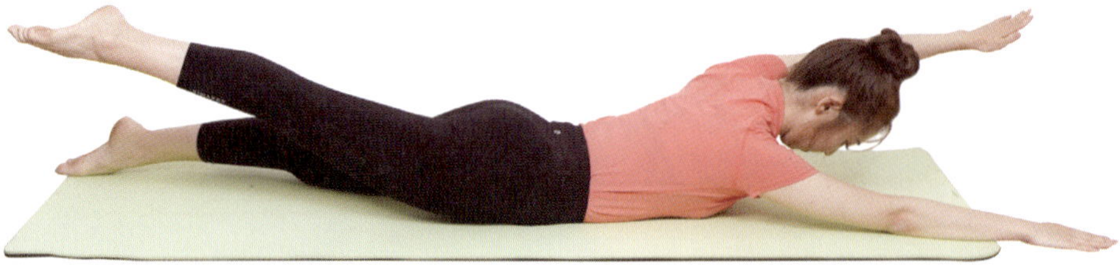

3 반대쪽 팔과 다리를 올린다.

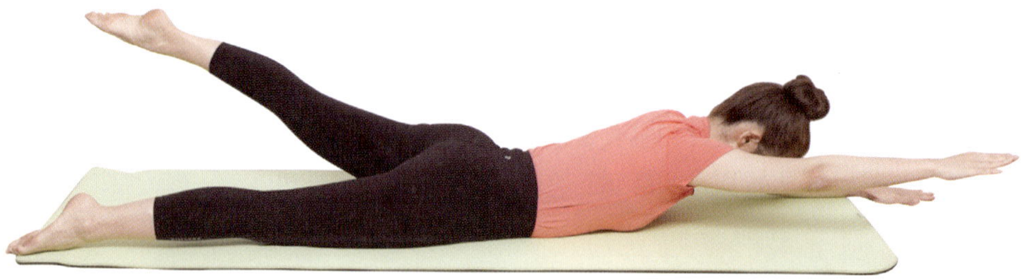

4 10회까지 반복한 후 시작자세로 돌아온다.

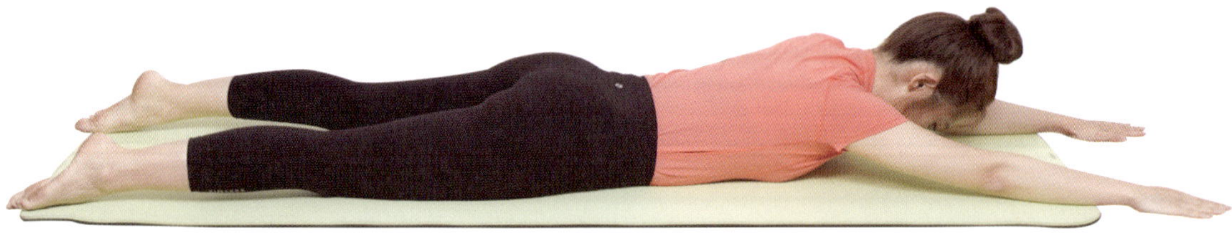

| 작용근 |

코어안정근, 척추폄근, 엉덩관절 폄근, 어깨관절 폄근 및 굽힘근

| 관찰 |

- 팔다리의 움직임
- 골반, 척추의 움직임

| 주의사항 |

- 재활이 목적일 때는 천천히 주의하여 운동한다.
- 운동 내내 배 근육을 사용하여 골반의 앞기울임을 제한한다.
- 가슴우리와 어깨뼈의 연결을 유지한다.
- 팔다리를 길게 유지하되 운동 중 팔꿈치와 무릎을 과다 폄하지 않는다.

3. 엎드려누운자세에서의 매트 필라테스

15 스타

The star

목표

- 척추돌림 운동
- 엎드려누운자세에서 코어안정성 향상
- 엉덩관절 운동

시작자세

- 엎드려누운자세
- 골반과 척추는 중립이다.
- 다리는 골반의 너비보다 약간 넓게 벌린다.
- 양팔을 머리 위로 뻗는다.

Step 1 ▶▷▷

1 숨을 들이마시면서 준비한다.

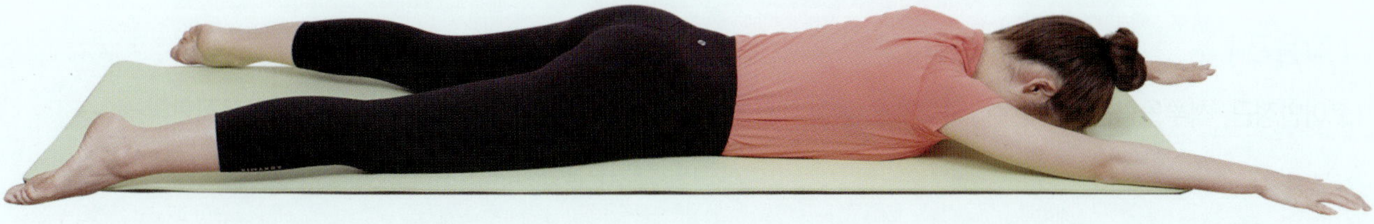

2 숨을 내쉬면서 왼쪽 팔을 들어 왼쪽으로 몸통과 함께 돌림한다. 왼쪽 다리 발끝이 다리가 매트에서 뜨지 않을 때까지 돌림한다. 숨을 들이마시면서 6초 이상 유지한다.

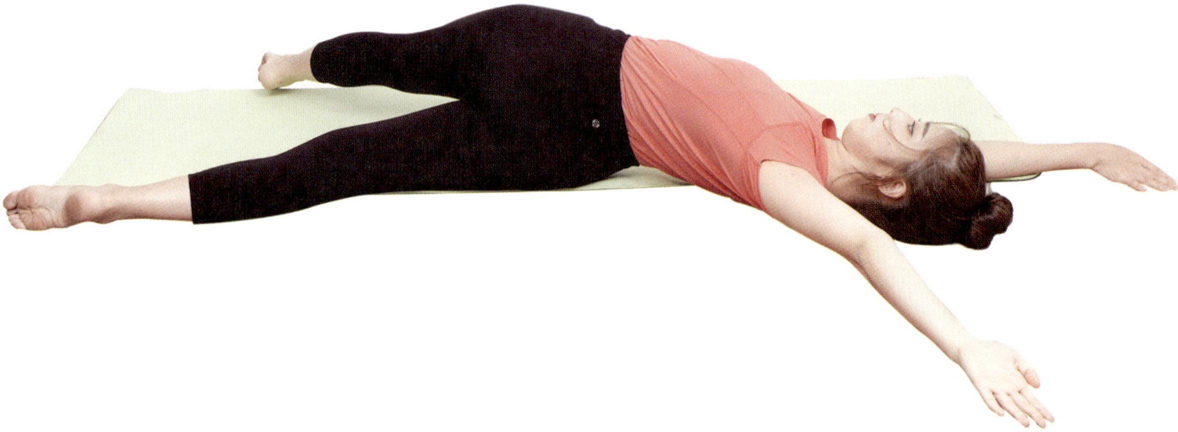

3 숨을 내쉬면서 시작위치로 돌아온다. 반대쪽도 같은 방법으로 하며 6회 반복한다.

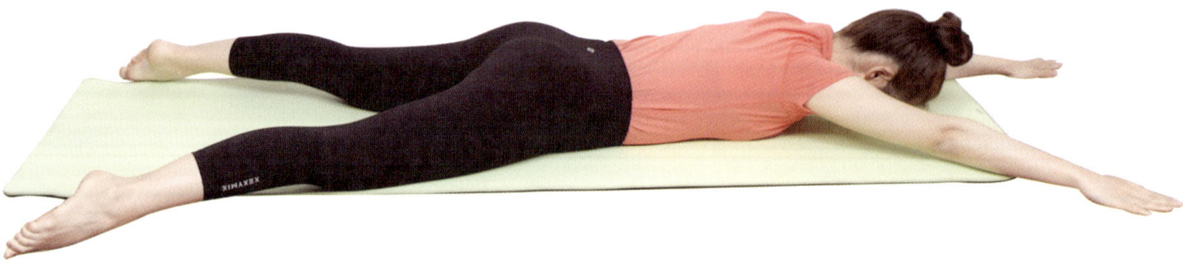

| 작용근 |

코어안정근, 척추돌림근

| 관찰 |

- 척추의 돌림 움직임

| 주의사항 |

- 운동 내내 목이 이완되어 편안하도록 유지한다.
- 다리는 길게 하되 무릎을 과다 폄하지 않는다.

4. 네발기기자세에서의 매트 필라테스

01 호흡하기

Breathing

목표

- 네발기기자세에서 골반 중립과 척추의 인식
- 어깨뼈 배치 및 안정성 인식

시작자세

- 네발기기자세로 손은 어깨 아래, 무릎은 골반 아래에 놓는다.

Step 1 ▶▷▷ 중립 골반과 허리 척추 인식

1 숨을 들이마시면서 골반을 뒤로 기울여 허리 척추가 약간 굽혀지게 한다.

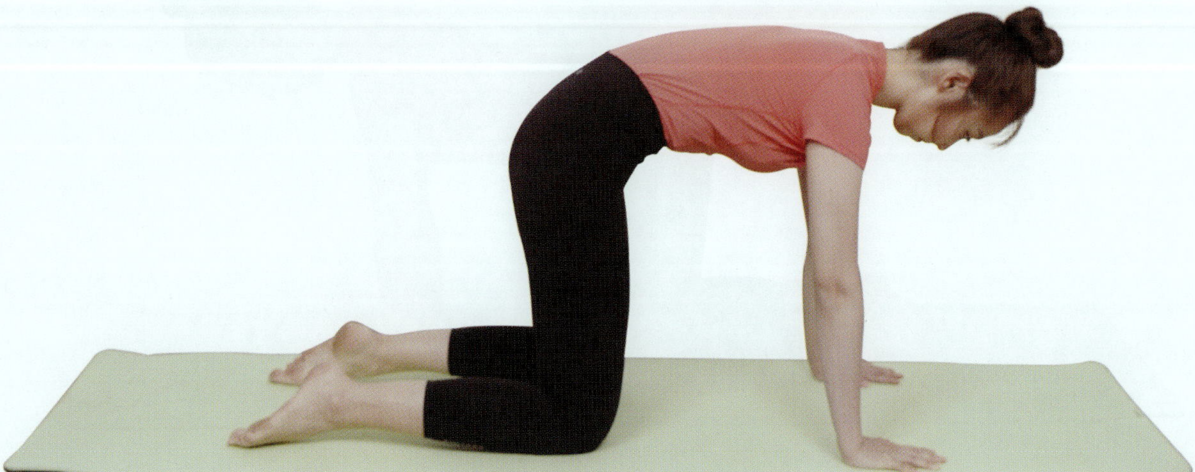

2 두 동작 사이에 숨을 내쉬면서 골반의 위치를 길어지게 하되, 집어넣거나 아치 모양이 되지 않도록 한다. 허리 척추의 자연스러운 앞굽음(lordosis)이 이루어져야 한다(중립척추).

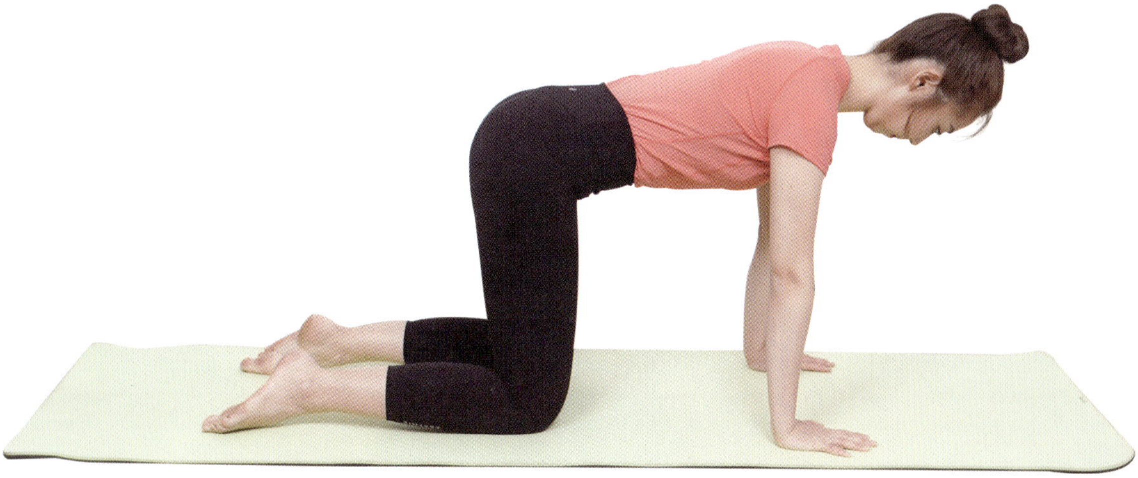

3 척추를 길게 하고 골반을 앞으로 기울여 허리 척추가 약간 연장되게 한다. 3회 반복한다.

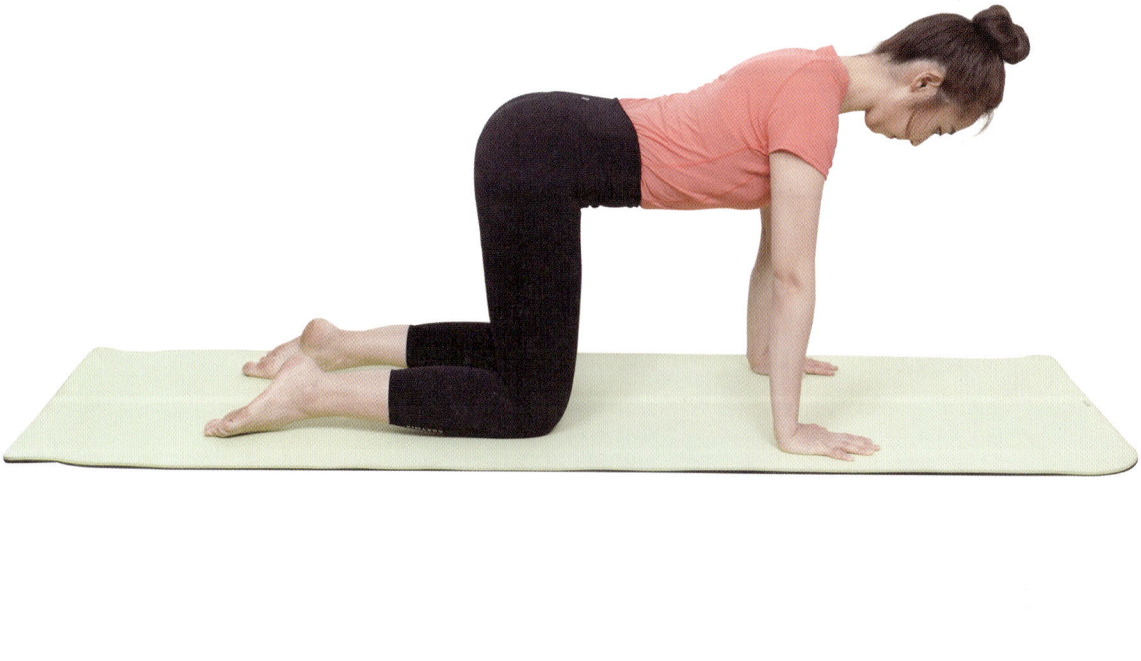

Step 2 ▶▷▷ 목과 등 척추의 중립 및 어깨뼈 안정성 인식

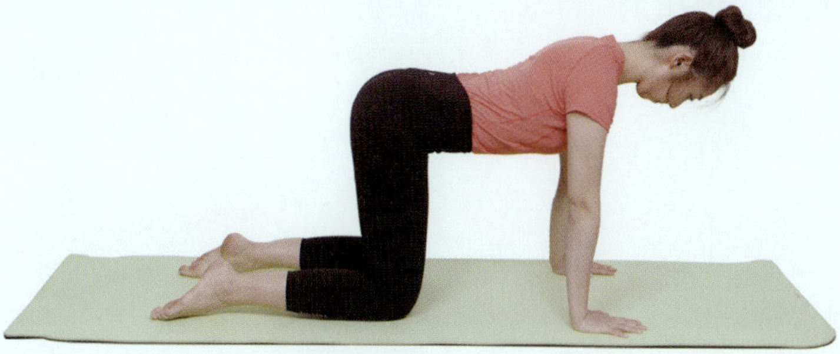

1 숨을 들이마시면서 팔꿈치를 핀 상태로 어깨뼈를 집어 넣어 등 척추가 약간 연장되게 한다.

2 두 동작 사이에 숨을 내쉬며 어깨뼈의 위치를 찾고 척추를 길게 만들어 등 척추의 자연스러운 뒤굽음(kyphosis)을 만든다. 목을 길게 만들고 목 척추의 자연스러운 곡선을 만든다.

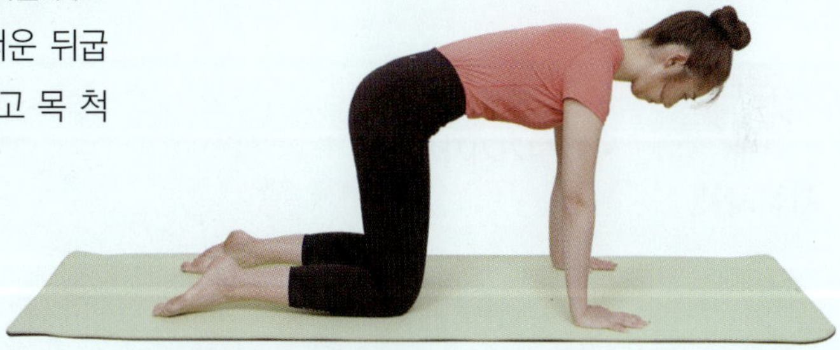

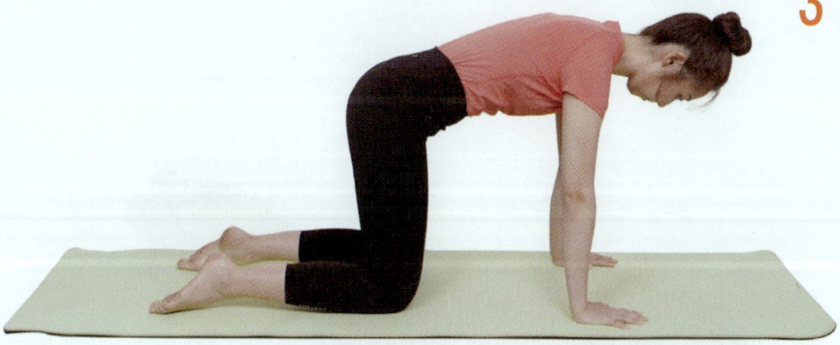

3 등 척추가 약간 굽혀지게 팔을 뻗는다. 3회 반복한다.

| 작용근 |

네발기기자세에서 코어안정근, 호흡근

| 관찰 |

- 네발기기자세에서 호흡 시 척추와 골반의 움직임

| 주의사항 |

- 운동 내내 팔꿉관절을 과다 폄하지 않는다.
- 골반과 척추의 중립을 유지한다.

4. 네발기기자세에서의 매트 필라테스

02 캣 스트레치

Cat stretch

목표

- 척추 운동과 신장
- 척추굽힘 시 배 근육의 지원 강화
- 네발기기자세에서 골반, 척추, 어깨뼈와 머리의 중립위치 인식

시작자세

- 네발기기자세

Step 1 ▶▷▷

1 숨을 들이마시면서 준비한다.

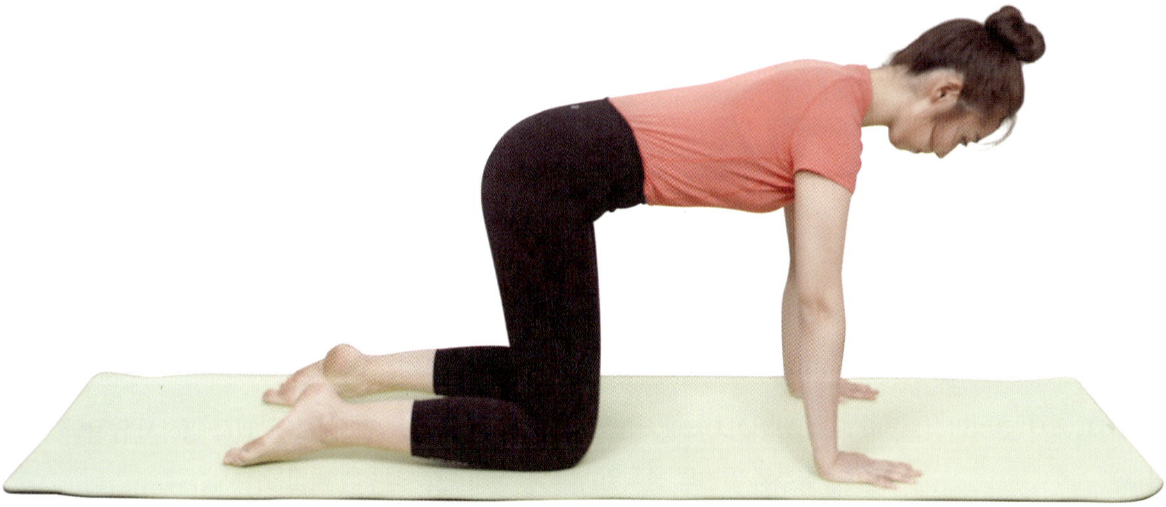

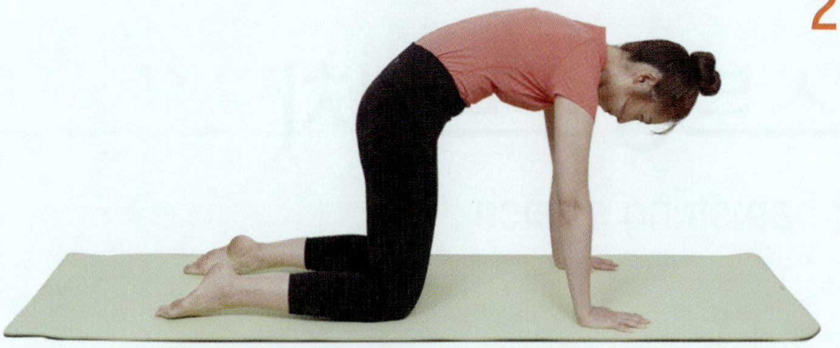

2 숨을 내쉬면서 골반 뒤기울임을 시작으로 척추 마디를 굴려 하나씩 매트에서 떨어지게 한다. 골반의 롤링으로 시작해 허리뼈의 굽힘 후 중간과 위쪽 등이 약간 굽혀지게 한다. 이후 머리를 끄덕이며 목을 길게 굽혀 전체적으로 굽힘된 척추를 만든다(즉, C-곡선을 만든다).

3 숨을 들이마시면서 길어지고 굽힘된 척추의 위치를 유지하면서 가슴부 척추를 좀 더 넓히는 가쪽호흡을 한다.

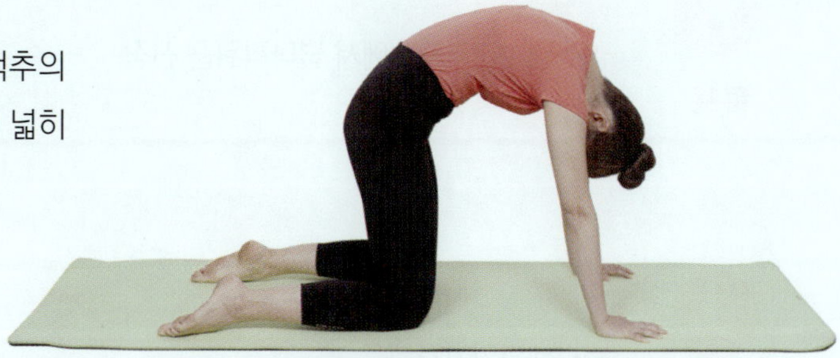

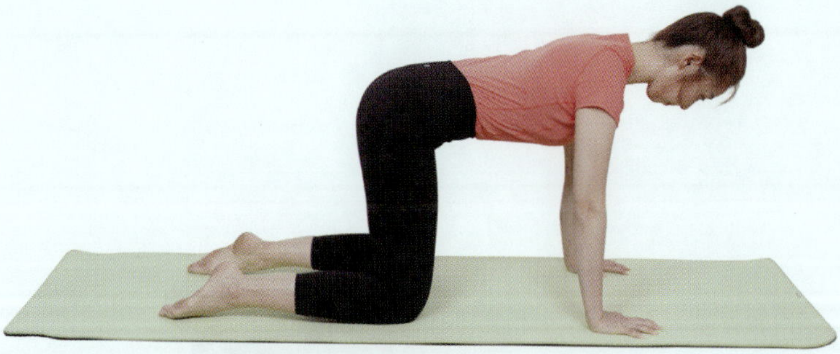

4 숨을 내쉬면서 골반과 머리에서 동시에 시작하여 척추를 길게 하여 중립위치로 만들고, 골반을 몸통으로부터 멀리 떨어지게 하는 동시에 머리를 길게 하여 다리에서 떨어지게 한다. 10회까지 반복한다.

| 작용근 |

척추폄근 및 굽힘근, 엉덩관절 폄근 및 굽힘근

| 관찰 |

- 척추분절 움직임

| 주의사항 |

- 등을 굽히면서 어깨뼈가 자연스럽게 내밈되는 것을 허용하되, 과도하거나 어깨뼈가 올라가지 않도록 한다.
- 머리를 척추의 곡선을 따르도록 유지하되 목을 과도하게 굽히지 않아야 한다.
- 양손과 양쪽 무릎에 체중이 고르게 분산되도록 유지한다.

03 닐링 햄스트링 스트레치

Kneeling hamstring stretch

목표

- 네발기기자세에서 넙다리뒤근 신장

시작자세

- 네발기기자세

Step 1 ▶▷▷

1 자세를 준비한다.

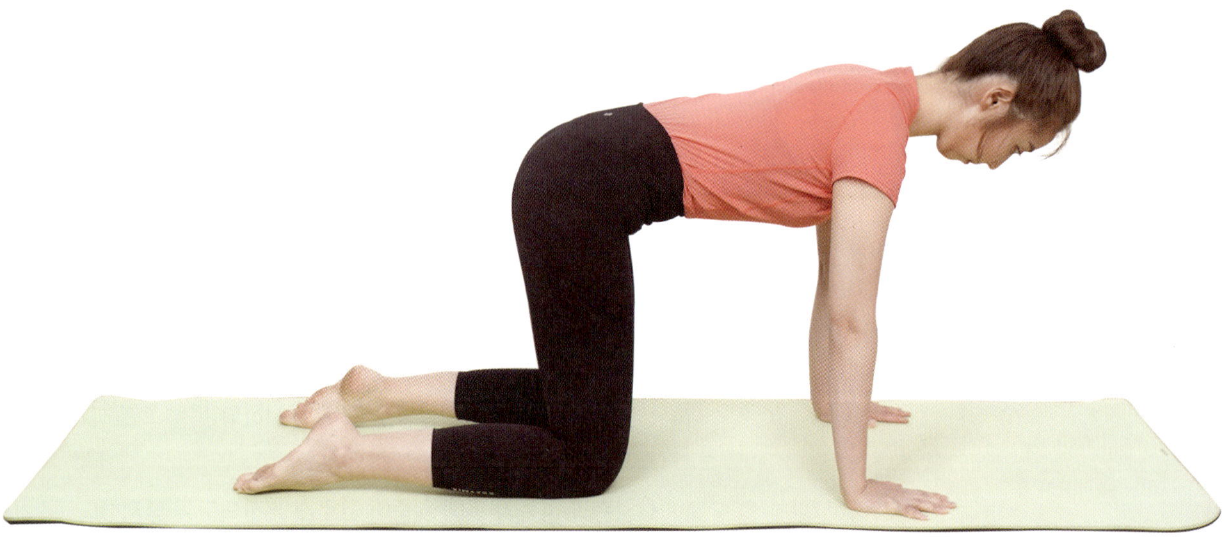

2 숨을 들이마시면서 한쪽 다리를 앞쪽에 놓고 팔은 발 바깥쪽에 두며 머리를 앞쪽 무릎 옆에 위치시킨다.

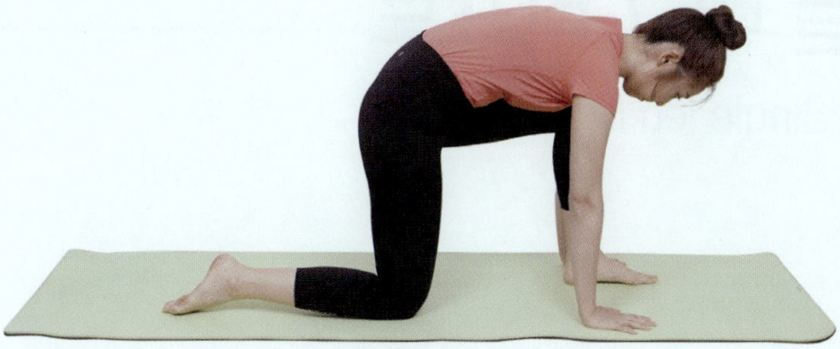

3 숨을 내쉬면서 무릎을 펴며 뒤로 이동한다.

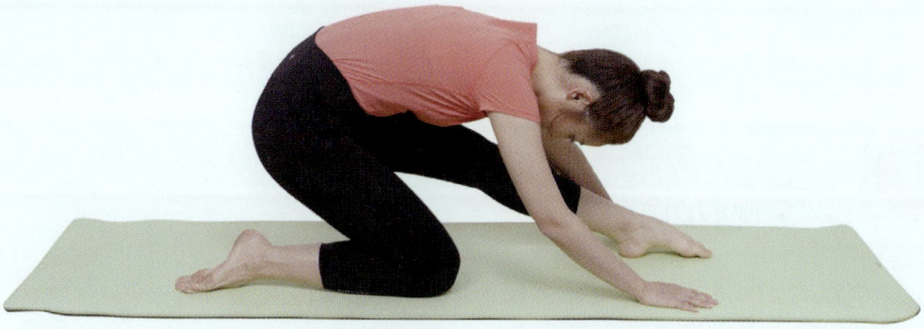

4 시작자세로 돌아온다.
다리를 교대하여 각각 5회 반복한다.

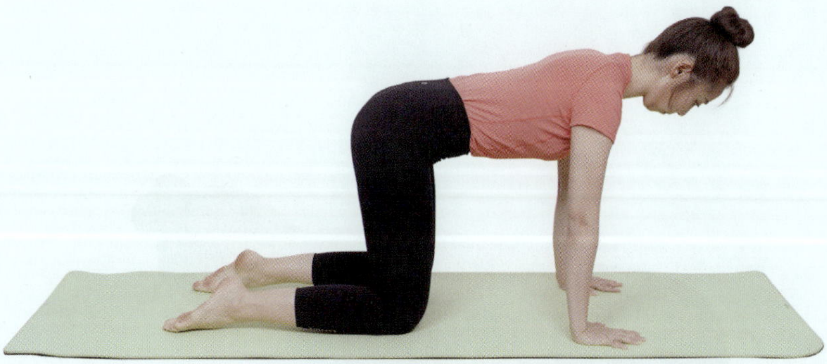

| 작용근 |

넙다리뒤근, 종아리근

| 관찰 |

- 골반 정렬
- 넙다리뒤근과 종아리근의 유연성

| 주의사항 |

- 발바닥이 매트에서 뜨지 않도록 한다.
- 과도한 신장을 하지 않는다.
- 골반안정성을 유지하도록 한다.

4. 네발기기자세에서의 매트 필라테스

04 싱글 레그 리프트

Single leg lift

목표

- 코어안정성
- 어깨뼈 안정성과 배치
- 균형감각 향상

시작자세

- 네발기기자세

Step 1 ▶▷▷

1 숨을 들이마시면서 준비한다.

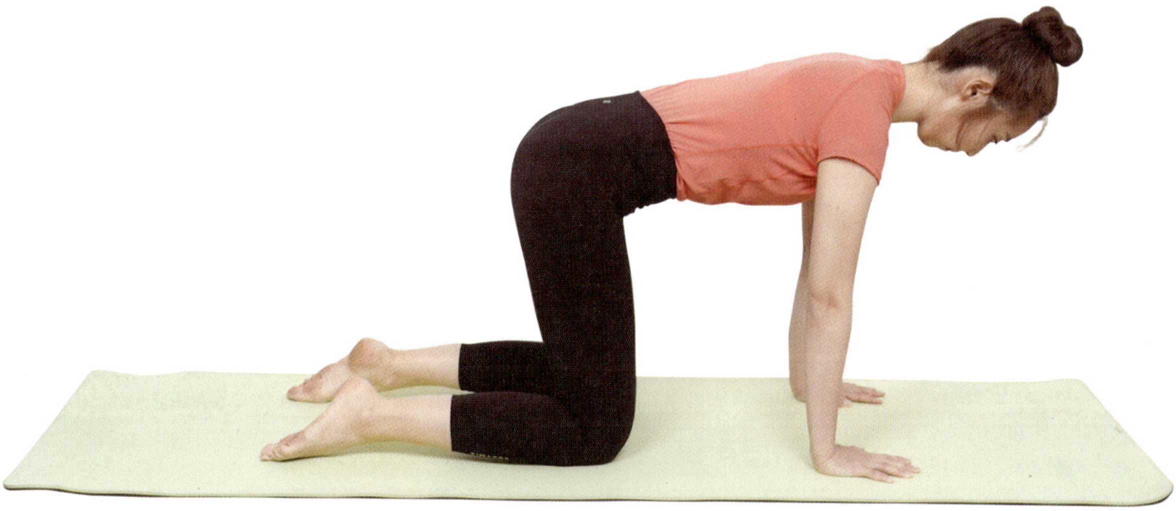

2 숨을 내쉬면서 골반과 척추를 안정적으로 유지하며 바닥을 따라 오른쪽 다리를 미끄러지게 한다. 부드럽게 발바닥굽힘한 상태로 매트와 접촉을 유지한다.
숨을 들이마시면서 유지한다.

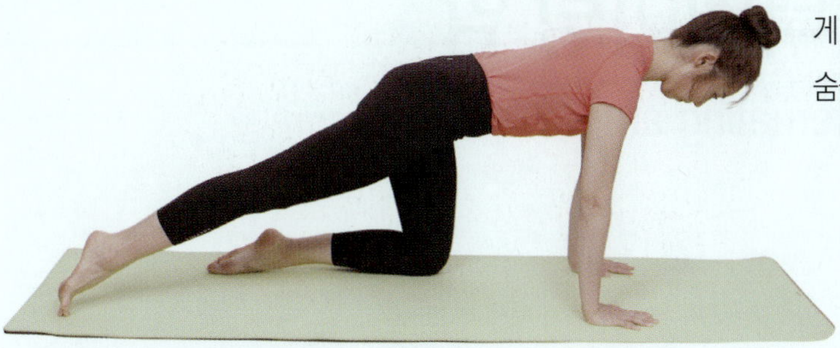

3 숨을 내쉬면서 골반을 안정적으로 유지하면서 오른쪽 다리를 엉덩관절 높이까지 들어준다.

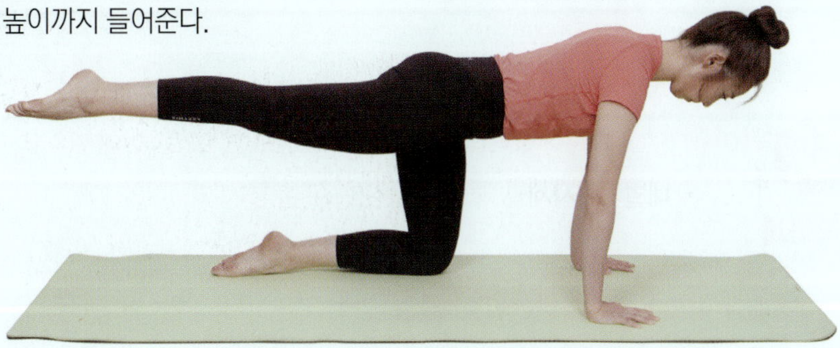

4 숨을 들이마시면서 다리를 똑바로 유지하며 매트 위로 내려놓는다.
숨을 내쉬면서 다리는 시작위치로 돌아온다.
다리를 교대하여 각각 6회 반복한다.

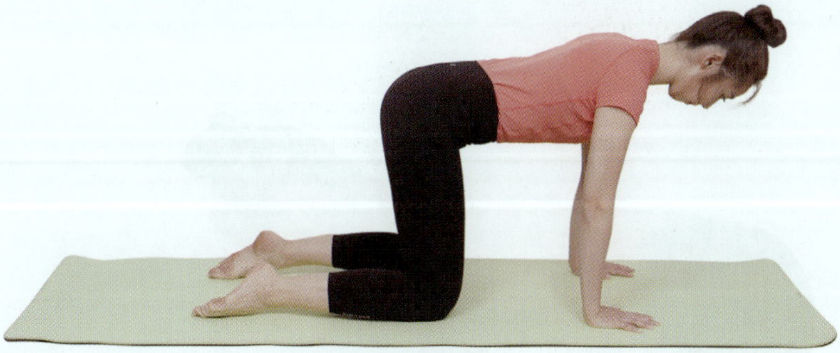

| 작용근 |

코어안정근, 엉덩관절 폄근 및 굽힘근, 어깨안정근

| 관찰 |

- 골반과 척추의 중립 상태
- 다리의 정렬 상태

| 주의사항 |

- 골반과 척추의 움직임 없는 안정적인 범위 내에서 다리를 최대한 높이 올리도록 한다.
- 다리를 길게 하되 무릎을 과다 폄하지는 않는다.

05 얼터네이팅 암

Alternating arms

목표

- 균형감각 향상
- 네발기기자세에서 골반과 척추의 안정성
- 어깨안정성

시작자세

- 네발기기자세

Step 1 ▶▷▷

1 숨을 들이마시면서 준비한다.

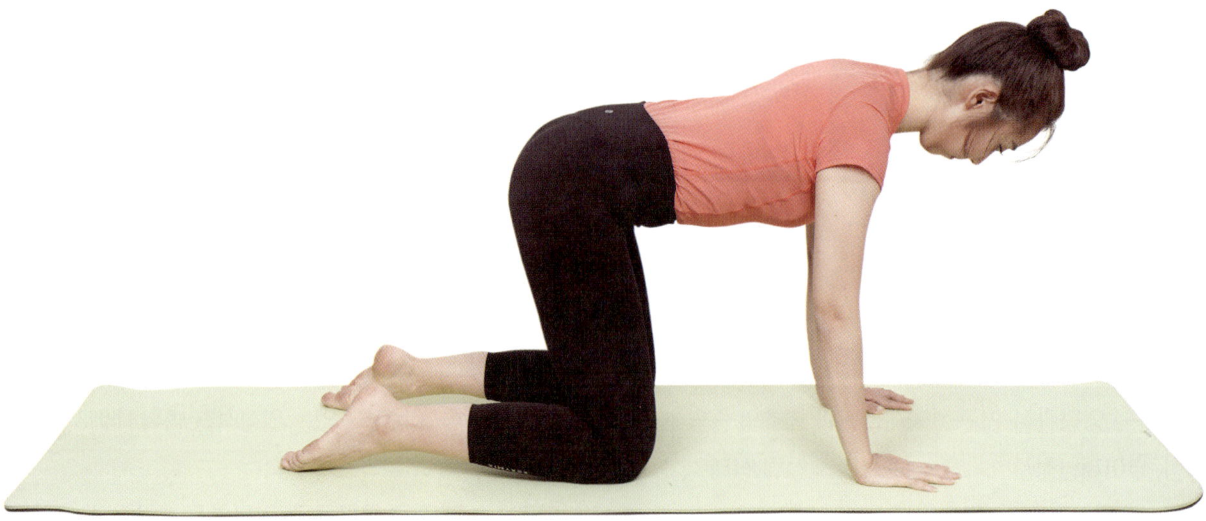

2 숨을 내쉬면서 골반과 척추를 움직임 없이 안정적으로 유지하며 오른쪽 팔을 머리와 수평으로 올린다(귀 부분까지 팔을 올린다). 숨을 들이마시면서 유지한다.

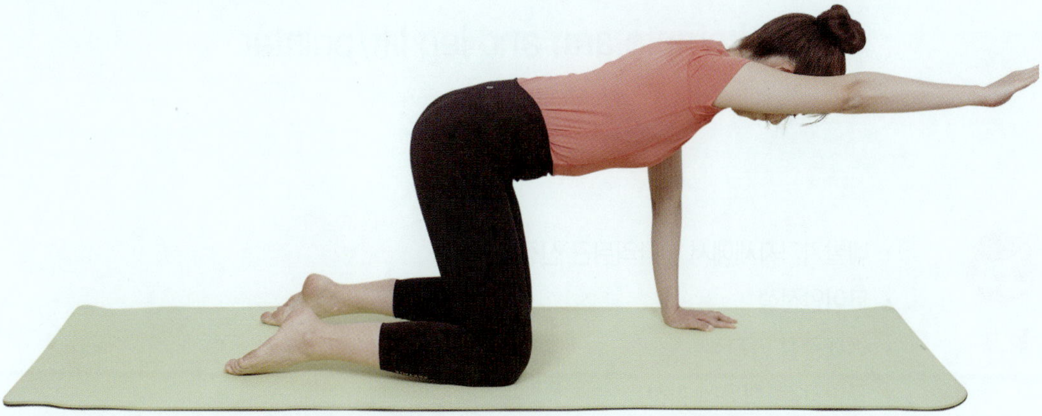

3 숨을 내쉬면서 골반을 움직임 없이 안정적으로 유지하며 오른쪽 팔을 시작위치로 돌아오게 한다. 팔을 교대하여 각각 5회 반복한다.

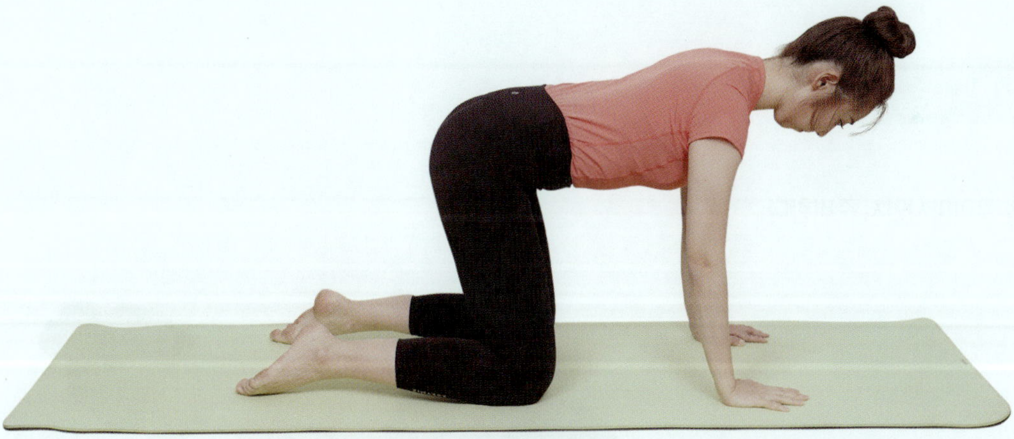

| 작용근 | | 관찰 | | 주의사항 |

작용근	관찰	주의사항
코어안정근, 어깨관절 굽힘근 및 폄근	• 중립골반과 척추안정성 • 팔의 높이와 척추 및 골반 정렬의 움직임	• 골반과 척추의 안정성을 유지한다. • 팔을 어깨 높이로 들어올리는 것이 이상적이지만 척추의 중립위치를 유지할 수 있는 높이로 올린다.

4. 네발기기자세에서의 매트 필라테스

06 얼터네이트 암과 레그 리프트/포인터

Alternate arm and leg lift/pointer

목표

- 네발기기자세에서 넙다리뒤근 신장
- 코어안전성
- 어깨관절 안전성
- 균형감각: 협응성 향상

시작자세

- 네발기기자세

Step 1 ▶▷▷

1 숨을 들이마시면서 준비한다.

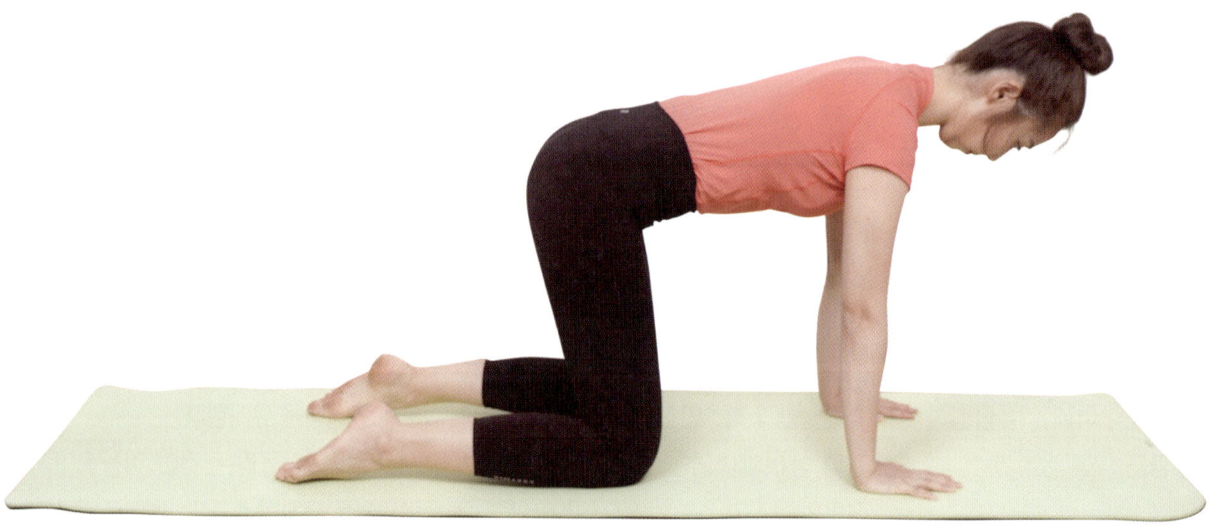

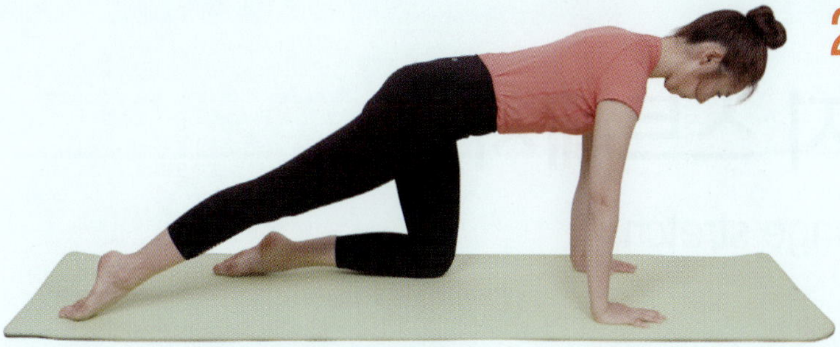

2 숨을 내쉬면서 골반과 척추를 움직임 없이 안정적으로 유지하며 바닥을 따라 오른쪽 다리를 미끄러지게 한다. 부드럽게 발바닥굽힘한 상태로 매트와 접촉을 유지한다.

3 숨을 들이마시면서 골반을 움직임 없이 안정적으로 유지하며 오른쪽 다리를 엉덩관절 높이까지 들어준다. 동시에 왼쪽 팔을 앞으로 길게 뻗어 어깨 높이까지 들어 올린다.

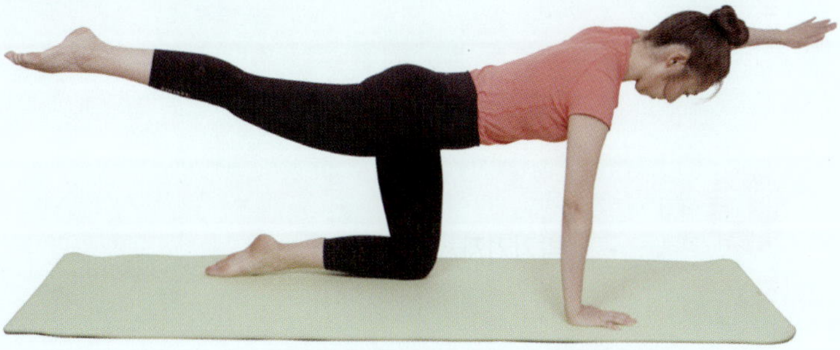

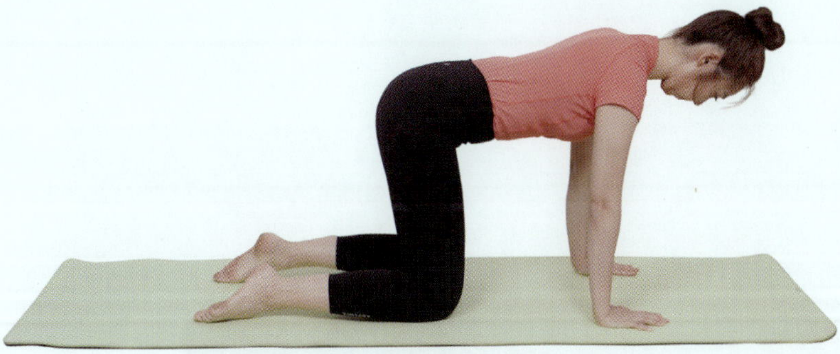

4 숨을 들이마시면서 다리를 똑바로 유지하며 매트 위로 내리고 팔은 어깨 밑으로 다시 놓는다.

5 숨을 내쉬면서 다리는 시작위치로 돌아간다. 팔, 다리를 교대로 각각 5회 반복한다.

작용근		관찰		주의사항
코어안정근, 엉덩관절 굽힘근 및 폄근, 어깨관절 굽힘근	• 중립골반과 척추 유지 • 균형 유지 상태	• 골반과 척추의 중립을 유지한다. • 다리는 길게 뻗되 무릎을 과다 펴하지 않는다. • 안정적인 골반과 척추를 유지할 수 있는 상태에서 다리와 팔을 들어올린다. • 다리와 팔을 길게 하되 과다 확장하지 않는다.

07 런지 스트레치

Lunge stretch

목표

- 엉덩허리근 신장

시작자세

- 네발기기자세

Step 1 ▶▷▷

1 자세를 준비한다.

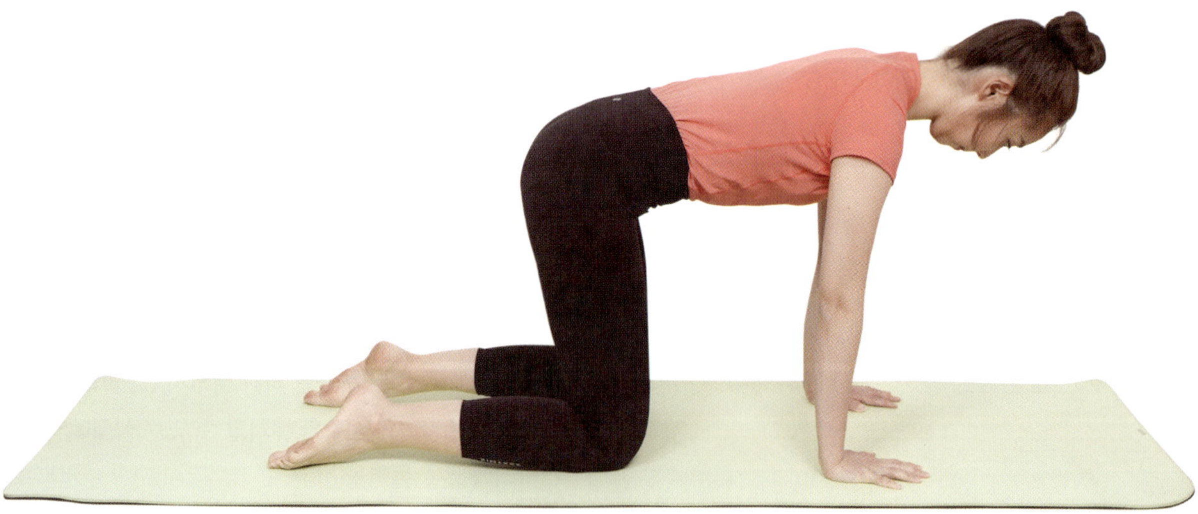

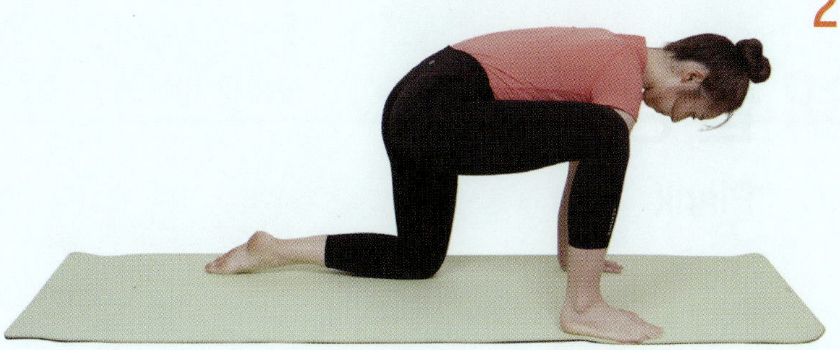

2 숨을 들이마시면서 한쪽 다리를 앞쪽에 놓고 팔은 발 안쪽에 위치시킨다.

3 숨을 내쉬면서 뒤쪽 다리의 무릎을 펴서 매트에 미끄러지게 하면서 뻗는다. 동시에 앞쪽 다리와 뒤쪽 다리를 신장시킨다.

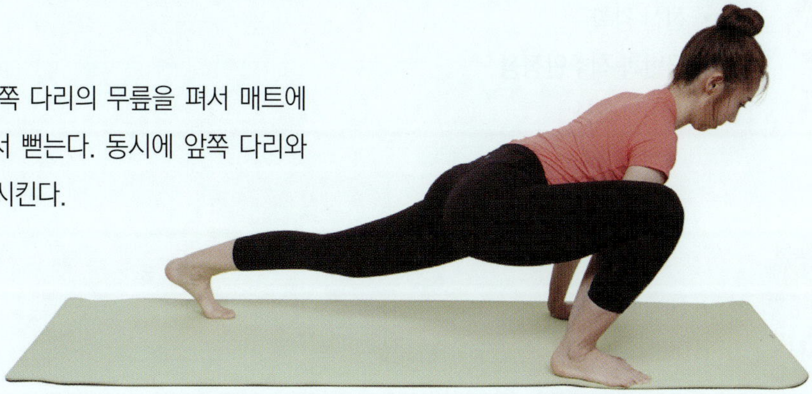

4 숨을 들이마시고 내쉬면서 시작위치로 돌아 온다. 다리를 교대로 각각 5회 반복한다.

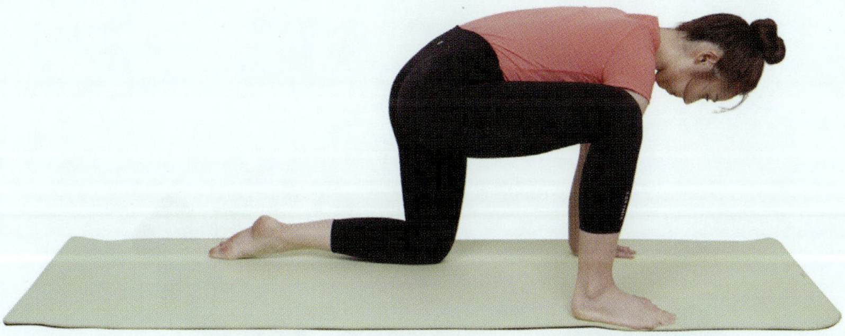

| 작용근 |

엉덩허리근

| 관찰 |

- 엉덩허리근의 신장 상태
- 중립골반, 척추
- 엉덩관절의 분리, 신장성

| 주의사항 |

- 중립골반과 척추를 유지한다.
- 뒤쪽 다리는 길게 유지하되 과다 펌하지 않는다.
- 앞쪽 다리는 무릎의 90도 굽힘을 유지한다.

4. 네발기기자세에서의 매트 필라테스

08 플랭크

Plank

목표

- 전신 강화
- 골반과 척추안정성
- 코어안정성

시작자세

- 네발기기자세

Step 1 ▶▷▷

1 자세를 준비한다.

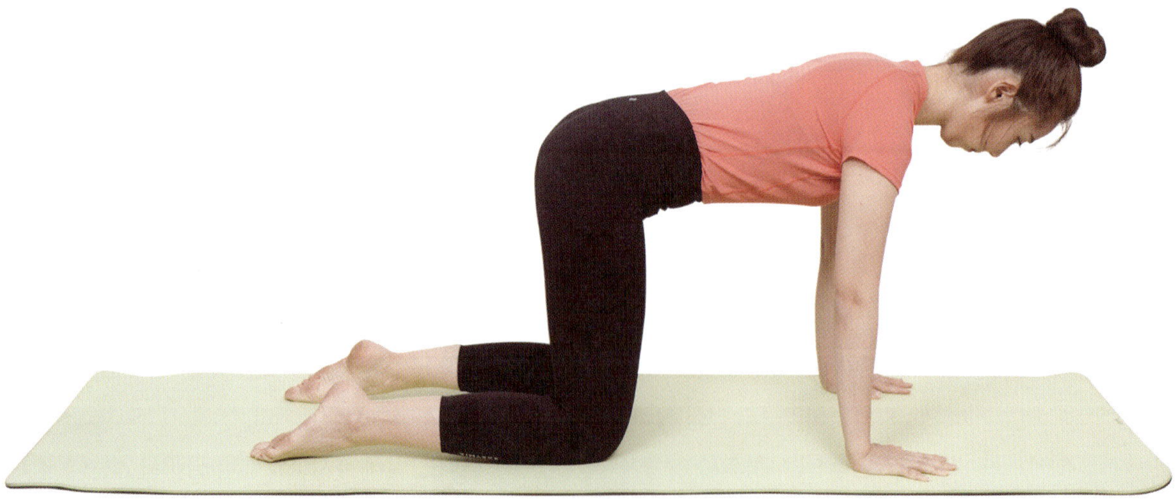

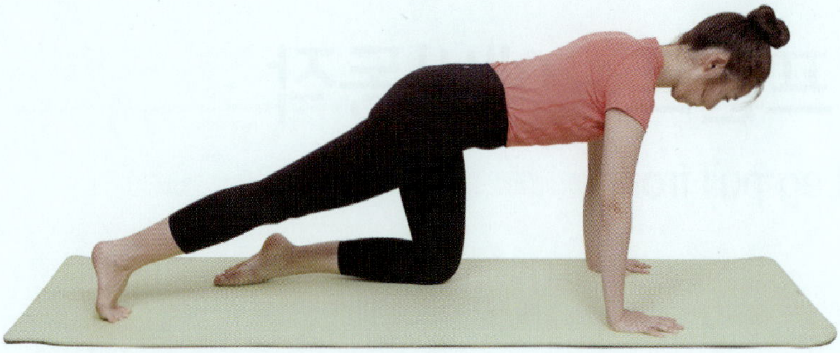

2 숨을 들이마시면서 골반과 척추를 움직임 없이 안정적으로 유지하며 바닥을 따라 오른쪽 다리를 미끄러지게 하여 뻗는다.

3 숨을 내쉬면서 왼쪽 다리도 바닥을 따라 밑으로 미끄러지게 해서 뻗는다. 배 근육에 힘을 주어 안으로 밀어 넣고 척추를 지탱한다. 어깨에서부터 발꿈치까지 몸이 일직선이 되게 한다. 호흡을 2회하는 동안 자세를 유지한다.

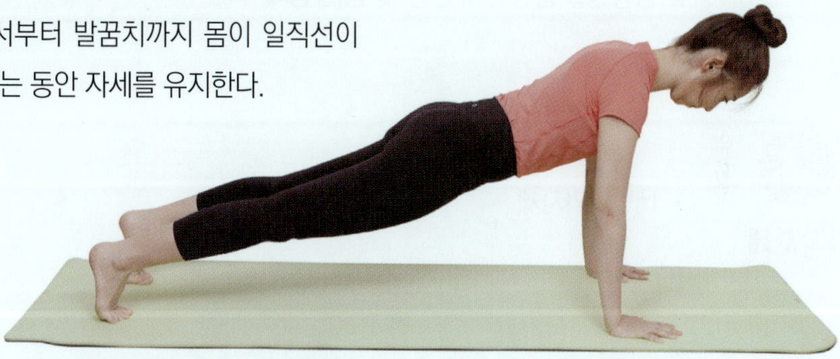

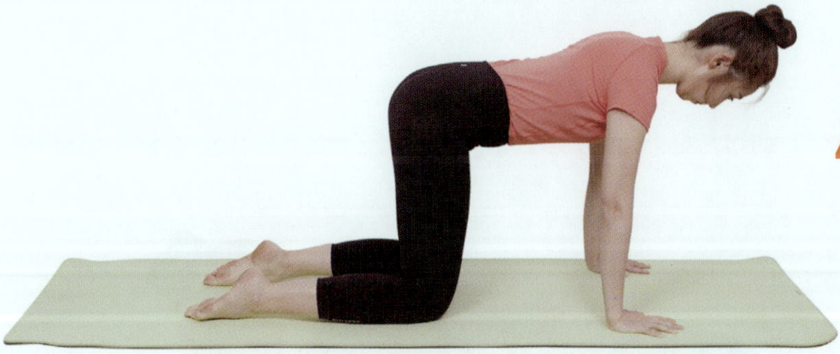

4 시작위치로 돌아오게 한다. 잠시 휴식을 취한 후 5회 반복한다.

| 작용근 |

코어안정근, 어깨안정근, 다리안정근

| 관찰 |

- 골반과 척추의 중립 유지 상태
- 어깨관절의 정렬 상태

| 주의사항 |

- 골반을 일직선으로 유지하고 배 근육을 수축시키며 엉덩이를 위로 올리거나 처지지 않게 주의한다.
- 손과 발을 매트에 고정시켜 움직이지 않게 한다.
- 어깨의 안정성을 유지한다.

09 레그 풀 프론트 - 예비동작

Leg pull front

목표

- 골반과 척추의 안정성
- 어깨뼈 안정화
- 엉덩관절 굽힘근 유연성 및 폄근 강화

시작자세

- 네발기기자세

Step 1 ▶▷▷

1 자세를 준비한다.

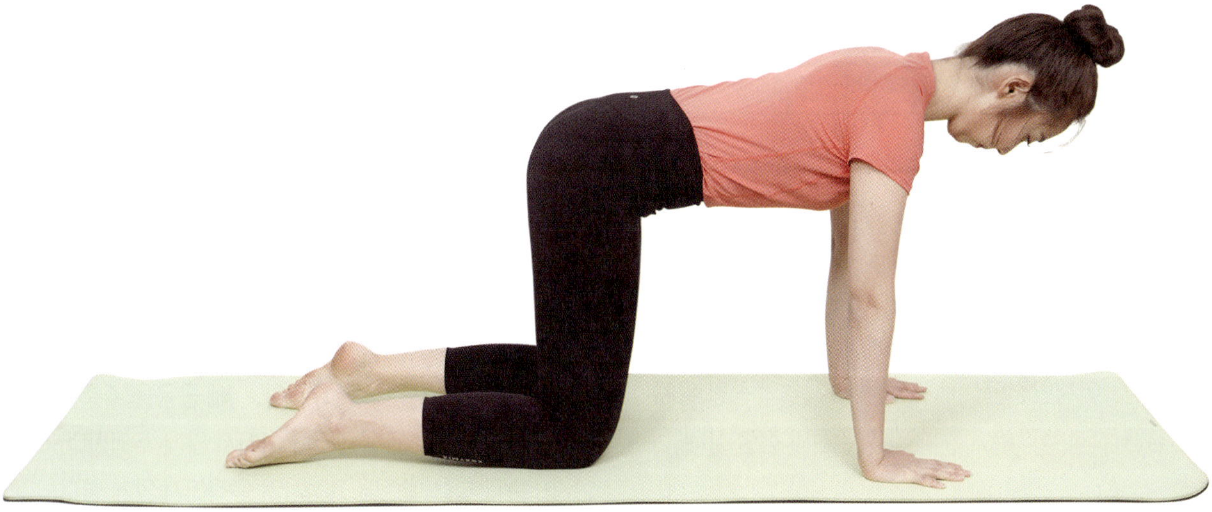

2 숨을 들이마시면서 바닥을 따라 오른쪽과 왼쪽 다리를 미끄러지게 하여 무릎과 팔꿈치를 편 채 체중을 손과 발가락으로 지지한다.

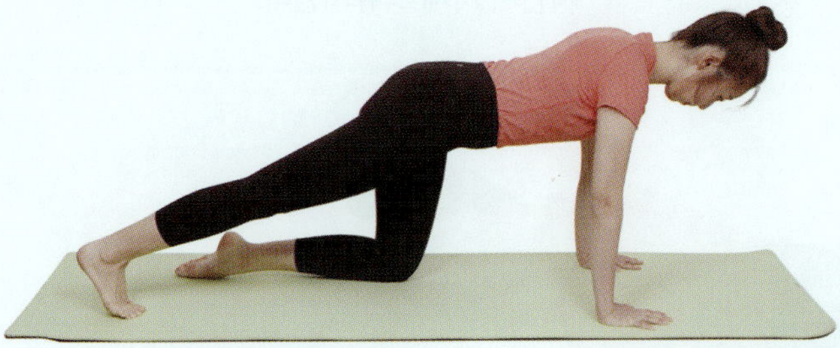

3 몸은 플랭크 자세로 두어 발목, 무릎, 골반, 어깨와 귀의 가쪽이 일직선을 이루도록 한다.

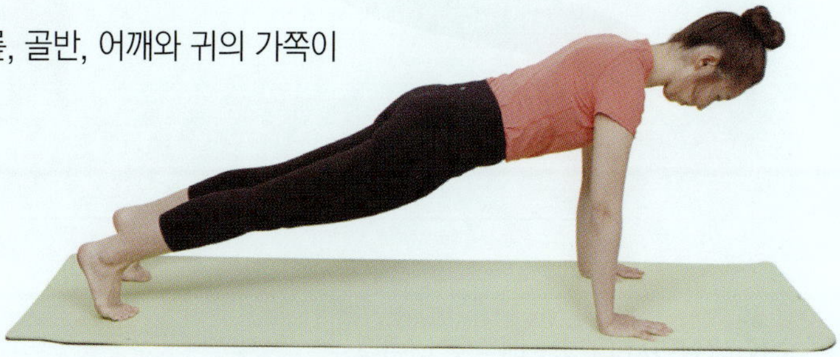

4 숨을 내쉬면서 한쪽 다리를 천장으로 올린다. 숨을 들이마시면서 자세를 유지한다.

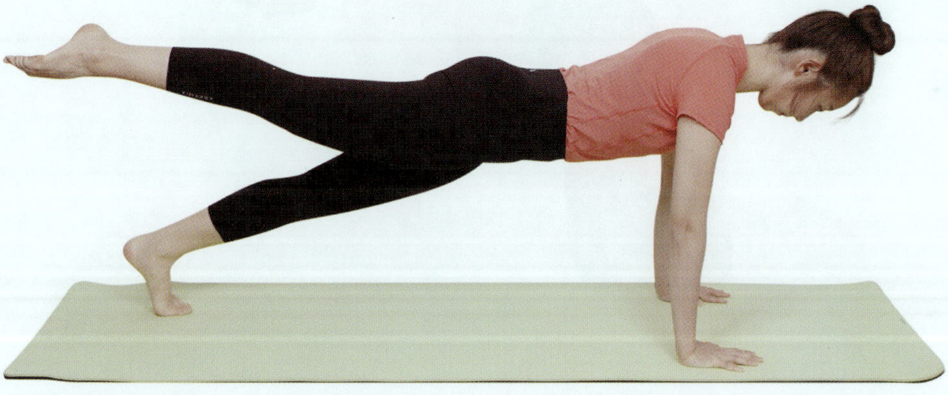

5 숨을 내쉬면서 다리를 매트로 내린다.

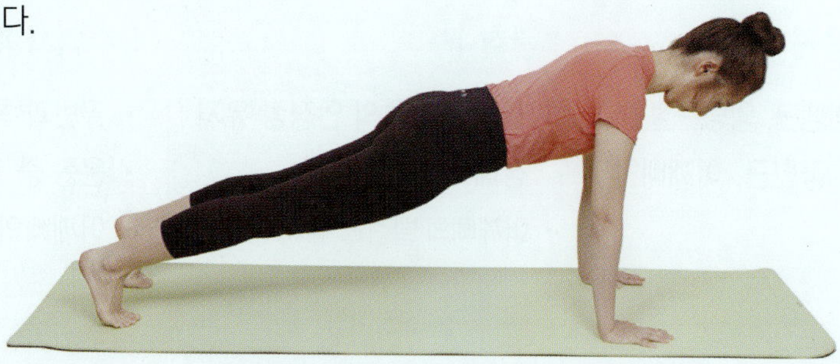

6 반대쪽 다리를 천장으로 올리고 숨을 들이마시면서 자세를 유지한다.

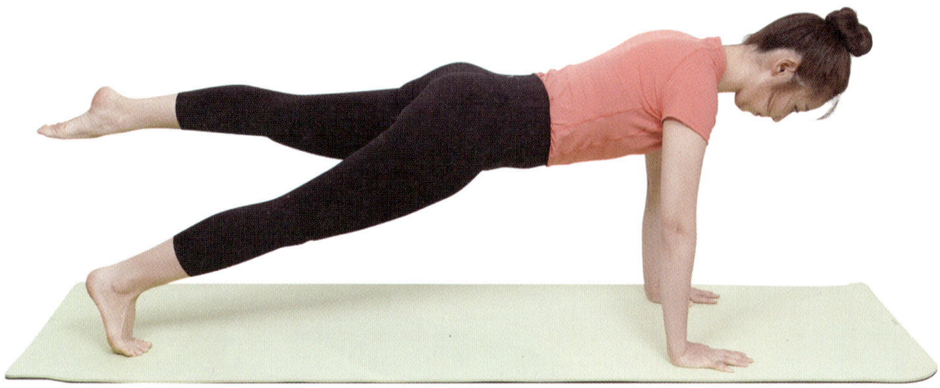

7 숨을 내쉬면서 다리를 매트로 내린다.
양다리 각각 5회씩 총 10회 반복한다.

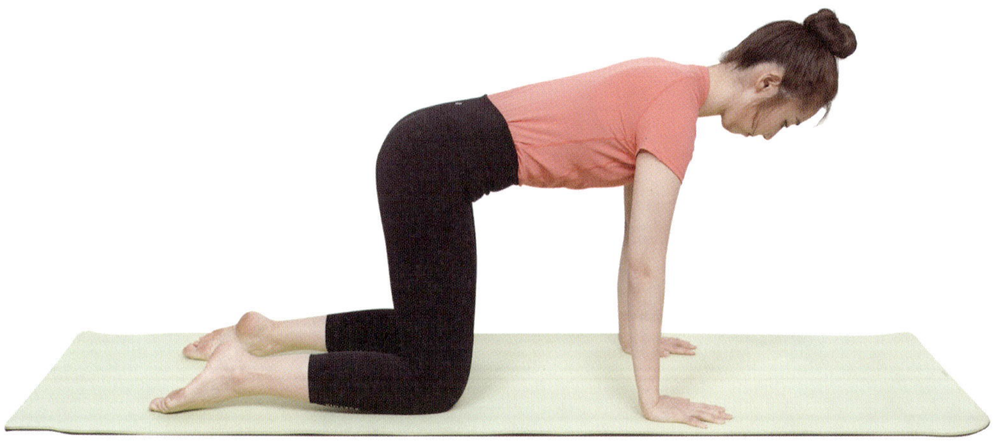

| 작용근 |

코어안정근, 엉덩관절 폄근 및 굽힌근, 어깨뼈안정근

| 관찰 |

- 골반과 척추의 안정성 유지 상태
- 어깨뼈의 밸런스 유지 상태

| 주의사항 |

- 골반과 척추 중립의 안정성을 유지한다.
- 운동 중 코어근육과 골반바닥근의 연결을 지속한다.
- 어깨뼈의 중립을 안정적으로 유지한다.

4. 네발기기자세에서의 매트 필라테스

10 바늘 꿰기

Threading a needle

목표

- 척추 운동과 강화
- 네발기기자세에서 골반, 척추, 어깨뼈와 머리의 중립 위치 인식 향상
- 어깨관절과 팔의 운동과 강화

시작자세

- 네발기기자세

Step 1 ▶▷▷

1 숨을 들이마시면서 준비한다. 오른쪽 팔로 무게 중심을 옮긴다.

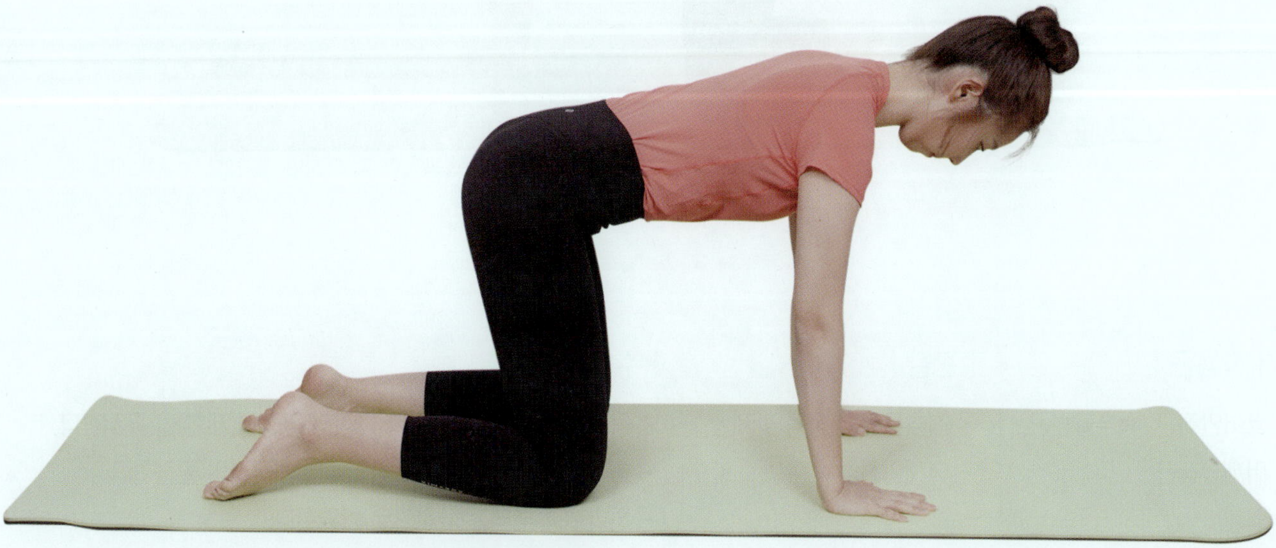

2 숨을 내쉬면서 왼손을 들어 손목을 굽혀서 손등이 매트와 닿도록 한다. 머리의 돌림을 시작으로 척추를 차례로 오른쪽으로 돌림하고 동시에 왼쪽 팔은 오른쪽 팔 아래로 미끄러지게 한다. 오른쪽 팔꿉관절과 엉덩관절을 굽힘하여 척추가 돌림함에 따라 낮아지게 한다.

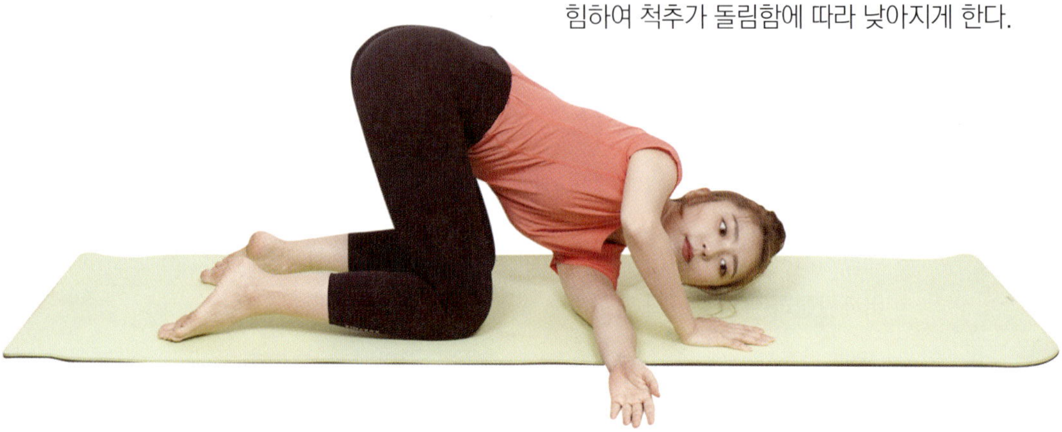

3 숨을 들이마시면서 척추의 길이와 지지를 유지하며 왼쪽 팔은 미끄러지게 하고 척추는 중앙으로 다시 돌림하여 왼손을 시작위치로 되돌린다. 양쪽 5회 반복한다.

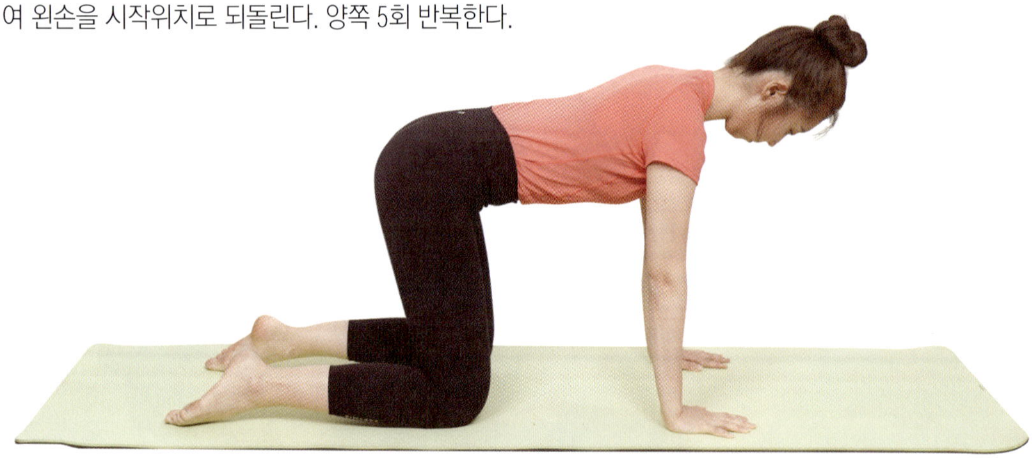

| 작용근 |

코어안정근, 척추돌림근, 어깨안정근

| 관찰 |

- 척추돌림의 움직임 제한
- 어깨안정성

| 주의사항 |

- 몸통돌림 동작 시 골반과 다리의 안정성(제한)을 유지한다.
- 척추돌림은 순차적으로 머리부터 시작하여 돌림한다.
- 허리 척추부터 순차적으로 반환한다.

5. 앉은자세에서의 매트 필라테스

01 프로그 스트레치

Frog stretch

목표

- 척추 운동
- 척추굽힘 시 배 근육 지원 강화
- C-곡선 자세 학습

시작자세

- 개구리모양 앉은자세
- 무릎은 구부리고 발바닥은 마주보게 하며, 골반에서 편안한 거리만큼 떨어지게 한다.
- 이상적으로는 중립골반과 척추에서 시작한다. 이 동작이 힘들다면 올바른 자세를 갖기 위해 쿠션에 앉는다.

Step 1 ▶▷▷

1 숨을 들이마시면서 준비한다.

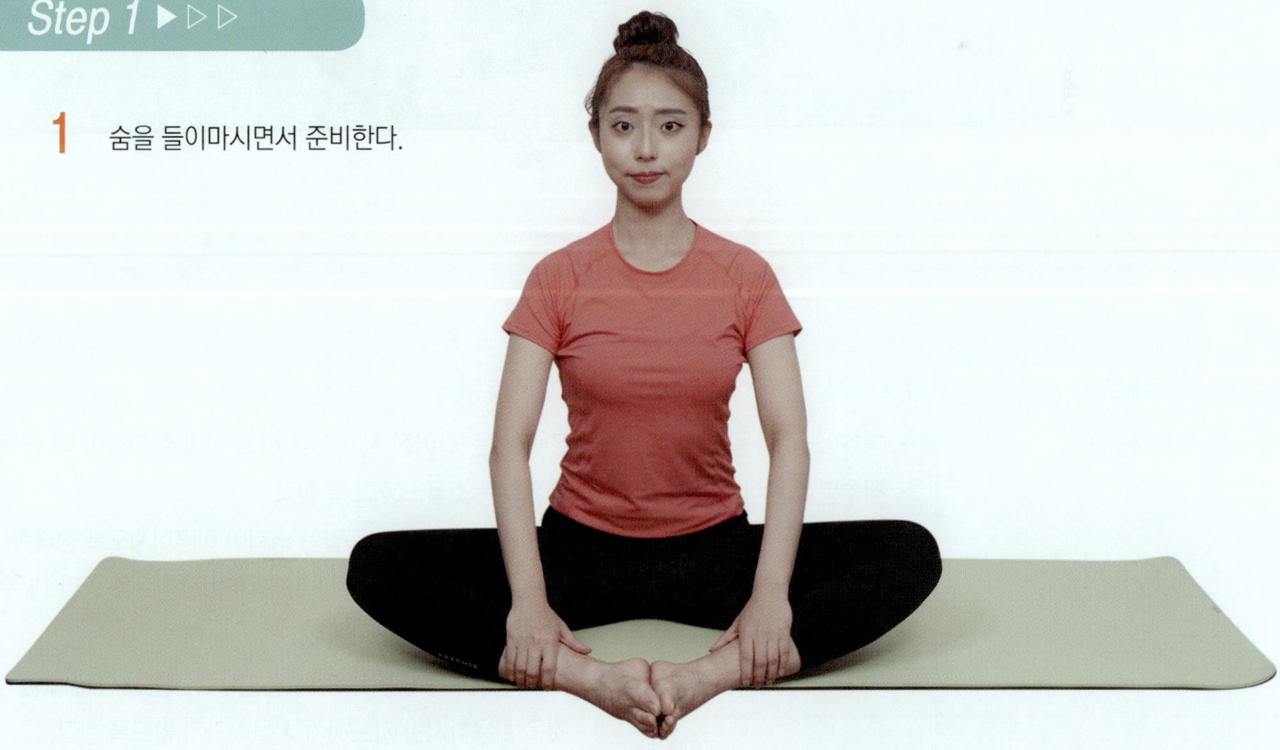

2 숨을 내쉬면서 머리부터 전체 척추를 하나씩 분절하여 점진적으로 굽힌다.
양팔은 이완하여 매트를 따라 미끄러지게 하면서 몸통을 앞으로 굽힌다.
숨을 들이마시면서 자세를 유지한다.

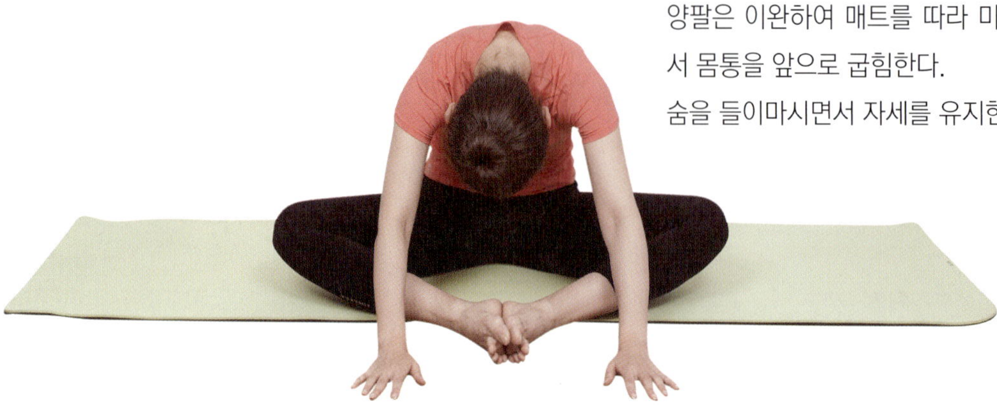

3 숨을 내쉬면서 꼬리뼈부터 시작하여 척추를 하나씩 분절하여 시작자세로 돌아온다.
5회 반복한다.

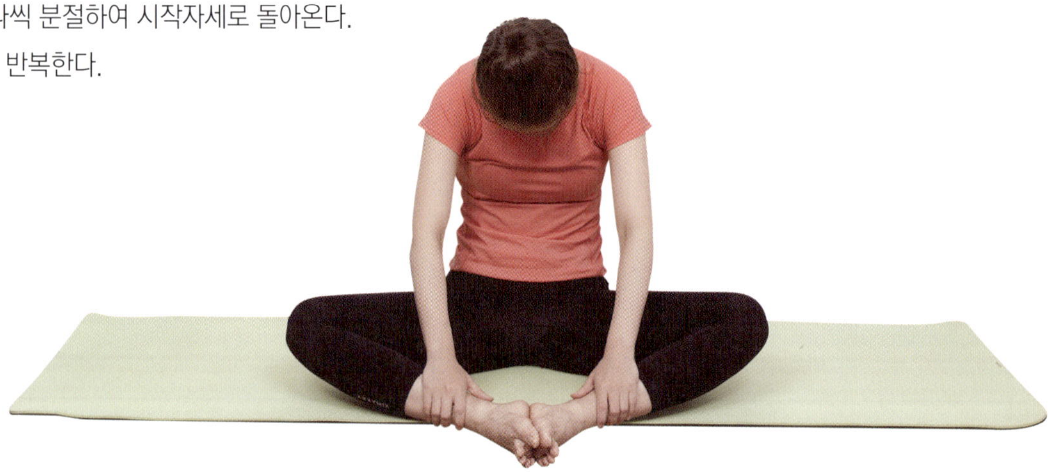

| 작용근 |

척추세움근

| 관찰 |

- 척추 c-곡선 움직임
- 척추분절 움직임 제한

| 주의사항 |

- C-곡선은 길어진 자세여야 하고 압박은 피하며 배 근육이 지원하는 것을 느끼도록 한다.
- 척추의 전체에 걸쳐 동일한 굽힘이 이루어지도록 장려한다.
- 척추가 C-곡선으로 길게 됨에 따라 팔꿈치를 약간 더 구부려 몸 옆쪽으로 가게 한다.
- 가슴부 척추를 굽힘에 따라 어깨뼈가 자연스럽게 내밈되는 것을 허용하지만 과도하거나 올라가지 않도록 한다.

5. 앉은자세에서의 매트 필라테스

02 C-커브

C-Curve

목표

- 척추 운동과 확장
- 척추굽힘 시 복근 지원 향상
- C-곡선의 위치 학습

시작자세

- 바로앉은자세
- 무릎은 펴고 다리를 벌려 앉는다. 발을 몸으로부터 멀어지게 하여 엉덩관절의 공간을 느끼게 한다.
- 이상적으로는 중립 골반과 척추에서 시작한다. 이 동작이 힘들다면 올바른 자세를 갖기 위해 쿠션에 앉는다.
- 발은 발등굽힘한다.

Step 1 ▶▷▷

1 숨을 들이마시면서 몸을 준비시킨다.

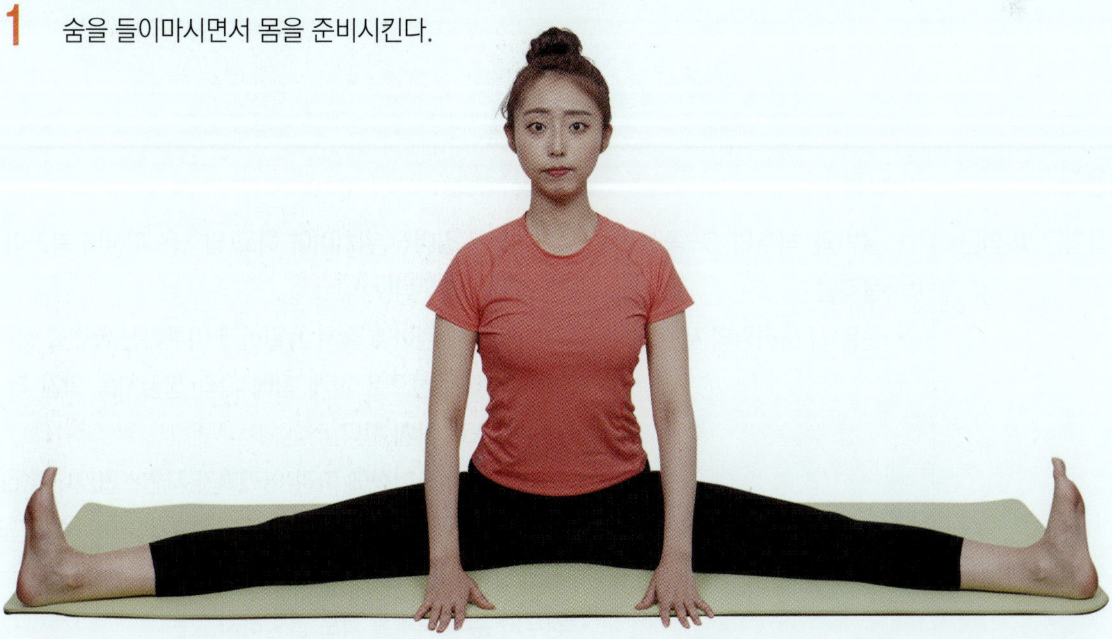

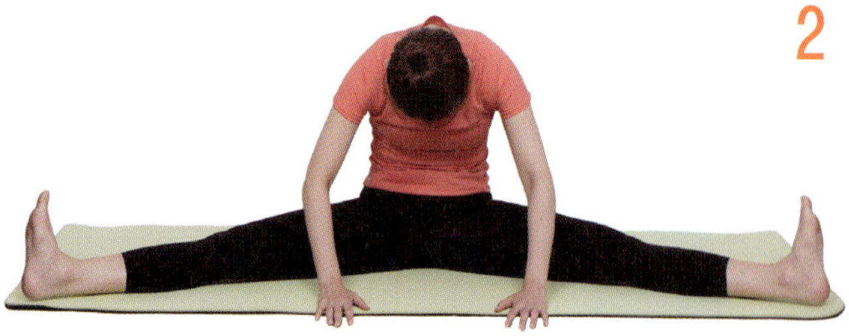

2 골반을 뒤로 기울이고 요추 척추를 구부린다. 동시에 머리에서 시작하여 경추와 흉부 척추를 앞으로 구부려서 골고루 굽힘(flexion)된 척추를 만든다. 어깨는 엉덩이 위에 위치하게 한다.

3 숨을 내쉬면서 동시에 골반과 머리를 시작하고 다시 중립으로 갈 수 있게 척추를 길게 한다.

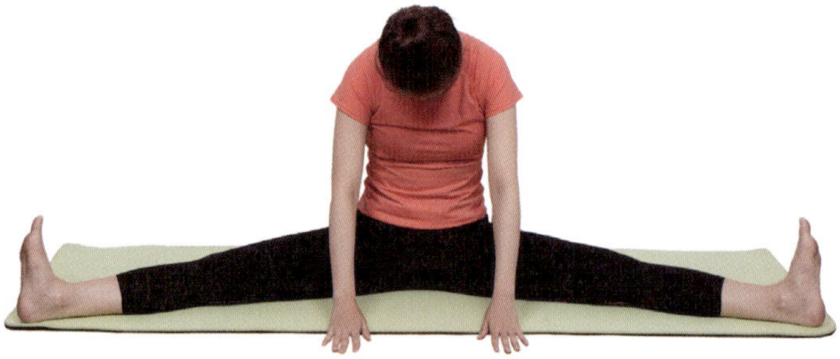

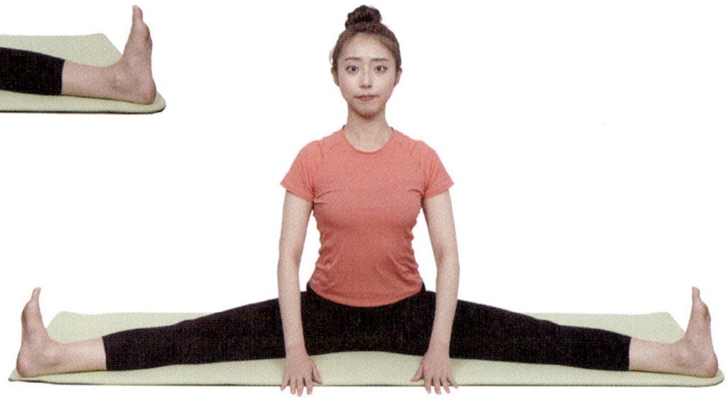

| 작용근 |

척추굽힘근 및 폄근

| 관찰 |

- 골반과 척추의 C-곡선 움직임
- 운동 시 움직임의 제한

| 주의사항 |

- C-곡선은 길어진 위치여야 하고 압축은 피하며 복근이 지원하는 것을 느껴본다.
- 척추의 전체 길이에 걸쳐 동일하게 이루어진 굽힘을 장려한다.
- 척추가 C-곡선으로 길게 됨에 따라 팔꿈치를 약간 더 구부려 몸 옆쪽으로 가게 한다.
- 흉부 척추를 굽힘함에 따라 어깨뼈가 자연스럽게내밈(protraction) 할 수 있도록 허용하지만, 과장하거나 어깨뼈가 올라가게 하지 않아야 한다.
- 경부와 흉부 척추를 과도 굽힘하지 않는다.

5. 앉은자세에서의 매트 필라테스

03 싱글 레그 칼프 스트레치

Single leg calf stretch

목표

- 척추분절 운동 및 굽힘 시 배 근육의 지원 강화
- 가쪽호흡 인식 향상
- 넙다리뒤근 신장
- 종아리 근육 신장

시작자세

- 무릎은 펴고 다리를 벌려 앉는다. 발을 몸으로부터 멀어지게 하여 엉덩관절의 공간을 느끼게 한다.
- 이상적으로는 중립 골반과 척추에서 시작한다. 이 동작이 힘들다면 올바른 자세를 갖기 위해 쿠션에 앉는다.
- 발은 발등굽힘한다.

Step 1 ▶▷▷

1 숨을 들이마시면서 준비한다.

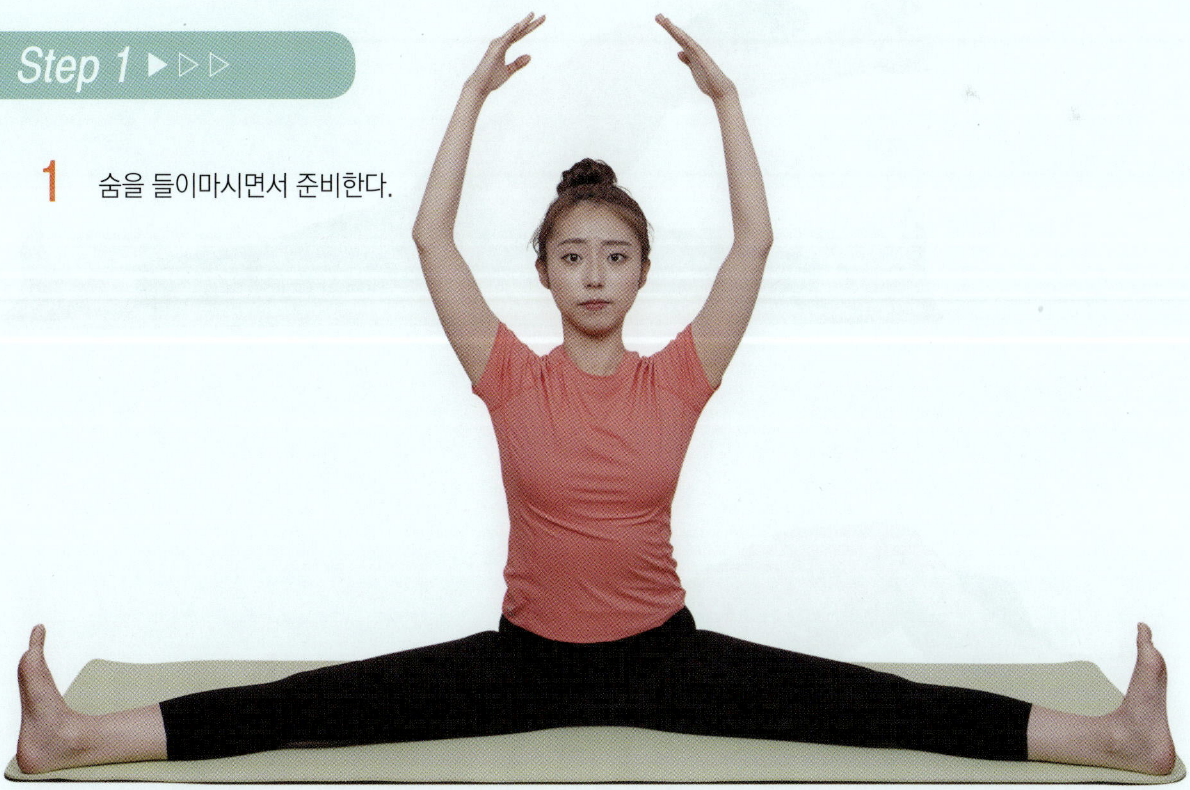

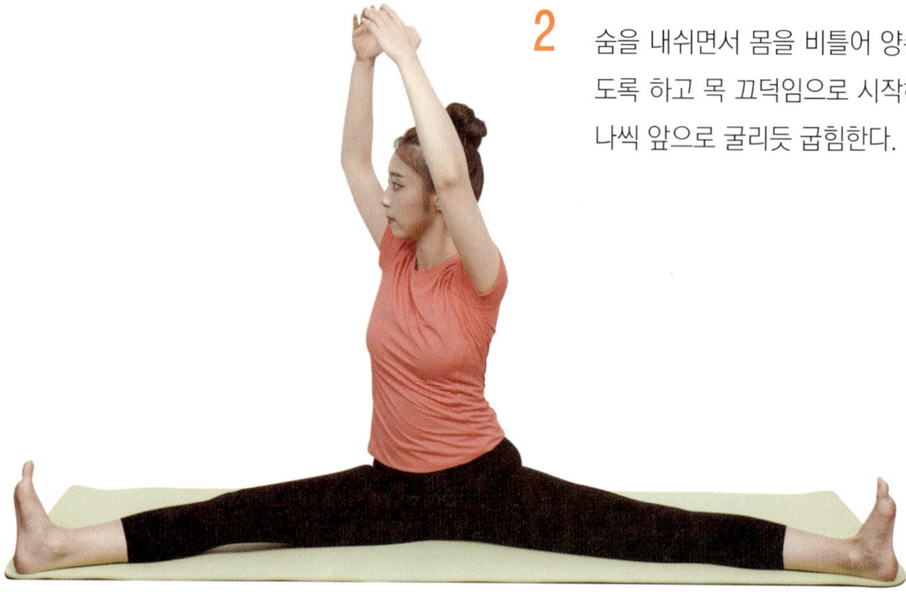

2 숨을 내쉬면서 몸을 비틀어 양손으로 오른쪽 발을 향하도록 하고 목 끄덕임으로 시작하여 차례대로 척추를 하나씩 앞으로 굴리듯 굽힌다.

3 골반의 위치가 유지되는 한 가능한 멀리 굽힌다.
숨을 들이마시면서 유지한다.

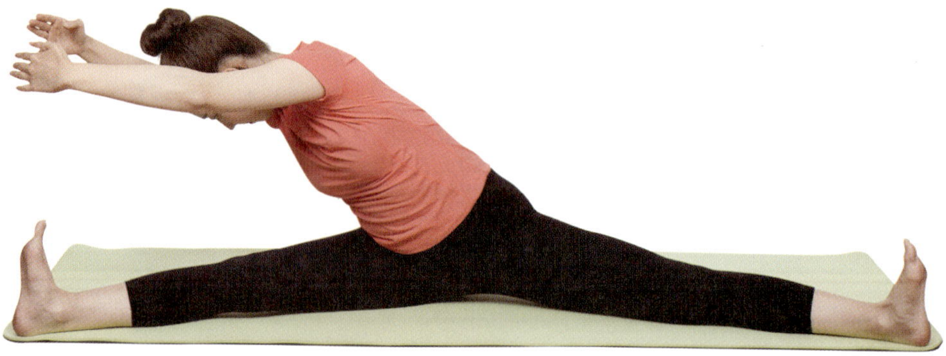

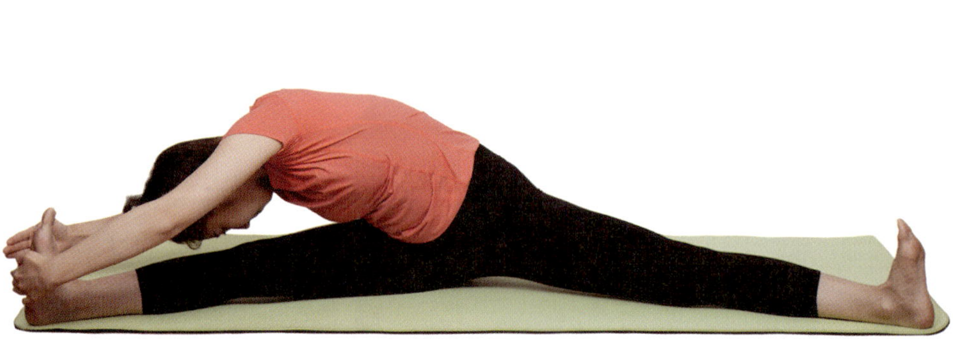

4 숨을 내쉬면서 센터에서 시작하여 골반, 가슴우리 및 머리가 세로로 정렬될 때까지 다시 척추를 굴려 하나씩 쌓는다. 시작위치로 돌아온다. 다리를 교대하여 각각 5회 반복한다.

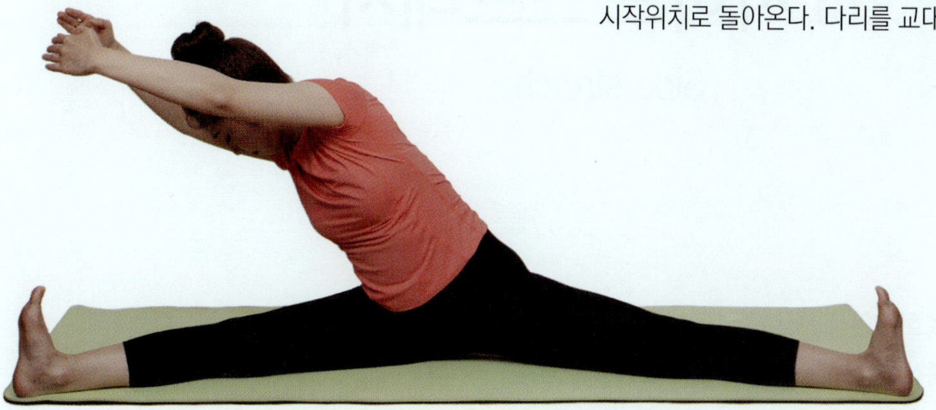

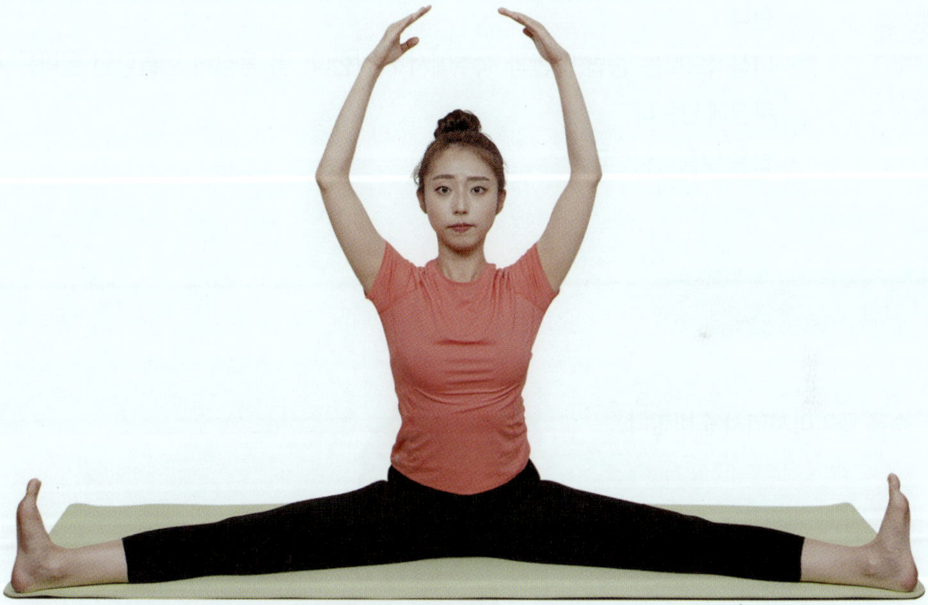

| 작용근 |
종아리근, 넙다리뒤근, 배빗근, 척추세움근

| 관찰 |
- 척추돌림 동작 시 정렬 상태
- 발목굽힘 정렬
- 궁둥뼈의 정렬

| 주의사항 |
- 체중을 궁둥뼈에 골고루 배분한다.
- 궁둥뼈가 매트와 접촉을 유지한다.
- 발등굽힘을 유지하고 다리를 길게 한다.

04 사이드 스트레치

Side stretch

목표

- 가쪽호흡 인식 향상
- 가쪽신장

시작자세

- 무릎은 펴고 다리를 벌려 앉는다. 발을 몸으로부터 멀어지게 하여 엉덩관절의 공간을 느끼게 한다.
- 이상적으로는 중립 골반과 척추에서 시작한다. 이 동작이 힘들다면 올바른 자세를 갖기 위해 쿠션에 앉는다.
- 발은 발등굽힘한다.

Step 1 ▶▷▷

1 숨을 들이마시면서 준비한다.

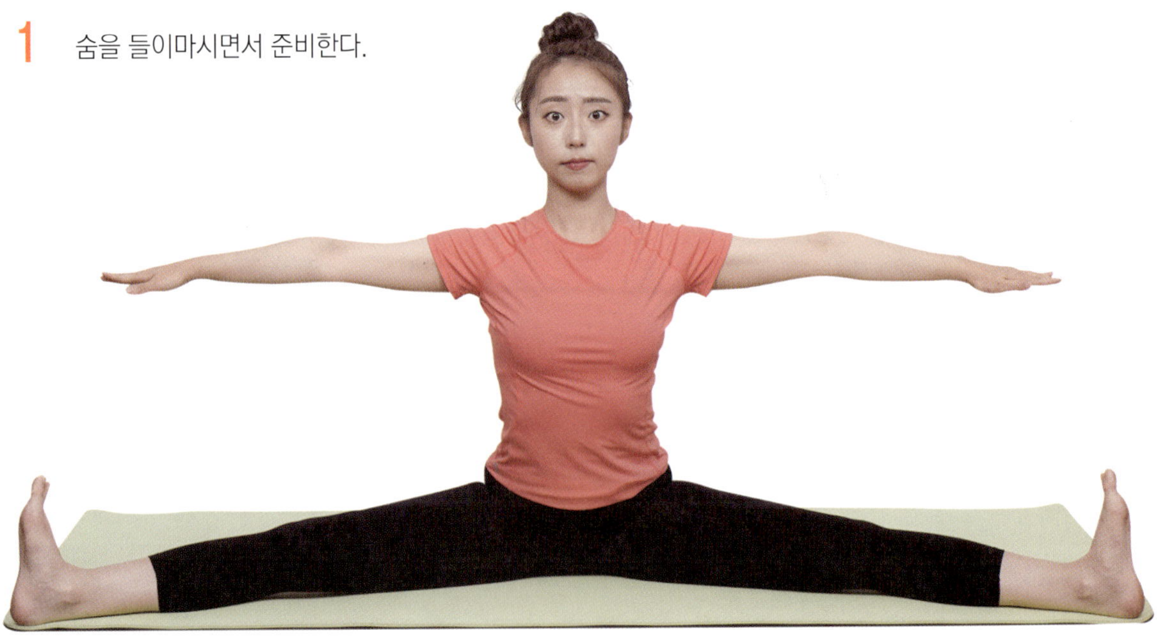

2 숨을 내쉬면서 몸을 옆으로 굽히며 한 팔을 머리 위로 최대한 높이 올린다. 골반의 위치가 유지되는 한 가능한 멀리 가쪽굽힘한다.
숨을 들이마시면서 유지한다.

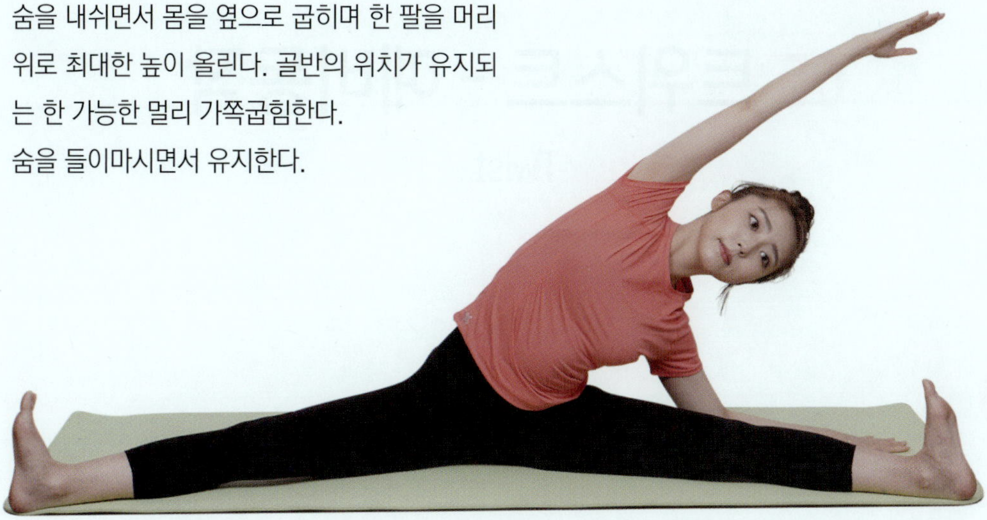

3 숨을 내쉬면서 시작위치로 돌아온다. 반대쪽도 같은 방법으로 운동한다. 양쪽 각각 5회 반복한다.

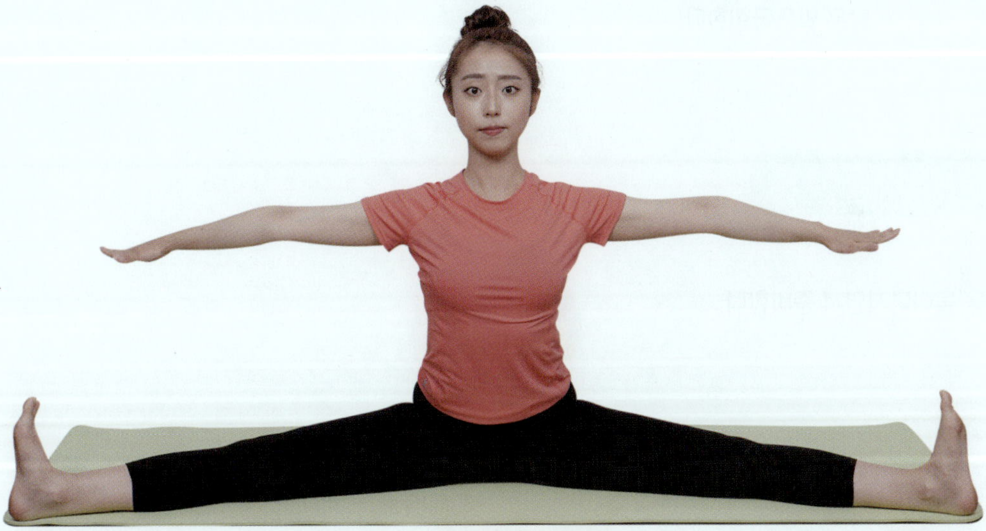

| 작용근 |

코어안정근, 몸통 가쪽굽힘근 및 폄근, 어깨안정근

| 관찰 |

- 측면 굽힘 시 궁둥뼈의 안정성
- 측면 몸통 정렬

| 주의사항 |

- 척추의 가쪽굽힘은 순차적이고 머리부터 시작한다.
- 골반을 안정적으로 유지하고 궁둥뼈는 매트와 접촉한다.
- 가쪽굽힘 시 궁둥뼈의 정렬을 유지한다.
- 발등굽힘을 유지한다.

05 트위스트 - 예비동작

Twist

목표

- 척추돌림 운동과 강화

시작자세

- 앉아서 다리를 모으고 앞으로 뻗으며, 발을 발등굽힘시킨다. 팔을 펴서 가쪽으로 뻗고 어깨 높이에서 약간 뒤로 치우치게 하며, 손바닥을 아래로 향하게 한다.
- 올바른 자세를 유지하기 위해 쿠션에 앉는다.
- 발은 발등굽힘한다.

Step 1 ▶▷▷

1 숨을 들이마시면서 준비한다.

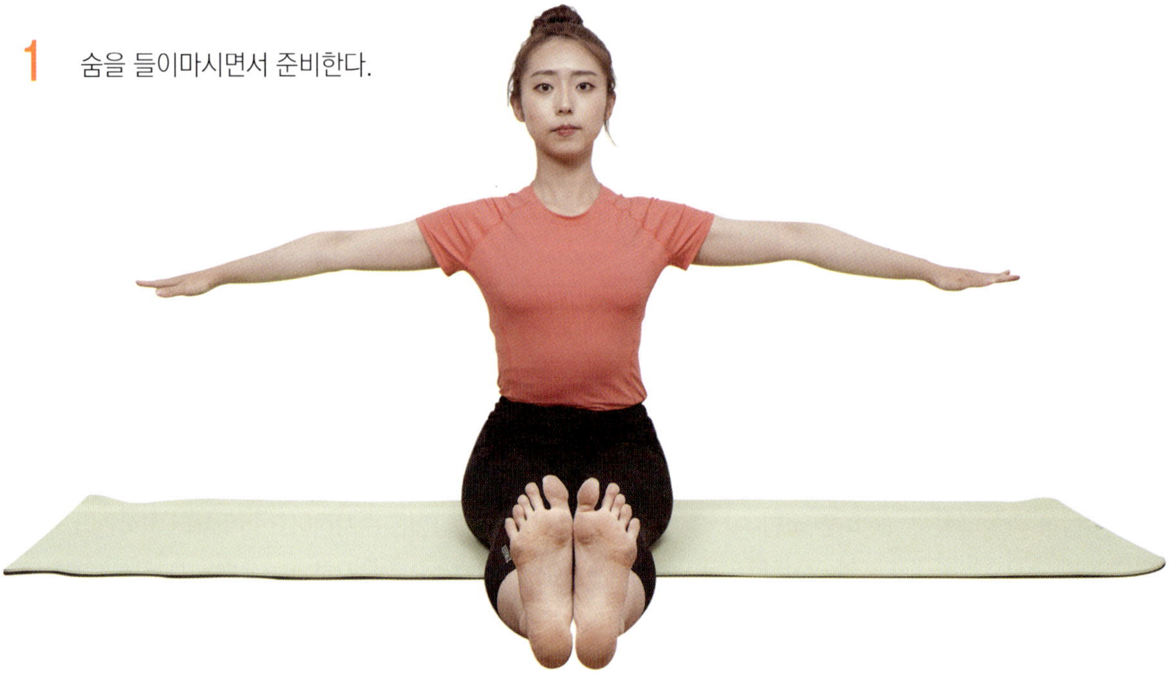

2 숨을 내쉬면서 머리의 돌림으로 시작하여 골반의 위치와 안정성을 유지하면서 차례로 척추를 한쪽으로 돌림한다. 1차, 2차, 3차 호흡을 이용하여 돌림한다.

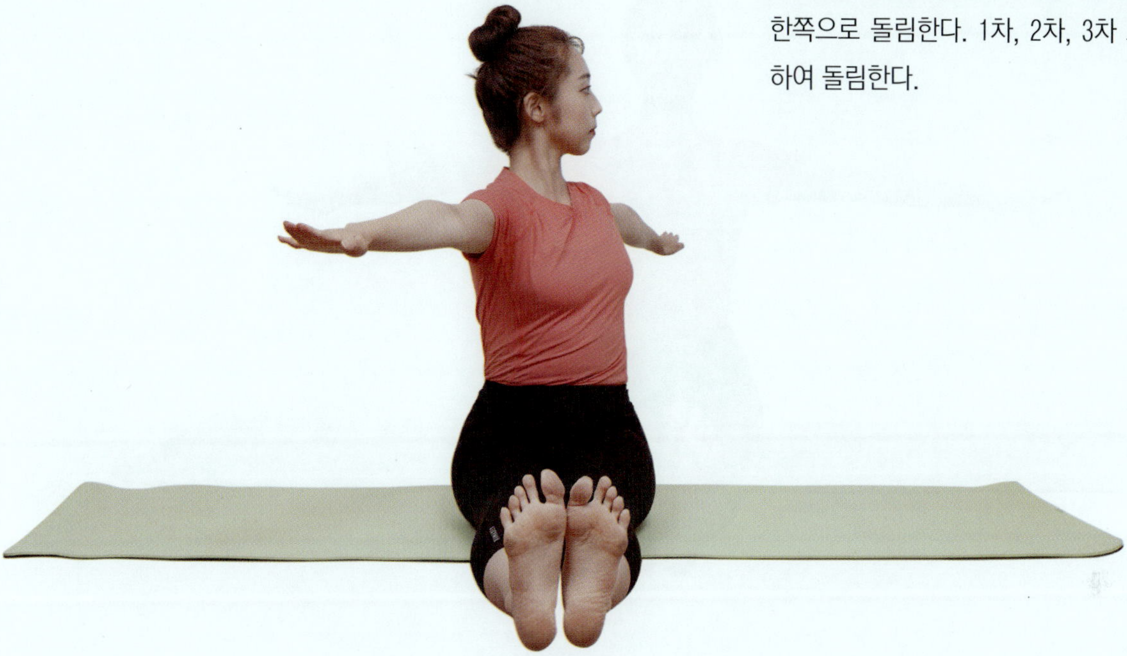

3 숨을 들이마시면서 척추를 길게 하여 시작위치로 돌아온다.

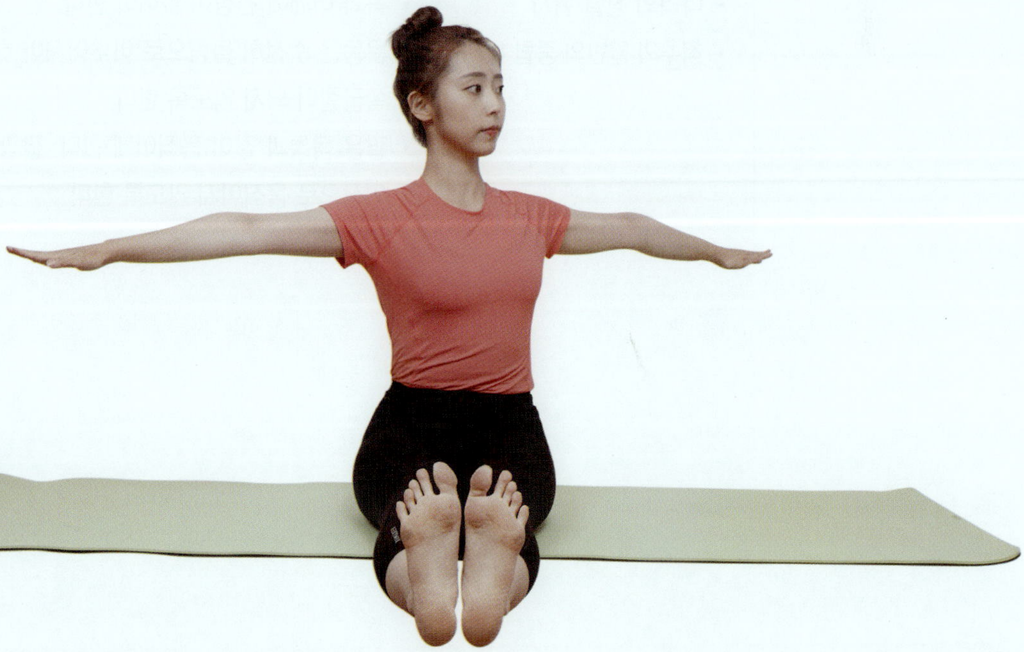

4 양쪽 5회씩 반복한다.

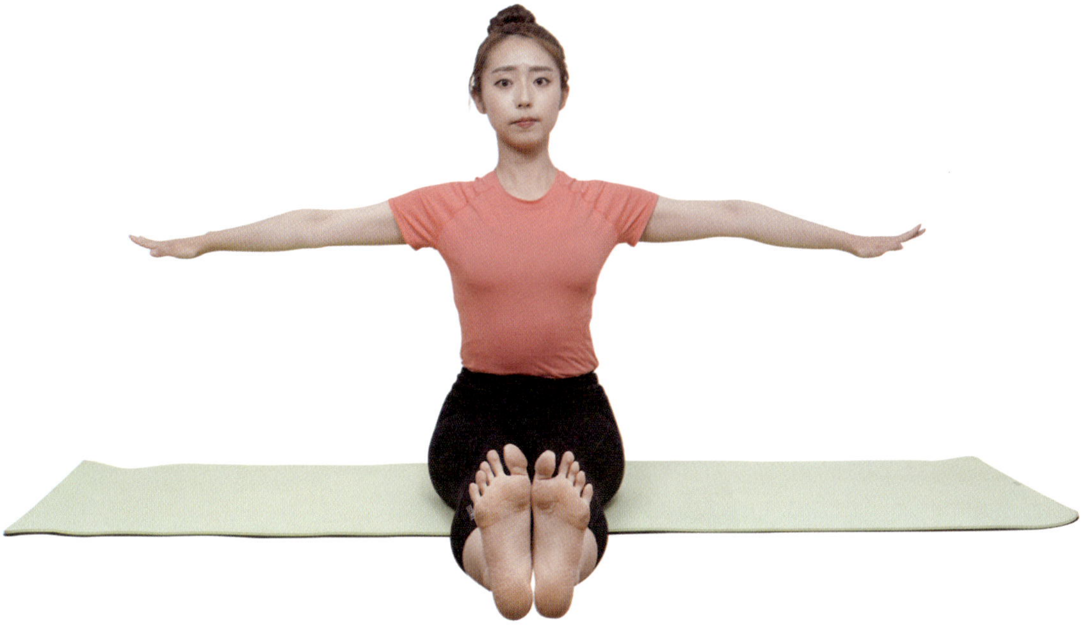

| 작용근 |

코어안정근, 척추돌림근 및 폄근

| 관찰 |

- 팔의 정렬 위치
- 궁둥뼈의 정렬 위치
- 다리의 정렬 위치
- 척추와 골반의 중립 유지

| 주의사항 |

- 골반이 바닥에 닿아 있으며 골반의 움직임이 일어나지 않도록 안정적으로 유지한다.
- 목과 어깨에 긴장이 없어야 한다.
- 운동은 순전히 돌림으로 이루어져야 하며, 굽힘이나 폄, 가쪽굽힘이 되지 않도록 한다.
- 팔은 몸통과 같이 움직이게 한다. 팔과 몸통이 척추의 돌림 이상으로 움직이지 않도록 한다.

5. 앉은자세에서의 매트 필라테스

06 쏘우 - 예비동작

Saw

목표

- 앉은자세에서 코어안정성
- 호흡 인식 향상
- 몸통 돌림굽힘, 폄의 통합 및 가동성
- 몸통 가쪽 및 넙다리뒤근 신장

시작자세

- 무릎은 펴고 다리를 벌려 앉는다. 발을 몸으로부터 멀어지게 하여 엉덩관절의 공간을 느끼게 한다.
- 이상적으로는 중립 골반과 척추에서 시작한다. 이 동작이 힘들다면 올바른 자세를 갖기 위해 쿠션에 앉는다.
- 팔을 가쪽으로 어깨 높이로 뻗어 들고 약간 뒤로 치우치게 하며, 팔꿈치를 펴고 손바닥을 아래로 향하게 한다. 발은 발등굽힘한다.

Step 1 ▶▷▷

1 숨을 들이마시면서 준비한다.

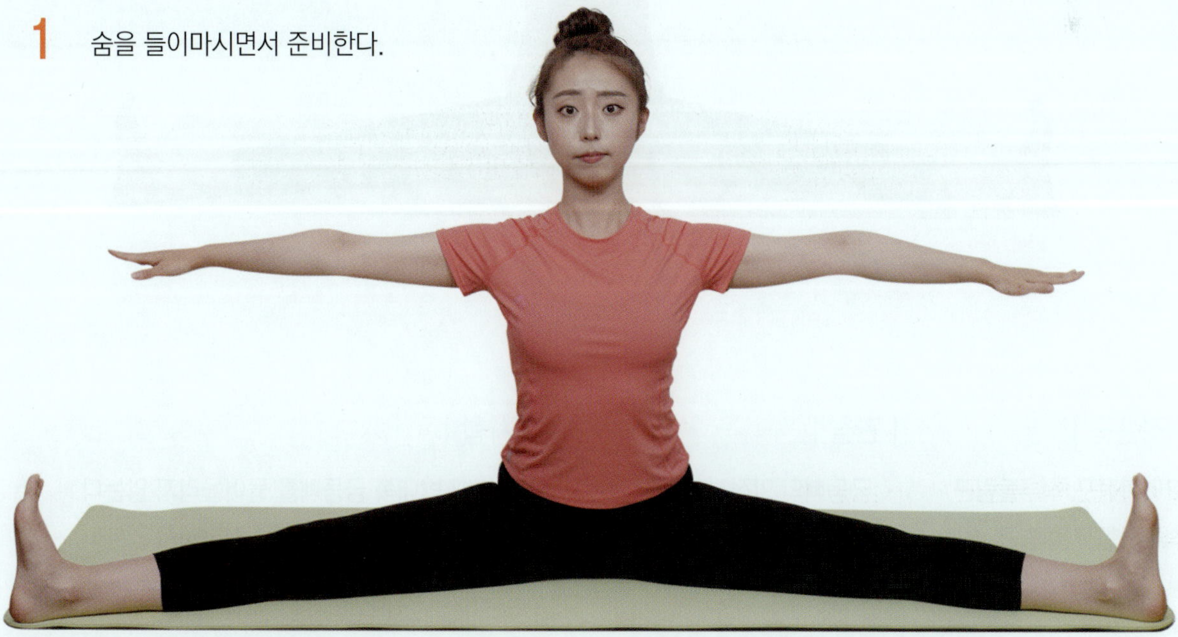

2 숨을 내쉬면서 위 몸통을 한쪽으로 돌림시킨 후 머리와 척추 윗부분을 앞쪽과 아래쪽으로 가져간다. 유연성이 허용된다면 손을 반대쪽 발의 가쪽으로 뻗고, 뒤쪽 팔은 안쪽돌림시켜 뒤쪽과 약간 위쪽으로 뻗도록 한다. 골반의 위치가 유지되는 한 가능한 멀리 뻗는다.
숨을 들이마시면서 유지한다.

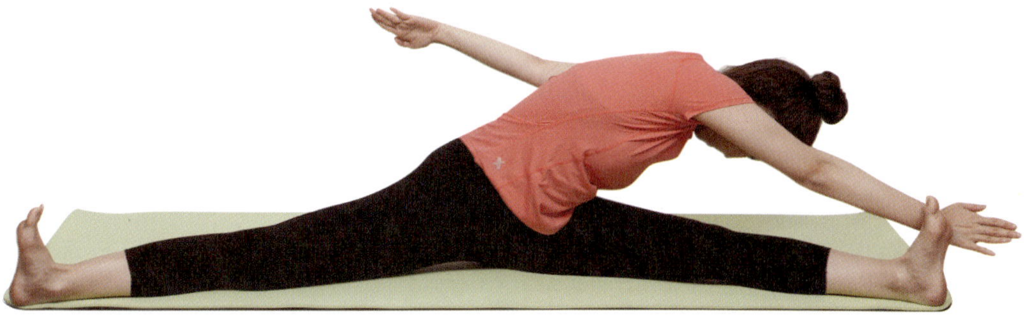

3 숨을 내쉬면서 시작위치로 돌아온다.
양쪽으로 각각 5회씩 총 10회 반복한다.

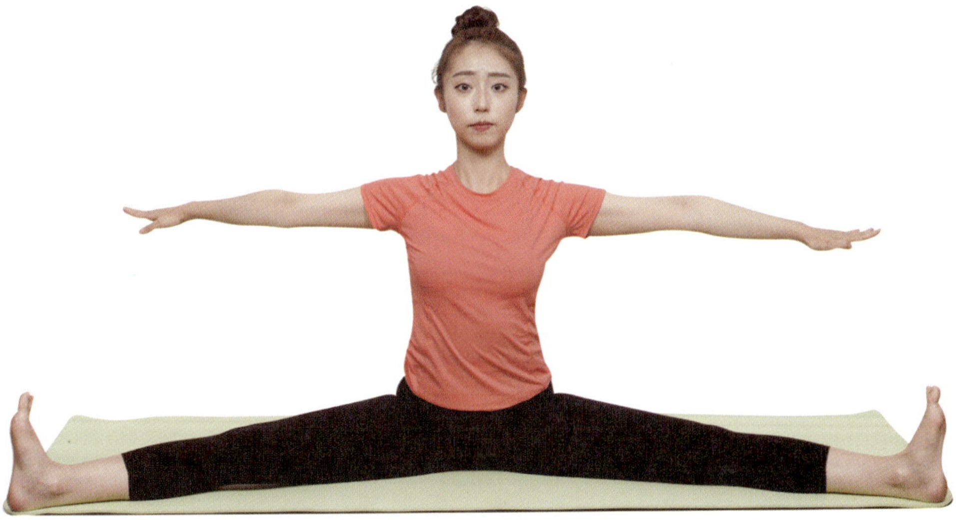

| 작용근 |

코어안정근, 척추돌림근, 척추굽힘근 및 폄근

| 관찰 |

- 궁둥뼈의 안정성 유지
- 척추굽힘, 폄, 돌림의 안정성

| 주의사항 |

- 돌림할 때 반대쪽 궁둥뼈를 들어올리지 않는다.
- 운동할 때 어깨를 올림하거나 긴장하지 않는다.

5. 앉은자세에서의 매트 필라테스

07 머메이드

Mermaid

목표

- 척추 가쪽 운동과 근육 강화
- 한 방향으로 팔이음뼈의 강도와 안정성 향상
- 몸통의 옆굽힘, 폄과 팔의 모음, 벌림의 통합

시작자세

- 매트에 무릎을 꿇고 발꿈치에 앉는다.
- 골반을 발꿈치로부터 떼어 오른쪽으로 옮겨 매트에 놓는다.
- 편안한 자세를 위해 무릎을 조금 벌리고 앉는다.
- 왼쪽 궁둥뼈가 약간 들릴 수도 있지만 가능한 골반을 수평으로 유지하고 척추를 가능한 수직으로 길게 만든다.

Step 1 ▶▷▷

1 숨을 들이마시면서 왼쪽 팔을 머리 위로 올린다.

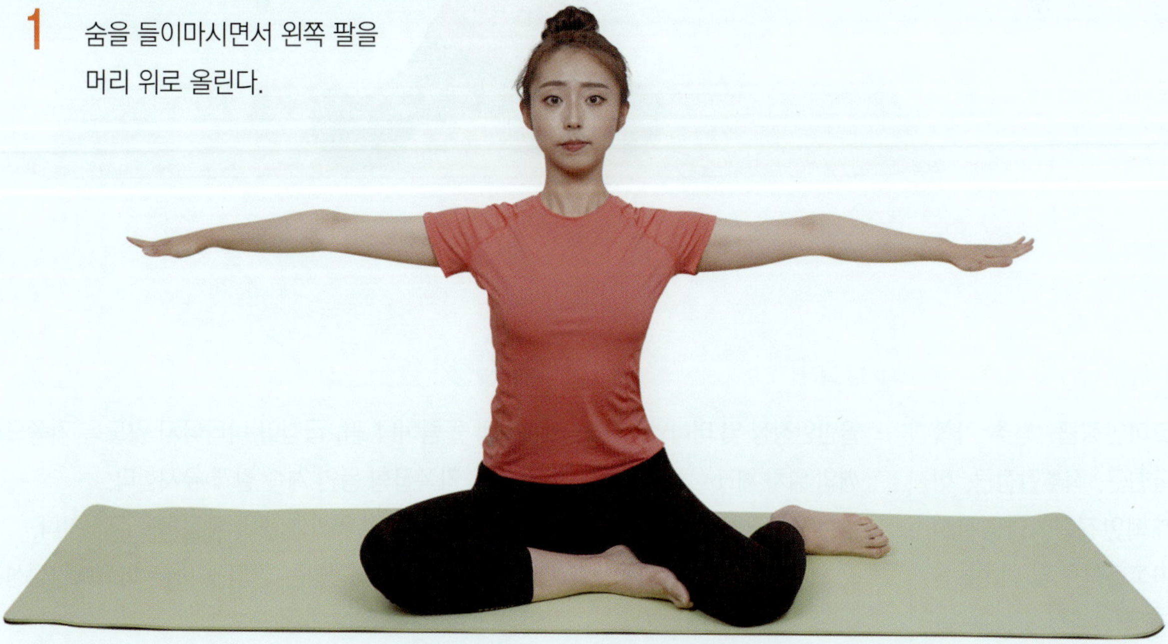

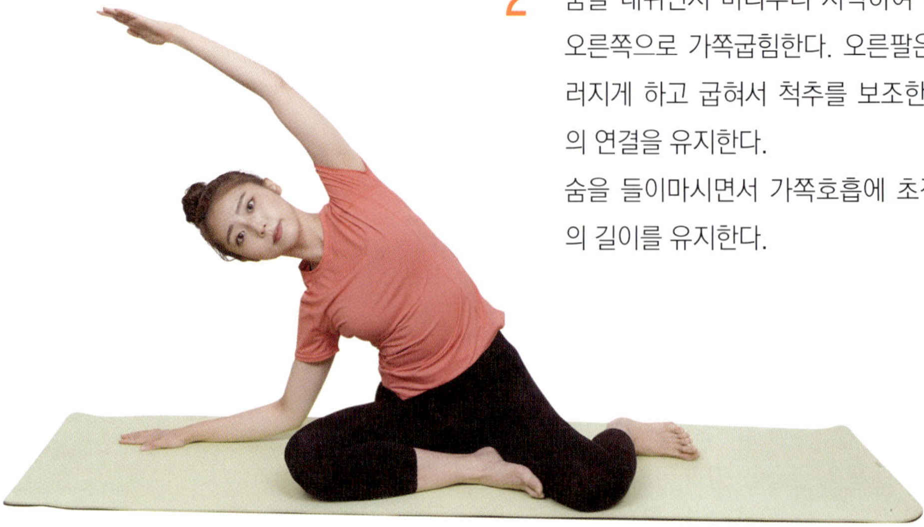

2 숨을 내쉬면서 머리부터 시작하여 척추를 길게 들어서 오른쪽으로 가쪽굽힘한다. 오른팔은 매트를 따라 미끄러지게 하고 굽혀서 척추를 보조한다. 왼쪽 팔과 척추의 연결을 유지한다.

숨을 들이마시면서 가쪽호흡에 초점을 맞추면서 척추의 길이를 유지한다.

3 숨을 내쉬면서 오른쪽 팔을 펴고 척추를 수직 위치로 돌아오게 한다.

왼팔을 내리고 시작위치로 돌아온다.

양쪽 5회까지 반복한다.

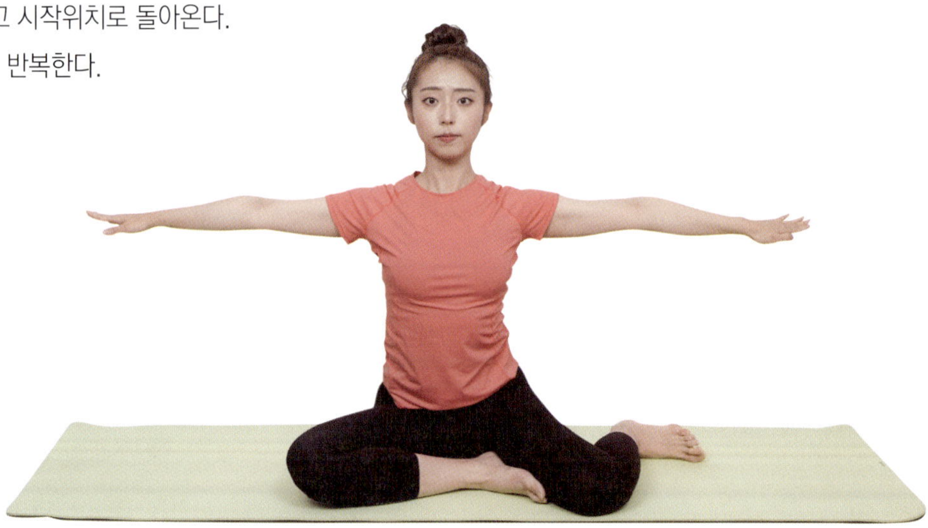

| 작용근 |

코어안정근, 척추 가쪽굽힘근, 척추안정근, 어깨뼈안정근, 엉덩관절 가쪽돌림근 및 안쪽돌림근, 무릎관절 굽힘근

| 관찰 |

- 골반안정성 및 머리와 어깨의 위치 체크
- 몸통 가쪽굽힘 가동성

| 주의사항 |

- 척추의 돌림이나 폄, 굽힘이 나타나지 않도록 가쪽으로 굽힘하고, 가쪽굽힘 동안 계속 길게 유지한다.
- 골반, 가슴우리 및 머리의 올바른 정렬을 유지한다.
- 어깨위팔리듬과 지탱하는 팔의 올바른 어깨뼈안정성을 확인한다.

08 하프 롤 백

Half roll back

목표

- 척추 운동
- 척추굽힘 시 배 근육 지원 향상

시작자세

- 똑바로 앉는다.
- 다리는 골반 간격으로 무릎을 구부리고 발바닥은 골반에서 편안한 거리만큼 떨어지게 매트에 놓는다.
- 이상적으로는 중립 골반과 척추에서 시작한다. 이 동작이 힘들다면 올바른 자세를 갖기 위해 쿠션에 앉는다.
- 팔을 몸 앞으로 길게 하고 어깨 높이보다 약간 낮게 놓는다. 팔은 어깨 너비만큼 벌리고 손바닥은 마주보게 한다.

Step 1 ▶▷▷

1 자세를 준비한다.

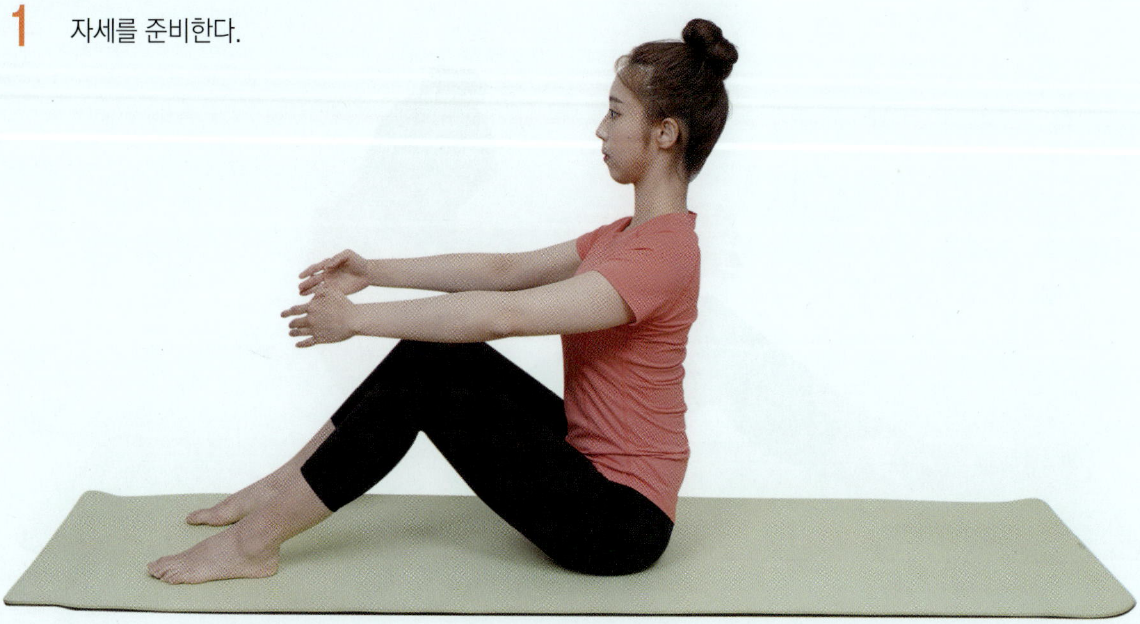

2 숨을 들이마시고 내쉬면서 골반 뒤기울임을 시작으로 척추를 분절하여 천천히 내려간다.

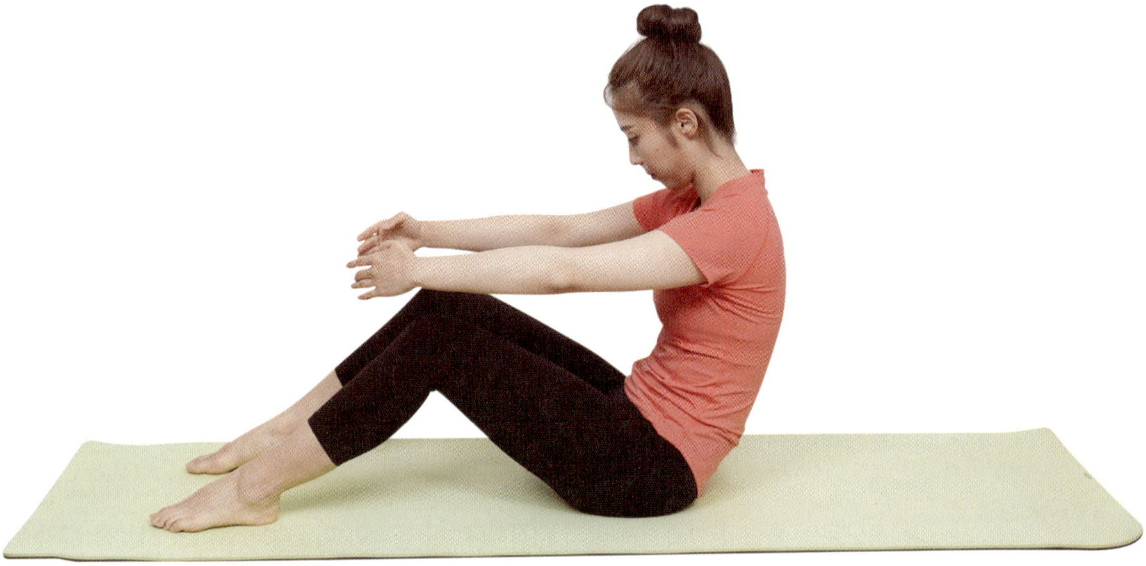

3 숨을 내쉬면서 엉치뼈가 매트에 닿을 때까지 골반과 구부려진 척추를 뒤로 굴린다. 숨을 들이마시면서 척추의 자세를 유지한다. *발바닥이 뜨기 직전까지 내려오고 멈춘다.

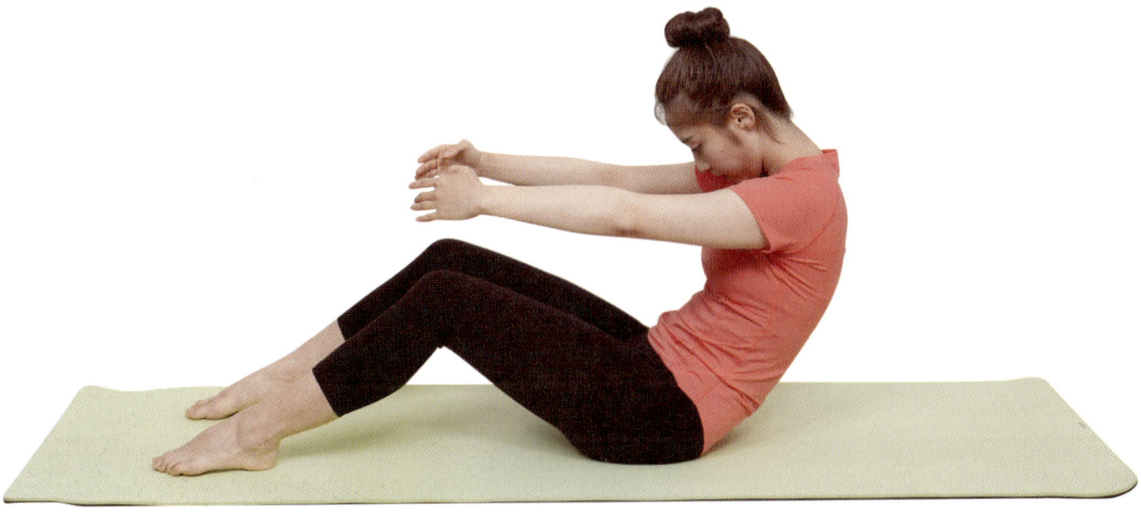

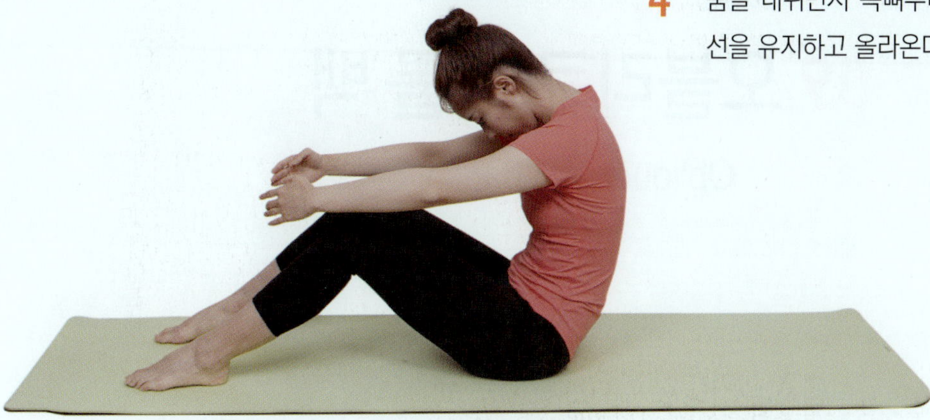

4 숨을 내쉬면서 목뼈부터 꼬리뼈까지 말아 C-곡선을 유지하고 올라온다.

5 꼬리뼈부터 정수리까지 일직선으로 하여 척추의 중립자세를 만든다.
5회 반복한다.

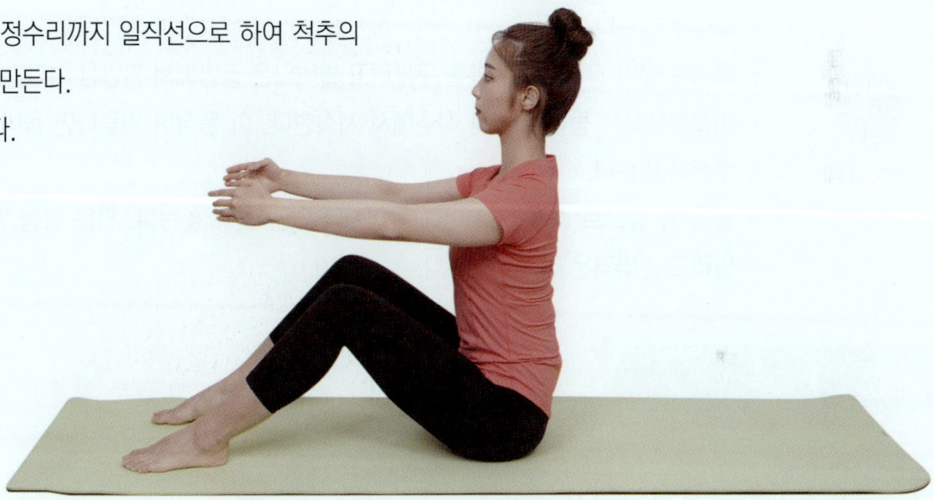

| 작용근 |

코어안정근, 척추굽힘근 및 폄근, 엉덩관절 굽힘근 및 폄근

| 관찰 |

- 척추분절 움직임
- 코어안정성

| 주의사항 |

- 운동 내내 구부려진 척주를 유지한다. 일단 C-곡선이 만들어지면 골반을 다리로부터 구르게 하여 엉덩관절 폄을 만들고 C-곡선은 유지되어야 한다.
- C-곡선은 길어진 위치여야 하고 압박은 피하며 척주 앞부분에 지원되는 것을 느낀다.
- 팔이 척추와 함께 자연스럽게 이동할 수 있도록 한다.
- 호흡 조절에 집중하고 전체 운동을 일정한 속도로 진행해야 한다.

5. 앉은자세에서의 매트 필라테스

09 오블리큐스 롤 백

Obliques roll back

목표

- 척추 가쪽 근육 강화
- 척추굽힘 시 배 근육 지원 향상

시작자세

- 똑바로 앉는다.
- 다리는 골반 간격으로 무릎을 구부리고 발바닥은 골반에서 편안한 거리만큼 매트에 놓는다.
- 이상적으로는 중립 골반과 척추에서 시작한다. 이 동작이 힘들다면 올바른 자세를 갖기 위해 쿠션에 앉는다.
- 팔을 몸 앞으로 길게 하고 어깨 높이보다 약간 낮게 놓는다. 팔은 평행 위치로 어깨 너비만큼 벌리고 손바닥은 마주보게 한다.

Step 1 ▶▷▷

1 숨을 들이마시면서 척추를 길게 하고 어깨는 골반 위에 놓는다.

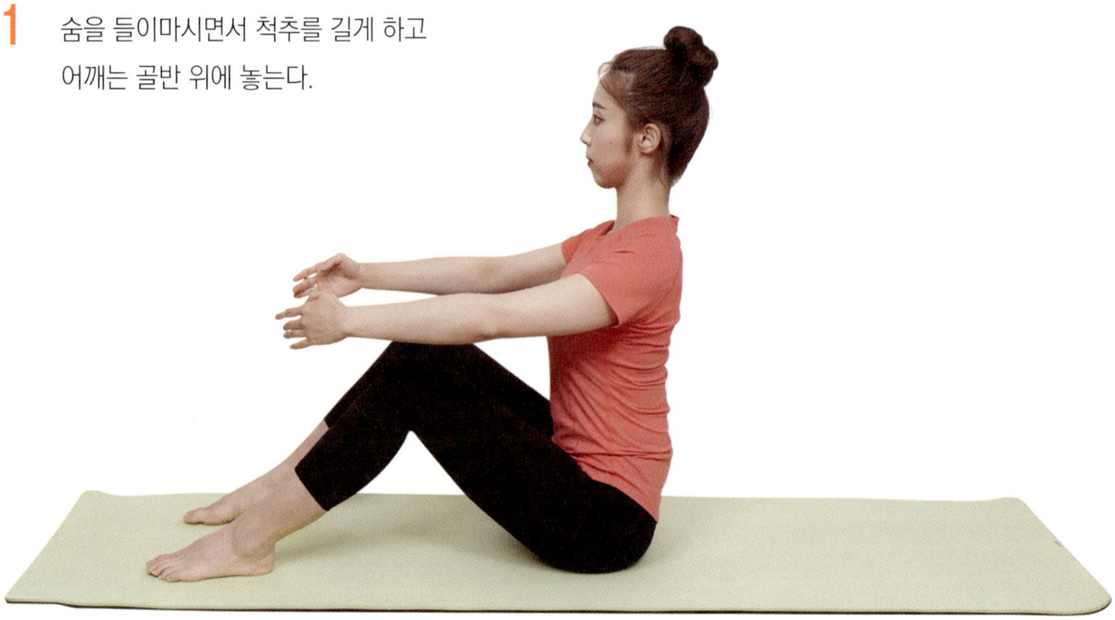

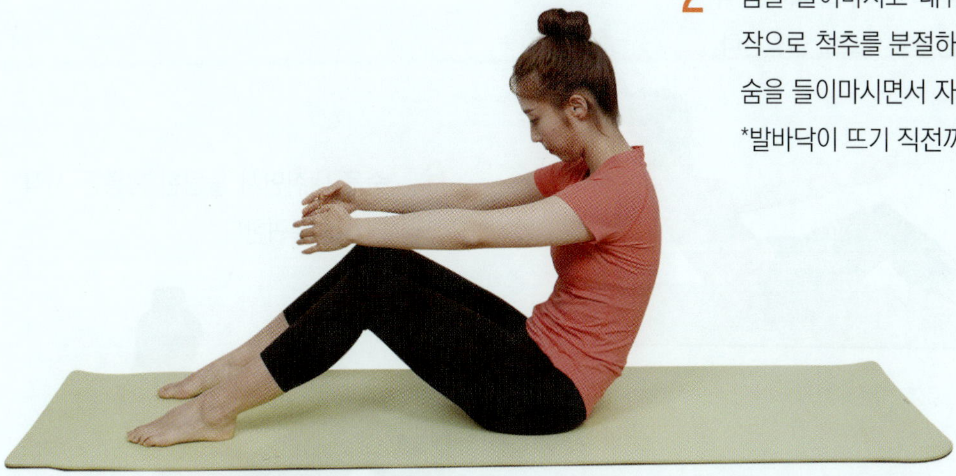

2 숨을 들이마시고 내쉬면서 골반 뒤기울임을 시작으로 척추를 분절하여 천천히 내려간다.
숨을 들이마시면서 자세를 유지한다.
*발바닥이 뜨기 직전까지 내려오고 멈춘다.

3 숨을 들이마시고 내쉬면서 척추의 자세를 유지하고 팔과 몸통을 옆으로 돌림한다.

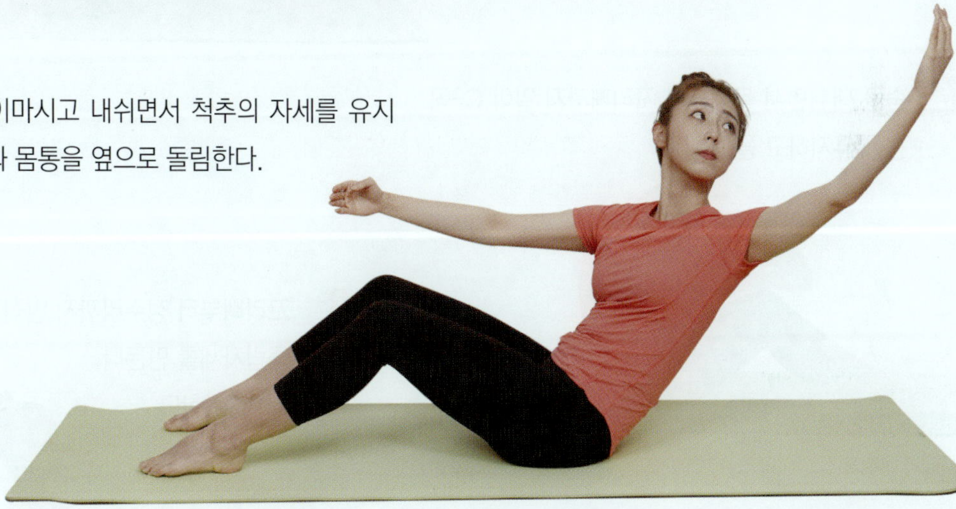

4 숨을 내쉬면서 돌림한 몸통을 시작위치로 복귀한다.

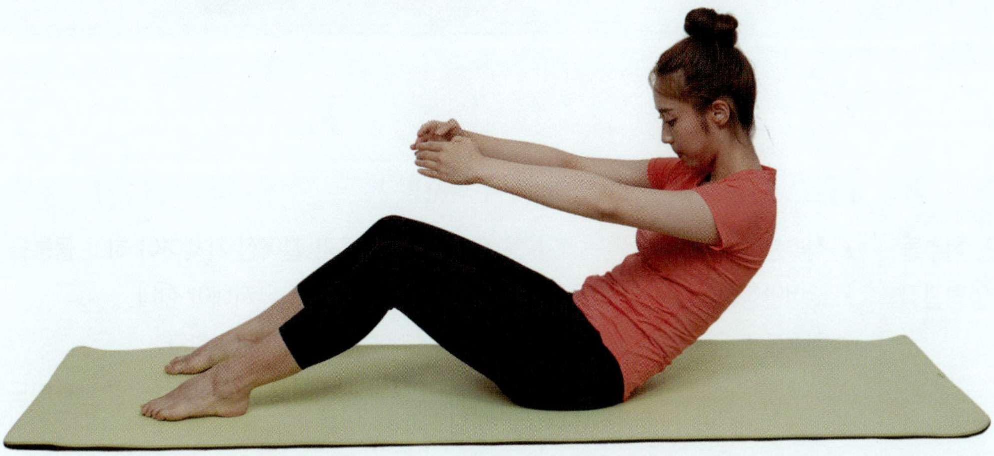

5 숨을 들이마시면서 척추의 자세를 유지하고 팔과 몸통을 옆으로 돌림한다.

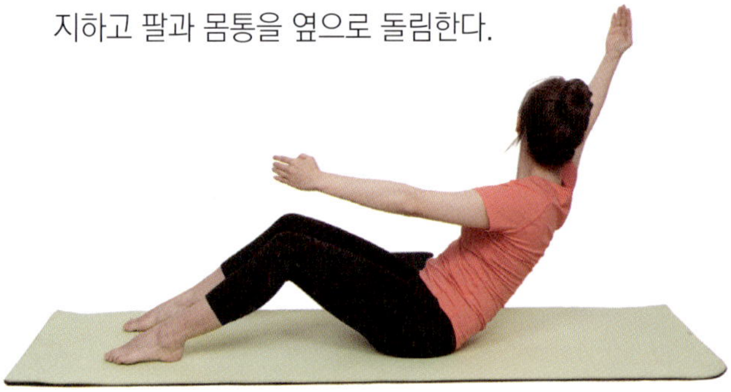

6 숨을 내쉬면서 돌림한 몸통을 시작 위치로 복귀한다.

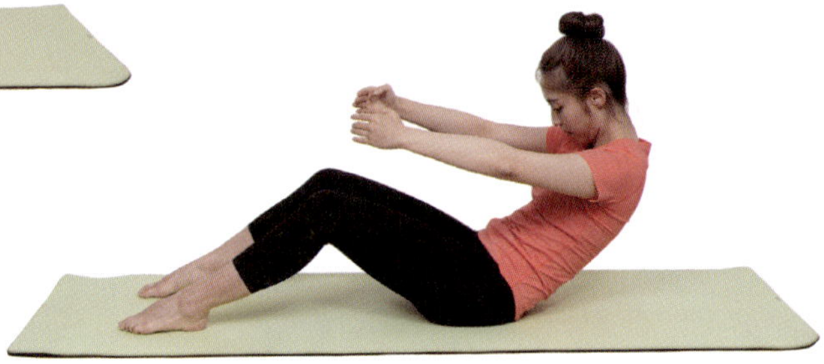

7 숨을 내쉬면서 목뼈부터 꼬리뼈까지 말아 C-곡선을 유지하고 올라온다.

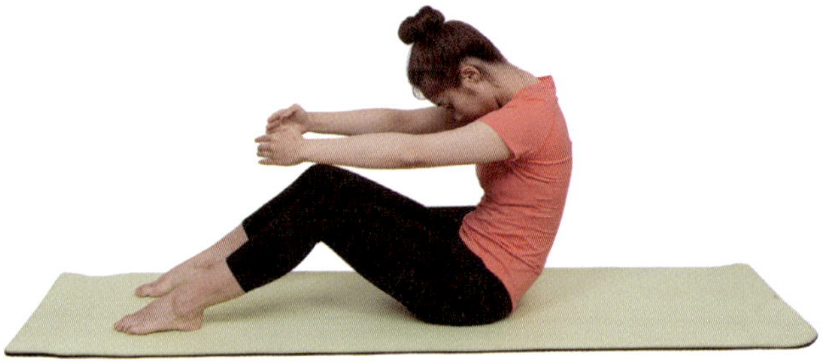

8 꼬리뼈부터 정수리까지 일직선으로 하여 척추의 중립자세를 만든다.
5회 반복한다.

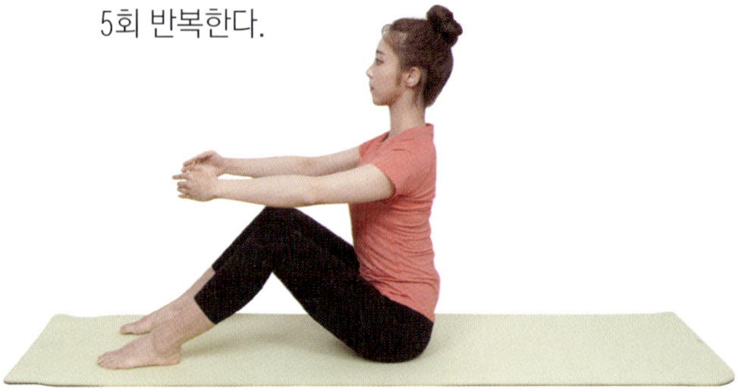

| 작용근 |

척추굽힘근 및 폄근, 척추돌림근, 코어안정근, 엉덩관절 굽힘근 및 폄근

| 관찰 |

- 척추분절 움직임
- 코어안정성
- 척추돌림 움직임

| 주의사항 |

- C-곡선은 척주가 길어진 자세여야 하고 몸통을 돌림할 때 골반의 안정을 유지해야 한다.
- 목과 어깨에 긴장이 없어야 한다.
- 호흡 조절에 집중하고 전체 운동을 일정한 속도로 수행해야 한다.

5. 앉은자세에서의 매트 필라테스

10 밸런스 인 볼 쉐이프

Balance in ball shape

목표

- 척추 운동
- Rolling like a ball 운동 준비

시작자세

- 팔을 뻗어 손은 양무릎을 잡거나 허벅지 뒤를 잡는다. 필요한 경우 어깨의 긴장을 피하기 위해 스트레칭 밴드를 잡는다.
- 골반은 뒤로 기울이고 전체 척추를 굽힌다.

Step 1 ▶▷▷

1 숨을 들이마시면서 자세를 준비한다.

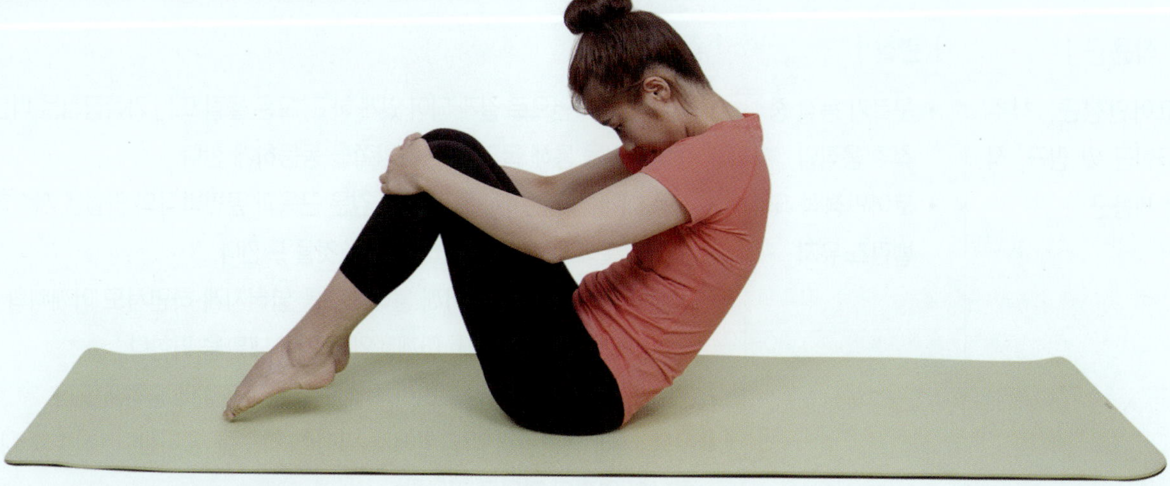

2 숨을 내쉬면서 척추와 다리 사이의 연결을 유지하면서 다리를 가슴쪽으로 당기고 몸 전체가 엉치뼈로 롤링하여 몸통을 뒤로(등 상부) 굴린다.

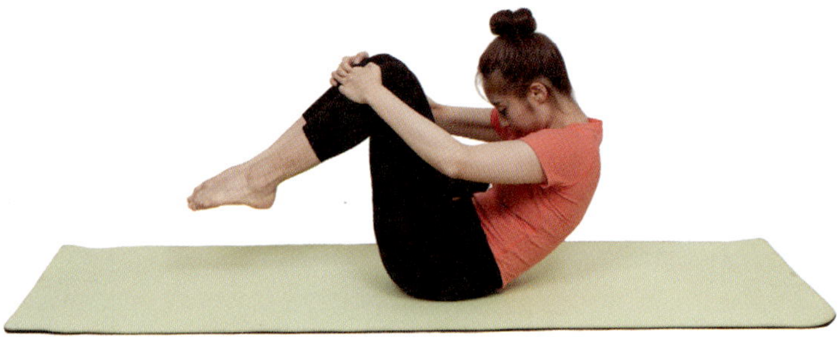

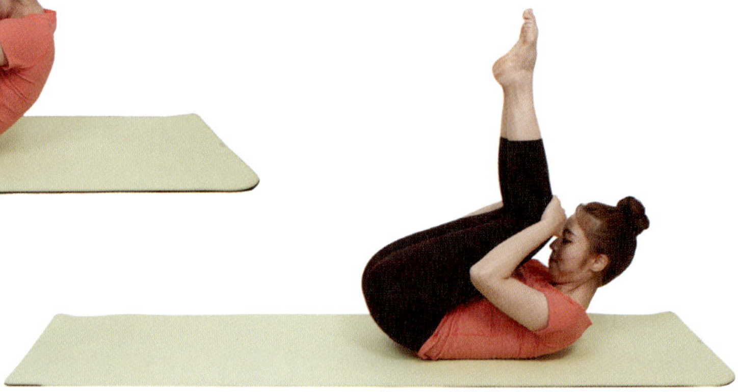

3 숨을 들이마시고 내쉬면서 롤링하여 시작자세로 돌아온다. 10회 반복한다.

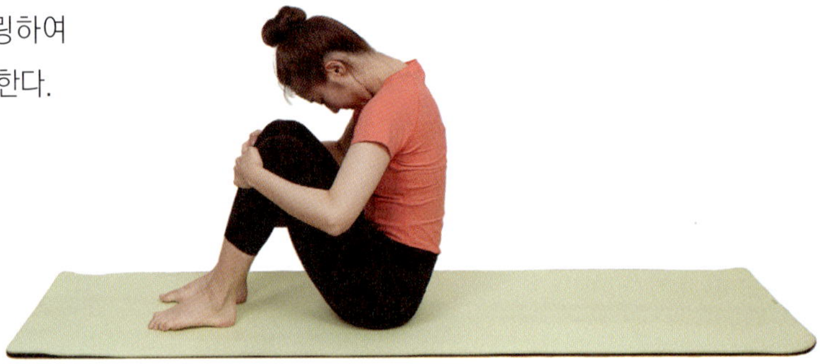

작용근	관찰	주의사항
코어안정근, 척추 굽힘근 및 폄근, 척추세움근	• 구르기 동작 중 척추 움직임 • 코어안정성 및 밸런스 유지	• 허리가 양 측면으로 길게 되어 있게 하고, 모든 돌림 또는 가쪽굽힘을 피한다. • 중앙라인을 통해 굴러서 신체 양쪽을 동등하게 한다. • 운동 내내 적절한 수준으로 복부 깊은 근육과 골반바닥의 연결을 지속한다. • 등 윗부분에 양 어깨가 넓혀져 있는 것을 느낀다. • 어깨가 이완한 상태로 어깨 블레이드를 넓혀지게 하면서도 어깨뼈와 가슴우리의 연결을 유지한다. 어깨뼈의 과도한 내밈을 피한다. • 운동범위를 적게 유지하고 허리 척추 및 골반의 돌림에 중점을 둔다. • 운동 내내 엉덩관절의 굽힘에서 일정한 각도를 유지한다. 척추와 다리는 하나의 연결된 단위로 이동한다.

11 씰 - 예비동작

Seal

목표

- 균형감각 협응력 강화
- 파워하우스 강화

시작자세

- 앉은자세
- 무릎을 가슴 쪽으로 구부리고 어깨 너비보다 약간 더 벌리며 발뒤꿈치를 모은다. 팔을 넙다리 사이로 넣은 다음 무릎 아래 다리로 가져가 발의 가쪽이나 발목을 손으로 잡는다. 발을 매트에서 들어 올려 무릎을 어깨 가쪽으로 올린다.

Step 1 ▶▷▷

1 자세를 준비한다.
몸을 뒤로 기울여 궁둥뼈에서 균형을 잡는다.

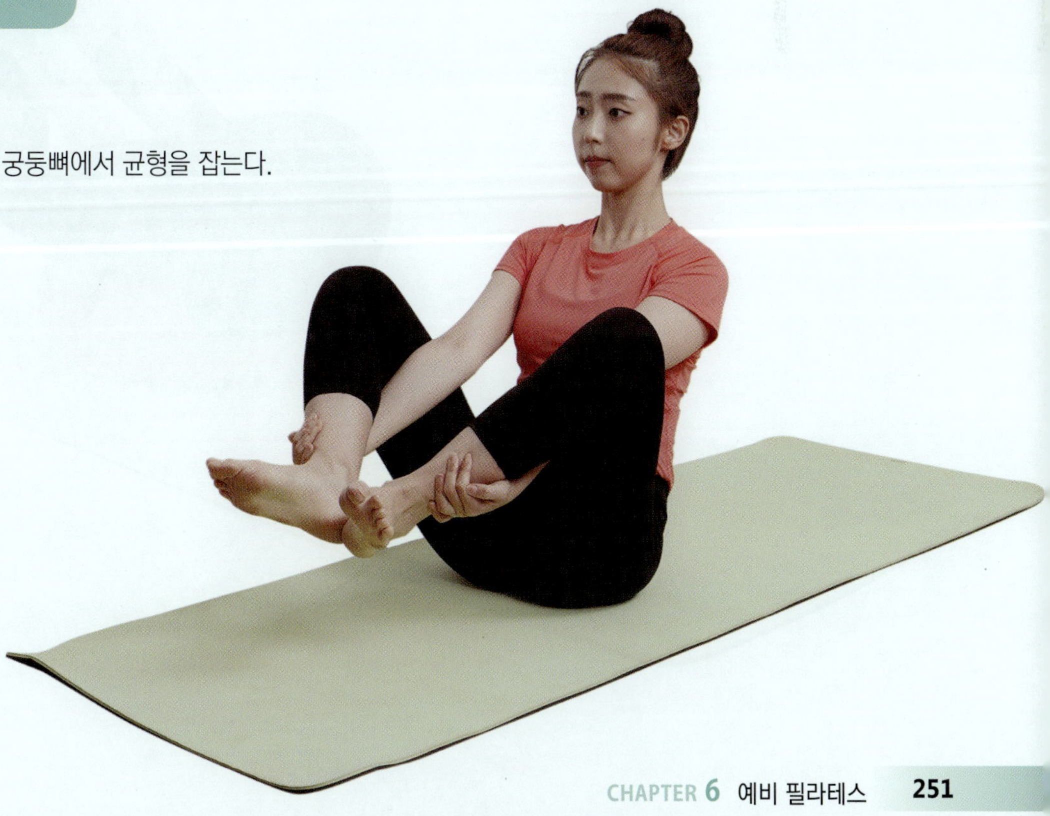

2 숨을 들이마시면서 몸통을 뒤쪽 방향으로 굴린다.

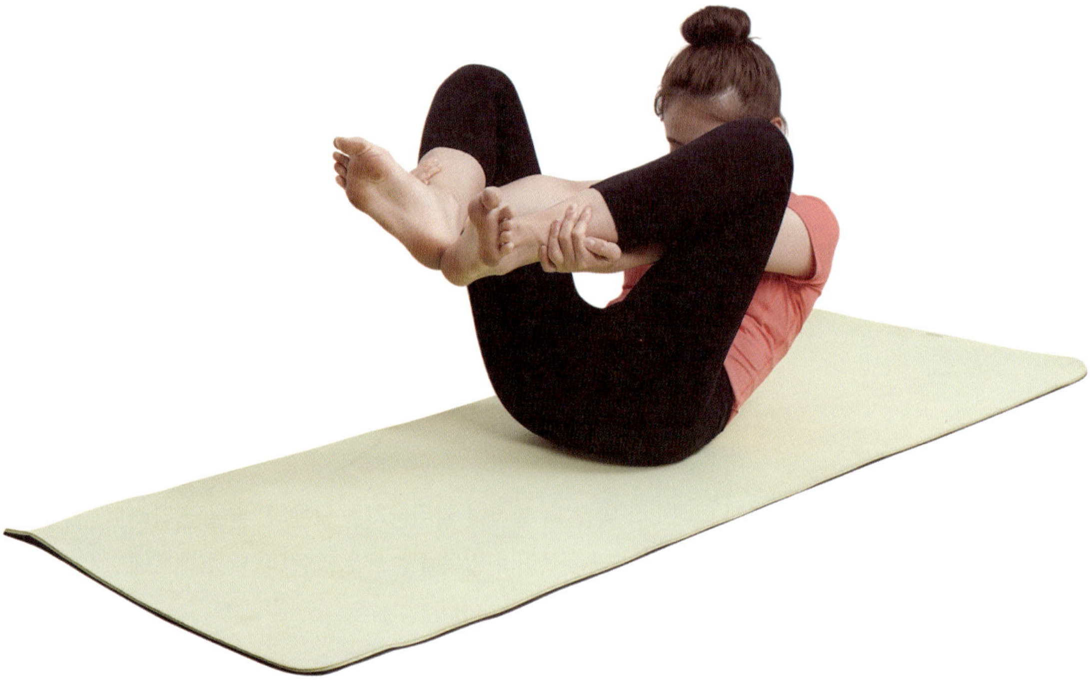

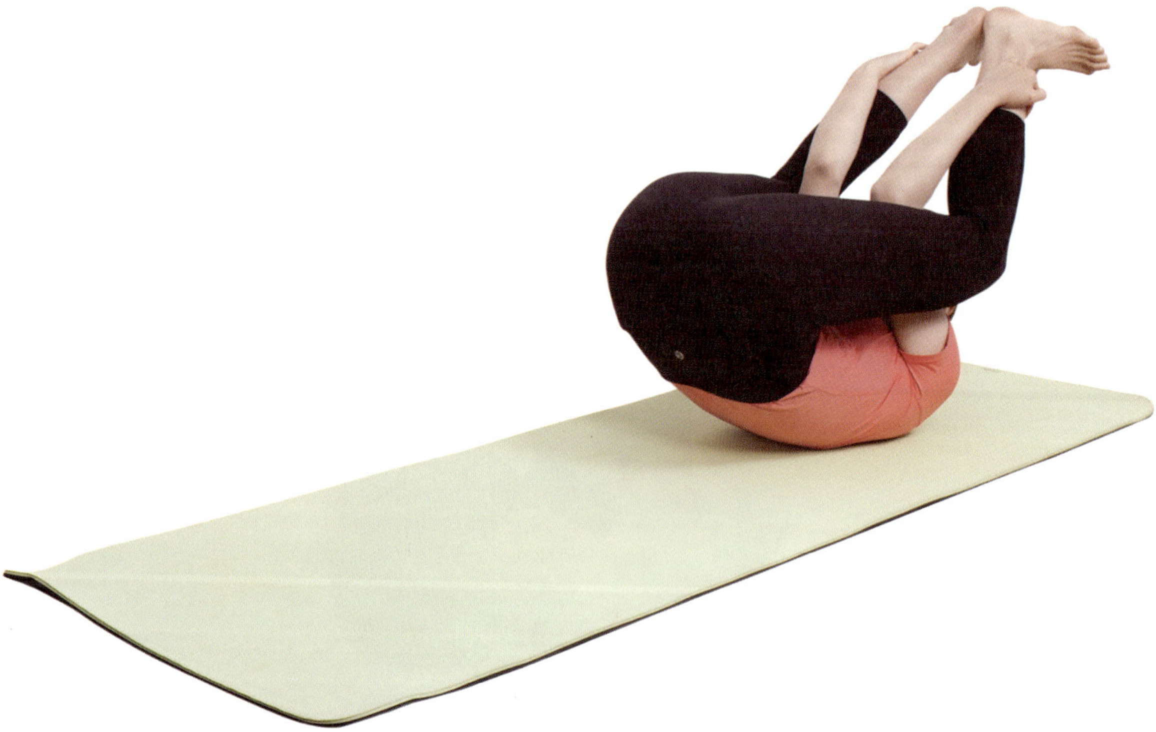

3 숨을 내쉬면서 몸통을 앞으로 굴려 시작자세로 되돌아간 후 발을 2번 마주친다. 10회 반복한다.

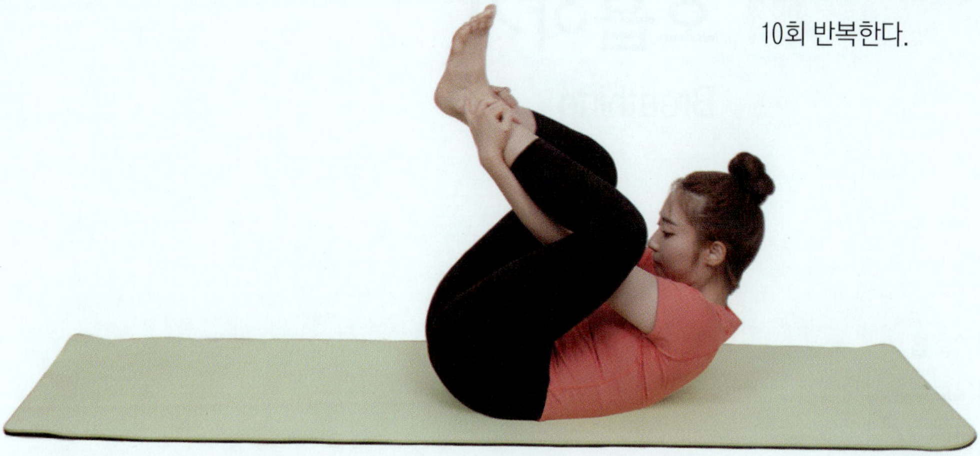

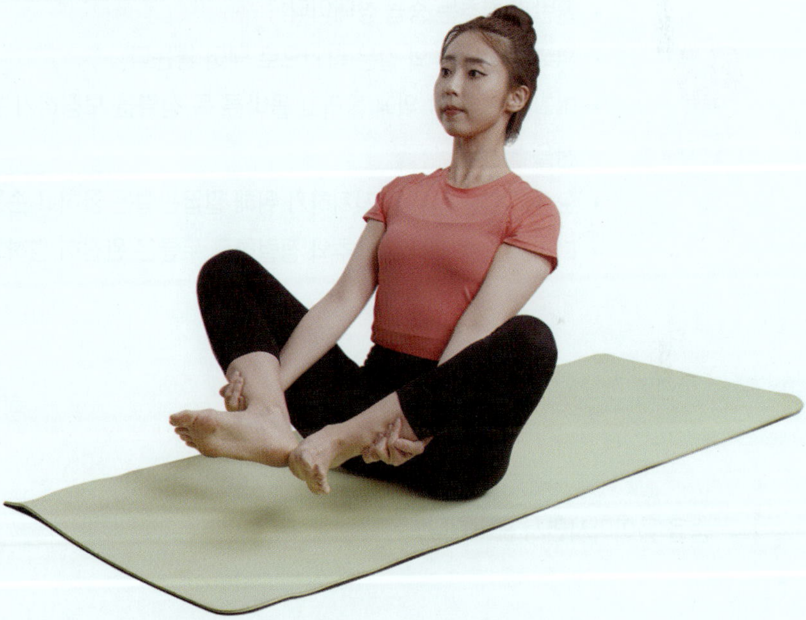

| 작용근 |
코어안정근, 척추굽힘근, 엉덩관절 굽힘근

| 관찰 |
- 밸런스 유지
- 구르기 동작 시 척추상태 (C-곡선 유지)

| 주의사항 |
- 시작할 때 배벽 아래를 더 당겨 앞위엉덩뼈가시가 뒤쪽으로 이동하고 몸통은 뒤로 부드럽게 구르도록 한다.
- 동작의 방향을 전환하려면 엉덩관절 폄근으로 넙다리를 가슴에서 멀어지게 하고 손으로 다리를 당겨 내린다. 동시에 배 근육을 사용하여 허리를 굽힘시키고, 위 몸통을 올려 몸 전체를 앞으로 굴린다.

6. 옆으로누운자세에서의 매트 필라테스

01 호흡하기

Breathing

목표

- 가쪽호흡
- 옆으로누운자세에서 코어안정성

시작자세

- 옆으로 눕는다.
- 골반과 척추는 중립 상태이다.
- 왼쪽 팔은 척추와 같은 라인으로 뻗어 놓는다.
- 머리는 뻗은 팔 위에 올리고 올바른 목 정렬을 보장하기 위해 필요하다면 팔과 머리 사이에 쿠션을 놓는다.
- 오른쪽 팔은 몸통을 지지하기 위해 팔꿉관절은 굽히고 손을 가슴우리 앞 매트에 놓는다.
- 다리는 평행 상태로 척추와 정렬하고 무릎은 완전히 펴하고 발목은 발등굽힘 상태이다.

Step 1 ▶▷▷

1 숨을 들이마시면서 준비한다.

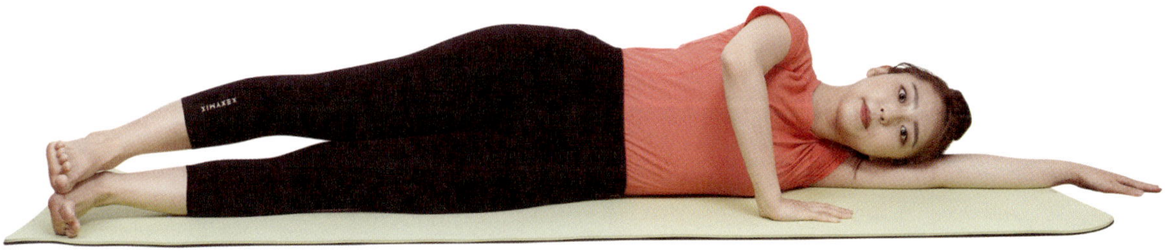

2 숨을 내쉬면서 정적인 골반과 척추를 유지하며 호흡한다.
옆구리가 바닥에서 들리도록 호흡을 유도한다.
배꼽을 등쪽으로 당기듯이 골반바닥과 배가로근을 수축한다. 양쪽을 5회 반복한다.

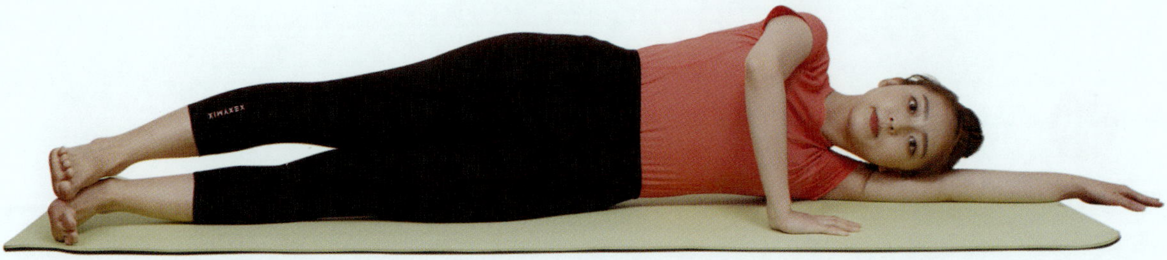

작용근	관찰	주의사항
코어안정근	• 옆으로누운자세에서 안정화 • 호흡의 협응 능력을 확인	• 시작자세에서 어깨 위에 어깨, 골반 위에 골반이 놓이는 정확한 정렬을 확인한다. • 운동 내내 중립 골반과 척추를 유지한다. • 발목관절의 발등굽힘을 유지하고 발목과 발 정렬을 확인한다.

6. 옆으로누운자세에서의 매트 필라테스

02 암 오프닝

Arm openings

목표

- 척추회전 운동
- 어깨관절 운동

시작자세

- 옆으로 눕는다.
- 골반과 척추는 중립 상태이다.
- 올바른 목 정렬을 보장하기 위해 필요하다면 머리 밑에 쿠션을 놓는다.
- 엉덩관절과 무릎관절은 약 90°의 각도로 굽힌다.
- 두 팔을 길게 하여 어깨 높이로 몸 앞에 놓는다. 왼팔은 매트에 놓고 오른팔은 왼팔 위에 올린다.

Step 1 ▶▷▷

1 숨을 들이마시면서 준비한다.

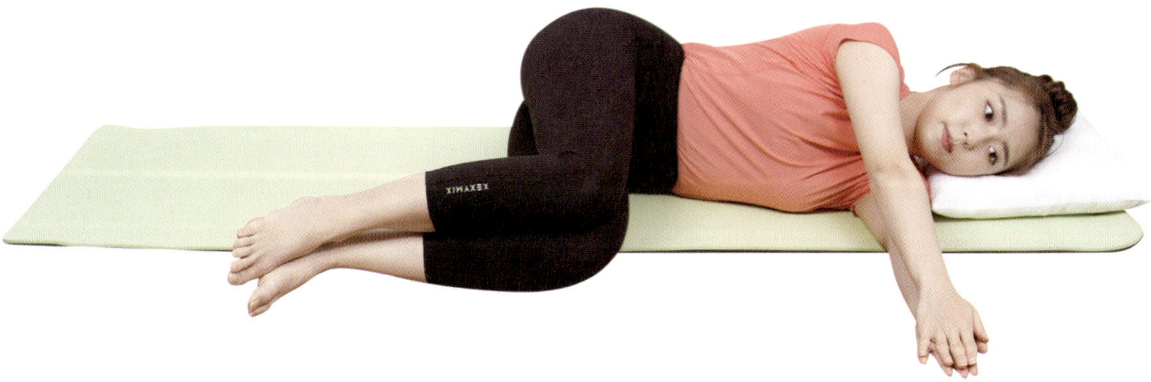

2 오른쪽 팔을 쭉 펴고 들어서 손이 천장을 향하도록 어깨 위로 올린다. 머리와 목은 오른쪽 팔을 따라 돌림하도록 한다.

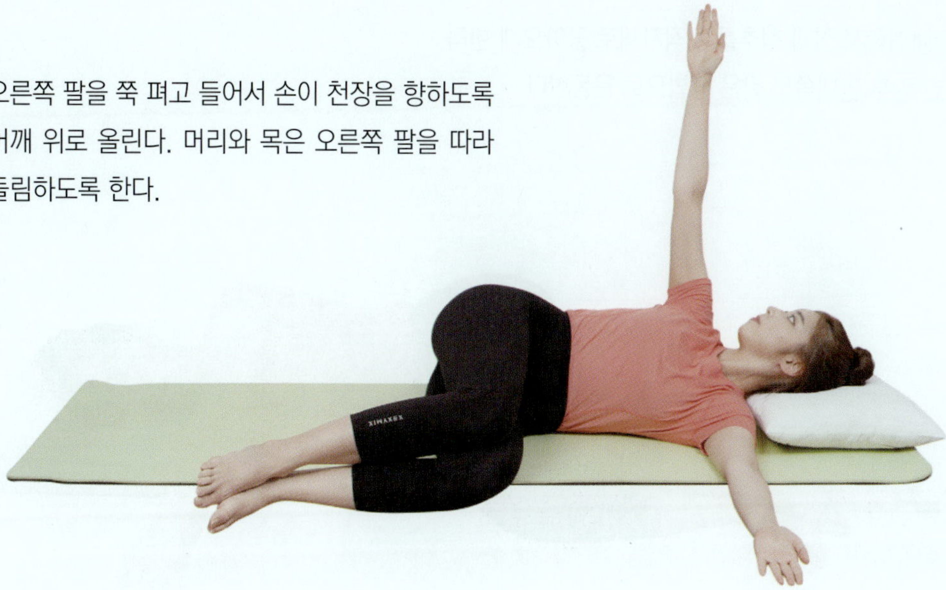

3 숨을 내쉬면서 머리부터 목과 위 척추를 계속 돌림한다. 동시에 오른팔을 펴 몸통에서 멀어지면서 바닥을 향하게 한다.

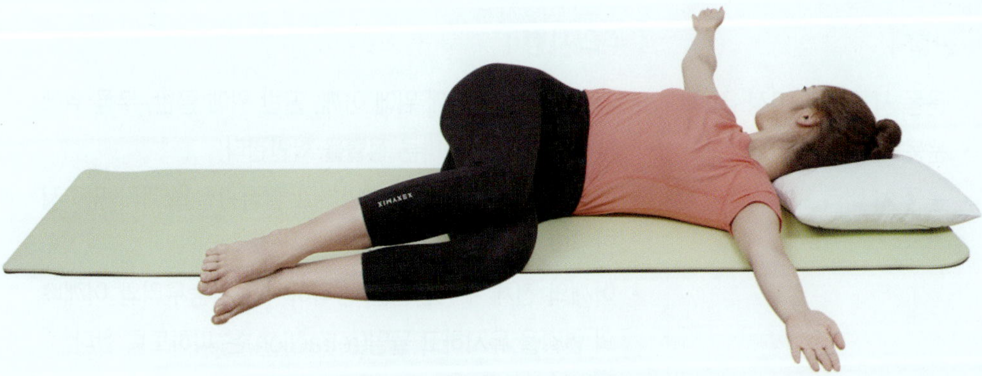

4 숨을 들이마시면서 센터에서 시작하여 척추를 왼쪽으로 돌림한다. 동시에 오른팔을 다시 천정을 향해 어깨 위로 가져온다.

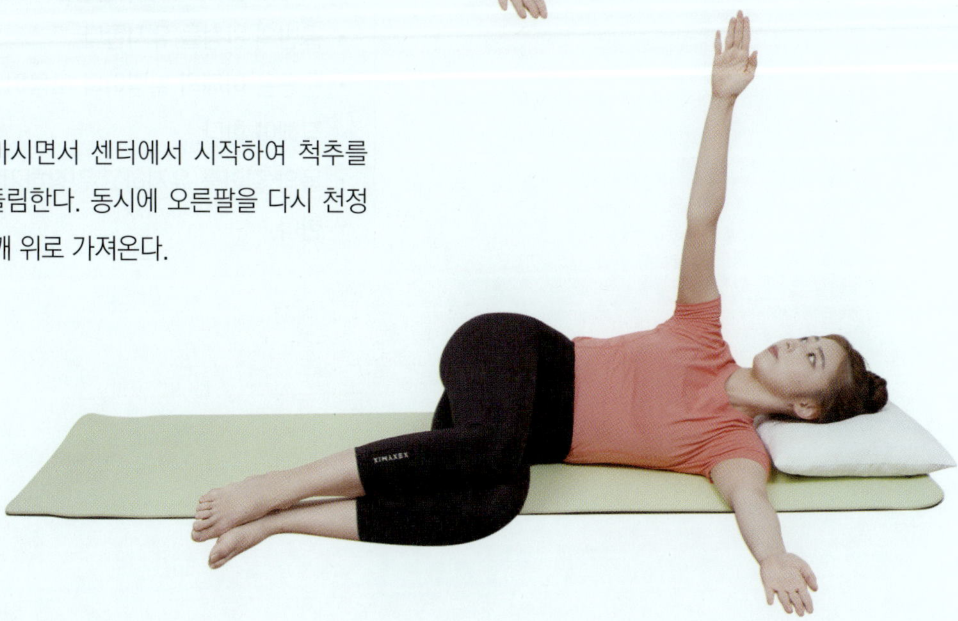

5 숨을 내쉬면서 팔과 척추를 시작자세로 돌아오게 한다.
5회 반복 후 반대쪽도 같은 방법으로 운동한다.

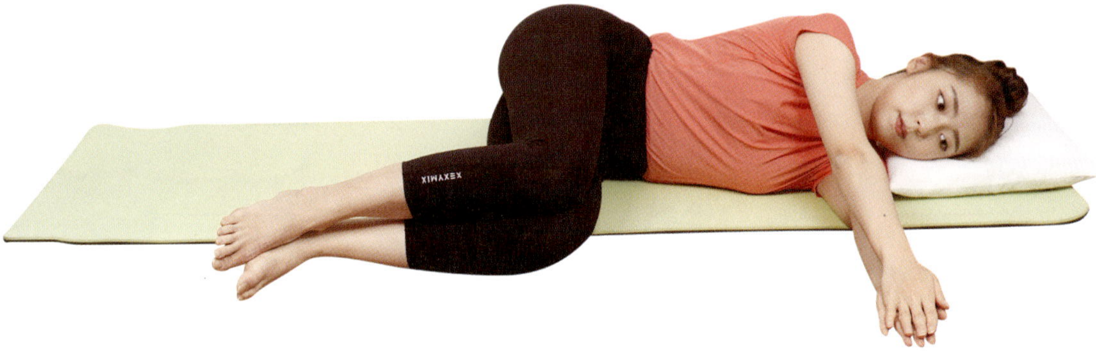

| 작용근 |

코어안정근, 척추돌림근, 어깨관절 모음근 및 벌림근, 어깨관절 돌림근, 어깨관절 굽힘근 및 폄근

| 관찰 |

- 운동 시 골반의 고정 유지
- 운동 시 어깨와 팔의 위치
- 운동 시 머리 위치

| 주의사항 |

- 시작자세에서 어깨 위에 어깨, 골반 위에 골반, 무릎 위에 무릎이 오도록 올바른 정렬을 확인한다.
- 손목의 올바른 정렬을 확인하고 팔꿉관절을 과다 펴하지 않는다.
- 어깨의 전체 수평벌림을 장려하지만 가슴우리와 어깨뼈의 연결을 유지하고 들임(retraction)은 피하도록 한다.
- 골반의 안정을 유지한다.
- 운동은 어깨의 벌림이나 모음이 아닌 척추의 돌림으로 시작해야 한다.
- 목의 길이를 유지하고 긴장하거나 머리를 굽히지 않아야 한다.

6. 옆으로누운자세에서의 매트 필라테스

03 사이드 레그 리프트 / 사이드 롱 레그 리프트

Side leg lift / Side long leg lift

목표

- 엉덩관절 운동과 강화
- 코어안정성

시작자세

- 옆으로 눕는다.
- 골반과 척추는 중립 상태이다.
- 왼쪽 팔은 척추와 같은 라인으로 뻗는다.
- 머리는 뻗은 팔 위에 올리고 올바른 목 정렬을 보장하기 위해 필요하다면 팔과 머리 사이에 쿠션을 놓는다.
- 오른쪽 팔은 몸통을 지지하기 위해 팔꿉관절은 굽히고 손을 가슴우리 앞 매트에 놓는다.
- 다리는 평행 상태로 척추와 정렬하고 무릎은 완전히 펴하고 발목은 발등굽힘 상태이다.

Step 1 ▶▷▷ 사이드 레그 리프트

1 숨을 들이마시면서 준비한다.

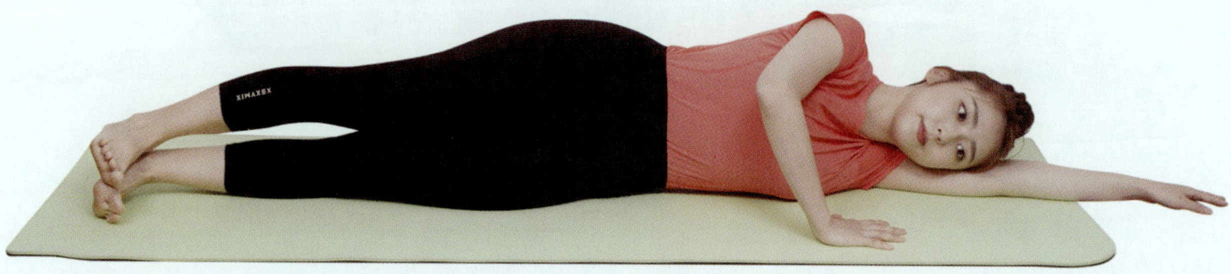

2 숨을 내쉬면서 안정적인 골반과 척추를 유지하며 오른쪽 다리를 벌림하여 위로 올린다. 다리의 평행을 유지한다. 다리의 동작은 순수한 벌림과 모음으로 이루어져야 하고 다른 움직임은 일어나지 않도록 한다.

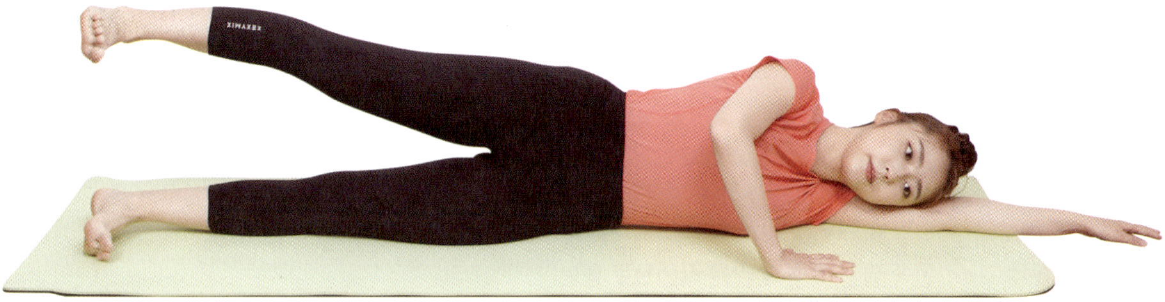

3 숨을 들이마시면서 시작위치로 돌아온다.
10회 반복한다.

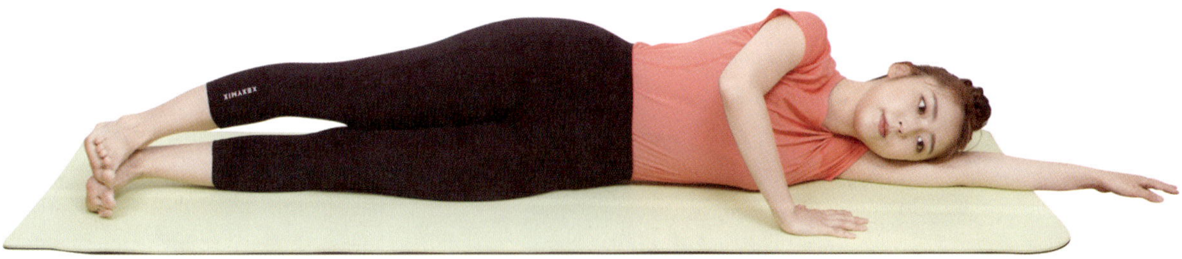

Step 2 ▶▷▷ 사이드 롱 레그 리프트

1 숨을 들이마시면서 준비한다.

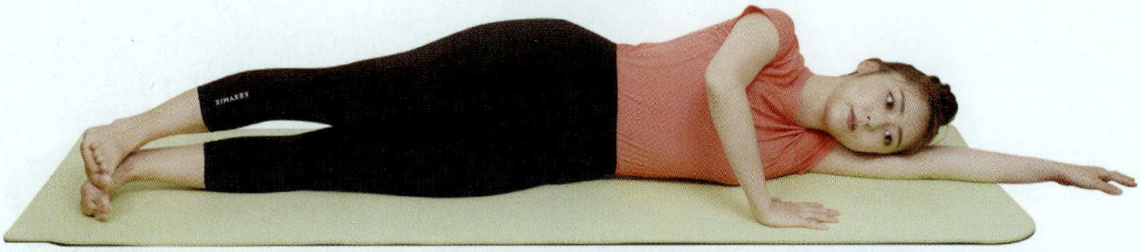

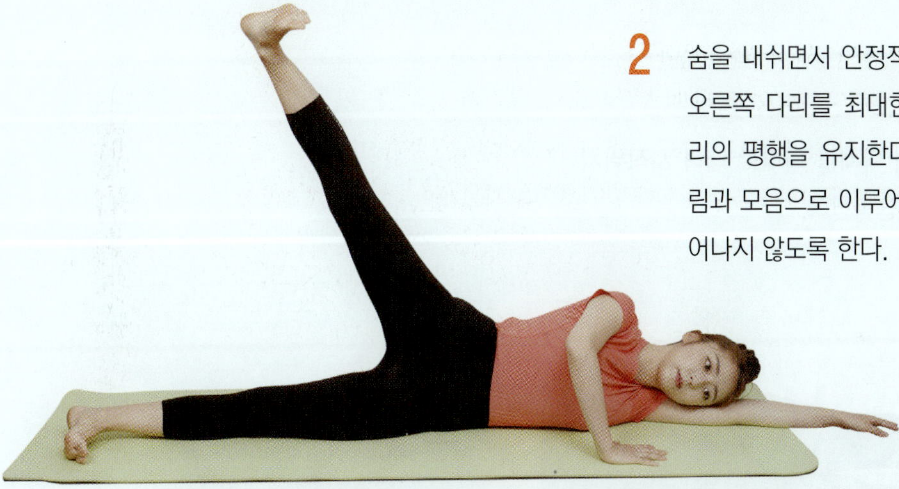

2 숨을 내쉬면서 안정적인 골반과 척추를 유지하며 오른쪽 다리를 최대한 벌림하여 위로 올린다. 다리의 평행을 유지한다. 다리의 동작은 순수한 벌림과 모음으로 이루어져야 하고 다른 움직임은 일어나지 않도록 한다.

3 숨을 들이마시면서 발목을 발바닥굽힘하고 발끝이 천장을 향하도록 하고 엉덩관절 가쪽돌림한다.

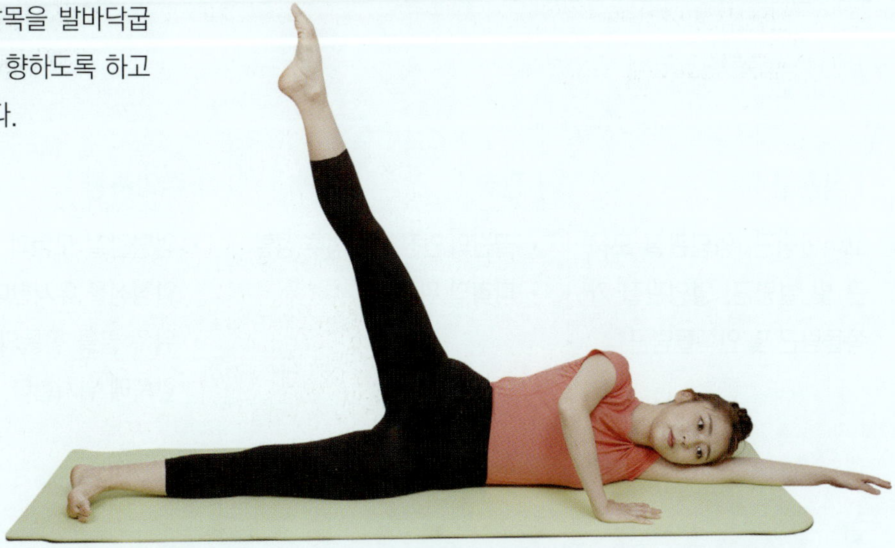

4 숨을 내쉬면서 무릎을 굽힘하여 발이 아래쪽 다리에 닿도록 한다.

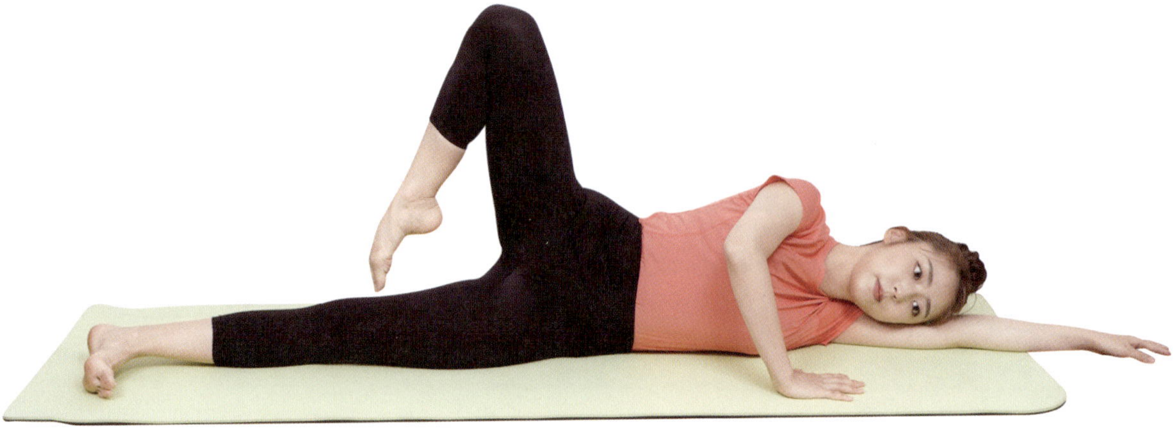

5 숨을 들이마시면서 다리를 아래로 내려 시작위치로 돌아온다. 10회 반복한다.

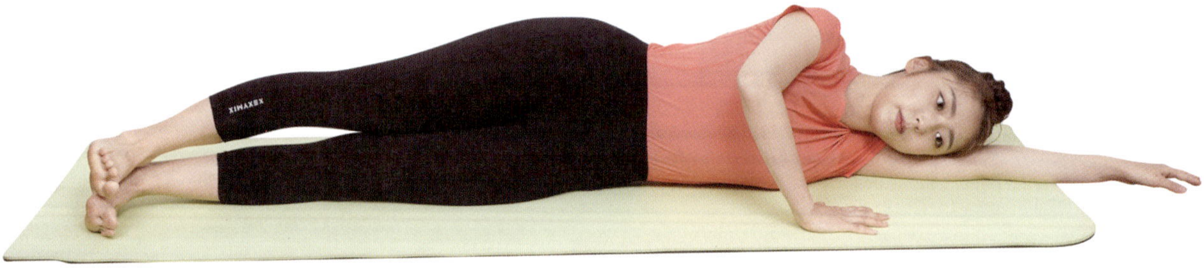

| 작용근 |

코어안정근, 엉덩관절 모음근 및 벌림근, 엉덩관절 가쪽돌림근 및 안쪽돌림근

| 관찰 |

- 골반의 안정화와 척추 정렬
- 다리의 위치

| 주의사항 |

- 엉덩관절 모음과 벌림할 때 다리, 골반, 척추 정렬과 안정성을 유지한다.
- 위쪽 팔을 몸통의 안정성을 유지하기 위해 가슴우리 앞쪽에 위치한다.

6. 옆으로누운자세에서의 매트 필라테스

04 사이드 더블 레그 리프트

Side double leg lift

목표

- 균형과 코어안정성
- 엉덩관절의 운동과 강화

시작자세

- 옆으로 눕는다.
- 골반과 척추는 중립 상태이다.
- 머리는 뻗은 팔 위에 올리고 올바른 목 정렬을 보장하기 위해 필요하다면 팔과 머리 사이에 쿠션을 놓는다.
- 오른쪽 팔은 몸통을 지지하기 위해 팔꿉관절은 굽히고 손을 가슴우리 앞 매트에 놓는다.
- 다리는 척추와 같은 라인으로 매트 위에 길게 둔다.

Step 1 ▶▷▷

1 숨을 들이마시면서 준비한다.

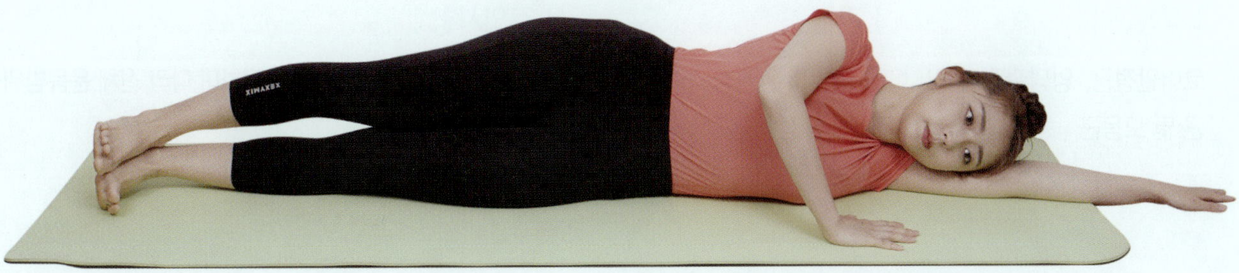

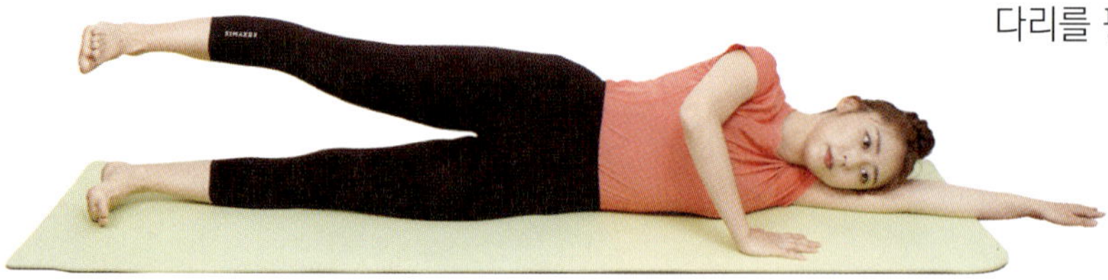

2 숨을 내쉬면서 골반과 척추를 안정적으로 유지하며 오른쪽 다리를 벌림하여 위로 올린다. 다리를 평행하게 유지한다.

3 숨을 들이마시면서 왼쪽 다리를 오른쪽 다리를 향해 들어올린다. 안쪽 허벅지를 연결한다.

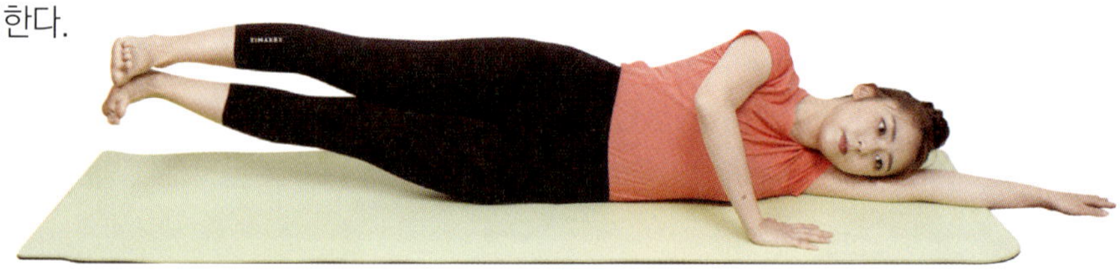

4 숨을 내쉬면서 두 다리의 연결을 유지하며 내려서 다시 시작자세로 돌아간다. 10회 반복한다.

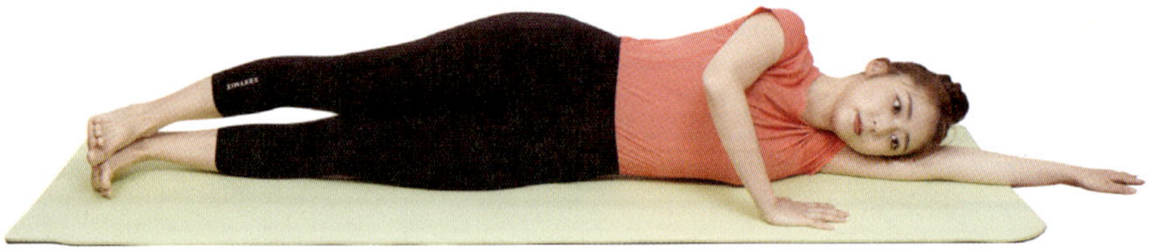

| 작용근 |

코어안정근, 엉덩관절 벌림근 및 모음근

| 관찰 |

- 골반의 안정성
- 척추 정렬 유지

| 주의사항 |

- 골반과 척추의 안정성을 유지하며 다리 전체 운동범위를 장려한다.
- 올바른 발목과 발 정렬을 유지한다.

6. 옆으로누운자세에서의 매트 필라테스

05 클램

Clams

목표

- 골반과 척추의 안정성
- 엉덩관절을 운동과 강화

시작자세

- 옆으로누운자세(골반과 척추가 중립, 어깨는 어깨, 골반은 골반과 나란히 둔다)
- 아래에 있는 팔을 뻗어 척추와 나란히 하거나 팔꿉관절을 굽혀 머리를 받쳐준다.
- 두 무릎을 굽혀 발이 골반의 뒤쪽과 나란히 되도록 한다.
- 오른쪽 팔은 몸통을 지지하기 위해 팔꿉관절은 굽히고 손을 가슴우리 앞 매트에 둘 수 있다.

Step 1 ▶▷▷ 클램동작1

1 숨을 들이마시면서 준비한다.

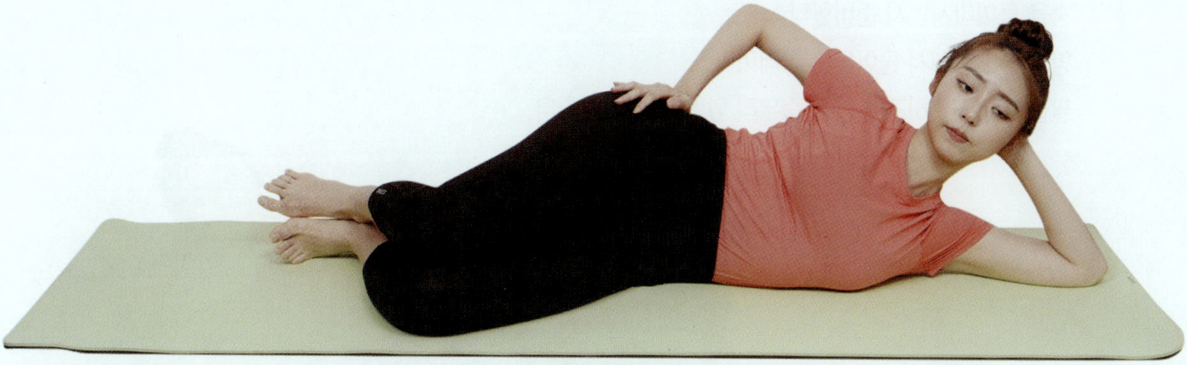

2 숨을 내쉬면서 골반과 척추의 중립을 유지하며 위쪽 다리를 가쪽돌림하여 발이 모여 있는 상태로 무릎을 위로 벌림한다.

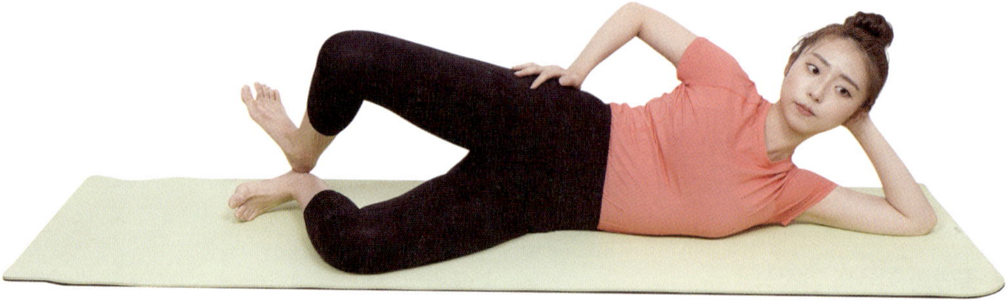

3 숨을 들이마시면서 다리를 시작자세로 돌아온다.
양쪽 각각 10회까지 반복한다.

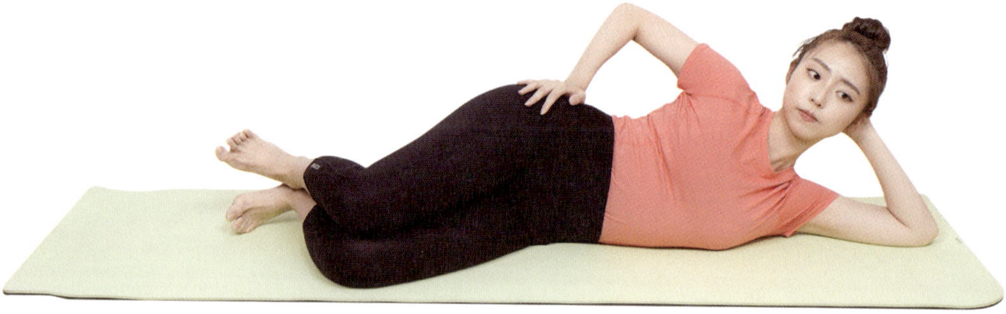

Step 2 ▶▷▷ 클램동작 2

1 숨을 들이마시면서 준비한다.
양발은 매트에서 들어올린 상태이다.
팔꿉관절은 굽히고 손을 가슴우리 앞 매트에 지지한다.

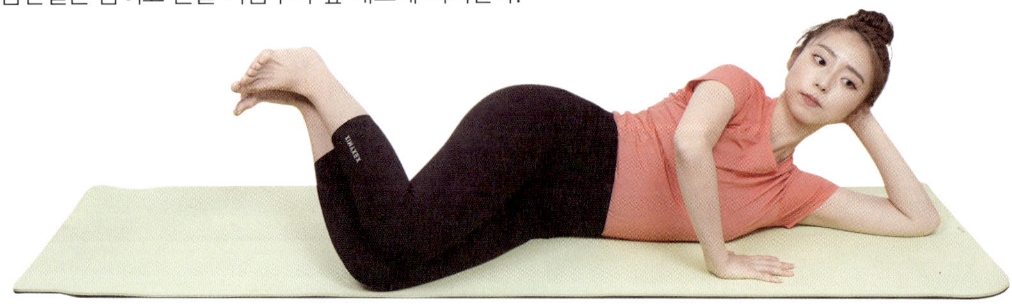

2 숨을 내쉬면서 골반과 척추의 중립을 유지하며 위쪽 다리를 가쪽돌림하여 발이 모여 있는 상태로 무릎을 벌린다.

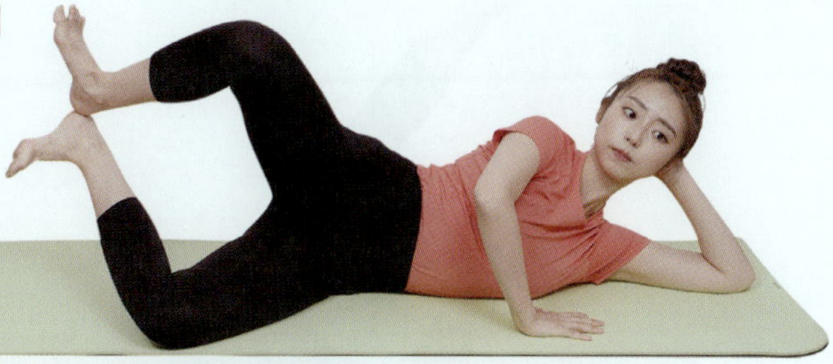

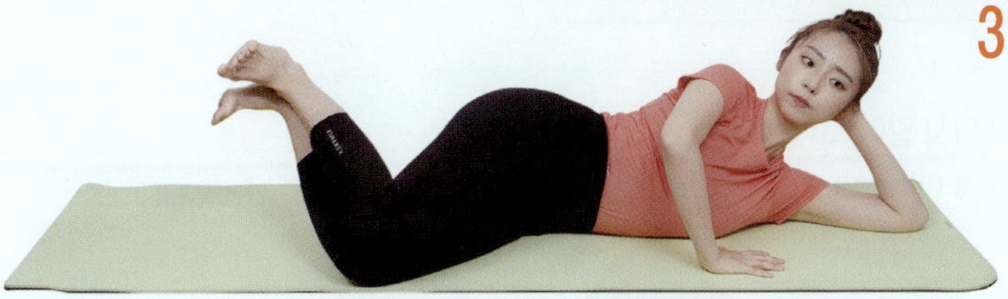

3 숨을 들이마시면서 가쪽돌림한 다리를 모아 시작위치로 돌아온다.
양쪽 각각 10회 반복한다.

Step 3 ▶▷▷ 클램동작 3

1 숨을 들이마시면서 준비한다.
양발은 매트에서 들어올린 상태이다.

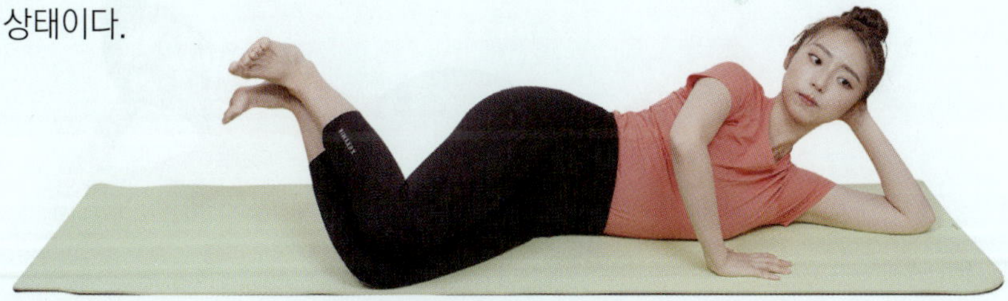

2 숨을 내쉬면서 골반과 척추의 중립을 유지하며 위쪽 다리를 가쪽돌림하여 발이 모여 있는 상태로 무릎을 벌린다.

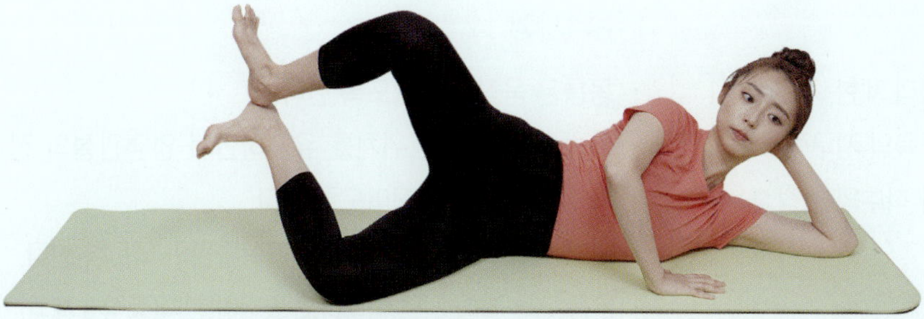

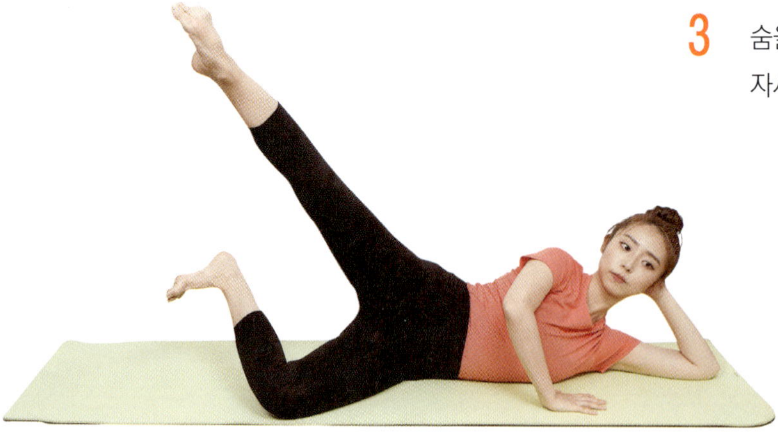

3 숨을 들이마시면서 오른쪽 무릎을 펴하고 자세를 유지한다.

4 숨을 내쉬면서 오른쪽 무릎을 굽혀 다시 발이 모이도록 하며 시작위치로 돌아온다. 10회 반복한다.

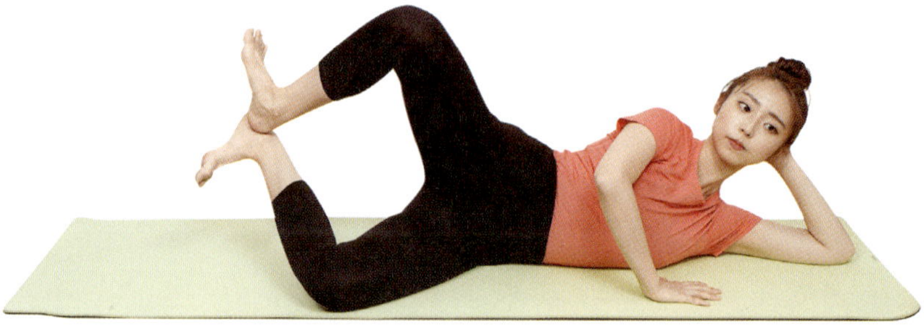

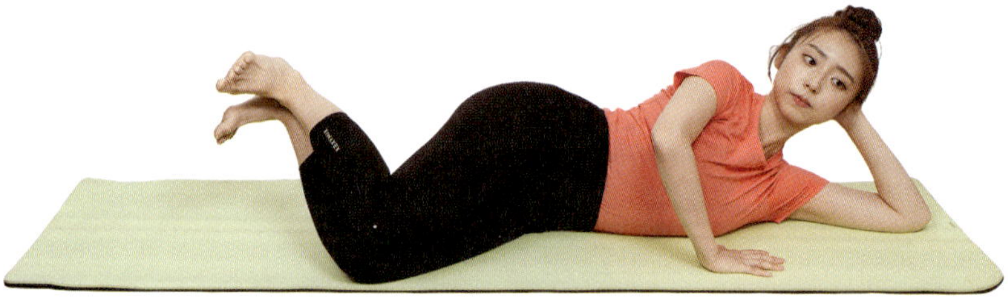

| 작용근 |

코어안정근, 엉덩관절 가쪽돌림근 및 안쪽돌림근, 무릎관절 굽힘근 및 폄근

| 관찰 |

- 움직임의 제한, 자세 유지
- 엉덩근육의 지구력
- 골반과 척추의 안정성

| 주의사항 |

- 몸통은 움직이지 않도록 한다.
- 골반의 안정적인 위치를 유지하면서 엉덩관절의 전체 운동범위를 움직이도록 한다.
- 엉덩관절을 벌림하기 보다는 가쪽돌림이 되도록 한다.
- 운동 내내 발이 서로 접촉하고 있어야 한다(동작 3 제외).

6. 옆으로누운자세에서의 매트 필라테스

06 허벅지 스트레치

Thigh stretch

목표

- 넙다리네갈래근 신장
- 엉덩관절의 운동과 강화

시작자세

- 옆으로 눕는다.
- 골반과 척추는 중립 상태이다.
- 머리는 뻗은 팔 위에 올리고 올바른 목 정렬을 보장하기 위해 필요하다면 팔과 머리 사이에 쿠션을 놓는다.
- 두 다리는 척추와 같은 라인으로 매트 위에 길게 둔다.

Step 1 ▶▷▷

1 숨을 들이마시면서 준비한다.

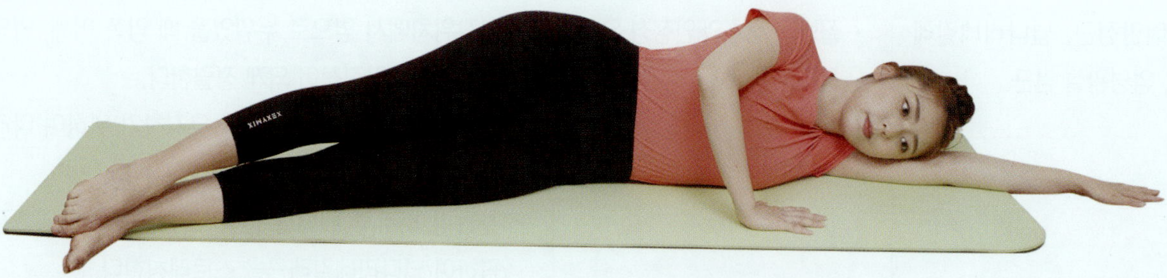

2 숨을 내쉬면서 골반과 척추를 안정적으로 유지하며 위에 놓인 오른쪽 다리를 굽혀 오른손으로 발목을 잡고 엉덩이 쪽으로 당긴다.

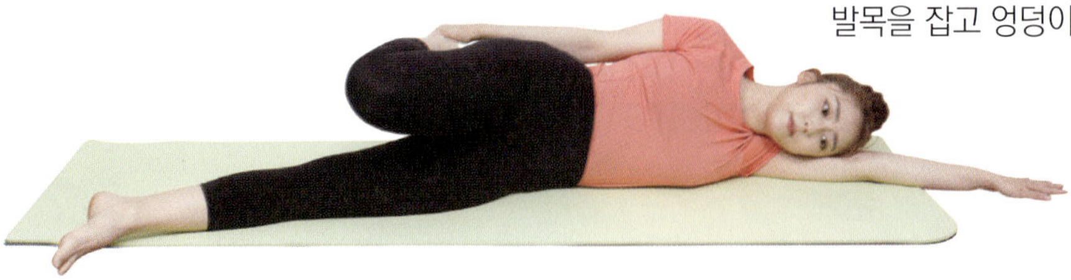

3 숨을 들이마시면서 당긴 상태를 10초 이상 유지한다.

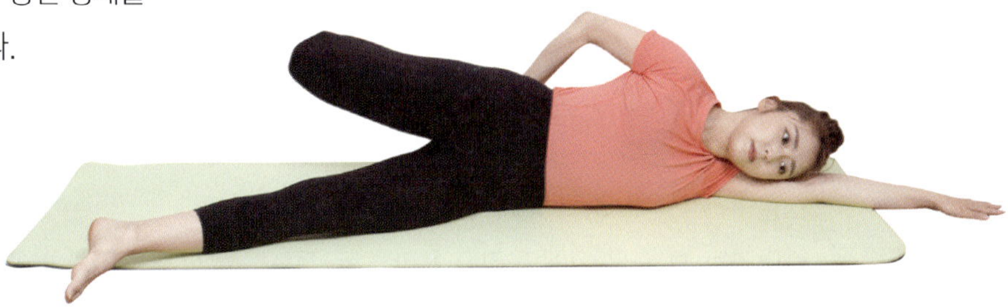

4 다리의 연결을 유지하면서 낮추어 시작자세로 돌아간다. 10회 반복한다.

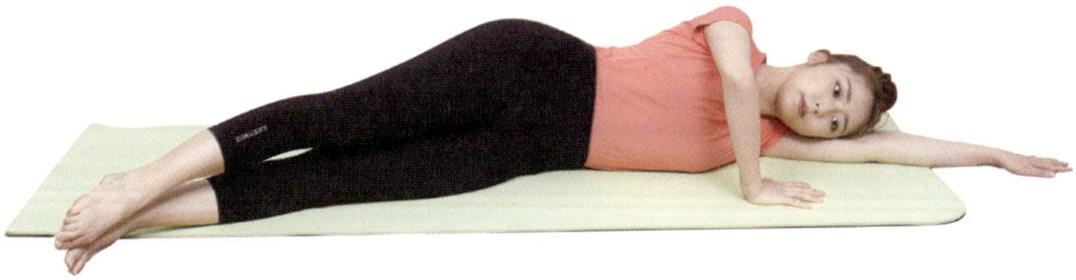

| 작용근 |

코어안정근, 넙다리네갈래근, 엉덩관절 폄근

| 관찰 |

- 골반과 척추의 안정성 유지
- 움직임의 제한

| 주의사항 |

- 시작위치에서 옆으로 누워있을 때 양쪽 어깨, 엉덩관절, 무릎이 일직선이 되게 정렬한다.
- 옆으로누운자세의 안정성을 유지하기 위하여 다리를 30도 앞으로 이동하여 정렬을 유지한다.
- 골반과 척추의 위치를 손상시키지 않고 엉덩관절을 폄하여 넙다리네갈레근을 스트레칭한다.

6. 옆으로누운자세에서의 매트 필라테스

07 안쪽 허벅지 들기

Inside thigh lifts

목표

- 엉덩관절의 운동과 엉덩관절 모음근 강화
- 균형과 코어안정성 향상

시작자세

- 옆으로 눕는다.
- 골반과 척추는 중립 상태이다.
- 머리는 뻗은 팔 위에 올리고 올바른 목 정렬을 보장하기 위해 필요하다면 팔과 머리 사이에 쿠션을 놓는다.
- 오른쪽 팔은 몸통을 지지하기 위해 팔꿉관절은 굽히고 손을 가슴우리 앞 매트에 놓는다.
- 다리는 척추와 같은 라인으로 매트 위에 길게 둔다.
- 오른쪽 다리를 굽혀 발을 왼쪽 무릎 앞 매트에 둔다.

Step 1 ▶▷▷

1 숨을 들이마시면서 준비한다.

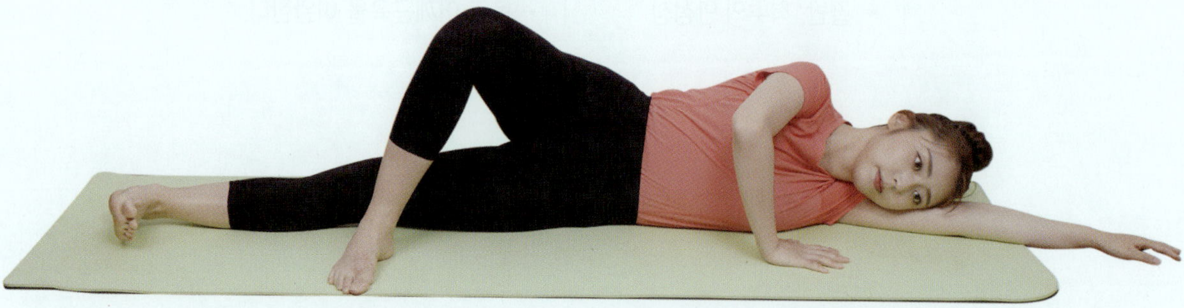

2 숨을 내쉬면서 안정적인 골반과 척추를 유지하며 왼쪽 다리를 위로 올린다. 발은 발등굽힘한다(7초 이상 유지).

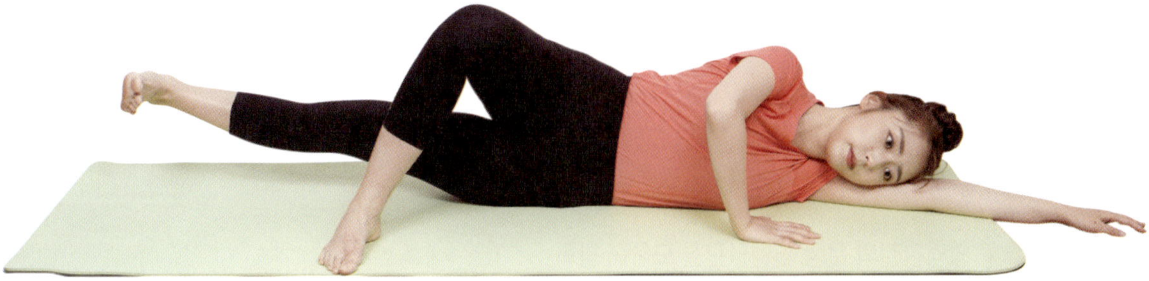

3 숨을 들이마시면서 왼쪽 다리는 시작자세로 돌아온다. 양쪽 각 5~10회 반복한다.

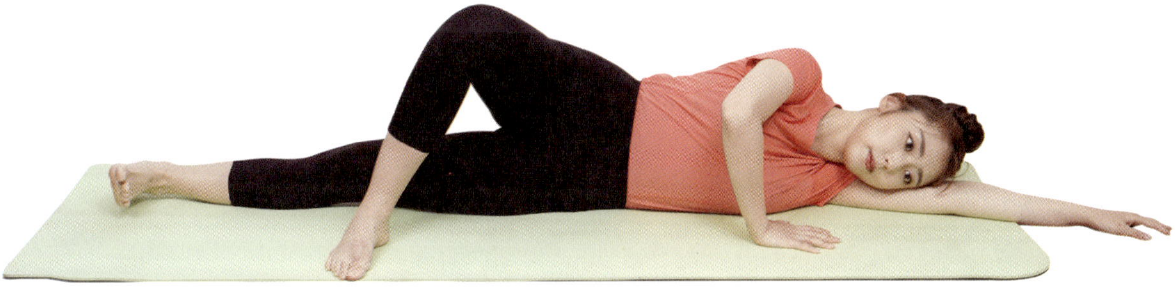

| 작용근 |

코어안정근, 엉덩관절 모음근

| 관찰 |

- 운동 동작 시 어깨안정성
- 골반, 척추의 안정성

| 주의사항 |

- 척추, 골반 위치를 손상시키지 않고 수행한다.
- 목과 어깨근육을 이완한다.

6. 옆으로누운자세에서의 매트 필라테스

08 사이드 레그 스윙/사이드 레그 킥

Side leg swing/Side leg kick

목표

- 몸통 조절과 안정성 향상
- 엉덩관절의 운동과 강화
- 다리 정렬

시작자세

- 옆으로 눕는다.
- 골반과 척추는 중립 상태이다.
- 머리는 왼쪽 손으로 지지하거나 베개, 쿠션을 이용한다.
- 오른쪽 팔은 몸통을 지지하기 위해 팔꿉관절은 굽히고 손을 가슴우리 앞 매트에 놓는다.
- 다리는 몸통보다 약간 앞에 둔다(20~30도).

Step 1 ▶▷▷ 사이드 레그 스윙

1 숨을 들이마시면서 준비한다.

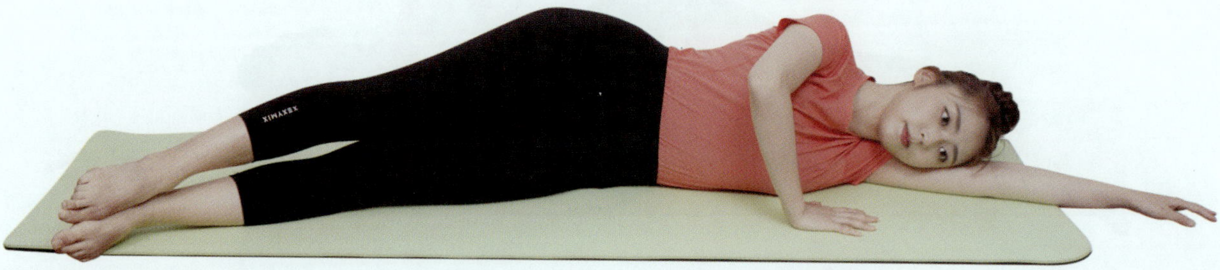

2 숨을 내쉬면서 골반과 척추를 안정적으로 유지하여 오른쪽 다리를 골반 높이로 벌림한다.

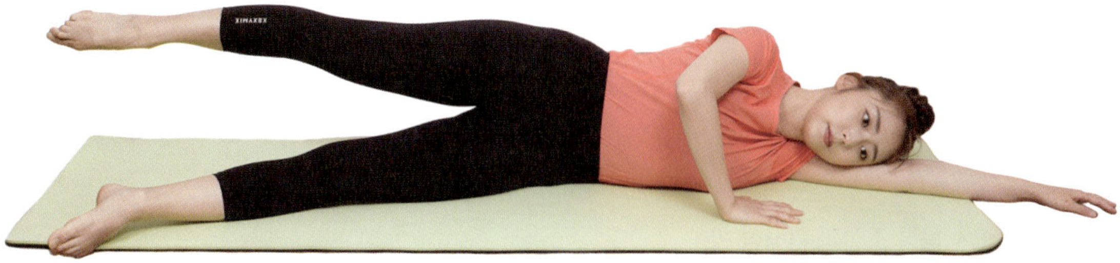

3 오른쪽 다리를 천천히 앞으로, 가능한 멀리 스윙한다. 다리가 골반 높이를 넘지 않도록 한다.

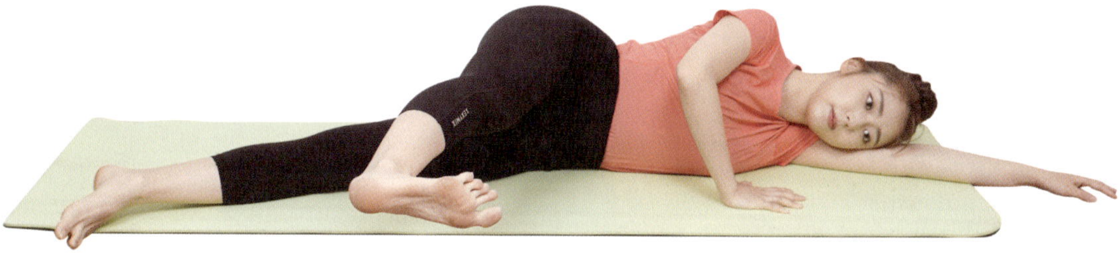

4 숨을 들이마시면서 시작자세로 돌아온다. 양쪽 각각 10회 반복한다.

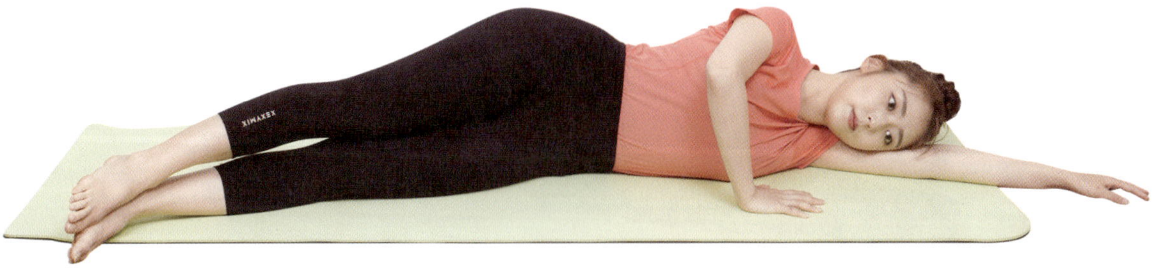

Step 2 ▶▷▷ 사이드 레그 킥

1 자세를 준비한다.

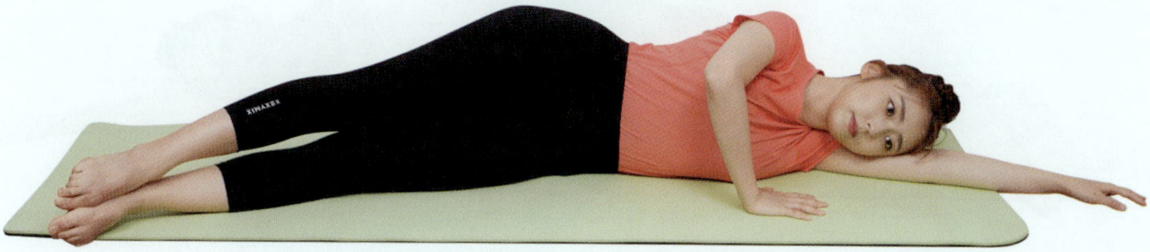

2 숨을 들이마시면서 골반과 척추를 안정적으로 유지하며 오른쪽 다리를 골반 높이로 벌림한다.

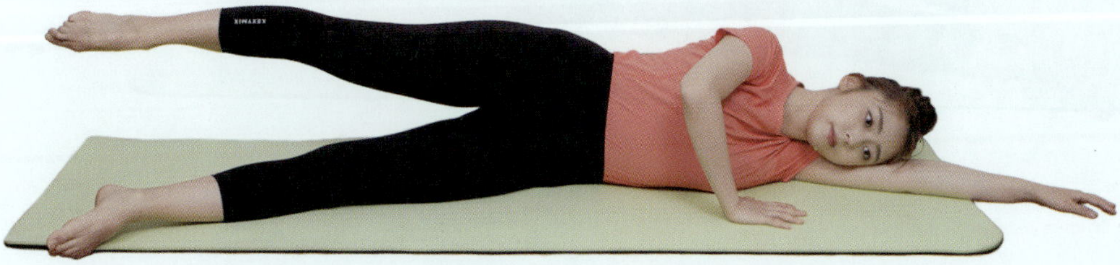

3 숨을 내쉬면서 오른쪽 다리를 가능한 멀리 앞으로 찬다. 이때 다리가 골반 높이를 넘지 않도록 한다.

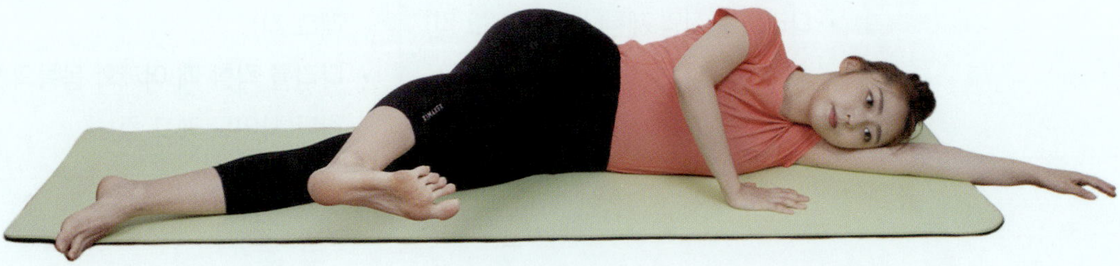

4 숨을 들이마시면서 시작자세로 돌아온다.
양쪽 각각 10회 반복한다.

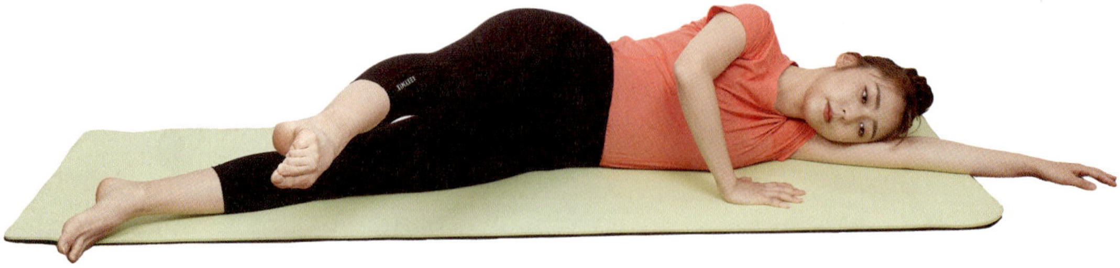

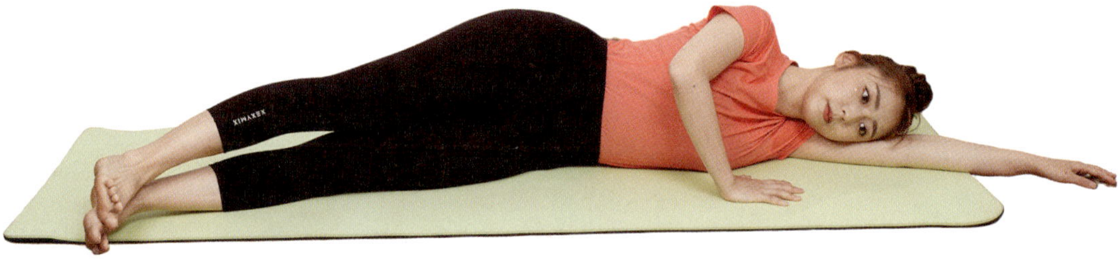

| 작용근 |

코어안정근, 엉덩관절 굽힘근 및 폄근

| 관찰 |

- 골반과 척추의 안정성
- 운동 동작 시 어깨안정성(사이드 레그 스윙)
- 엉덩관절 굽힘과 폄의 움직임(사이드 레그 스윙)
- 다리의 움직임 제한(사이드 레그 킥)

| 주의사항 |

- 운동하는 동안 신체의 움직임을 최소화한다(사이드 레그 스윙).
- 운동하는 동안 다리의 높이, 돌림에 주의한다(사이드 레그 스윙).
- 다리를 킥할 때 코어근육을 수축한다(사이드 레그 킥).
- 다리를 킥할 때 어깨와 몸통의 안정성을 유지한다(사이드 레그 킥).

6. 옆으로누운자세에서의 매트 필라테스

09 사이드 푸쉬 업

Side push ups

목표

- 몸통 조절과 안정성 향상
- 어깨관절의 운동과 강화

시작자세

- 옆으로 눕는다.
- 골반과 척추는 중립 상태이고 무릎은 45° 굽힌다.
- 왼쪽 팔은 오른쪽 가슴에 놓고 오른손은 바닥을 지지한다.

Step 1 ▶▷▷

1 숨을 들이마시면서 준비한다.

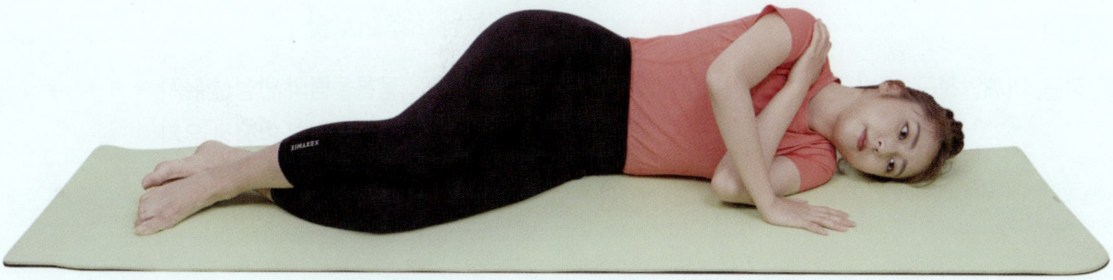

2 숨을 내쉬면서 골반과 척추를 안정적으로 유지하며 오른쪽 팔에 힘을 주어 펴면서 몸통을 돌림하여 들어올린다. 이때 다리는 고정된 상태를 유지한다. 숨을 들이마시면서 자세를 7초 이상 자세를 유지한다.

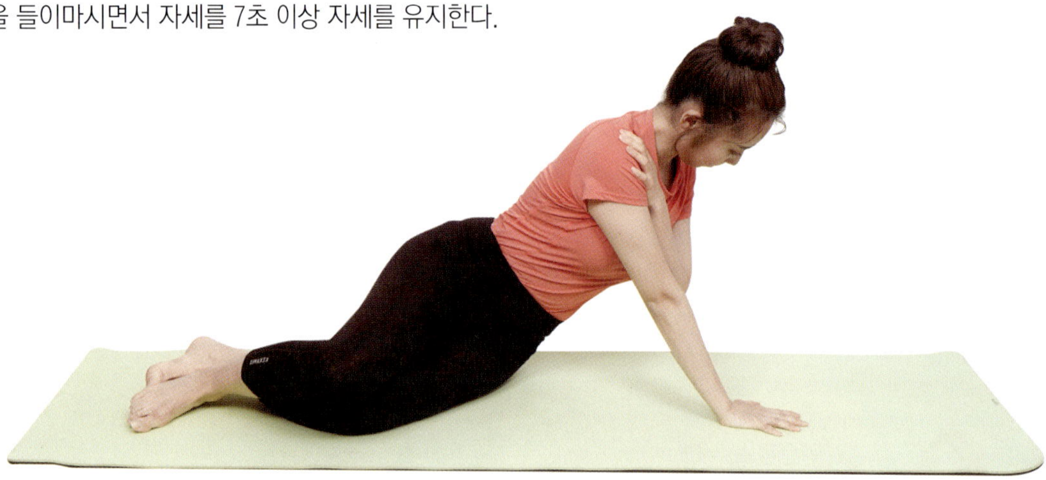

3 숨을 내쉬면서 시작자세로 돌아온다. 양쪽 10회 반복한다.

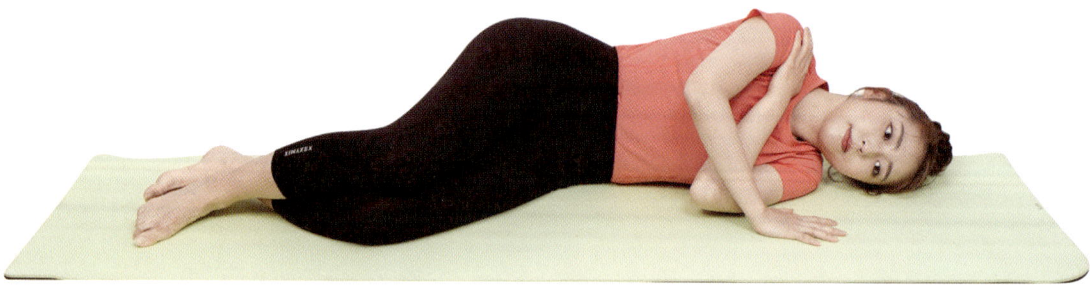

| 작용근 |

코어안정근, 어깨안정근, 배빗근

| 관찰 |

- 몸통돌림의 움직임

| 주의사항 |

- 몸통돌림의 안정성 유지
- 어깨관절의 안정성 유지

6. 옆으로누운자세에서의 매트 필라테스

10 사이드 밴드 - 예비동작

Side bend

목표

- 몸통 가쪽의 조절과 안정성 향상
- 몸통 가쪽굽힘근 운동과 근력 강화
- 어깨관절 벌림근과 어깨뼈 안정근의 근력 강화

시작자세

- 앉아서 몸을 가쪽으로 돌리고 체중을 왼쪽 팔, 왼쪽 골반과 왼쪽 발로 지지한다.
- 왼쪽 손바닥을 매트에 놓고, 손가락을 골반과 반대 방향으로 향하게 한다.
- 무릎을 구부리고 오른쪽 팔을 몸통 옆 가까이 둔다.

Step 1 ▶▷▷

1 숨을 들이마시면서 준비한다.

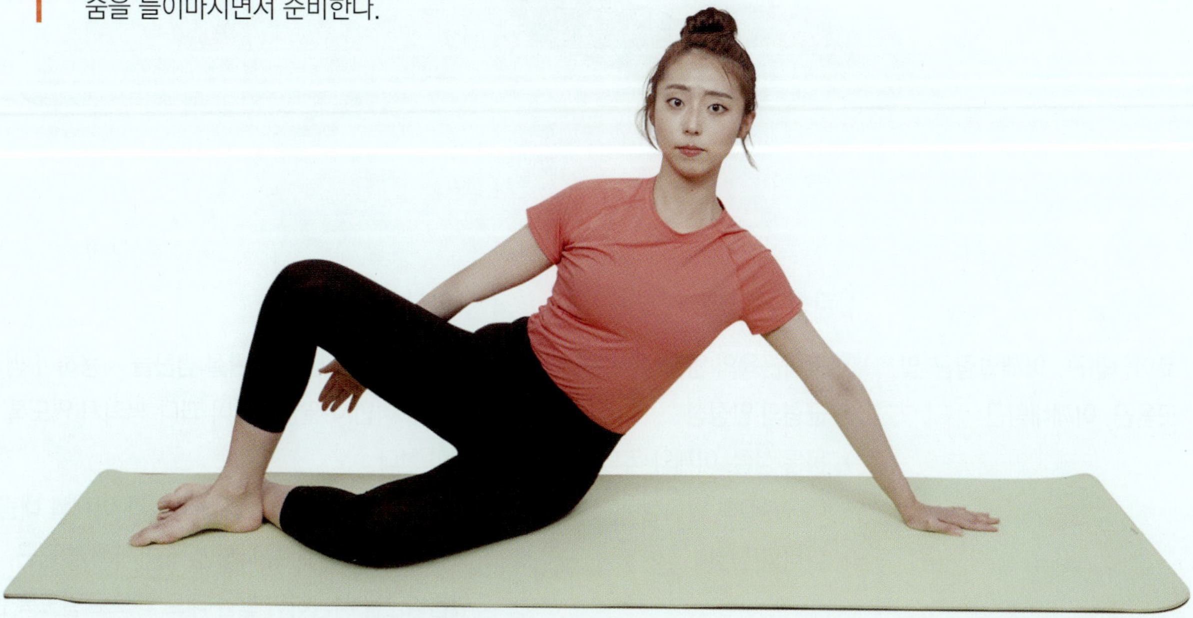

2 숨을 내쉬면서 오른쪽 팔을 몸의 옆으로 가까이 유지하면서 무릎과 왼쪽 팔에 힘을 주어 몸통을 들어 올리고 양 무릎을 편다. 몸통을 들어 올린 다음, 오른쪽 팔을 머리 위로 올리고 머리를 앞으로 향하게 한다. 숨을 들이마시면서 7초 이상 자세를 유지한다.

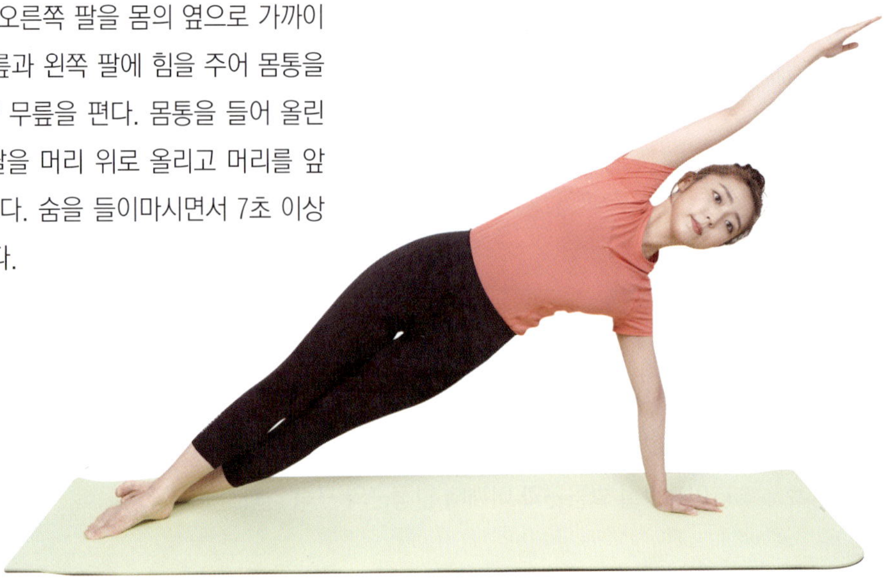

3 숨을 내쉬면서 시작자세로 돌아온다. 양쪽 각각 5회씩 반복한다.

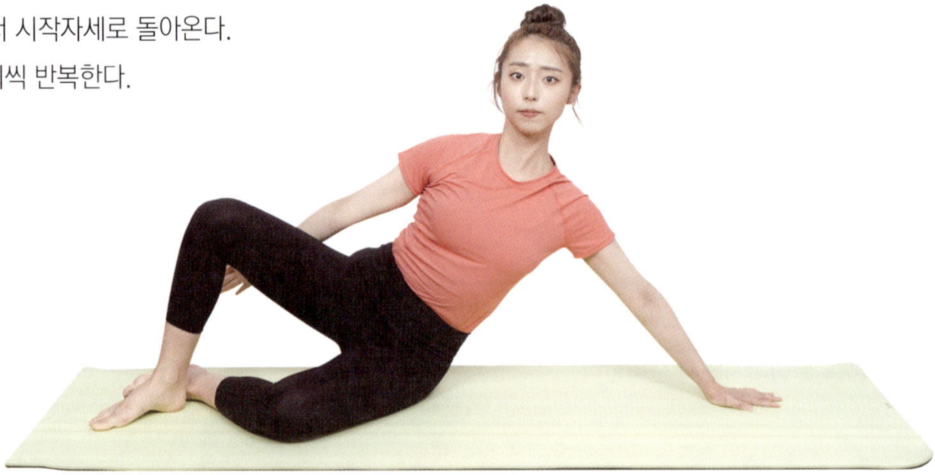

| 작용근 |

코어안정근, 어깨벌림근 및 모음근, 어깨내림근

| 관찰 |

- 코어근육의 안정성
- 균형의 안정성
- 몸통 정렬, 어깨와 목의 자세
- 어깨관절의 안정성
- 다리의 정렬

| 주의사항 |

- 매트를 미는 동안 팔꿉관절 폄근을 사용하여 폄 유지를 강조하면서 팔꿉관절이 과다 폄되지 않도록 주의해야 한다.
- 매트를 미는 동안 어깨의 안정성과 어깨뼈 내림근으로 어깨뼈 내림을 유지하면서 어깨뼈 벌림근, 특히 앞톱니근을 사용하여 팔을 매트 쪽으로 밀도록 한다.

Chapter 7

전통 필라테스(Traditional pilates)

어린 시절 천식, 구루병, 류머티즘 열을 앓고 있었던 조셉 필라테스는 체조 엘리트 선수였던 아버지와 자연 치유사였던 어머니의 영향을 받아 육체적 건강을 회복하기 위해 어린 시절부터 체조와 요가를 배웠다. 그리하여 10대의 어린 나이에도 해부학 도면에 실릴 수 있을 만큼 건강한 체격을 얻게 되었다. 20대에는 직업으로 권투, 무술, 호신술 강사를 하였으며 보디빌딩에도 전념하였고, 30대에는 서커스의 단원으로도 활동하였다. 이러한 운동들 모두 조셉 필라테스의 운동 철학에 녹아 있다. 54세였던 1934년에는 『당신의 건강(Your Health)』이라는 제목으로 첫 책을 출간했으며, 65세였던 1945년에는 두 번째 저서인 『조절학을 통한 인생으로의 회귀(Return to Life through Contrology)』를 출간하였다. 자신의 운동에 대한 심화된 철학을 피력하였고, 34가지의 동작으로 구성된 매트 운동을 사진과 함께 기술하였다. 조셉이 남긴 두 저서와 여러 비디오테이프와 사진 자료들은 제자들에 의해서 계승되었고, 전통 필라테스는 조셉의 가르침을 최대한 계승하려 했다. 노력은 후대에 정리되었으며, 6가지의 전통 필라테스 원리인 집중, 조절, 중심화, 유동적 움직임, 정확성, 호흡을 강조했다.

1 | 전통 필라테스의 원리

Matwork 순서의 목표는 운동의 자연스러운 흐름을 만들고 점차적으로 정확성과 에너지를 증진시켜 조절을 통해 운동을 수행하는 것이다. 각각의 운동을 할 때 항상 기본 원리를 생각하여 유지하여야 하며, 기본 원리는 다음과 같다.

1. 집중(concentration): 신체와 정신의 올바른 균형으로, 신체와 정신은 분리할 수 없으며, 집중은 두 가지를 이어주는 열쇠이다. 각각의 운동을 할 때마다 생각을 집중해야 하고, 운동 중에는 움직이는 신체 부위뿐만 아니라 나머지 부위 또한 집중이 제대로 이루어지고 있는지 확인해야 한다.
2. 조절(control): 조셉 필라테스가 처음 자신의 운동 철학을 소개할 때 '조절학(contrology)'이라고 이름 붙였을 만큼 핵심적인 원리이며, 올바르게 통제된 움직임은 몸과 마음 그리고 정신의 완전한 조화를 이룰 수 있을 것이고, 의식적 조절을 통한 노력은 무의식적으로 발현될 것이다.

3. 중심화(centering): 필라테스는 모든 동작이 배꼽 아래의 골반에 위치한 몸의 중앙에서 시작되며, 이는 여러 근육들을 연결하고 척추와 주요 장기들을 보호하고 자세를 개선해 준다고 했다.
4. 유동적 움직임(flowing movement): 전통 필라테스의 모든 훈련은 각 부분마다 중단하지 않고 다음 단계로 부드럽게 이어주는 연속성이다. 움직임을 우아하고 부럽게 만들어주고 몸을 유연하게 해준다.
5. 정확성(precision): 필라테스 운동은 구체적인 목적을 가지고 있으며 많은 반복보다는 움직임 하나를 정확히 잘 조절하여 정확히 수행하면 높은 효과를 얻게 될 것이라고 했다.
6. 호흡(breathing): 완전한 호흡을 매우 중요하게 여겼으며, 올바른 호흡은 신체가 최적의 상태를 유지할 수 있도록 해주며 파워하우스의 연료라고 했다.

6가지의 원리를 바탕으로 한 전통 필라테스는 조셉 필라테스 그 자체라고 할 수 있으며, 아주 강력한 파워하우스를 통한 신체의 조절과 부드러운 움직임의 연결성을 통해 동작해서 움직임의 역동성과 힘을 느낄 수 있다.

* 운동 레벨이 있는 운동선수나 무용수에게 적절한 운동법으로 많이 알려져 있다.

7. 전통 필라테스

01 헌드레드

Hundred

목표

- 코어안정성
- 배 근육 강화
- 호흡 패턴 학습

시작자세

- 바로누운자세
- 무릎 세우고 바로누운자세

Step ▶▷▷

1 숨을 들이마시면서 한 쪽 다리 무릎을 굽혀 들어올린다.

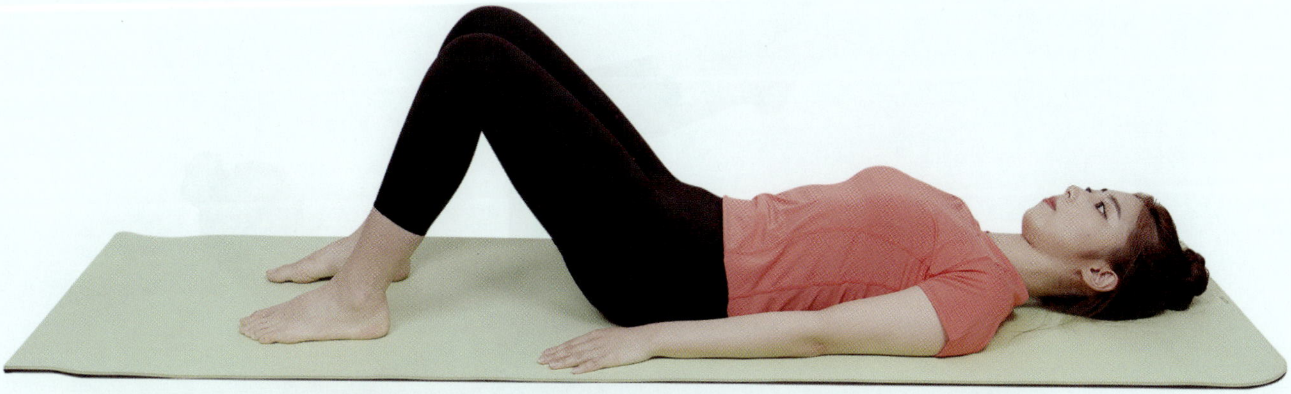

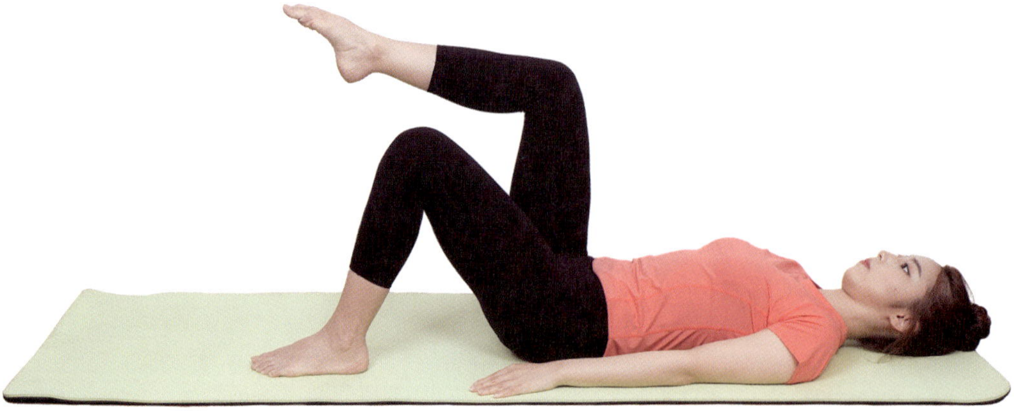

2 숨을 내쉬면서 반대쪽 다리 무릎을 굽혀 들어올린다.

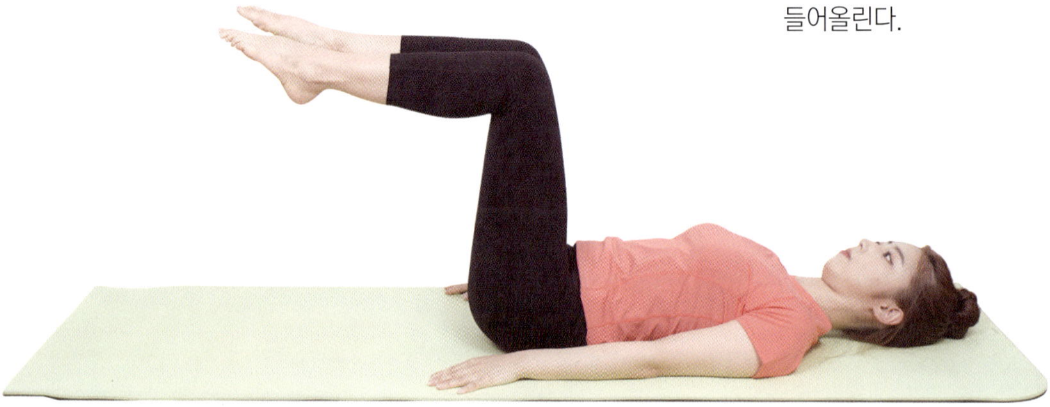

3 숨을 들이마시면서 턱을 가슴 쪽으로 당기고 목뼈 1번부터 시작하여 상체를 들어올린다.

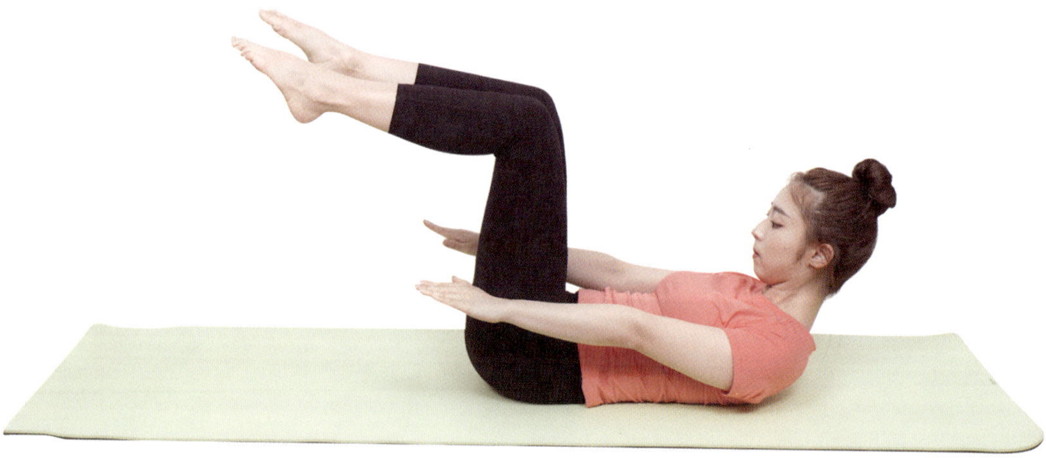

4 숨을 내쉬면서 컬 업(curl up) 자세를 유지한다.

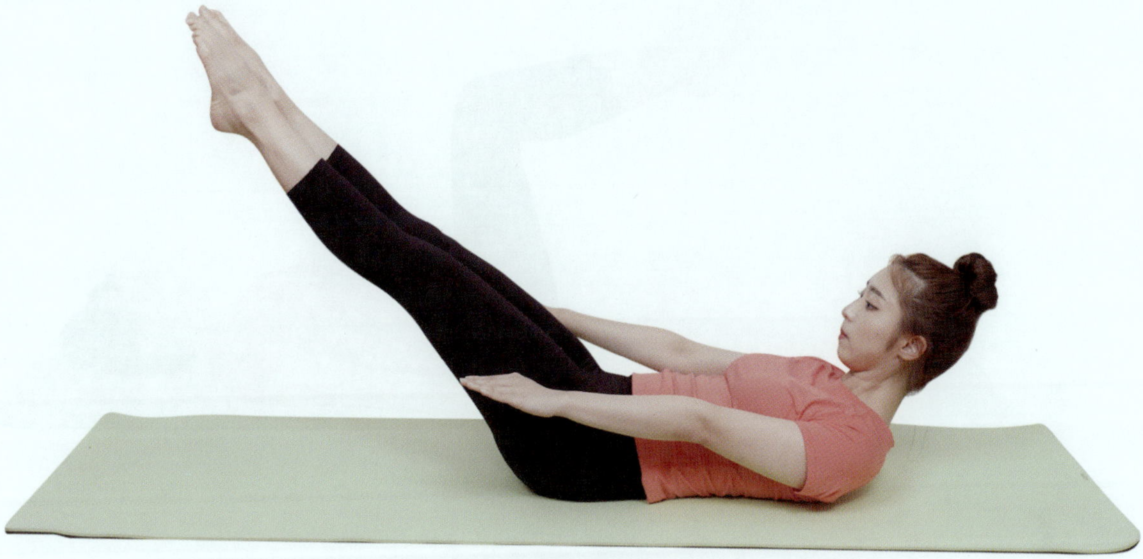

5 숨을 들이마시면서 팔을 5회 위아래로, 다시 내쉬면서 팔을 5회 위아래로 올리고 내린다. 10회 반복한다.

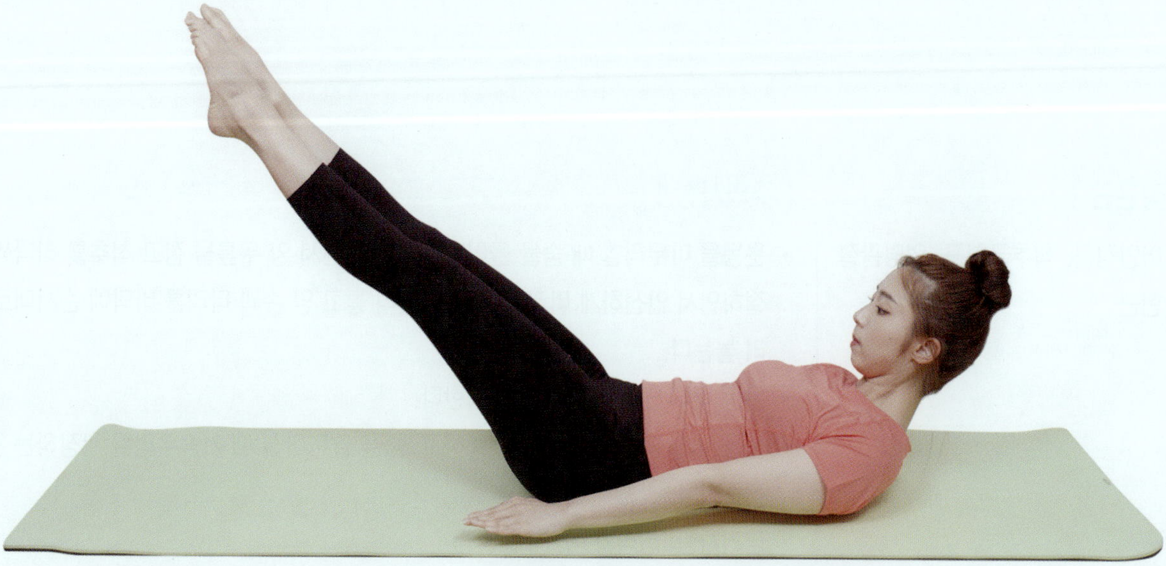

6 숨을 들이마시고 내쉬면서 컬 다운(curl down)하여 시작자세로 돌아온다.

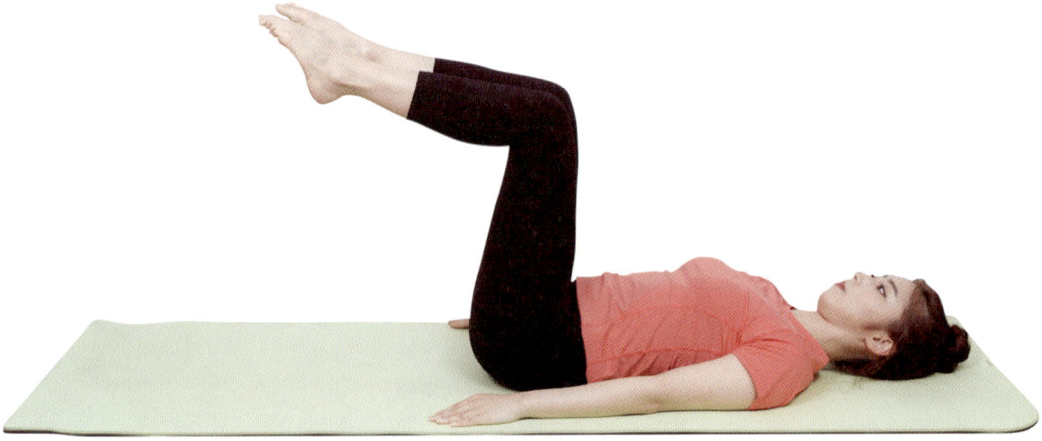

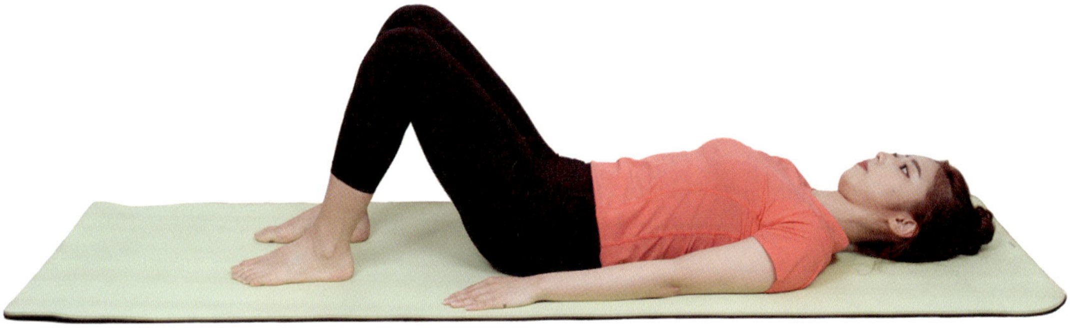

| 작용근 |

코어안정근, 척추굽힘근, 엉덩관절 굽힘근

| 주의사항 |

- 운동을 마무리할 때 숨을 들이마시고 내쉬면서 양 무릎을 잡고 척추를 하나씩 분절하면서 안전하게 머리를 바닥에 내려 놓고 양 손과 다리를 바닥에 순서대로 내려 놓는다.
- 운동 내내 안정된 자세를 유지한다.
- 숨을 내쉴 때 가슴우리를 수축하고, 숨을 들이마실 때 가슴우리를 확장하는 것에 집중한다.
- 금기사항: 허리와 목, 척추 통증

7. 전통 필라테스

02 롤업

The Roll Up

목표

- 코어안정성
- 배 근육 강화
- 골반과 척추의 안정성

시작자세

- 바로누운자세
- 바로누워 다리를 펴고 발은 몸 쪽으로 당기고(발등굽힘) 팔은 곧게 펴서 머리 뒤로 올리고 손바닥은 위를 향한다.

Step ▶▷▷

1 숨을 들이마시면서 자세를 준비한다.

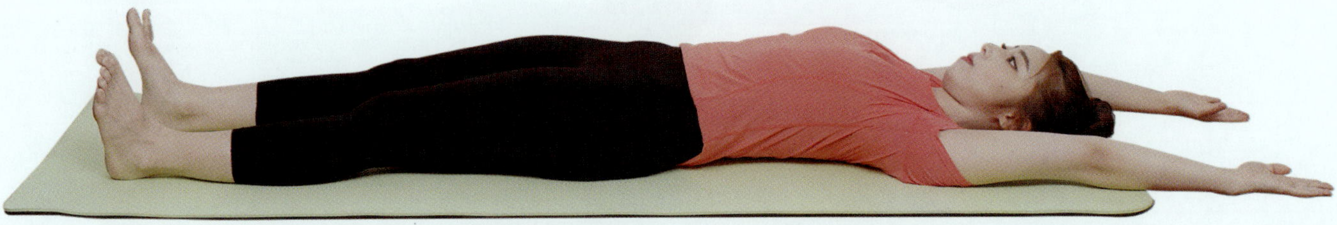

2 숨을 들이마시고 내쉬면서 팔을 앞으로 바닥과 직각이 되게 올리면서 턱을 가슴 쪽으로 당기고 목뼈부터 척추를 하나씩 분절을 시작하여 상체를 들어 올려 일어나 앉는다.

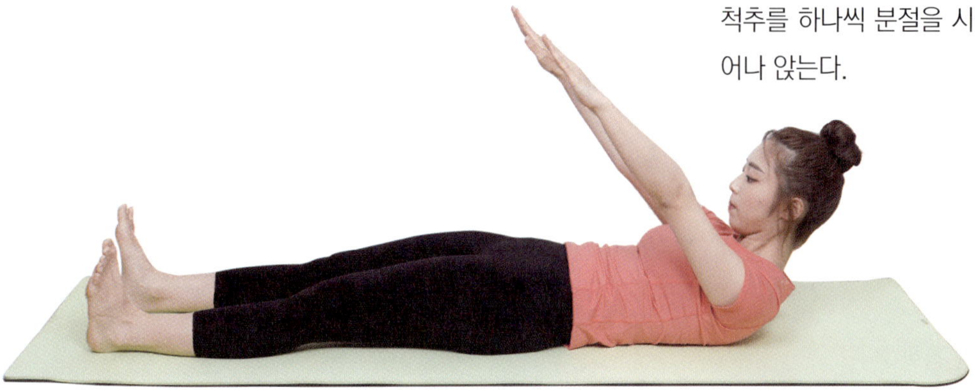

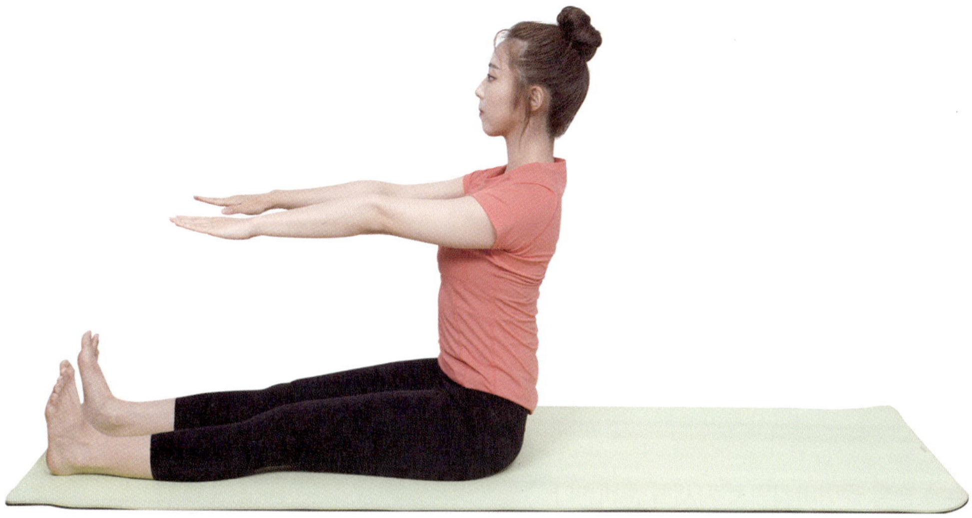

3 팔을 앞으로 뻗은 채로 척추를 분절하면서 앞으로 굴려 나간다.

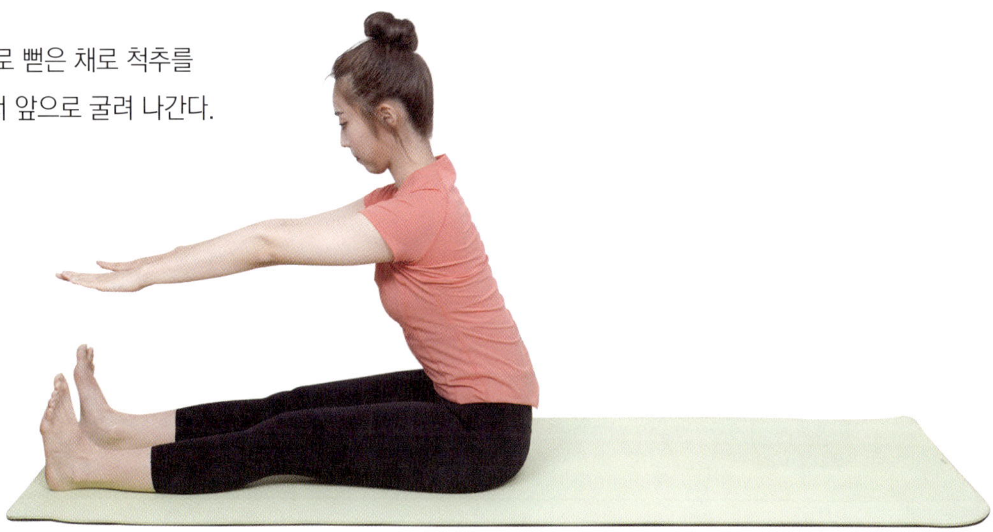

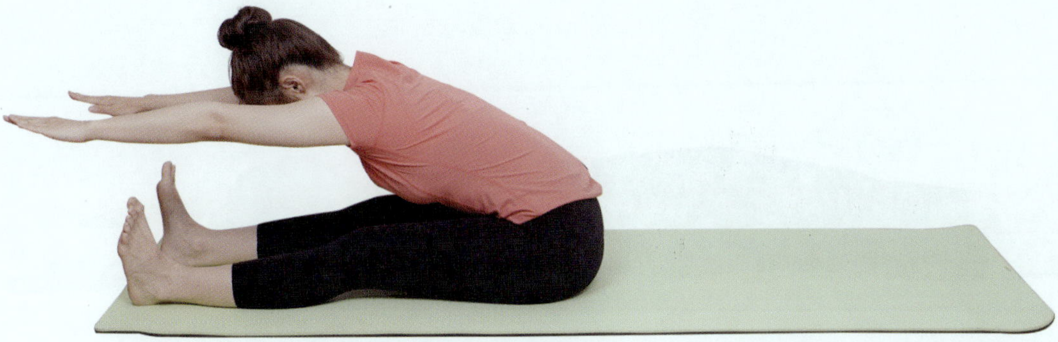

4 숨을 들이마시고 내쉬면서 꼬리뼈부터 하나씩 분절하여 척추를 매트에 내려 놓으며 시작자세로 돌아간다.

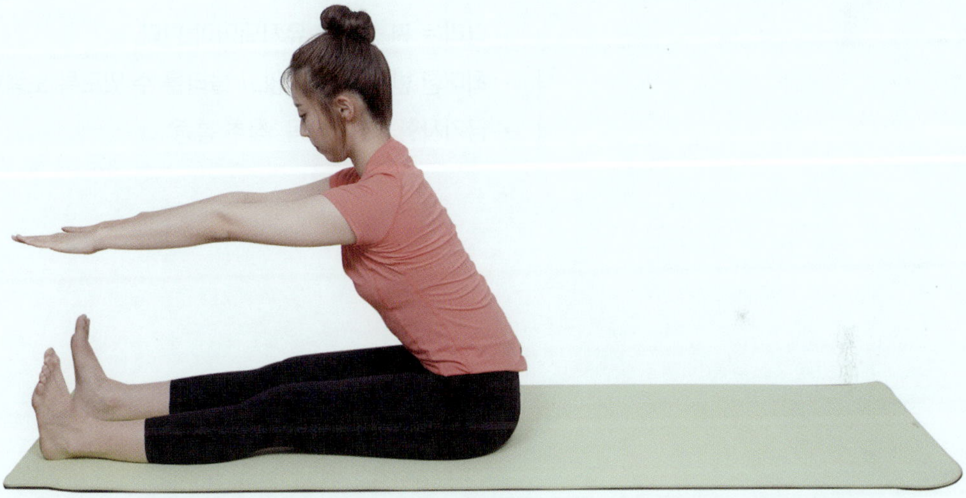

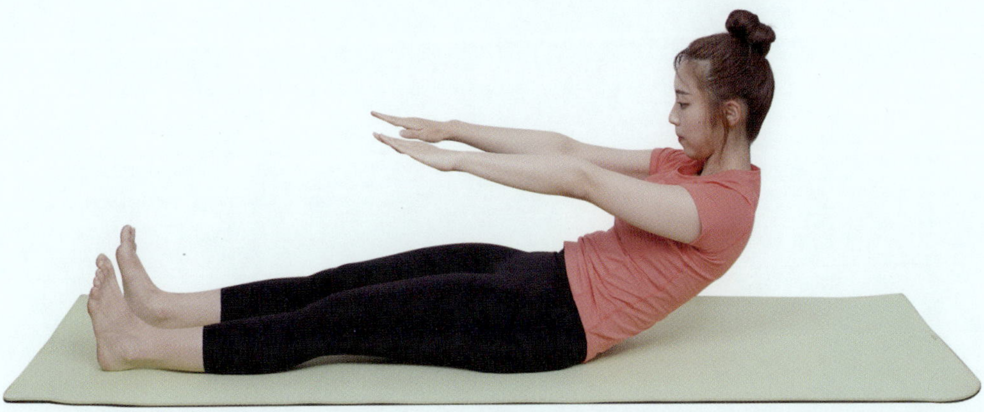

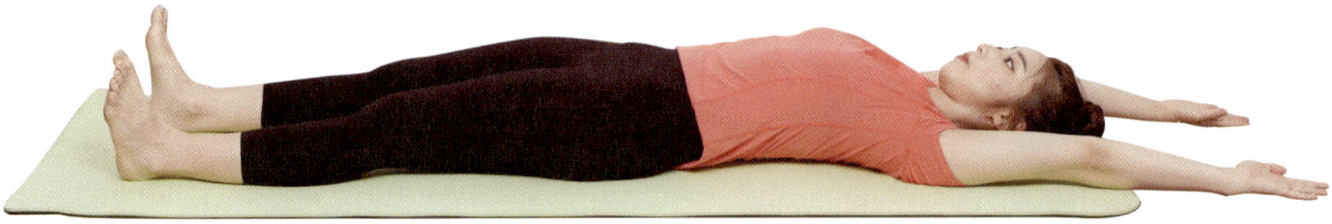

| 작용근 |

코어안정근, 척추굽힘근, 엉덩관절 굽힘근

| 주의사항 |

- 각각의 척추가 부드럽고 순차적으로 움직여야 한다.
- 다리는 편 상태로 유지되어야 한다.
- 최대한 반동을 주지 않고 올라올 수 있도록 노력한다.
- 금기사항: 허리와 목, 척추 통증

7. 전통 필라테스

03 롤 오버
The Roll-Over

목표

- 코어안정성
- 코어 강화
- 척추분절 운동
- 척추 신장

시작자세

- 바로누운자세
- 팔을 펴서 손은 골반 옆에, 손바닥은 아래를 향하게 둔다.

Step ▶▷▷

1 숨을 들이마시면서 자세를 준비한다.

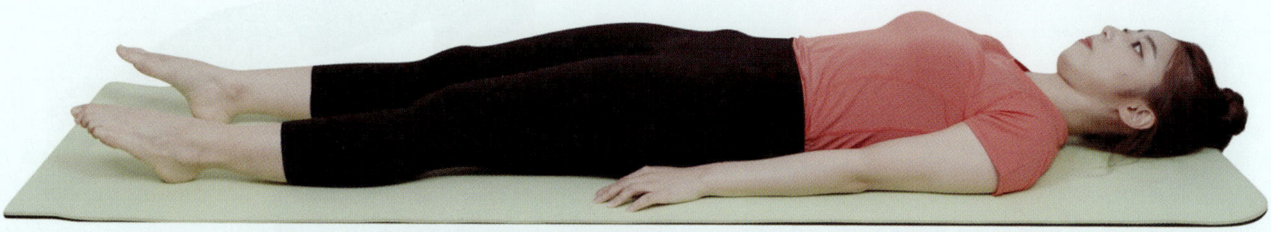

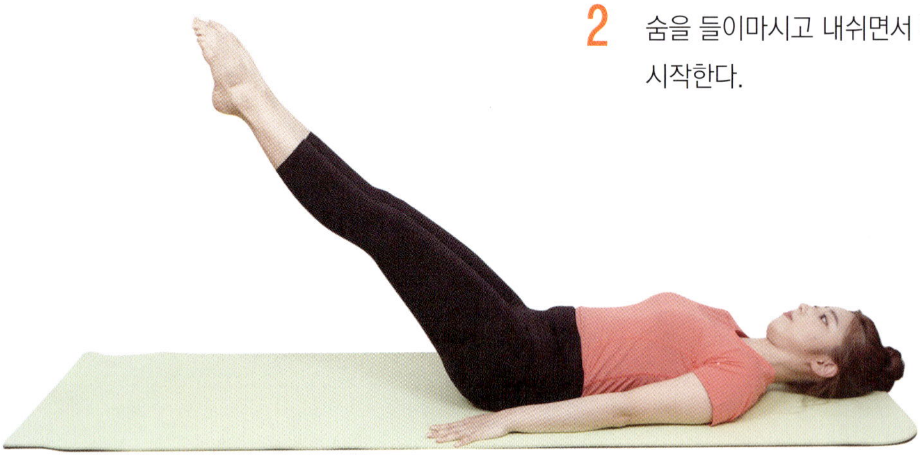

2 숨을 들이마시고 내쉬면서 다리를 위로 들어올리기 시작한다.

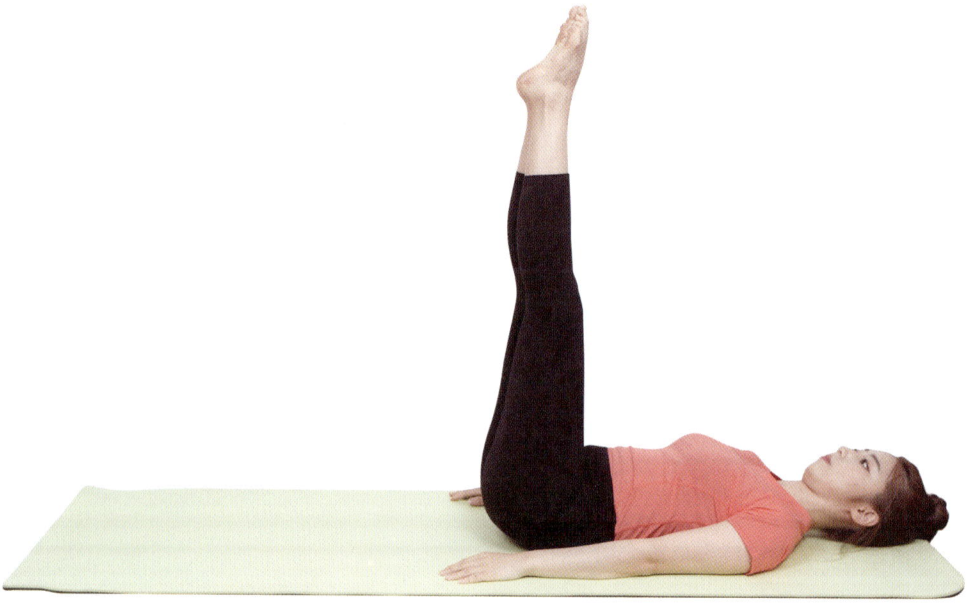

3 팔을 매트에 밀착시켜 누르고 척추를 분절시켜 발 끝이 머리 뒤로 넘어가서 바닥에 닿게 한다.

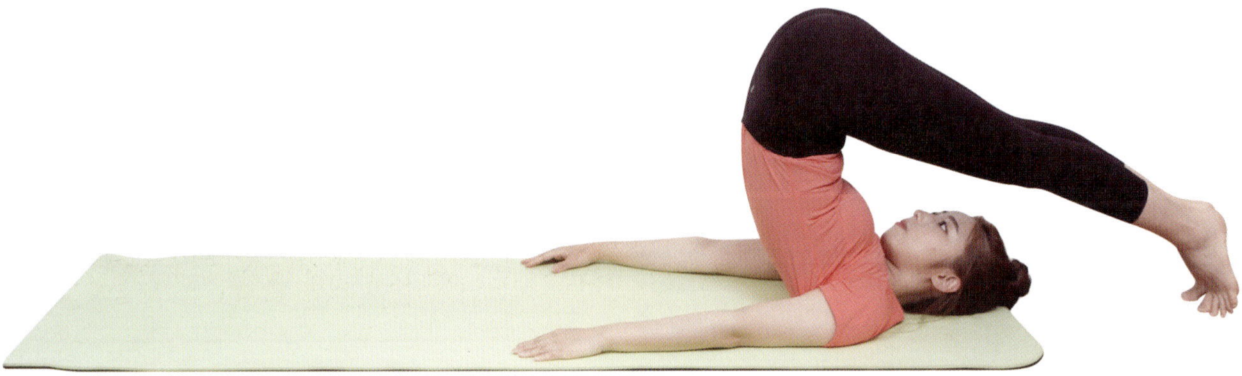

4 숨을 들이마시고 내쉬면서 다리를 벌려 척추를 천천히 분절시키면서 매트에 내려 놓는다. 골반이 매트에 닿은 다음 다리를 모아 시작위치로 돌아온다.

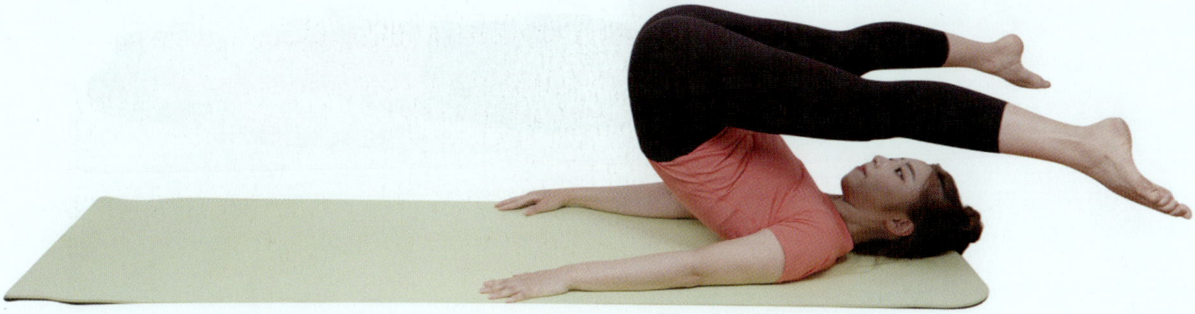

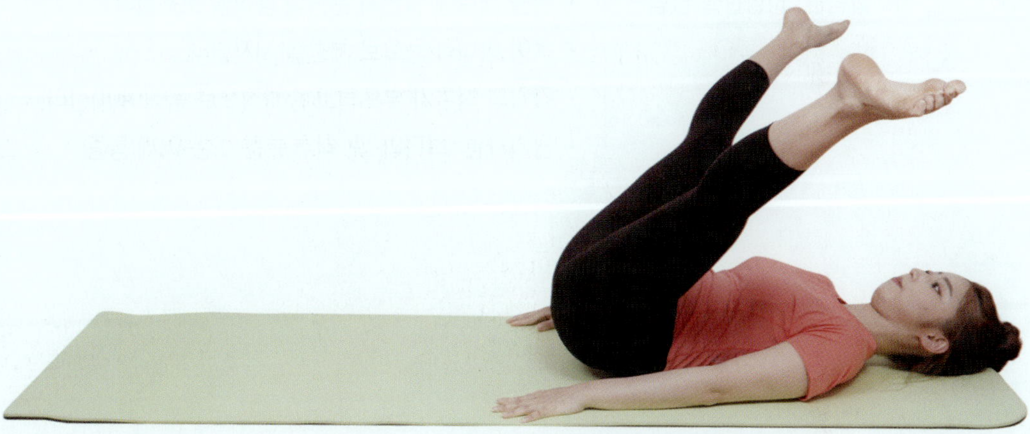

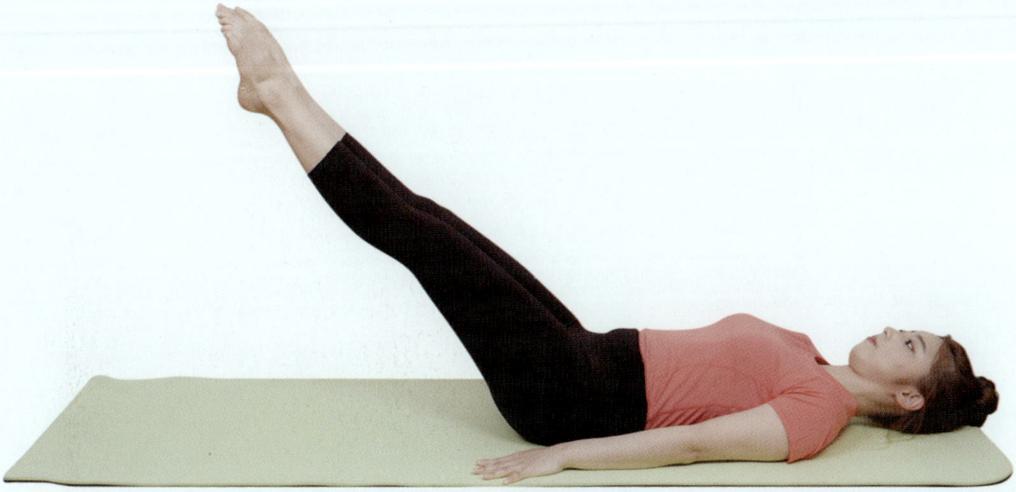

5 5회 반복한다.

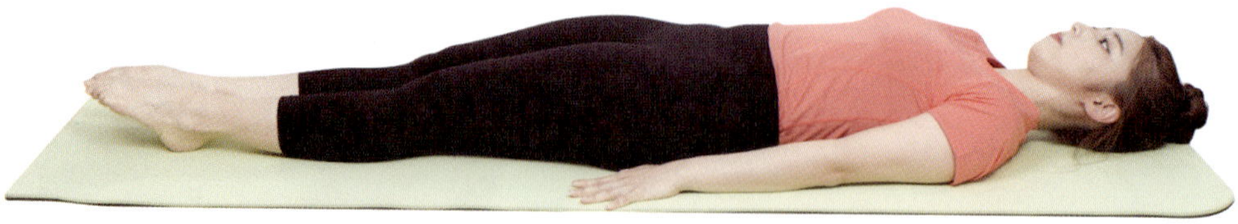

| 작용근 |

코어안정근, 척추굽힘근, 엉덩관절 굽힘근

| 주의사항 |

- 팔을 매트에 밀면서 운동의 동작을 보조한다.
- 목이 아니라 등으로 체중을 지지한다.
- 각각의 척추가 부드럽고 순차적으로 움직여야 한다.
- 금기사항: 허리와 목, 척추 통증 또는 어깨 통증

04 원 레그 써클

The One Leg Circle

목표

- 엉덩관절의 운동과 이완
- 골반과 척추의 안정성 강화

시작자세

- 바로누운자세
- 양 팔은 골반 옆에 둔다.

Step ▶▷▷

1 숨을 들이마시면서 자세를 준비한다. 숨을 들이마시고 내쉬면서 다리를 수직으로 올린다(80도~90도).

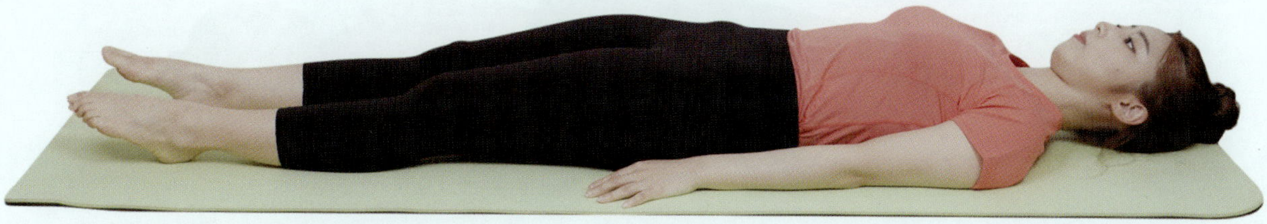

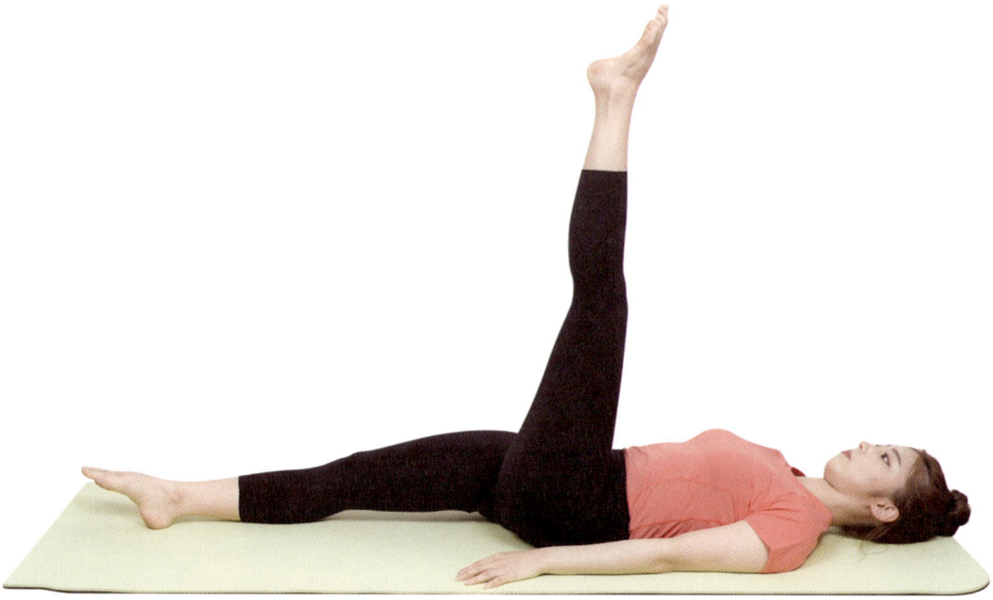

2 숨을 들이마시고 내쉬면서 다리로 원을 그린다. 숨을 들이마시고 내쉬면서 반대쪽으로 원을 그려 시작위치로 돌아온다. 각각 5회 반복한다.

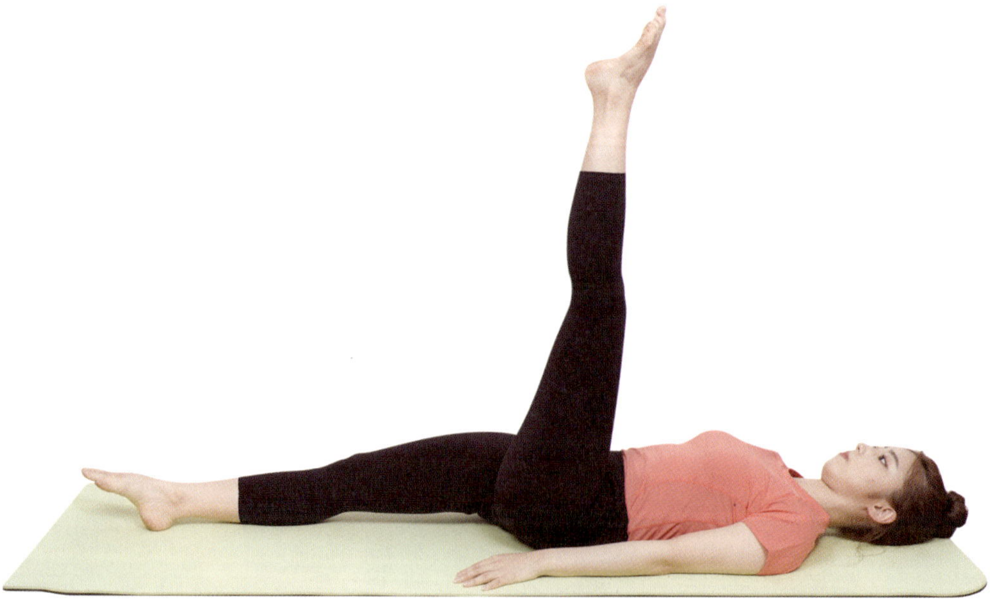

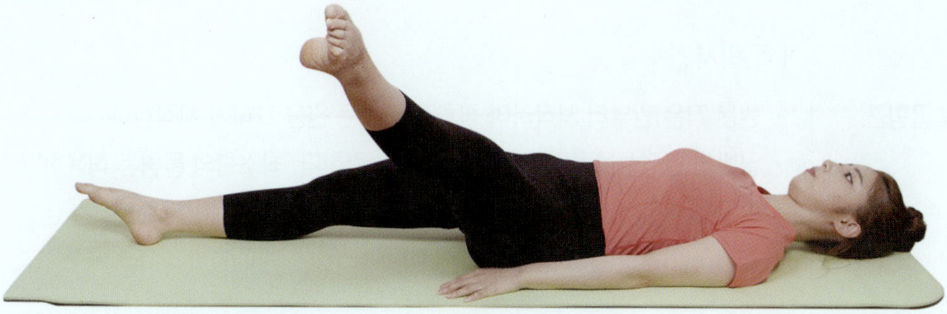

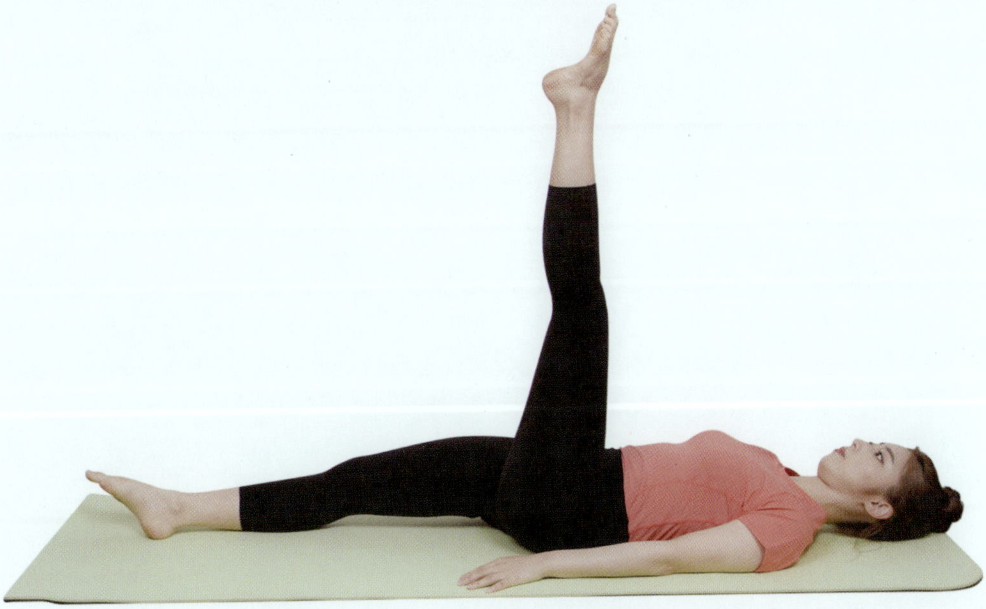

3 반대쪽 다리도 같은 방법으로 5회 반복한다.

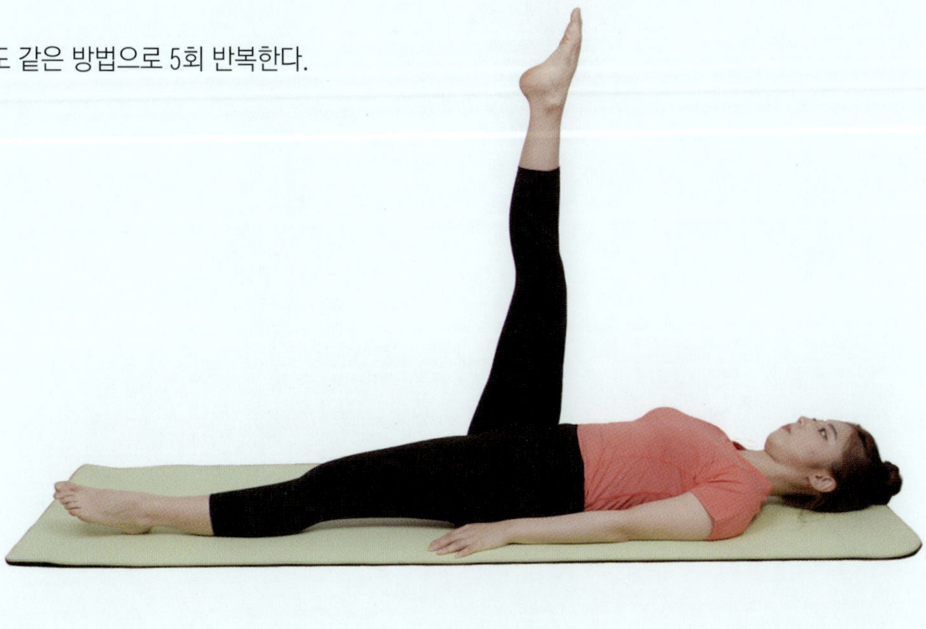

| 작용근 |

코어안정근, 엉덩관절의 굽힘근, 모음근, 벌림근

| 주의사항 |

- 원은 작은 원부터 시작하여 점차적으로 큰 원을 그리기 시작한다.
- 골반의 안정성을 최대한 유지하려고 노력한다. 최소한의 들림은 허용한다.
- 발목을 당기거나 편다.
- 금기사항: 엉덩관절 통증

05 롤링 백

Rolling Back

목표

- 균형감각 향상
- 척추굽힘 운동
- 척추굽힘 시 배 근육의 지원 강화

시작자세

- C-곡선 상태로 앉는다.
- 무릎은 굽히고 팔로 감싸 안고 다리를 가슴 쪽으로 당긴다.

Step ▶▷▷

1 숨을 들이마시면서 자세를 준비한다.

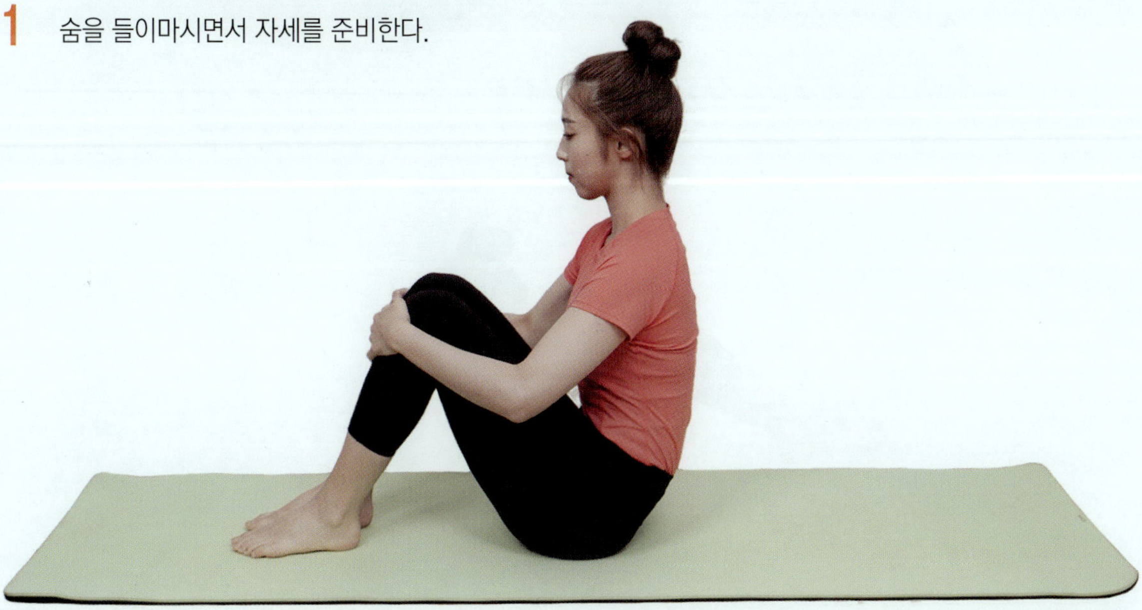

2 숨을 내쉬면서 가슴과 다리 사이의 공간을 유지하면서(C-곡선) 몸통을 뒤로 굴린다.

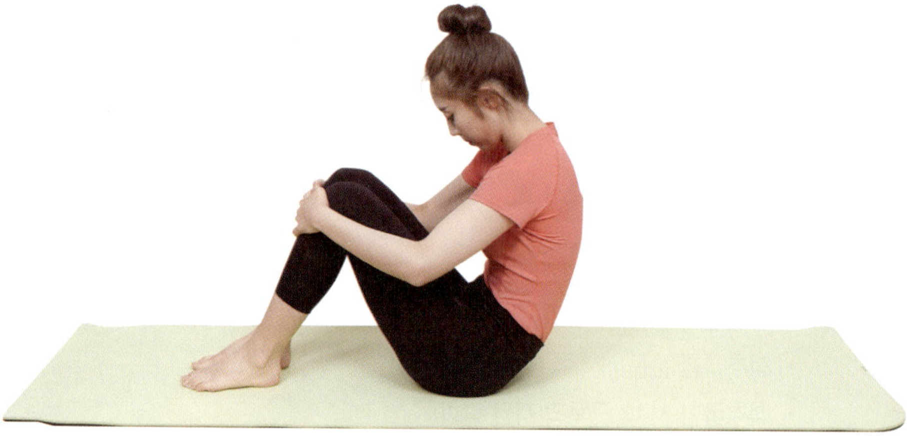

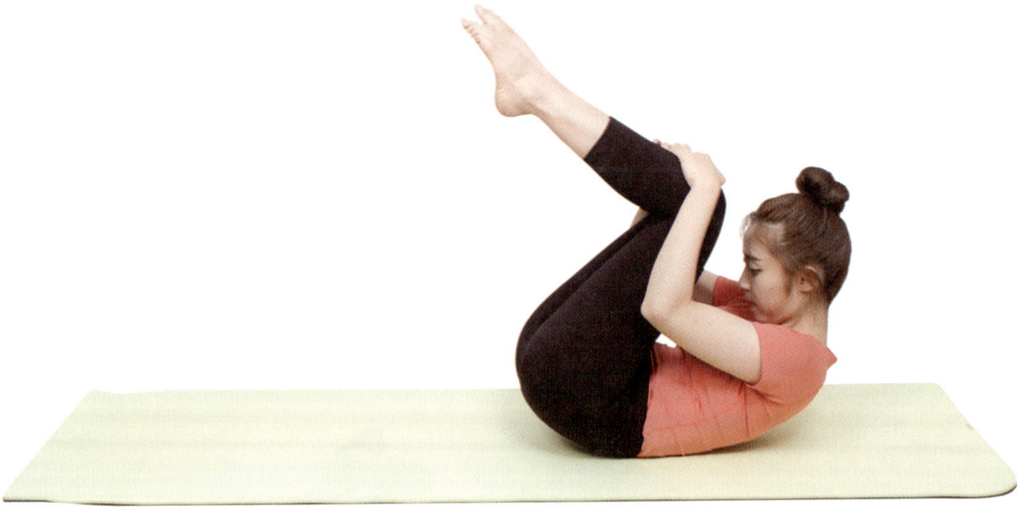

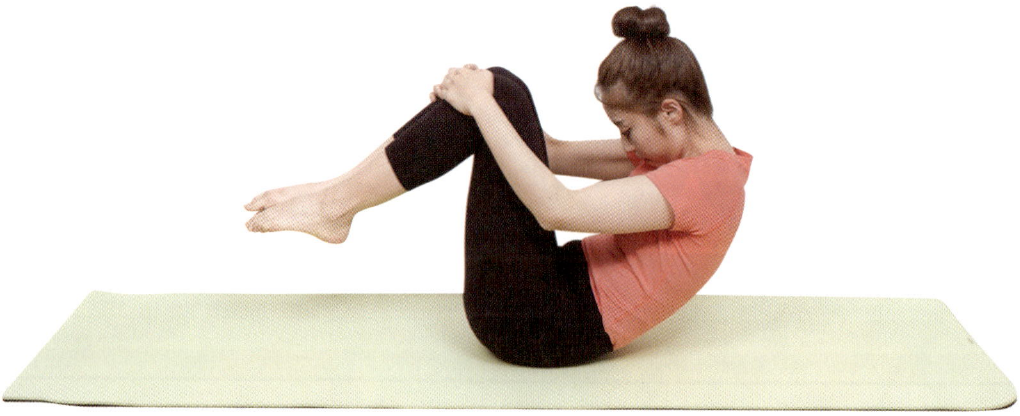

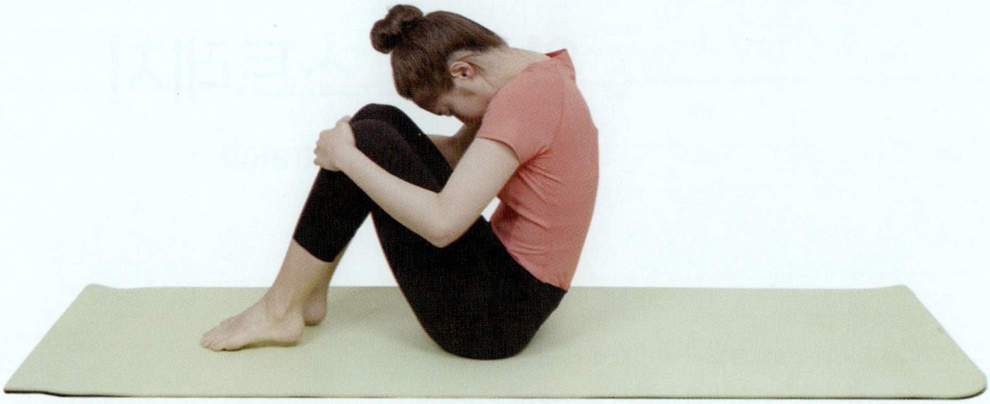

3 숨을 들이마시면서 시작자세로 돌아간다.

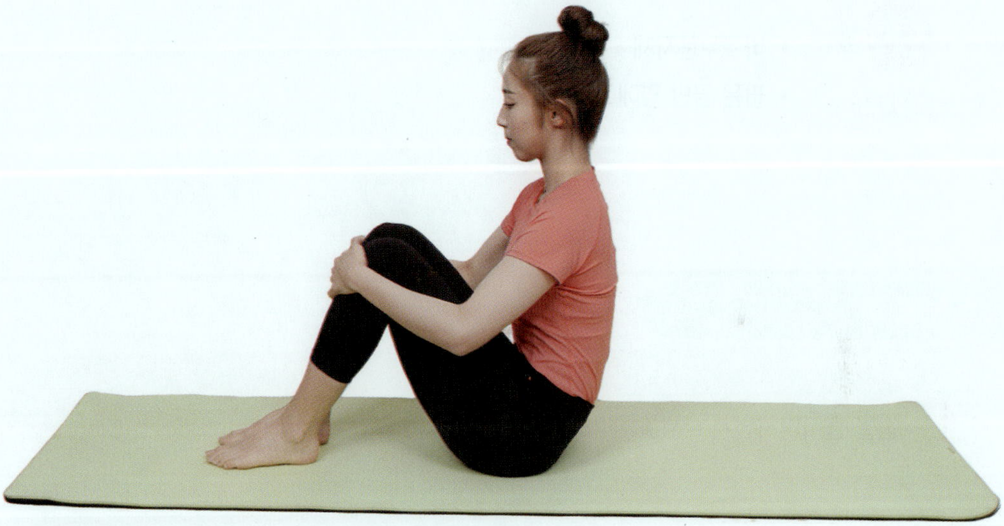

| 작용근 |

깊은 코어안정근, 척추굽힘근, 척추 앞쪽 안정근

| 주의사항 |

- 몸이 한 쪽으로 치우치지 않게 구르도록 한다.
- 운동 내내 적절한 수준으로 깊은 배 근육과 골반바닥의 긴장을 지속한다.
- 어깨를 이완하고 안정성을 유지한다.
- 운동 내내 엉덩관절과 무릎관절 굽힘의 일정한 각도를 유지한다.
- 머리가 바닥에 닿지 않도록 한다.
- 금기사항: 급성요통, 척추굽힘 시 통증, 등뼈뒤굽음증, 목디스크, 허리디스크

06 원 레그 스트레치

The One Leg Stretch

목표

- 골반과 코어안정성 향상
- 골반과 무릎관절 운동
- 협응력 학습
- 복부 코어근육 강화 및 지구력 향상

시작자세

- 바로누운자세
- 팔은 골반 옆에 둔다.

Step ▶▷▷

1 숨을 들이마시면서 자세를 준비한다.

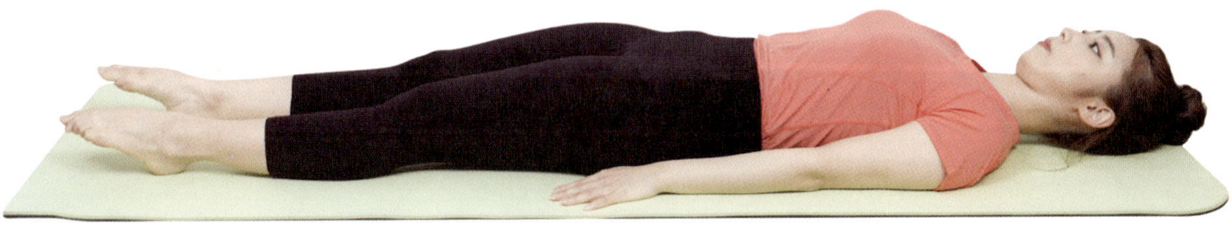

2 숨을 내쉬면서 턱을 가슴 쪽으로 당기며 머리를 들고
오른쪽 무릎을 굽혀 가슴 쪽으로 당기고 왼쪽 다리는 펴서
45도 올린 상태로 유지하며 양쪽 팔은 오른쪽 무릎을 잡는다.

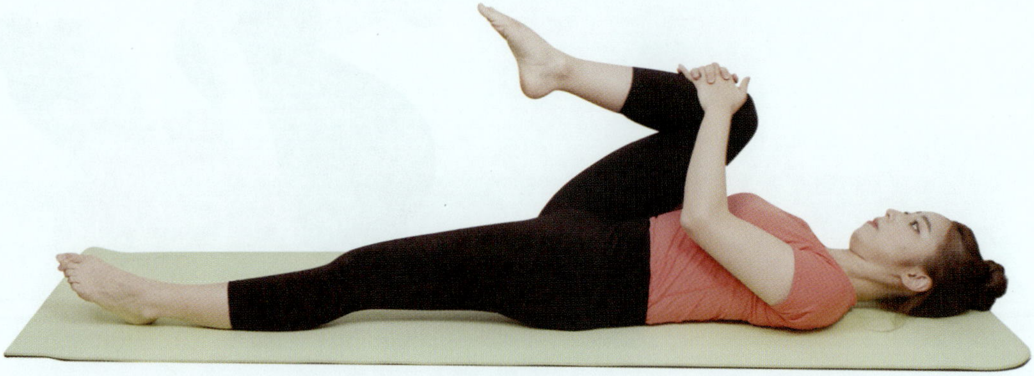

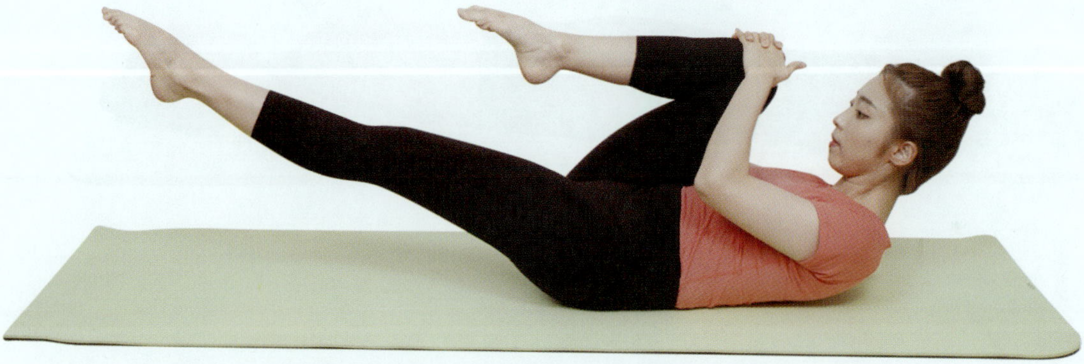

3 숨을 들여마시고 내쉬면서 위와 같은 동작으로
다리를 교차한다. 10회 반복한다.

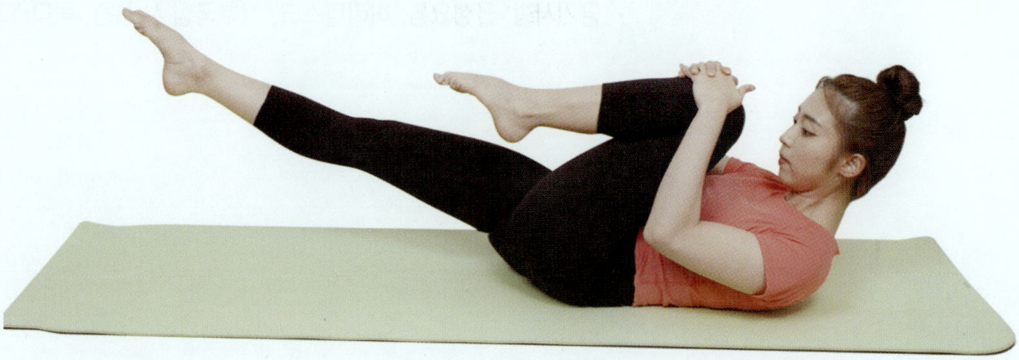

4 숨을 들여마시고 내쉬면서 시작위치로 돌아온다.

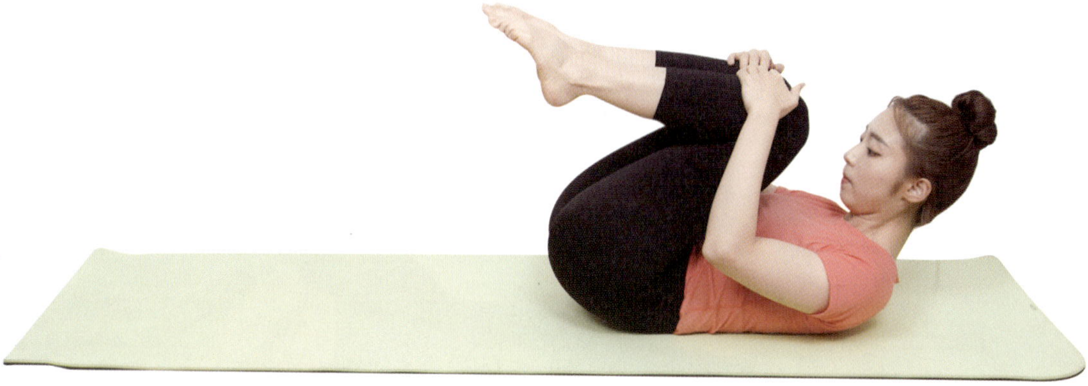

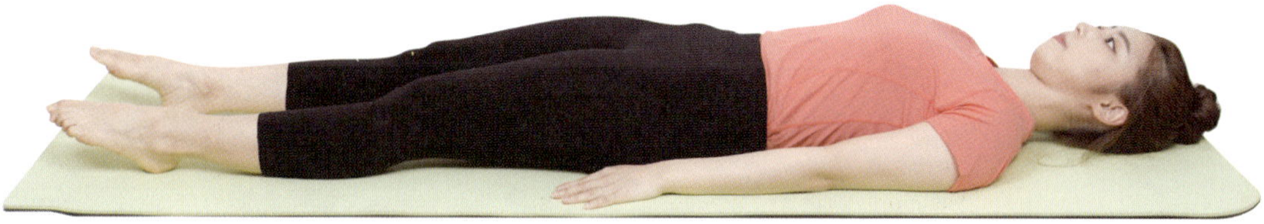

| 작용근 |

코어안정근, 척추굽힘근, 엉덩관절 및 무릎관절 굽힘근과 폄근

| 주의사항 |

- 골반과 척추의 안정성을 유지한다.
- 가슴은 열린 상태로 유지하고 상체는 긴장이 없게 한다.
- 운동 내내 올바른 발, 무릎 및 골반 정렬을 유지한다.
- 금기사항: 급성요통, 허리디스크, 척추굽힘 시 통증, 목디스크, 등뼈뒤굽음증

07 더블 레그 스트레치

The Double Leg Stretch

목표

- 코어안정성 향상
- 배부의 근력 강화
- 골반과 무릎관절 운동
- 어깨관절 운동의 리듬 향상
- 협응력 학습

시작자세

- 바로누운자세
- 팔은 골반 옆에 둔다.

Step ▶▷▷

1 숨을 들이마시면서 자세를 준비한다.

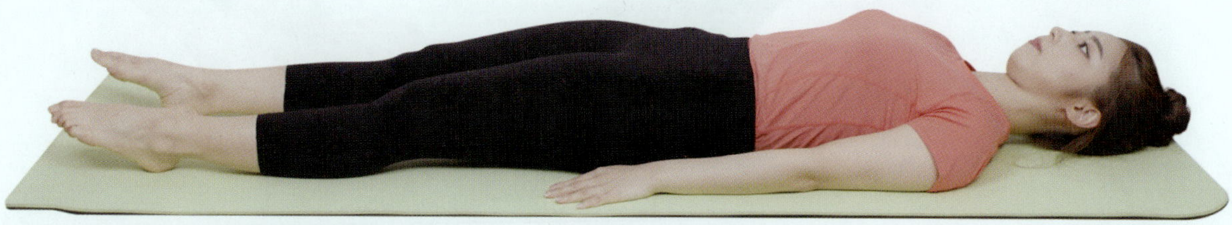

2 숨을 내쉬면서 턱을 가슴 쪽으로 당기며 머리를 들고 양 무릎을 가슴 쪽으로 당기면서 양손을 무릎 옆에 두거나 무릎을 잡는다.

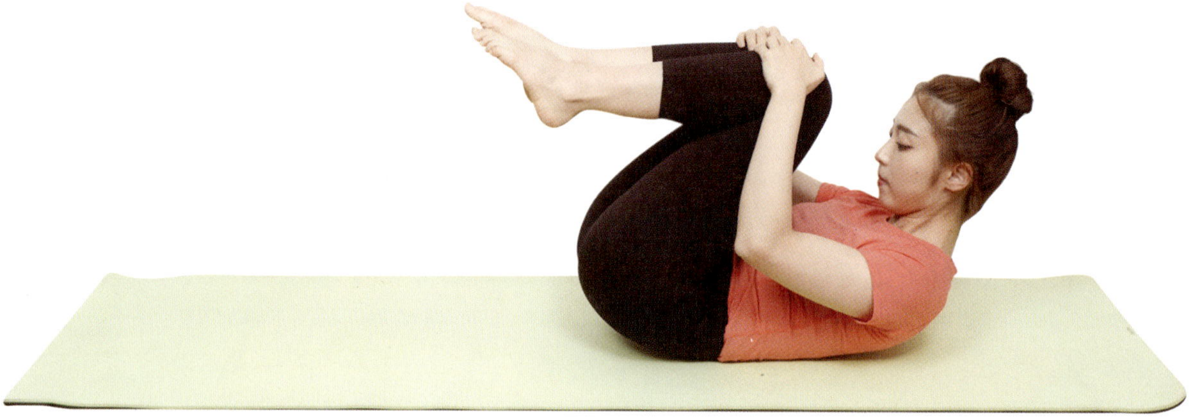

3 숨을 들이마시고 다리의 굽힘된 자세에서 다리를 45도로 뻗어서 엉덩관절과 무릎관절을 편다. 동시에 팔을 머리 위로 올려 어깨를 굽힘한다.

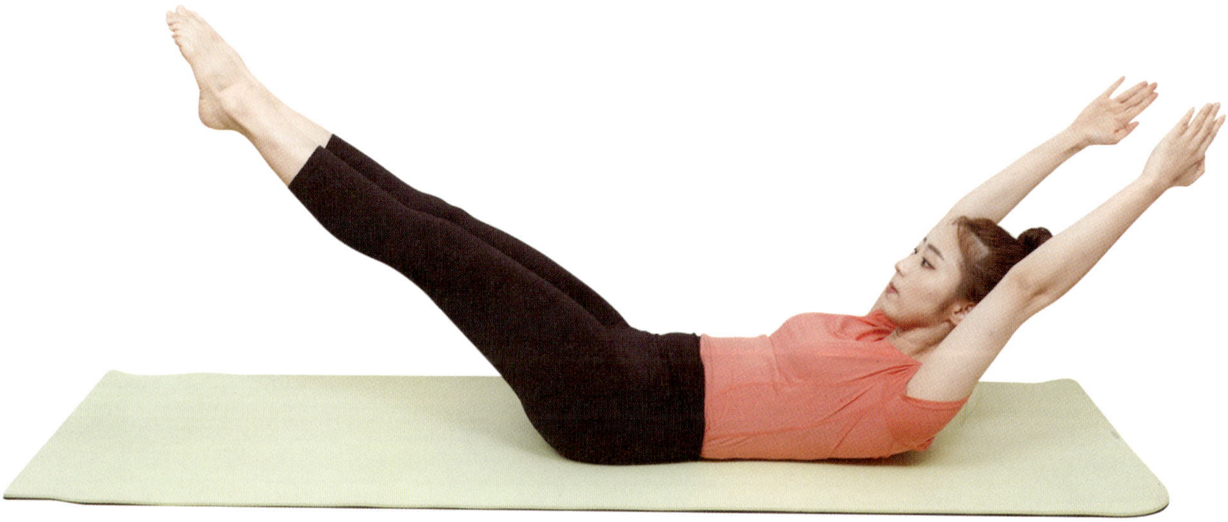

4 숨을 내쉬면서 컬 업 자세를 계속 유지하면서 다리를 굽힌다. 동시에 팔을 밖으로 돌려서 몸 옆을 지나 다시 정강뼈에 놓고 시작위치로 돌아간다. 10회 반복한다.

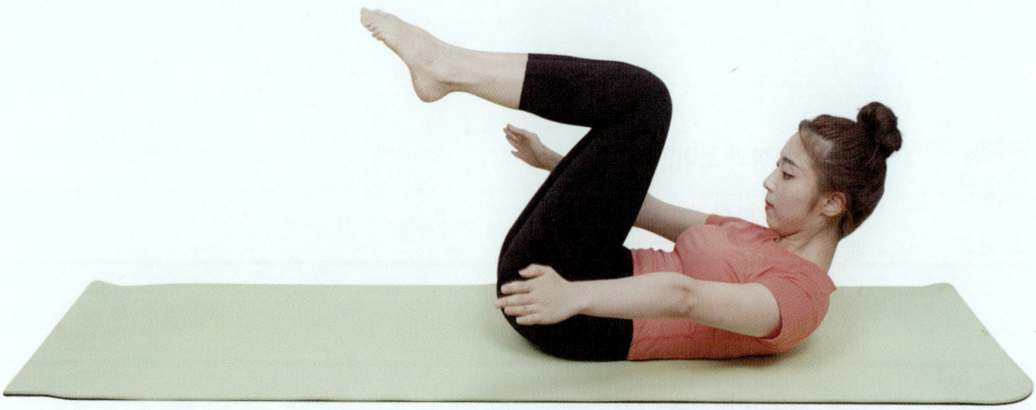

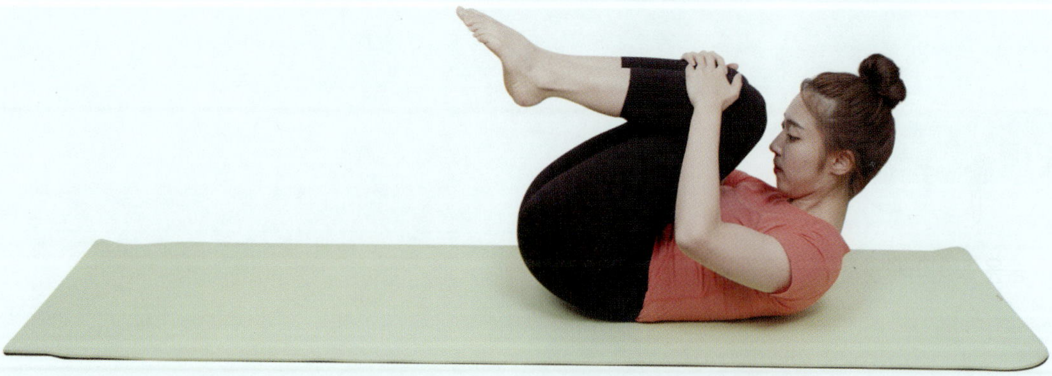

| 작용근 |

코어안정근, 척추굽힘근, 어깨관절의 굽힘근, 폄근, 돌림근

| 주의사항 |

- 중립골반을 유지한다.
- 팔을 사용하여 다리를 몸 쪽으로 당기고 척추굽힘을 증가시키지 않는다.
- 척추는 컬 업(curl up) 자세를 유지한다. 엉덩관절과 무릎관절 폄이 동시에 일어나야 한다. 이 타이밍은 다리를 조절하는데 필수적이다.
- 목을 길게 유지하고 긴장이 없게 한다.
- 금기사항: 급성요통, 허리디스크, 척추굽힘 시 통증, 목디스크, 등뼈뒤굽음증

08 오블리큐스 컬 업

Obliques Curl up(Criss Cross)

목표

- 골반안전성과 코어안전성 향상
- 가쪽 복근 강화
- 복부코어의 강화와 근지구력 향상

시작자세

- 무릎 세우고 바로누운자세
- 한쪽 다리씩 올려서 무릎굽힘(90°) 자세
- 양팔은 머리 뒤에서 깍지를 낀다.

Step ▶▷▷

1 숨을 들이마시면서 자세를 준비한다.

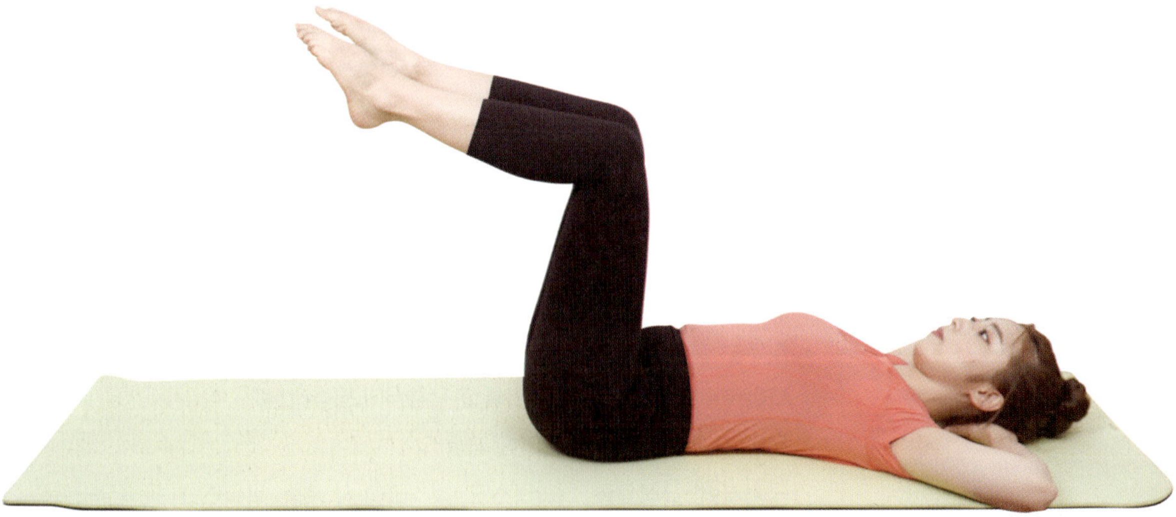

2 숨을 내쉬면서 오른쪽 무릎을 펌한다. 다리는 매트로부터 45°에 위치한다.
동시에 머리와 어깨를 들고 왼쪽 무릎에 오른쪽 팔꿈치를 가까이 하면서 몸통을 돌림한다.
숨을 들이마시면서 오른쪽 다리를 굽히고 오른쪽 팔꿈치는 시작위치로 돌아온다.

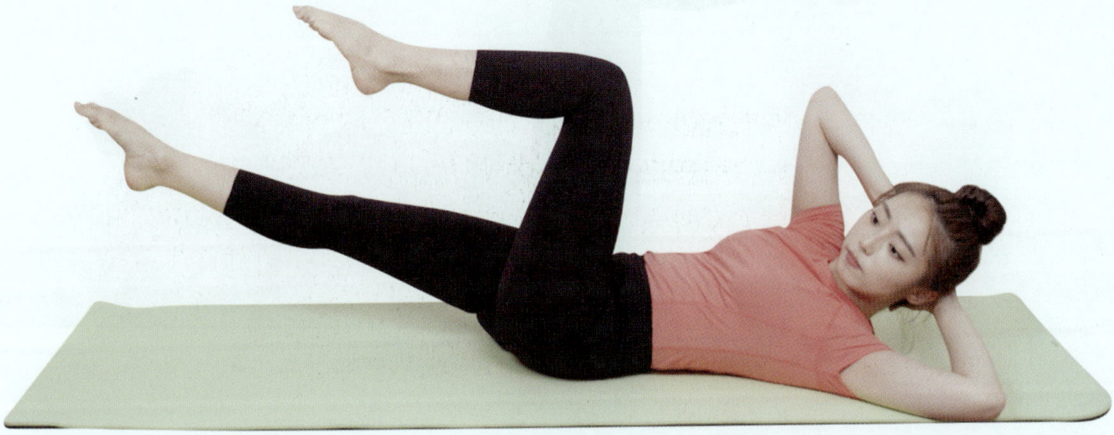

3 숨을 내쉬면서 왼쪽 무릎을 펌한다. 동시에 머리와 어깨를 들고 오른쪽 무릎에 왼쪽 팔꿈치를 가까이 하면서 몸통을 돌림한다.
숨을 들이마시면서 왼쪽 다리를 굽히고 왼쪽 팔꿈치는 시작위치로 돌아온다.
양쪽 10회 반복한다.

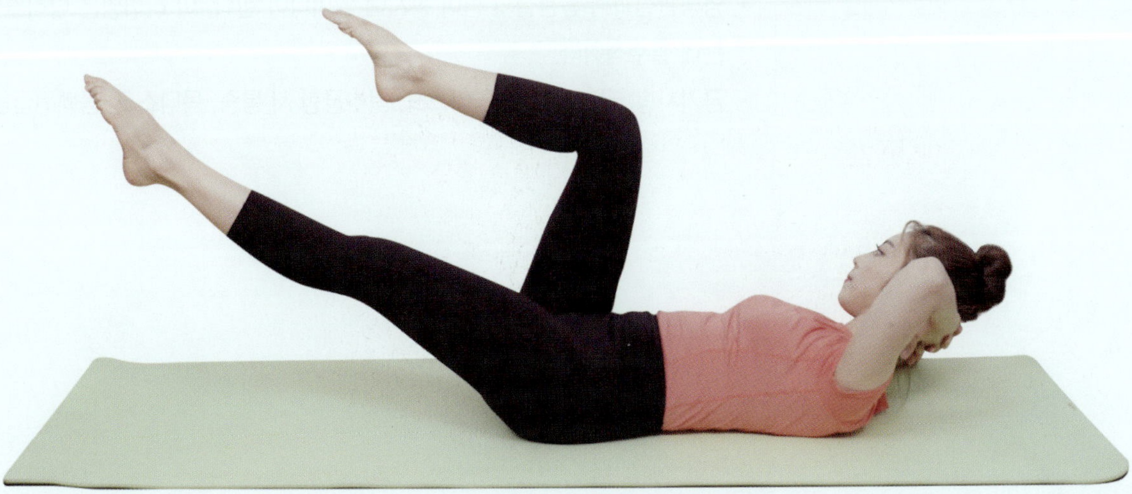

4 시작위치로 돌아온다.

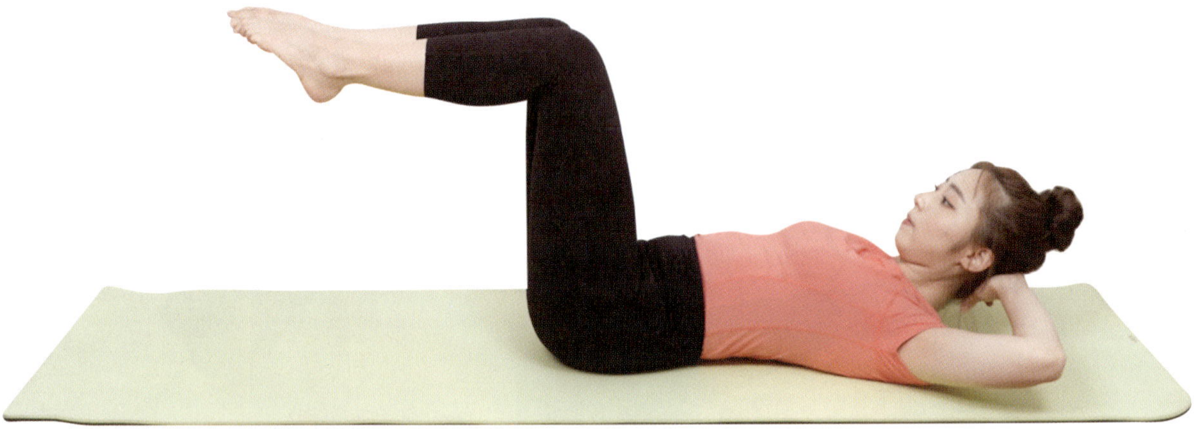

| 작용근 |

척추굽힘근 및 돌림근, 배곧은근, 배바깥빗근, 배속빗근, 배가로군

| 주의사항 |

- 양 다리가 골반에 대해 독립적으로 움직여져야 한다.
- 다리가 위쪽으로 이동해야 하고 척추가 중립위치에 있을 때 다리를 너무 낮추지 않는다.
- 운동 내내 부드럽게 발을 발바닥굽힘한다. 발가락이 긴장으로 너무 굽혀지지 않도록 한다.
- 척추가 컬 업(curl up) 자세로 있으며 운동 내내 같은 정도의 굽힘을 유지한다.
- 엉덩관절과 무릎관절의 폄이 동시에 일어나야 한다. 이 타이밍은 다리를 조절하는데 필수적이다.
- 금기사항: 급성요통, 허리디스크, 척추굽힘 시 통증, 목디스크, 등뼈뒤굽음증

7. 전통 필라테스

09 싱글 스트레이트 레그 스트레치

Single Straight Leg Stretch(Scissors)

목표

- 코어안전성과 향상
- 복부코어의 강화와 근지구력 향상
- 엉덩관절과 무릎관절 운동 및 다리 정렬

시작자세

- 무릎 세우고 바로누운자세
- 한 쪽 다리씩 올려서 무릎굽힘(90°) 자세

Step ▶▷▷

1 숨을 들이마시면서 자세를 준비한다.

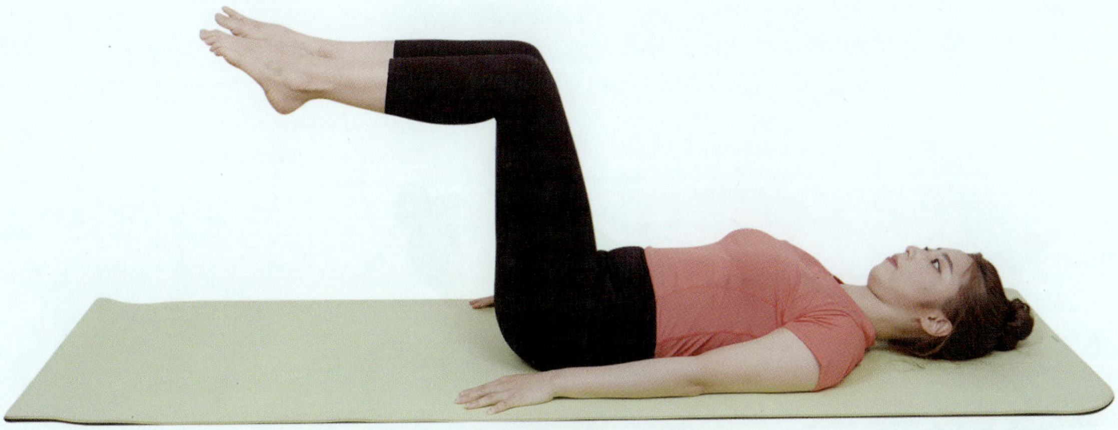

2 숨을 내쉬면서 컬 업(curl up) 자세를 계속 유지하면서 손을 뻗어서 종아리나 발목을 잡는다(무릎 폄 상태를 유지한다. 한쪽 다리는 밑으로 45° 방향으로 내리고 한쪽 다리는 가슴쪽으로 올린다). 동시에 팔과 다리를 바꿔 가며 동작을 수행한다. 양쪽 10회 반복한다.

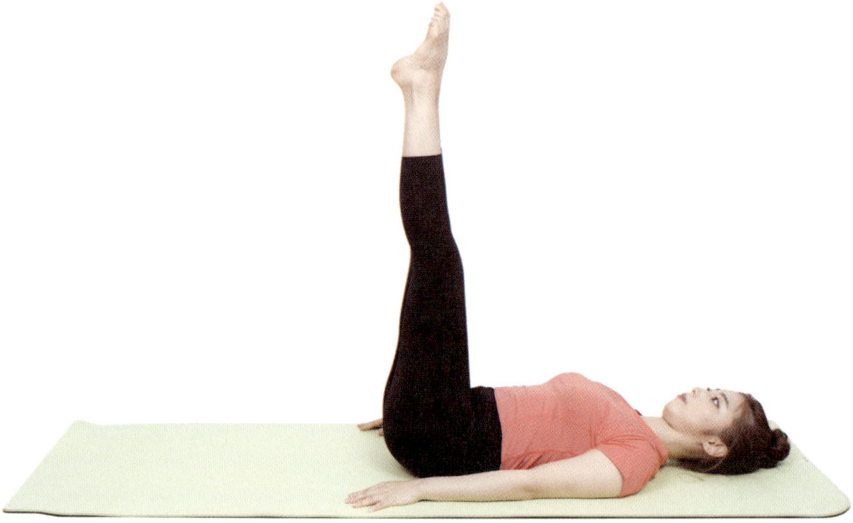

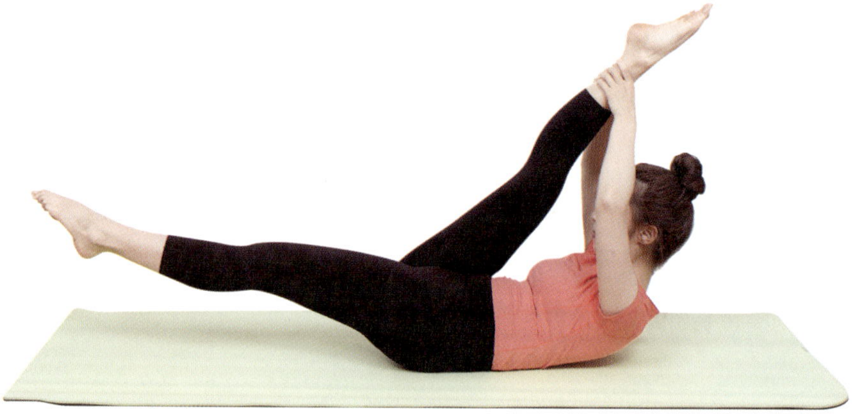

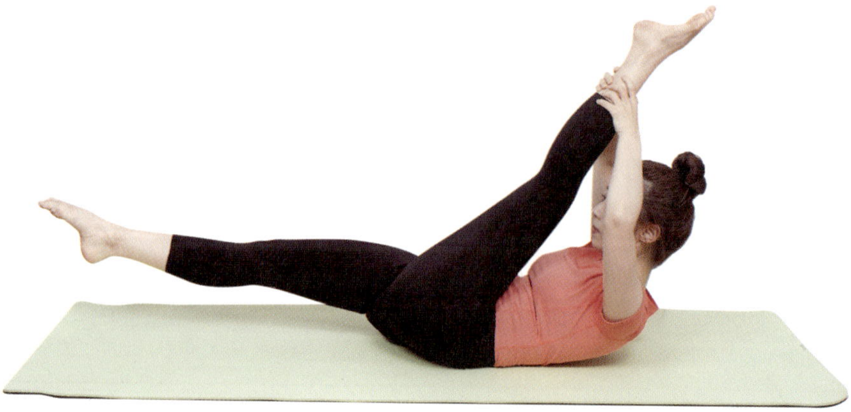

3 시작위치로 돌아온다.

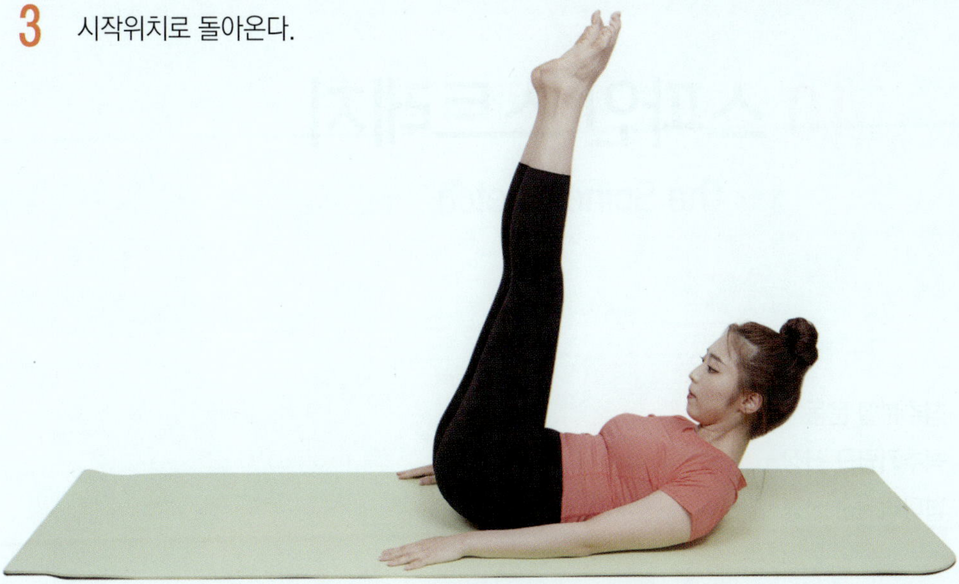

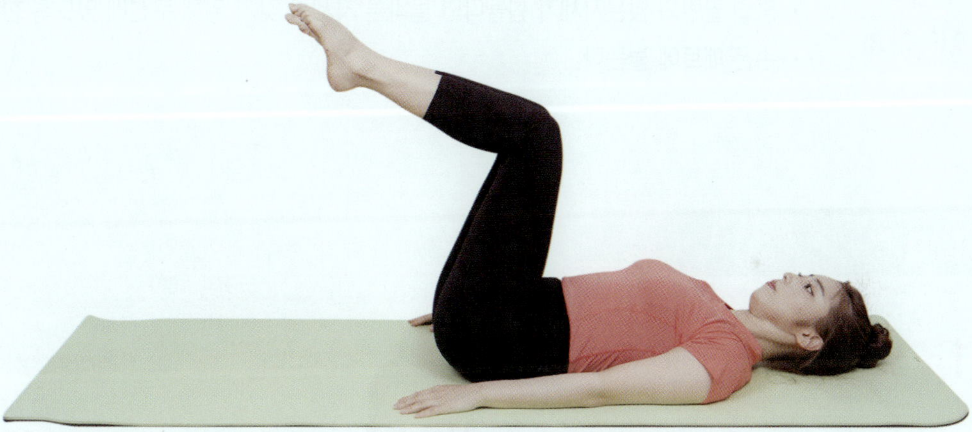

| 작용근 |

척추굽힘근 및 배곧은근, 배바깥빗근, 배속빗근, 엉덩관절 굽힘근 및 엉덩허리근, 넙다리곧은근, 넙다리빗근, 넙다리근막긴근, 두덩근

| 주의사항 |

- 운동 내내 부드럽게 발을 발바닥굽힘하고 발, 무릎 및 골반 정렬을 유지한다.
- 동작 시 몸통을 고정한다.
- 머리를 과도하게 굽힘하지 않는다.
- 금기사항: 급성요통, 허리디스크, 척추굽힘 시 통증, 목디스크, 등뼈뒤굽음증

10 스파인 스트레치

The Spine Stretch

목표

- 척추분절 운동
- 척추기립근 신장
- 넙다리뒤근 신장

시작자세

- 무릎은 펴고 다리를 벌려 앉는다. 발목은 발등굽힘한다.
- 중립 골반의 앉은자세가 힘들다면 올바른 자세를 갖기 위해 쿠션에 앉도록 한다.
- 손은 매트에 놓는다.

Step ▶▷▷

1 숨을 들이마시고 준비한다.

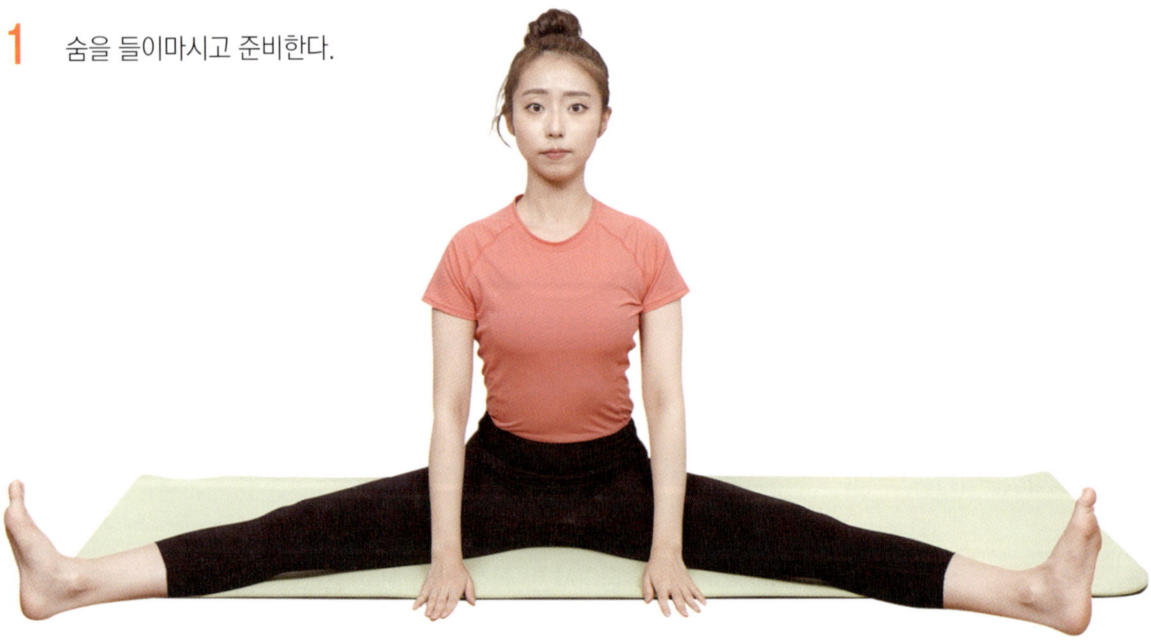

2 숨을 내쉬면서 목을 끄덕이며 척추를 순서대로 하나씩 앞으로 굴리듯 굽힌다(C-자 모양의 곡선을 그려 준다).

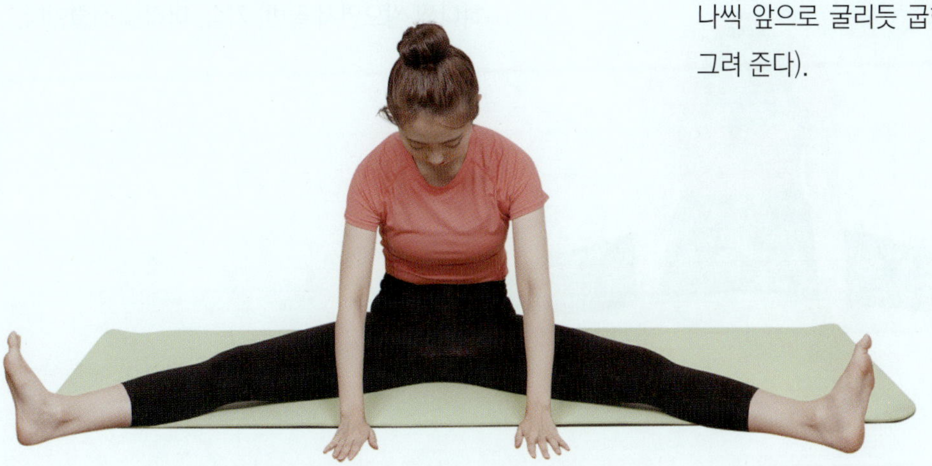

3 숨을 들이마시면서 자세를 유지한다.

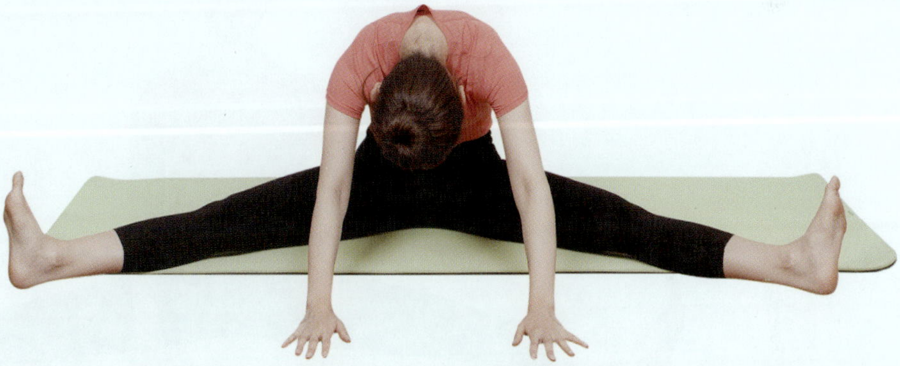

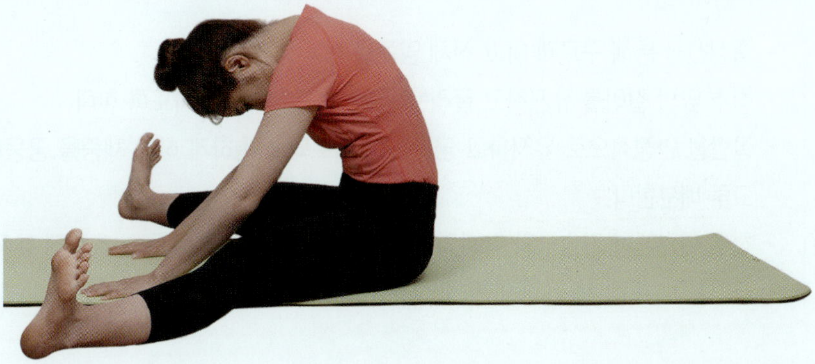

4 숨을 내쉬면서 센터에서 시작하여 척추를 굴려 하나씩 쌓으면서 골반, 가슴, 머리를 정렬한다.

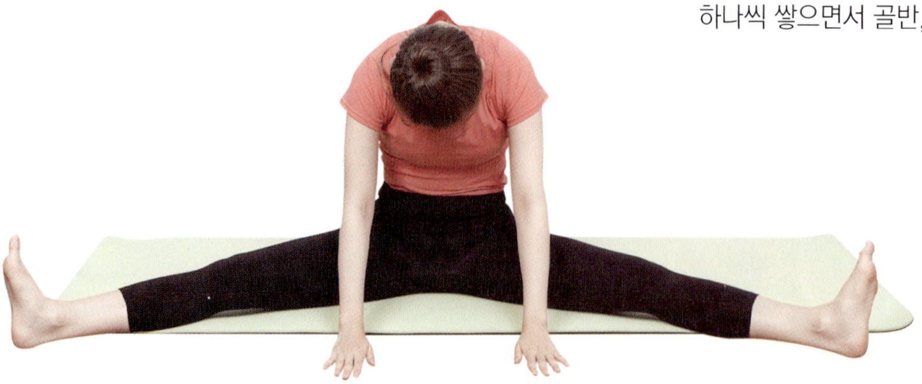

5 숨을 들여마시고 내쉬면서 시작위치로 돌아온다.

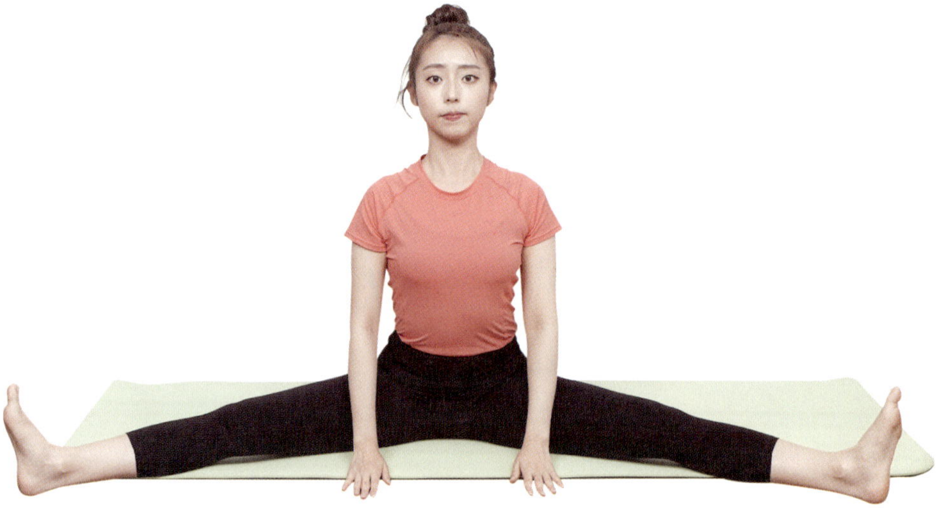

| 작용근 |

척추세움근과 굽힘근, 코어안정근

| 주의사항 |

- 중심선을 통해 구르게 하고 신체 양쪽을 동등하게 한다.
- 척추 앞의 길이를 유지하고 굴리는 동안 배 근육이 지원하도록 한다.
- 골반을 안정적으로 유지하고 궁둥뼈는 매트와 접촉하게 하며 체중을 궁둥뼈에 골고루 배분한다.
- 척추 위치에서 가슴부와 목뼈의 굽힘은 동일해야 한다. 운동 내내 길게 유지한다.
- 금기사항: 동작 시 어깨 또는 척추 통증 증가

11 오픈 레그 락커

Open Legs Rocker

목표

- 균형감각 향상
- 코어안정성 향상
- 척추분절 운동
- 코어근육 강화 및 근지구력 향상

시작자세

- 무릎굽혀 앉은자세
- 손으로 양쪽 발목을 잡고 무릎을 굽혀 균형을 유지하여 앉는다.

Step ▶▷▷

1 숨을 들이마시면서 자세를 준비한다.

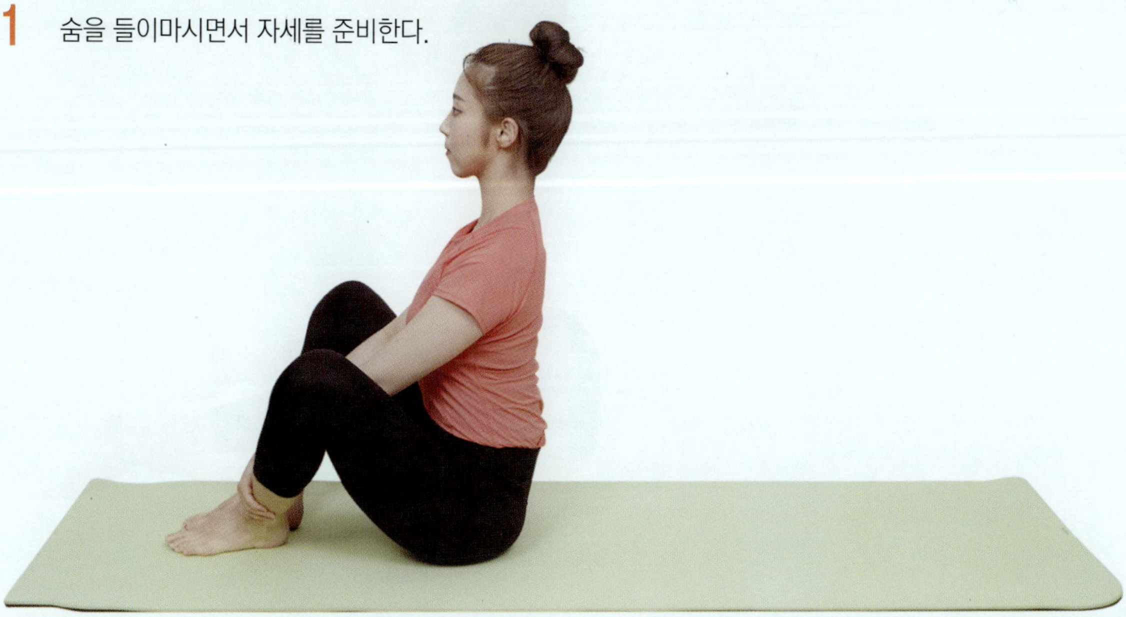

2 숨을 내쉬면서 몸통과 다리의 간격을 유지하여 뒤로 굴린다.
손으로 양쪽 발목을 잡고 무릎을 펴서 균형을 유지하여 앉는다.

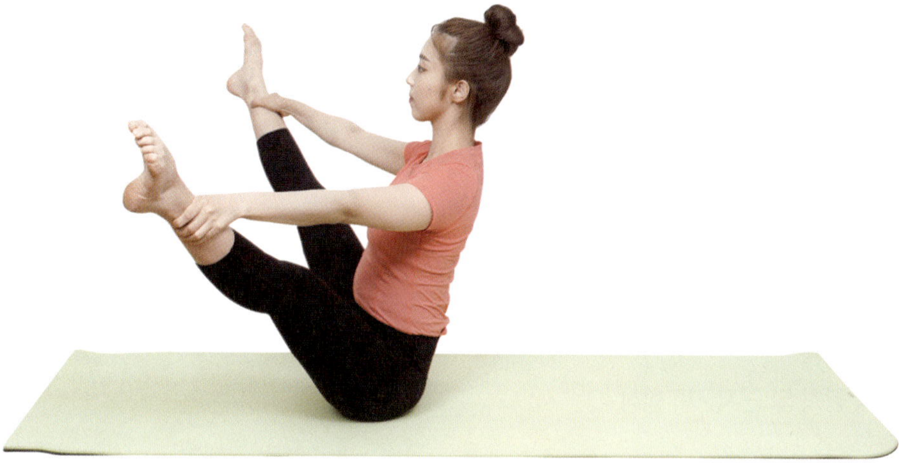

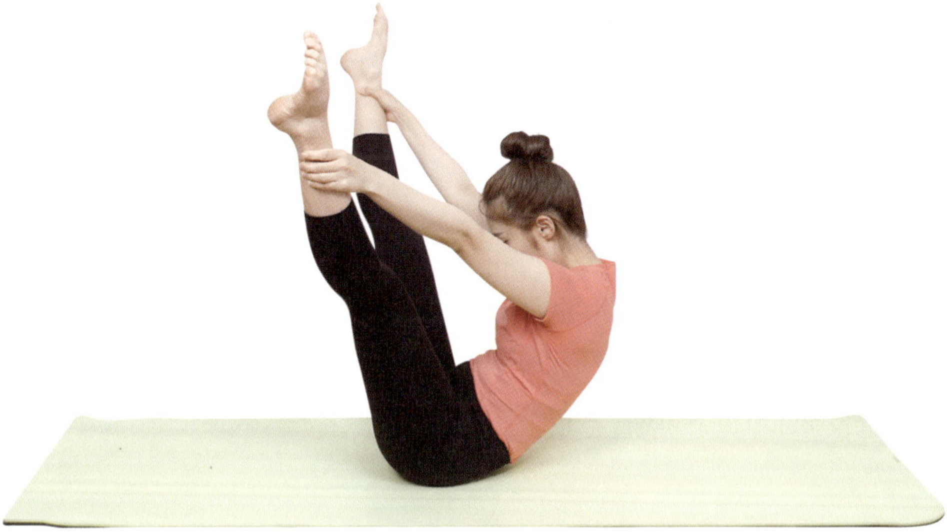

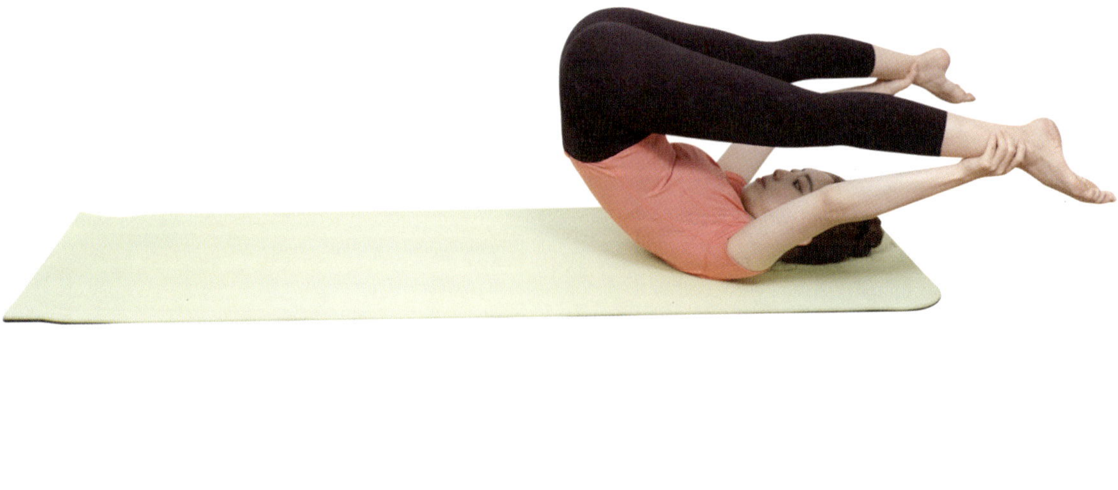

3 숨을 들이마시고 내쉬면서
몸통을 앞으로 굴려 시작자세로 돌아온다.

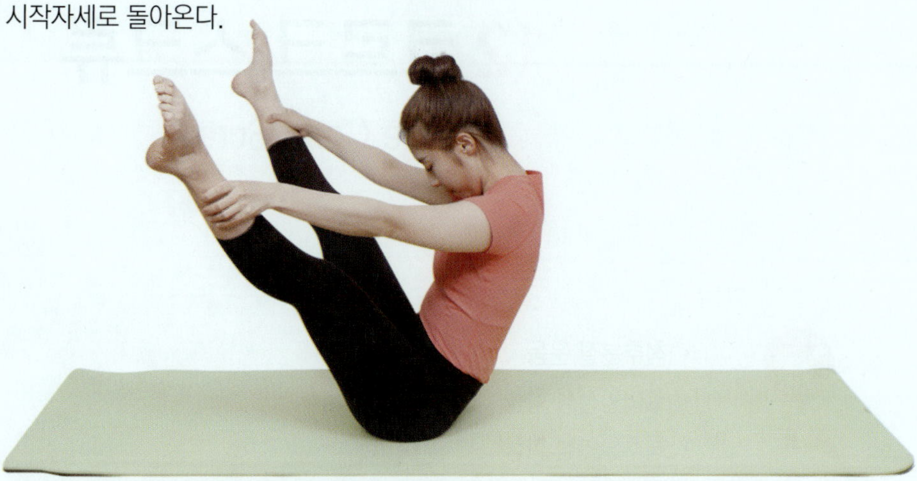

4 숨을 내쉬면서 5초 이상 유지한다.
5회 반복한다.

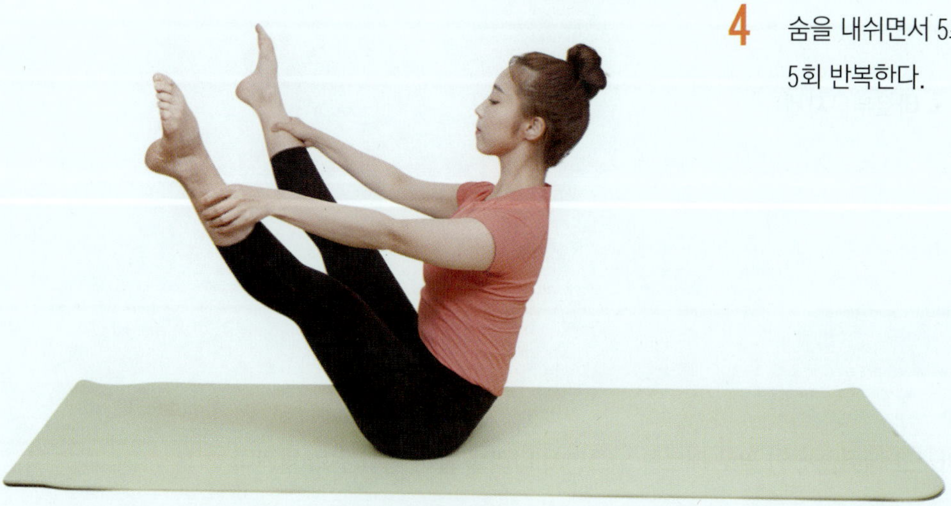

| 작용근 |

코어안정근, 척추굽힘근, 엉덩관절 굽힘근 및 넙다리뒤근

| 주의사항 |

- 몸이 뒤로 구를 때 팔꿉관절의 폄을 유지하고 엉덩관절 폄근을 사용하여 다리가 가슴 쪽으로 처지지 않도록 한다.
- 어깨뼈를 중립자세로 유지하는데 집중한다. 어깨가 귀 쪽으로 올라가지 않도록 하며, 특히 V자 자세를 취할 때 집중한다.
- 센터 라인을 통해 구르고 몸 양쪽이 균등하게 한다.
- 머리가 매트에 닿지 않게 한다.
- 금기사항: 동작 시 어깨 또는 척추 통증 증가, 골다공증, 목과 허리디스크

12 코르크 스크류

The Cork-Screw

목표

- 척추분절 운동
- 코어안정성 향상
- 척추유연성 향상

시작자세

- 바로누운자세

Step ▶▷▷

1 숨을 들이마시고 내쉬면서 양 팔로 매트를 누르면서 다리를 들어 머리 위로 올린다.

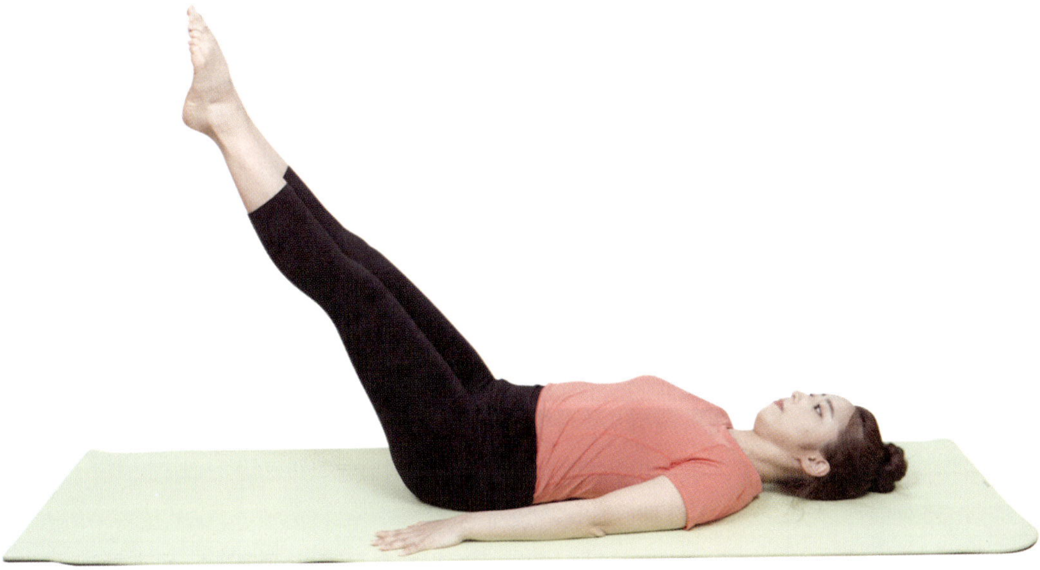

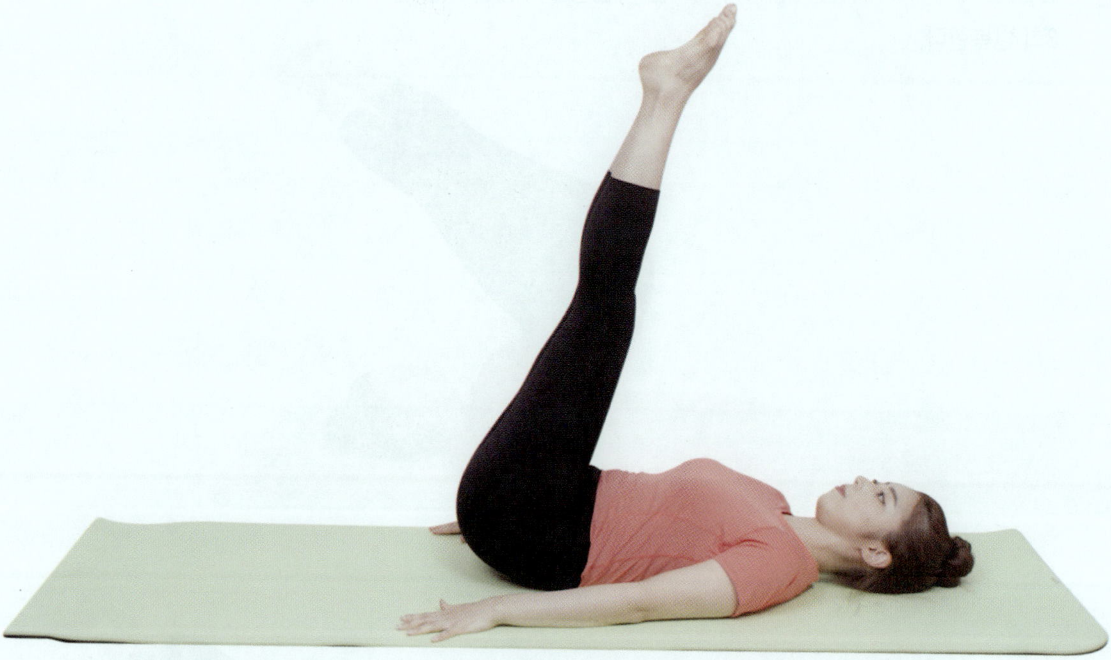

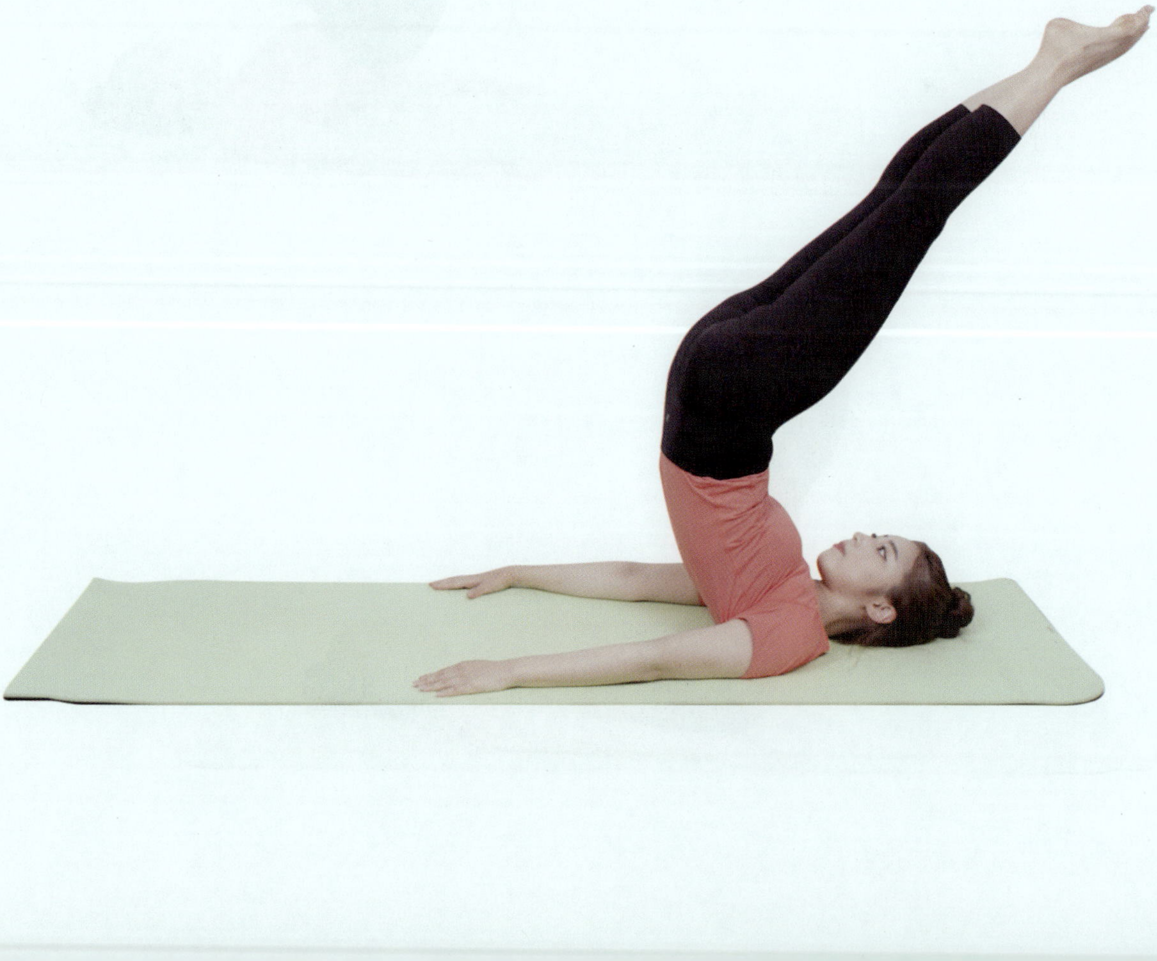

2 숨을 들이마시고 내쉬면서 몸통과 다리를 나선형으로 몸을 비틀면서 내려온다.
3회 반복한다.

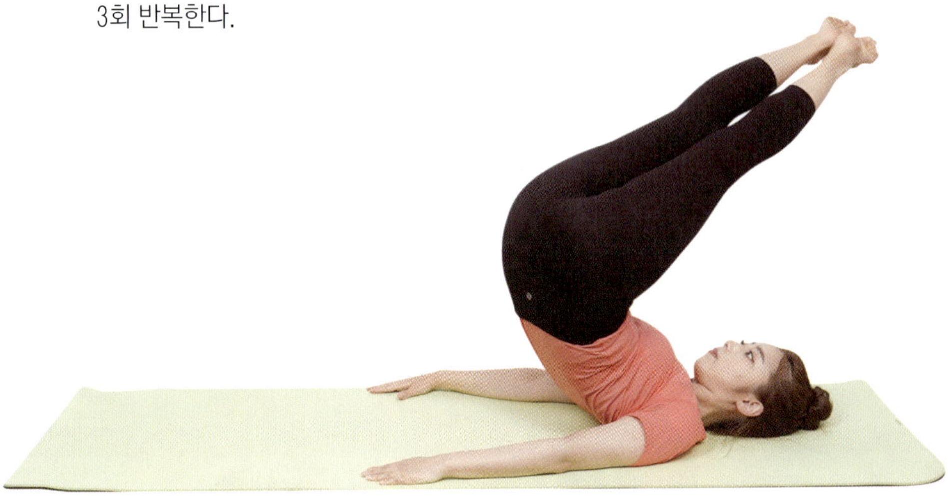

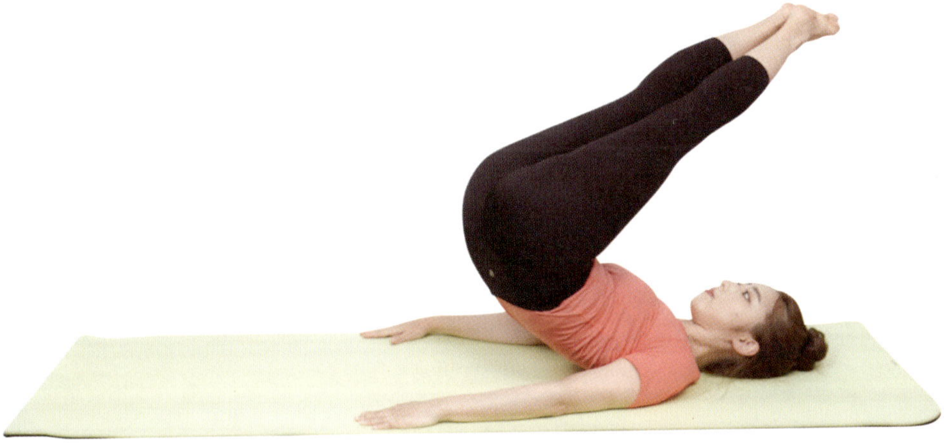

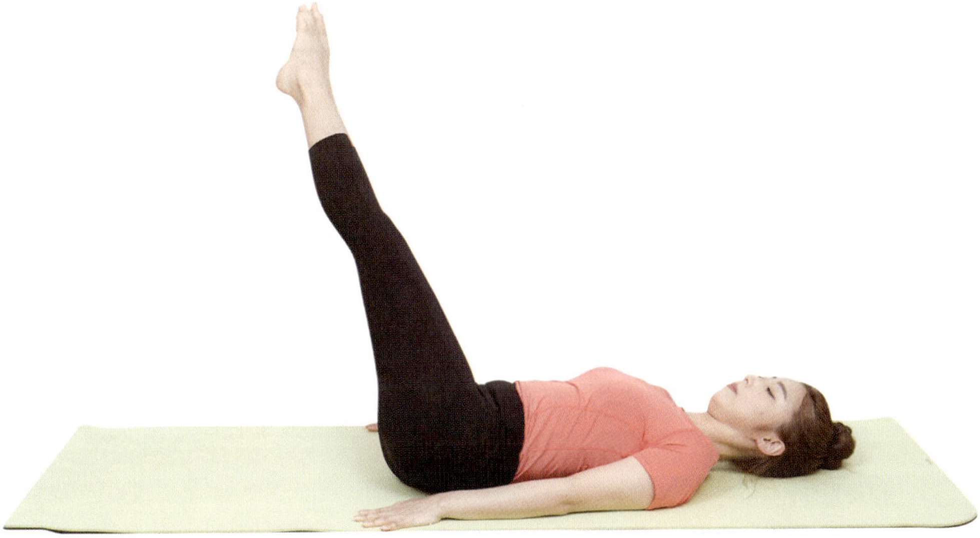

| 작용근 |

척추굽힘근 및 폄근, 엉덩관절 굽힘근, 코어안정근

| 주의사항 |

- 양쪽 어깨를 매트에서 떨어지지 않게 한다.
- 목으로 체중부하하지 않는다.
- 나선형을 작게 그리도록 유의하고 배 근육을 적절하게 수축시켜 조절한다.
- 금기사항: 목 또는 허리 통증

7. 전통 필라테스

13 쏘우

The Saw

목표

- 앉은자세의 코어안정성
- 몸통돌림, 굽힘, 폄의 통합 및 가동성
- 몸통 가쪽 및 넙다리뒤근 신장

시작자세

- 무릎을 펴고 다리를 벌려 앉는다. 골반의 안정성을 유지하고 다리를 최대한 벌리고 발은 발등 굽힘하여 앉는다.
- 팔을 어깨 높이로 뻗어 들고 손바닥을 아래로 향하게 한다.

Step ▶▷▷

1 숨을 들이마시고 준비한다.

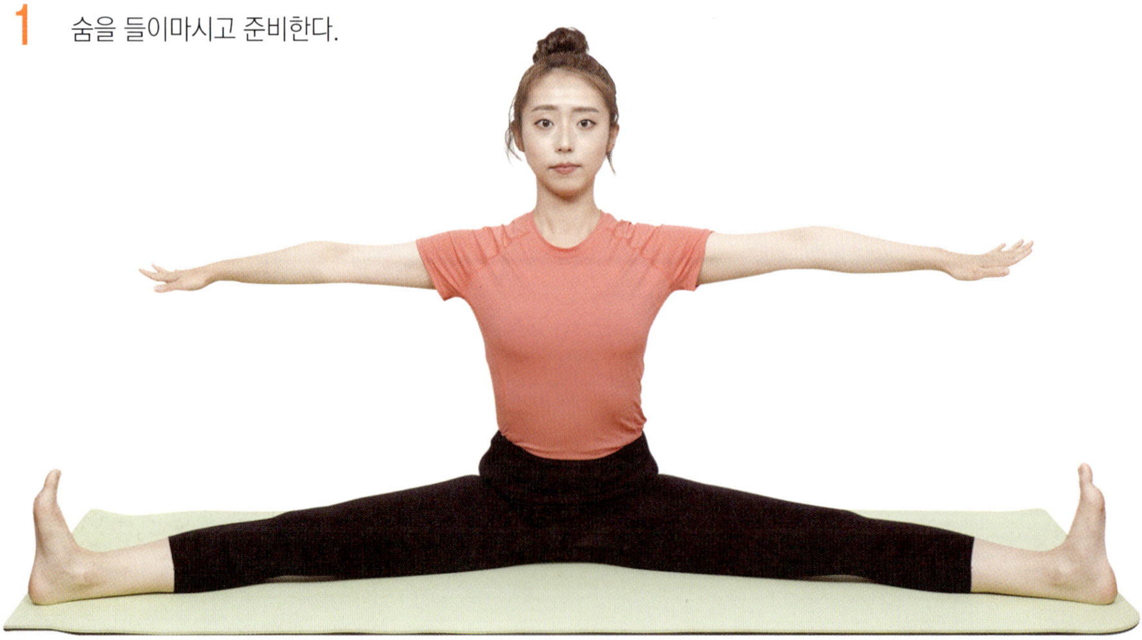

2 숨을 내쉬면서 복부를 끌어당기며 머리와 척추 윗부분을 앞과 아래로 비틀면서 내려간다. 오른손은 왼발의 가쪽으로 최대한 비틀어 뻗는다. 왼팔은 안쪽돌림시켜 뒤, 위로 뻗는다.

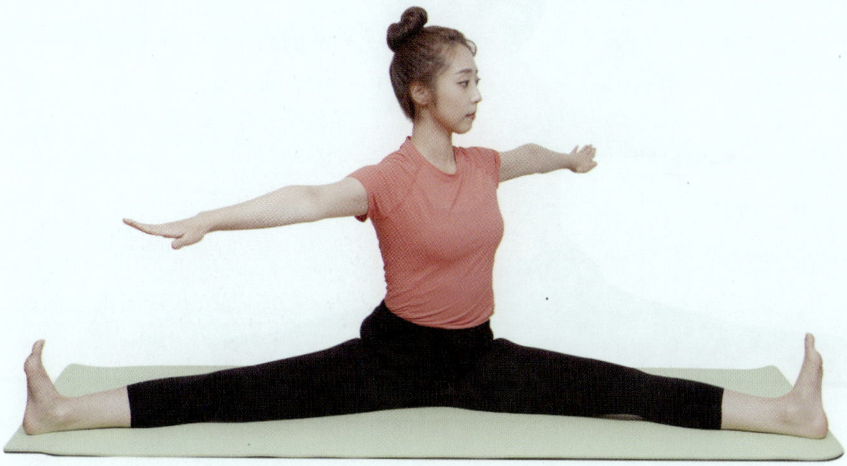

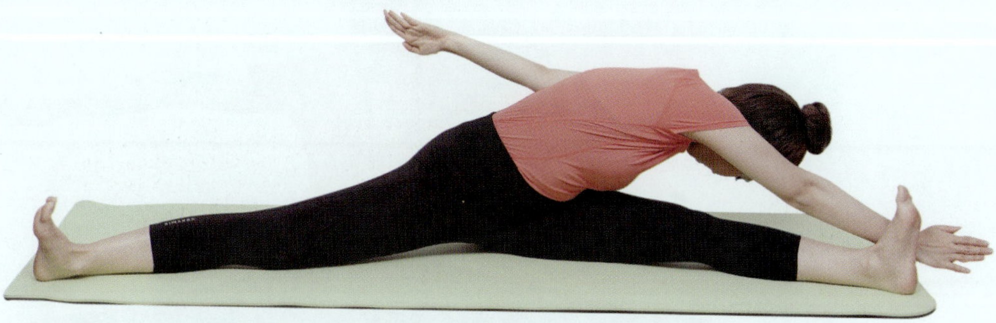

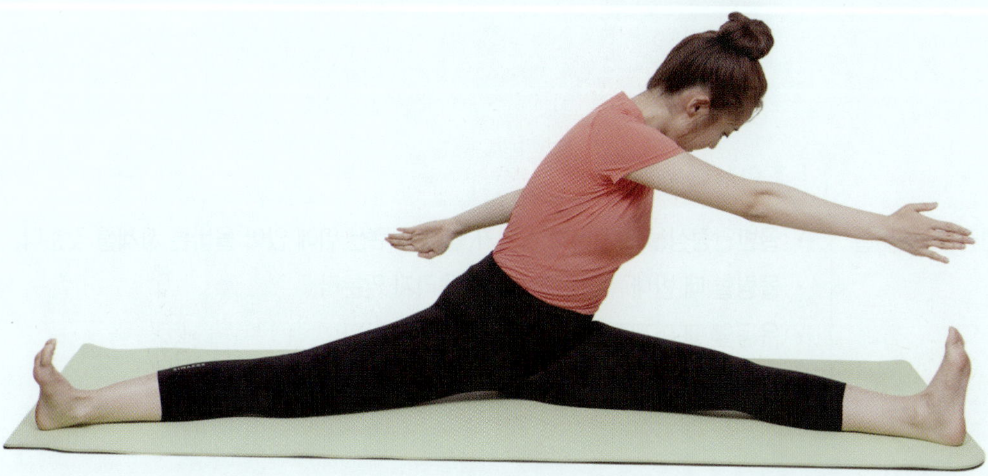

3 숨을 내쉬면서 시작위치로 돌아온다.
양쪽 각각 5회 반복한다.

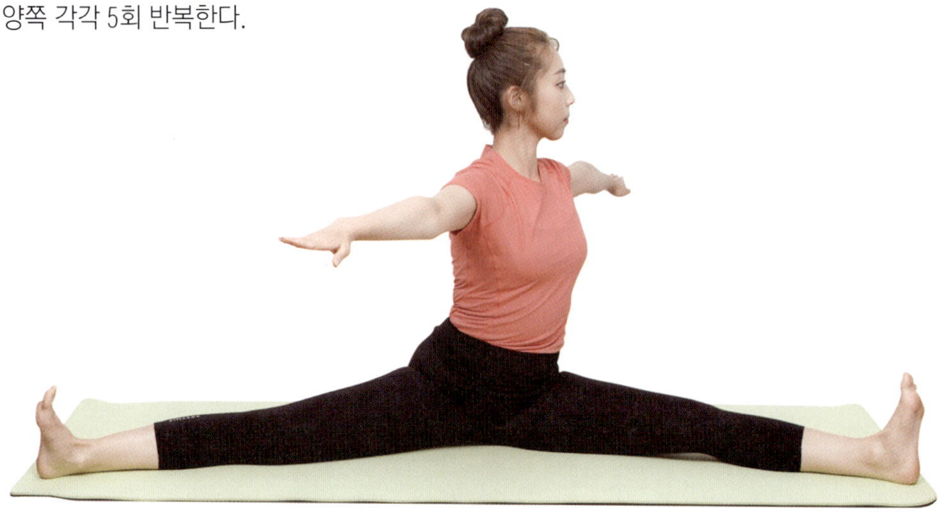

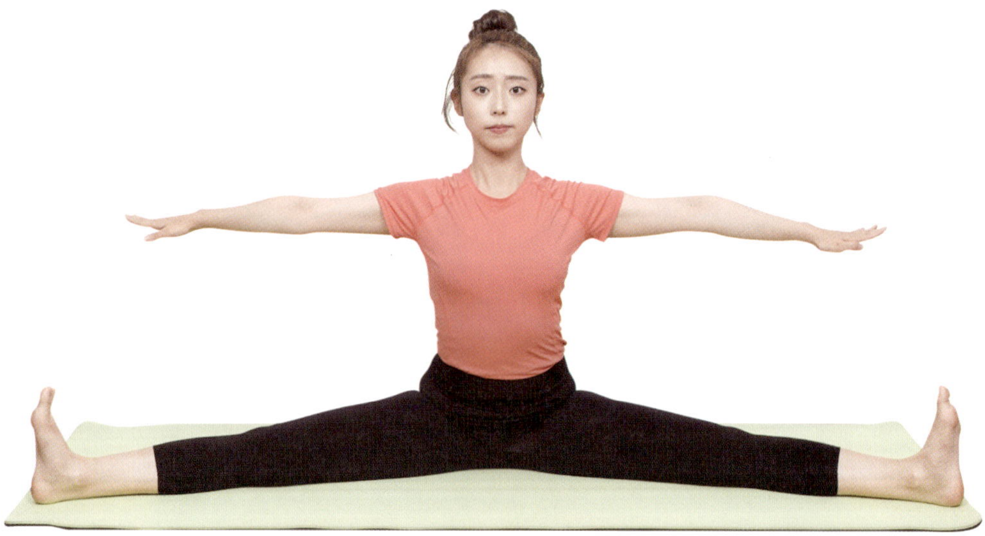

| 작용근 |

어깨뼈안정근, 코어안정근, 척추돌림근 및 굽힘근, 폄근

| 주의사항 |

- 골반안정성을 유지하여 앉기가 힘들면 쿠션 위에 앉아 올바른 자세를 갖춘다.
- 돌림할 때 반대쪽 궁둥뼈를 들어올리지 않는다.
- 운동할 때 어깨를 올리거나 긴장하지 않는다.
- 금기사항: 척추돌림과 굽힘 시 통증

14 스완 다이브

The Swan-Dive

목표

- 척추폄근과 배 근육 강화
- 균형감각 향상
- 엎드린자세의 코어안정성

시작자세

- 엎드려누운자세
- 다리는 골반 넓이로 벌리고 손은 어깨 앞쪽 얼굴 옆에 둔다.

Step ▶▷▷

1 숨을 들이마시면서 준비한다.

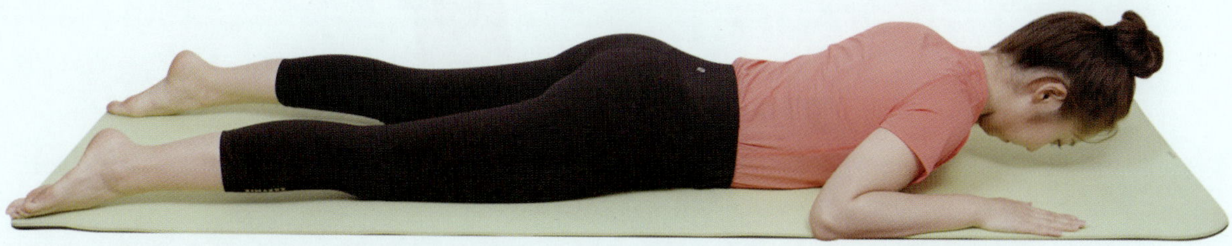

2 숨을 내쉬면서 손바닥으로 바닥 또는 매트를 밀면서 머리, 목뼈를 들어올린다. 숨을 들이마시면서 유지한다.

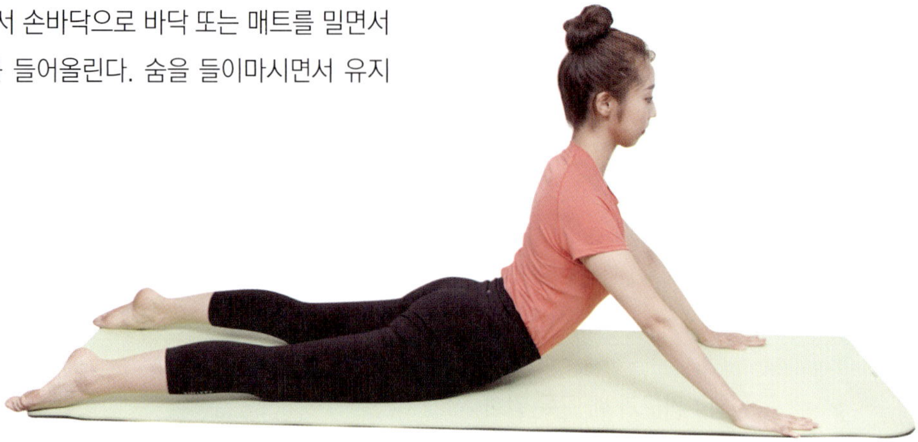

3 숨을 내쉬면서 머리, 가슴을 아래로 내리면서 두 팔을 재빨리 앞으로 들어올리고, 두 다리를 위로 높이 들어올린다(흔들의자 원리).

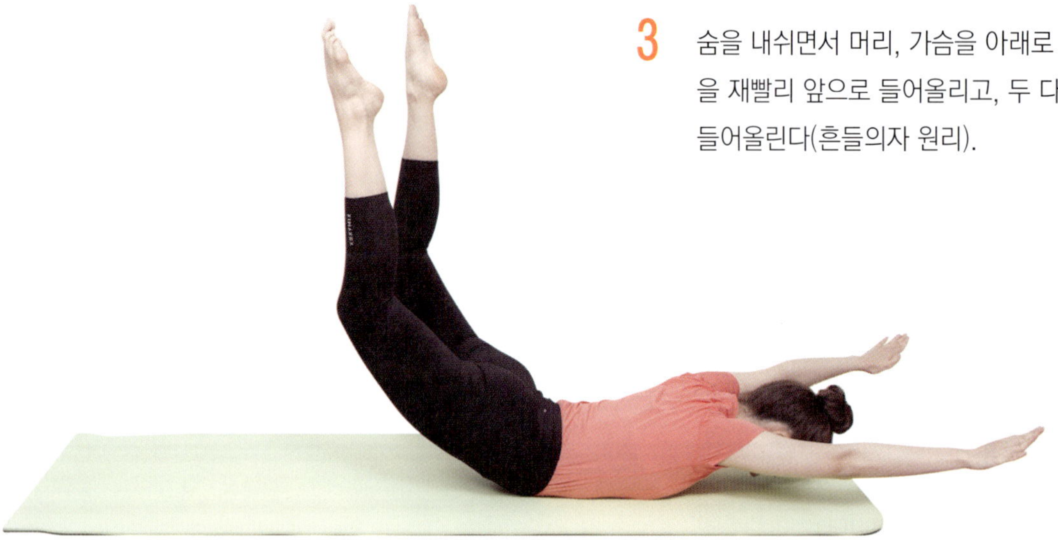

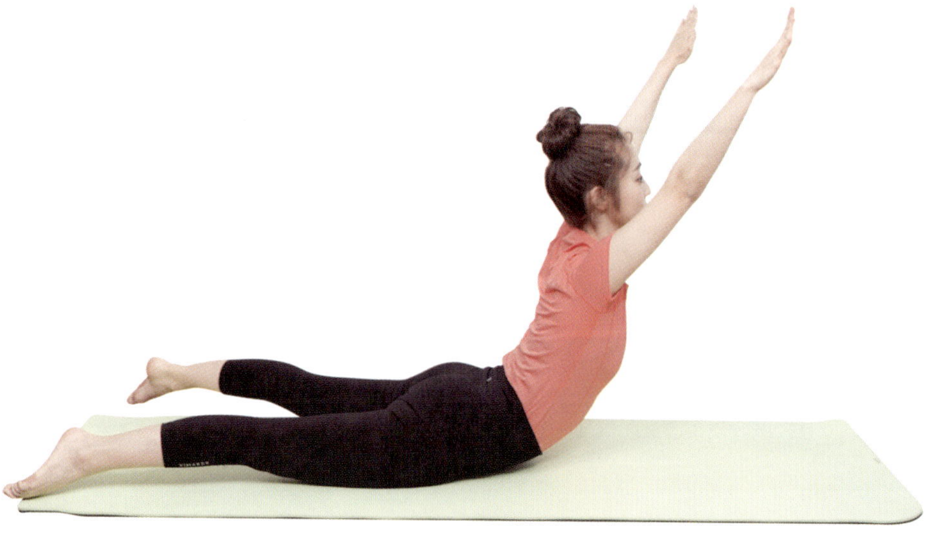

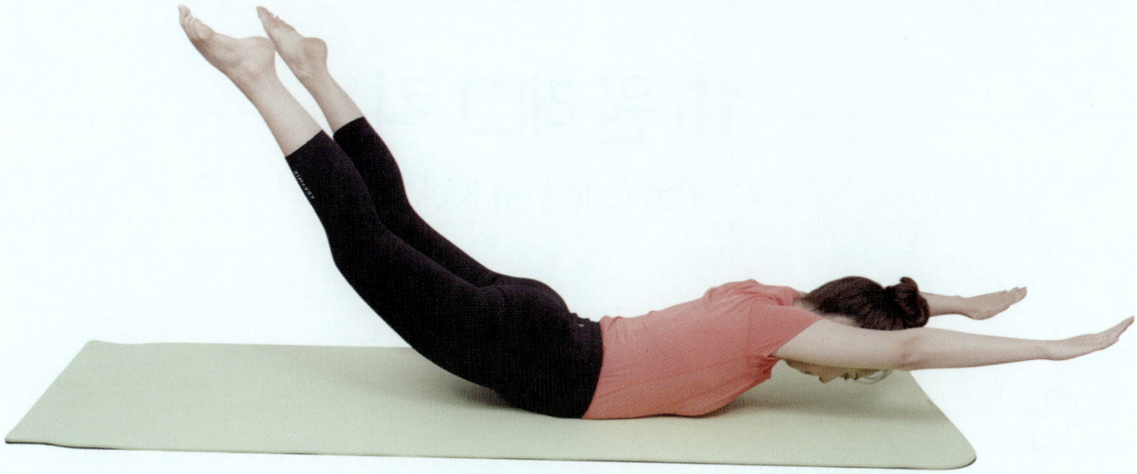

4 시작위치로 돌아온다. 5~10회 반복한다.

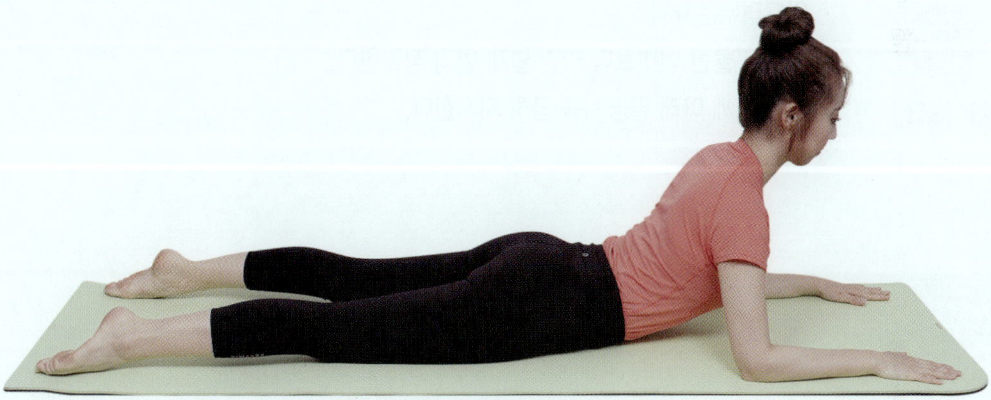

| 작용근 |

어깨뼈안정근, 코어안정근, 척추폄근, 엉덩관절 폄근

| 주의사항 |

- 어깨뼈를 고정한 후 몸통 폄을 시작한다.
- 목뼈를 너무 폄하지 않는다.
- 가슴을 매트에서 올릴 때 척추폄근을 사용하여 등을 들어올리고, 엉덩관절 폄근으로 다리를 들어올린다.
- 몸통안정성을 유지한다.
- 금기사항: 척추를 폄할 때 통증 증가

7. 전통 필라테스

15 원 레그 킥

The One Leg Kick

목표

- 다리의 정렬, 협응력 향상
- 골반안정성 향성
- 엎드린자세 코어안전성

시작자세

- 엎드려누운자세
- 다리를 골반 너비보다 약간 넓게 벌려 정렬한다.
- 팔은 어깨 아래 팔꿈치를 굽혀 지지한다.

Step ▶▷▷

1 숨을 들이마시면서 준비한다.

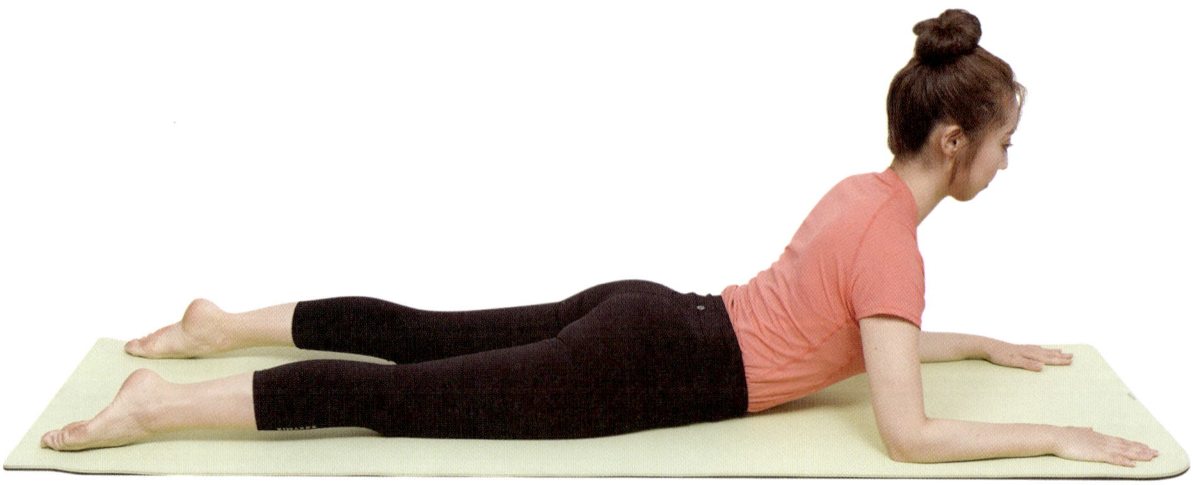

2 숨을 내쉬면서 한쪽 무릎을 구부려 발뒤꿈치를 엉덩이 쪽으로 힘차게 찬다.

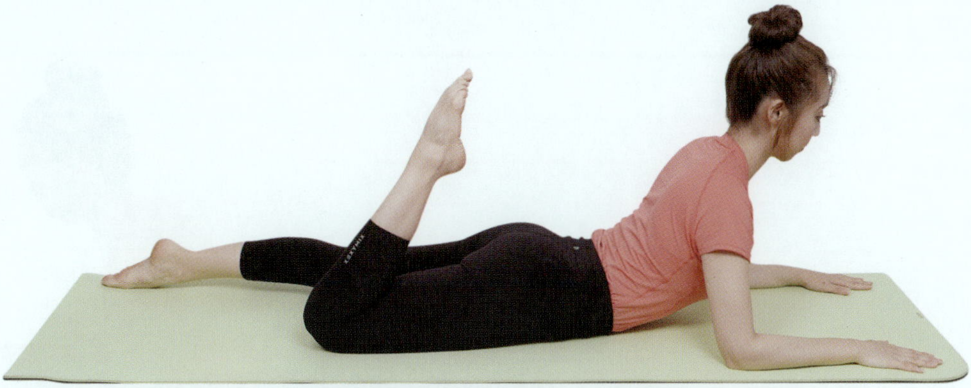

3 숨을 들이마시면서 무릎을 펴서 매트 위의 시작위치로 돌아간다.
골반과 척추의 안정성을 유지한다.

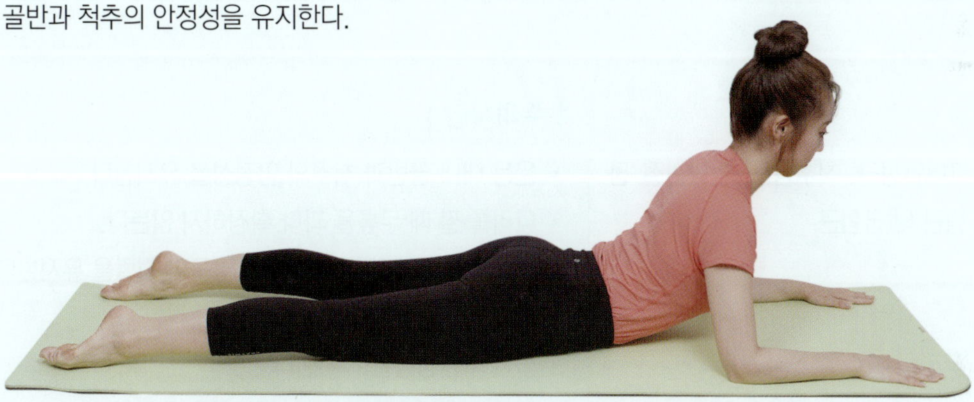

4 숨을 내쉬면서 반대쪽 무릎을 구부려 발뒤꿈치를 엉덩이 쪽으로 힘차게 찬다.
각각 10회씩 반복한다.

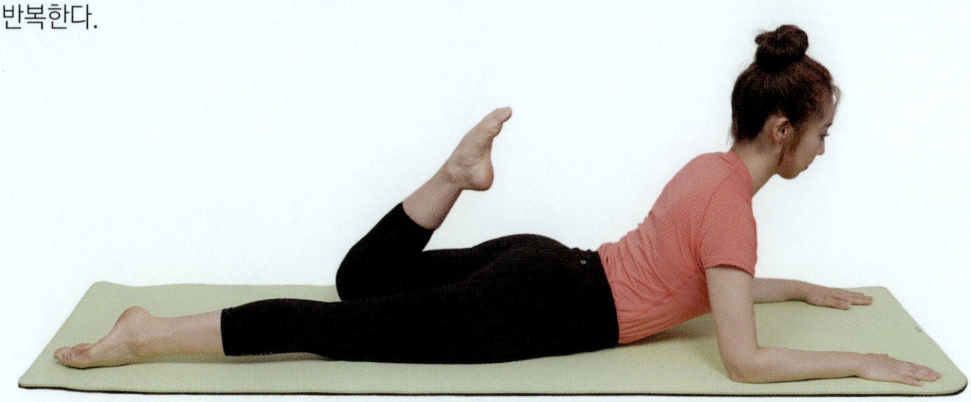

5 시작위치로 돌아온다.

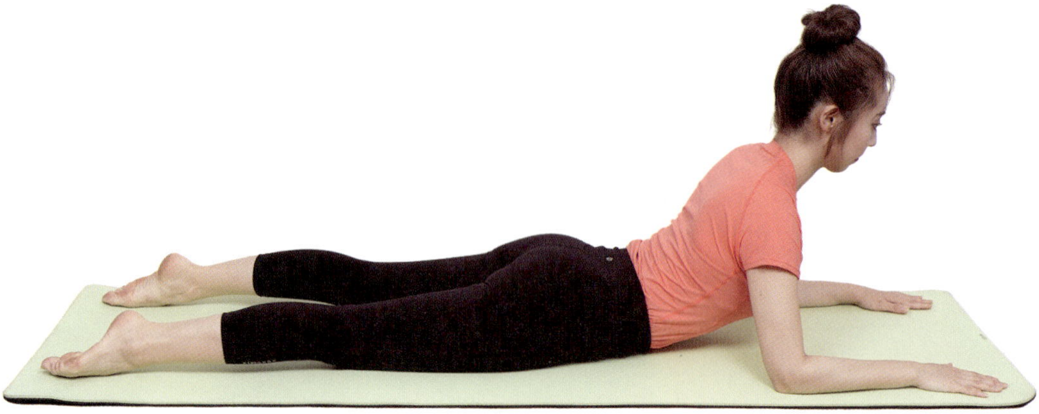

| 작용근 |

어깨안정근, 코어안정근, 척추폄근, 엉덩관절 폄근, 무릎관절 폄근 및 굽힘근

| 주의사항 |

- 운동 내내 골반과 척추의 안정성을 유지한다.
- 다리를 펼 때 무릎을 과다 확장하지 않는다.
- 운동 동작 시 엉덩관절, 무릎, 발목의 정렬을 유지한다.
- 어깨의 안정성을 유지한다.
- 골반의 안정성을 유지한다.
- 킥을 힘차게 차되 신체의 안정성을 유지한다.
- 금기사항: 척추를 폄할 때 통증 증가

16 더블 레그 킥

The Double Leg Kick

목표

- 엎드려누운자세의 코어안정성
- 척추세움근, 어깨근육 강화
- 무릎폄근 및 굽힘근 운동

시작자세

- 엎드려누운자세
- 팔을 등 뒤로 해서 손깍지를 끼고 손바닥을 아래로 향하게 한다.

Step ▶▷▷

1 숨을 들이마시면서 준비한다.

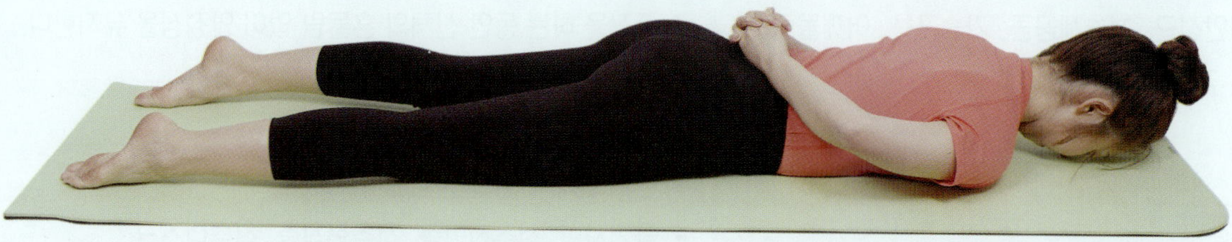

2 숨을 내쉬면서 양쪽 무릎을 구부려 발 뒤꿈치를 엉덩이 쪽으로 힘차게 찬다.

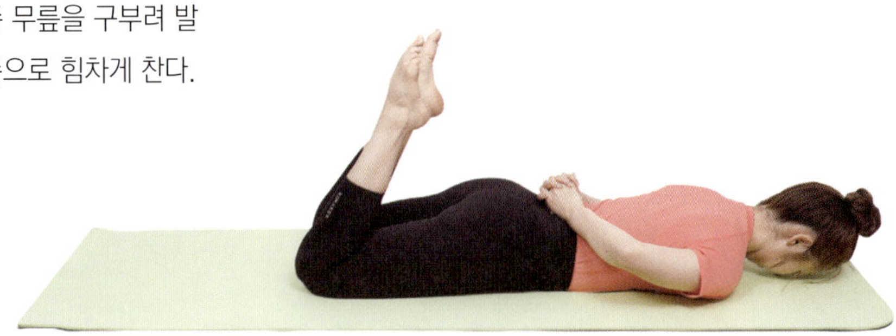

3 숨을 들이마시고 내쉬면서 양 다리를 펴서 아래쪽으로 뻗어준다. 동시에 머리와 가슴을 들어올려 양 손바닥을 뒤로 올리면서 신체 전체를 스트레칭한다.

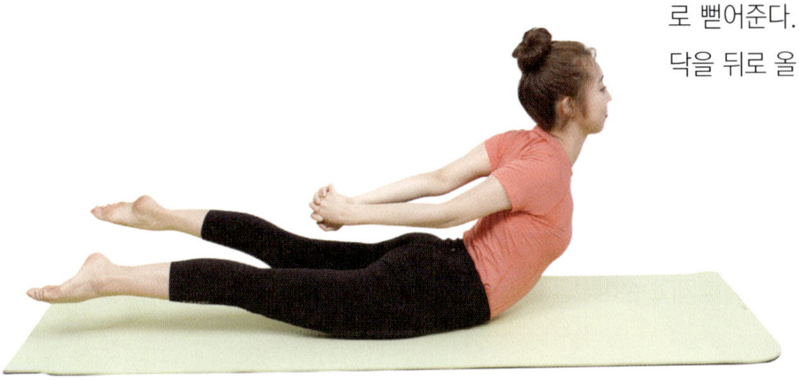

4 숨을 들이마시면서 시작위치로 돌아오면서 머리를 반대쪽으로 돌리거나 정면에 둔다. 3~5회 반복한다.

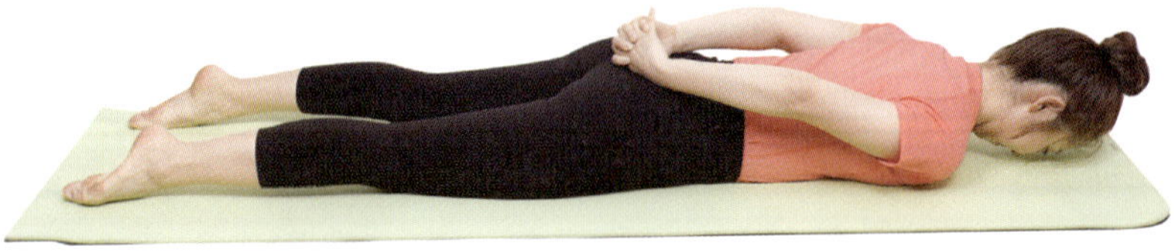

| 작용근 |

코어안정근, 척추세움근, 가슴근육, 어깨돌림근, 무릎 폄근 및 굽힘근

| 주의사항 |

- 동작을 하는 동안 신체의 흔들림 없이 안정성을 유지한다.
- 등, 허리 척추 압박을 주의한다.
- 무릎굽힘 동작의 조절이 필요하다.
- 신체 전체의 폄을 장려한다.
- 금기사항: 척추전만증, 척추협착증, 척추디스크

7. 전통 필라테스

17 넥 풀
The Neck Pull

목표
- 코어안정성 강화
- 배 근육 강화
- 골반과 척추의 안정성

시작자세
- 바로누운자세
- 바로누워 다리를 골반 너비로 벌리고 발목을 당겨 발등굽힘한다.
- 손은 머리 뒤에서 깍지끼고 팔을 벌린다.

Step ▶▷▷

1 숨을 들이마시면서 준비한다.

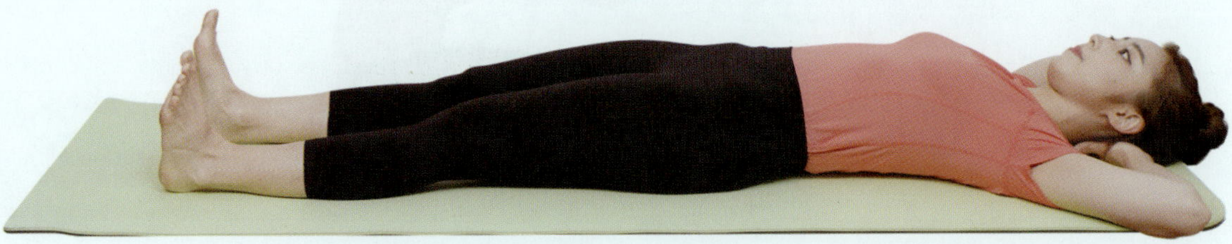

2 숨을 들이마시고 내쉬면서 배벽을 척추 쪽으로 당긴 후, 머리와 어깨를 매트에서 들어올리면서 턱을 가슴 쪽으로 당긴다.

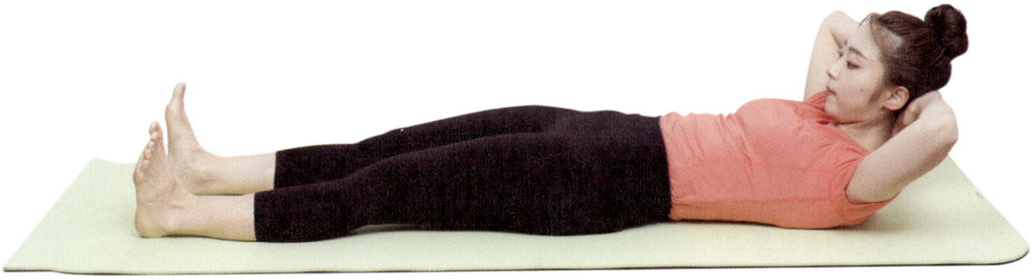

3 숨을 내쉬면서 척추 1번부터 하나씩 굽힘하면서 앉은자세를 지나 가능한 머리가 다리 쪽으로 가게 굽힘한다.

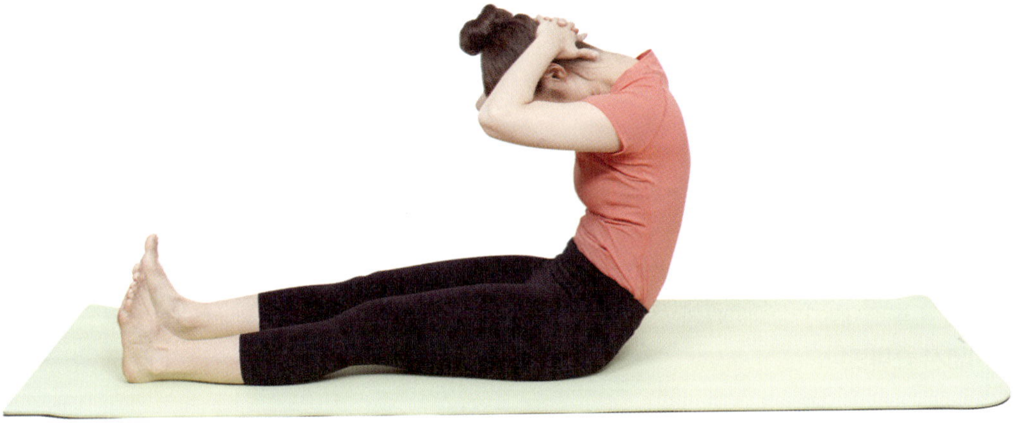

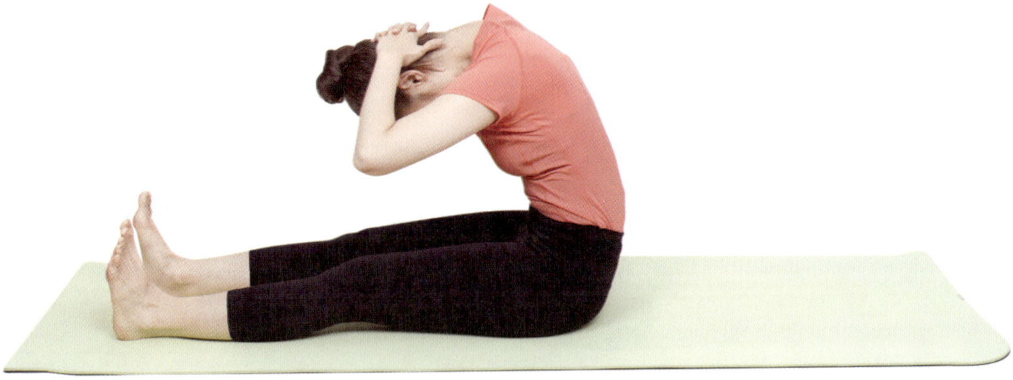

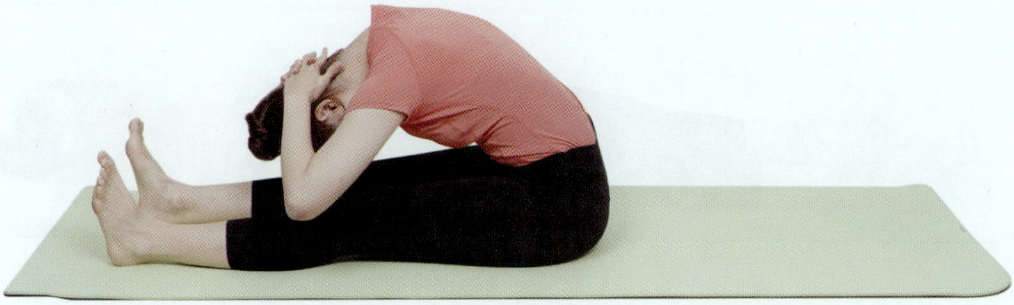

4 숨을 들이마시고 내쉬면서 엉치뼈의 뒤쪽이 매트에 닿기 시작하여 천천히 척추뼈를 하나씩 바닥에 내려 놓으면서 시작위치로 돌아간다. 5회 반복한다.

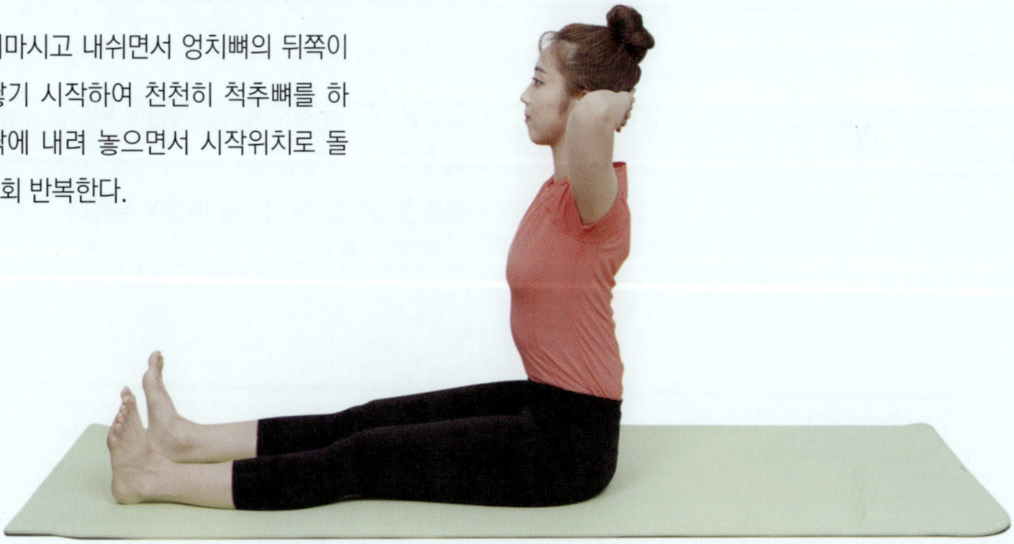

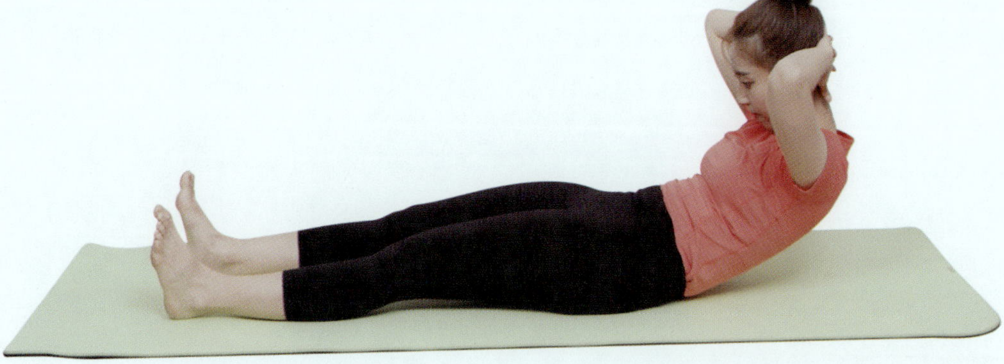

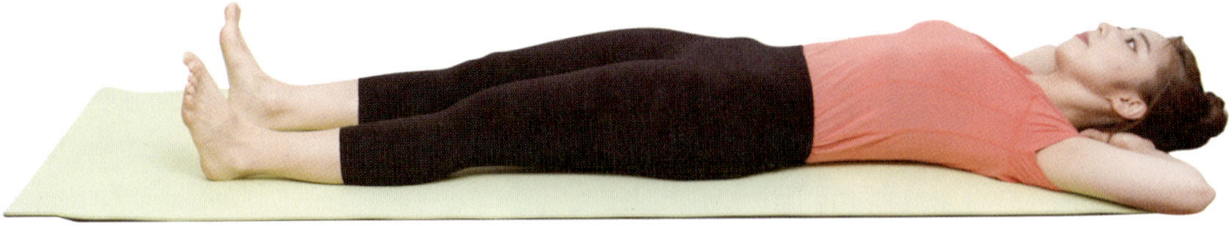

| 작용근 |

코어안정근, 척추굽힘근 및 폄근, 엉덩관절 굽힘근 및 폄근

| 주의사항 |

- 동작을 하면서 척추뼈의 움직임이 부드럽고 순차적으로 일어나도록 한다.
- 몸통을 굽힘할 때 다리를 매트에 누른다.
- 금기사항: 척추디스크, 허리와 목 통증

7. 전통 필라테스

18 시저

The Scissors

목표

- 코어안정성 향상
- 균형감각 향상
- 넙다리뒤근과 엉덩관절 굽힘근의 동적 유연성

시작자세

- 바로누운자세로 팔을 몸통 양 옆에 두고 손바닥을 아래로 향하게 한다.

Step ▶▷▷

1 숨을 들이마시면서 준비한다.

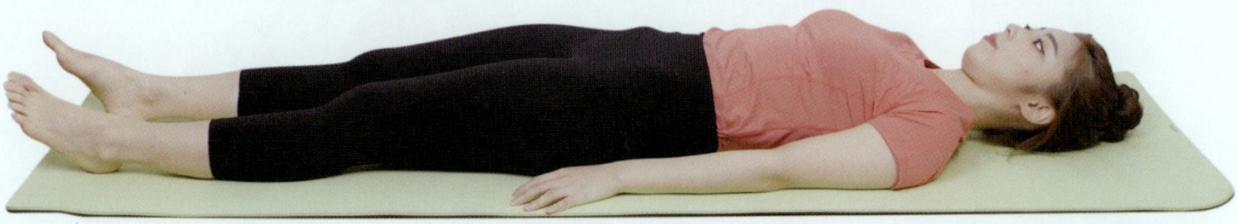

2 다리를 매트에서 들어 올려 발이 머리 위에 있도록 한다.
양 손으로 허리 뒤쪽을 받친다. 골반과 다리의 무게를 지지한다.

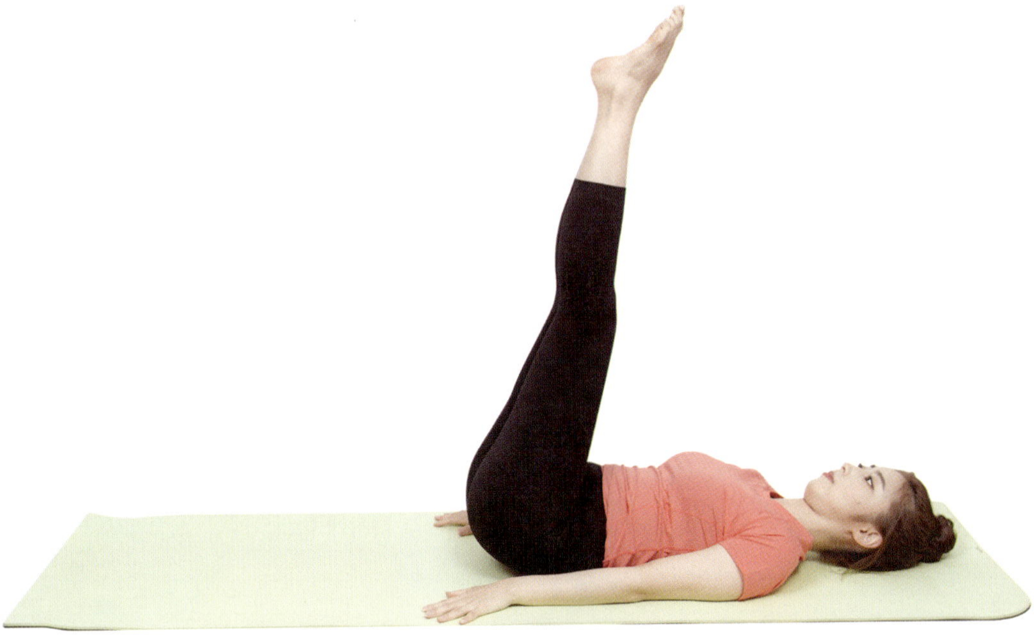

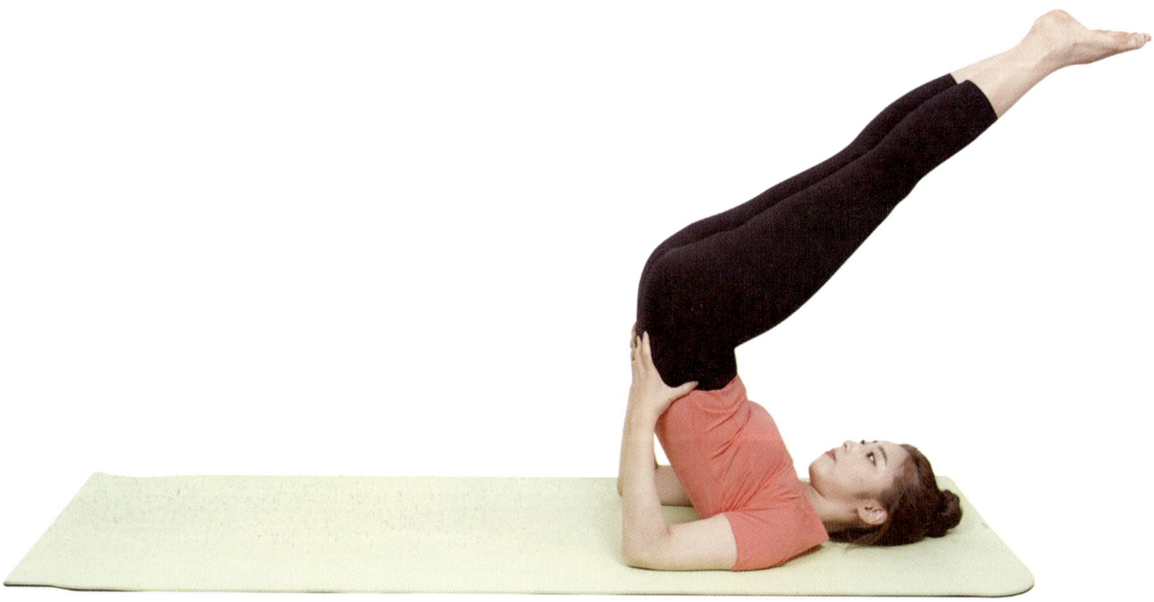

3 숨을 내쉬면서 한쪽 다리는 내리고 다리는 머리 위로 뻗어 다리를 엇갈린 자세로 만든다.
다리가 매트 쪽으로 내려올수록 난이도가 높다.

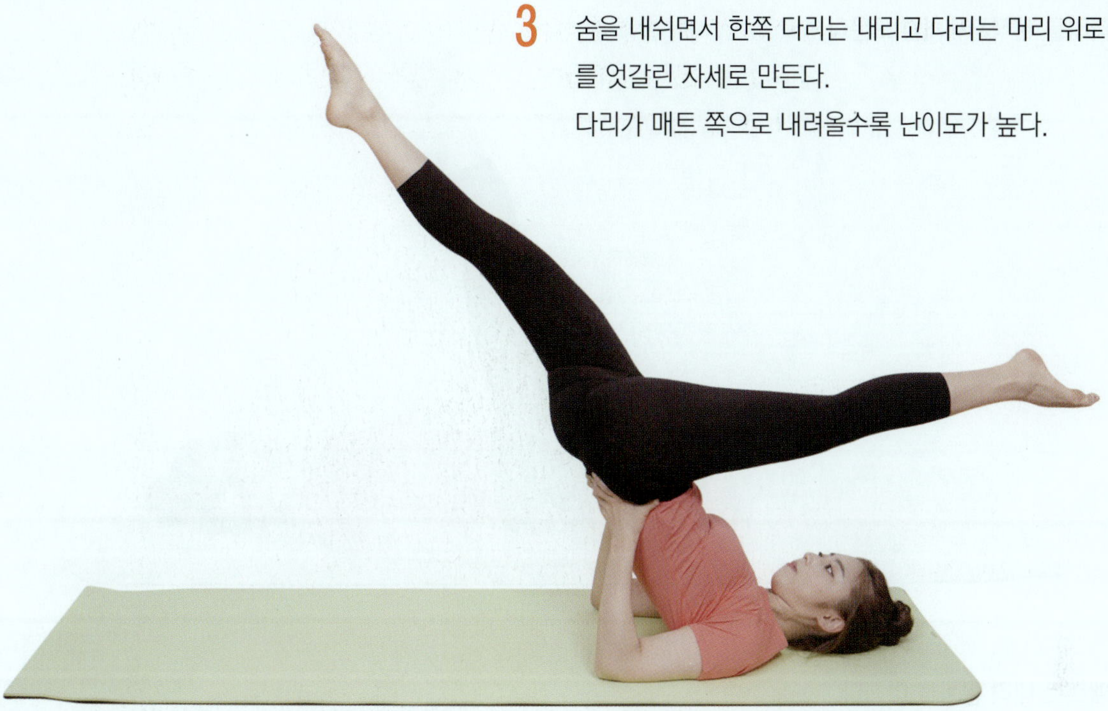

4 숨을 들이마시고 내쉬면서 다리를 교차한다.
양쪽 다리를 교대로 5회씩 총 10회 반복한다.

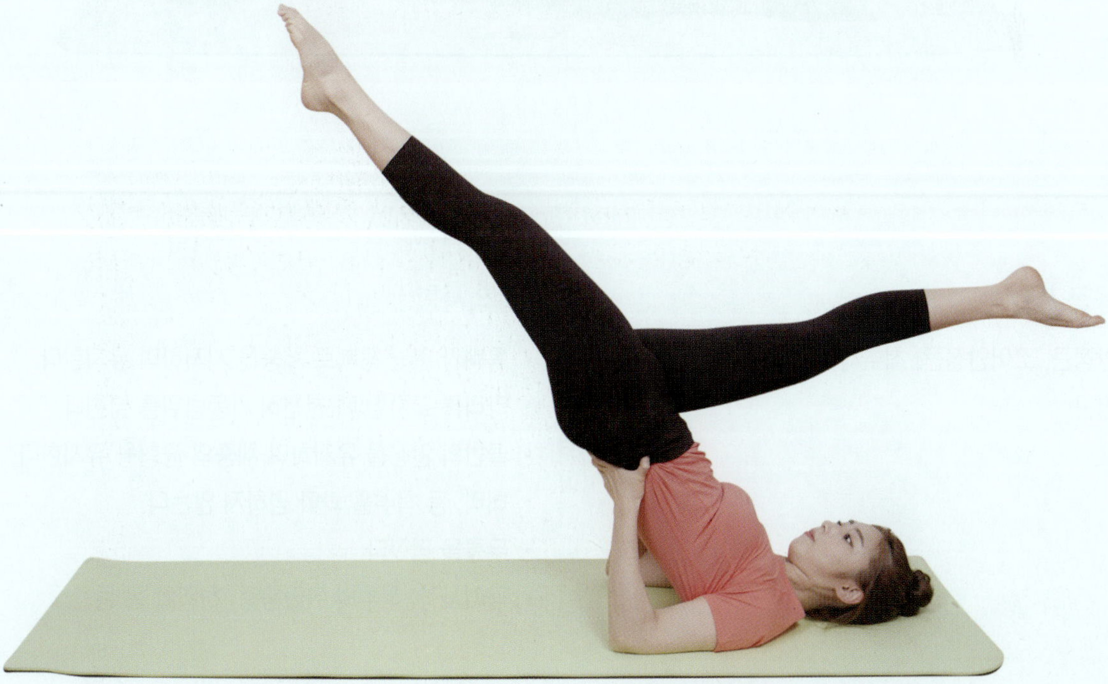

5 다리를 시작자세처럼 모은다.

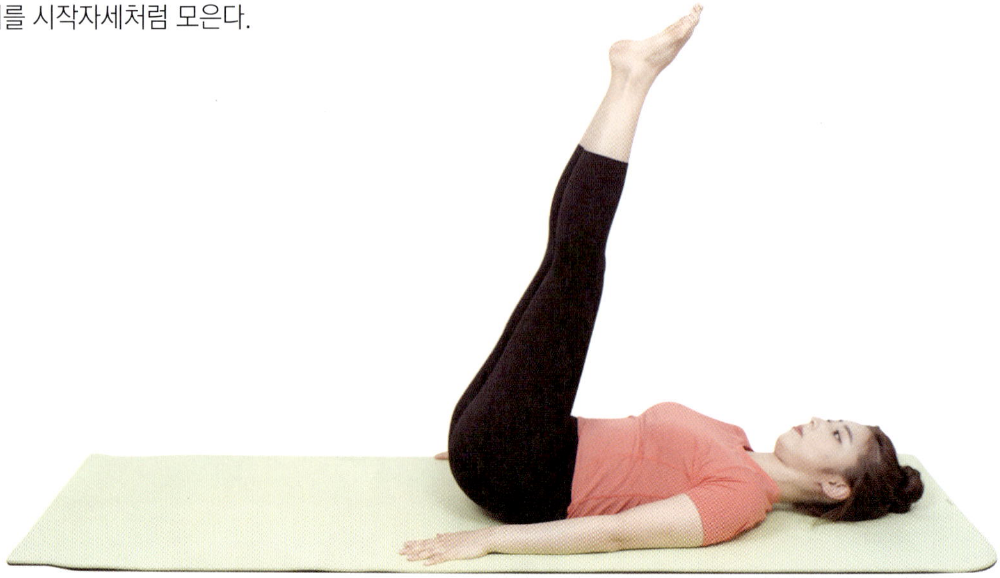

6 매트로 내려 운동을 마친다.

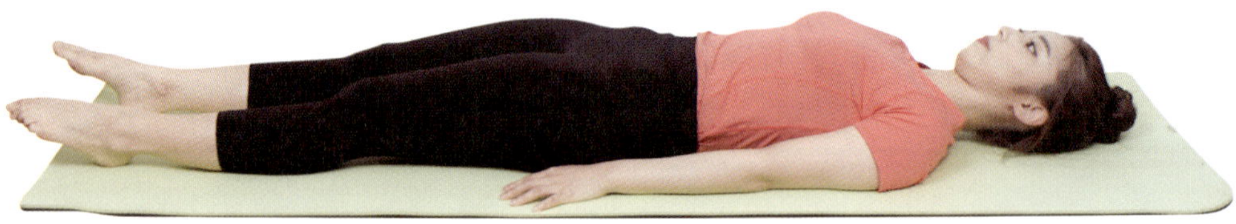

| 작용근 |

어깨안정근, 코어안정근, 척추세움근, 엉덩관절 굽힘근 및 관절폄근

| 주의사항 |

- 목뼈가 아닌 등뼈로 체중을 지지하며 유지한다.
- 다리를 교차할 때 천천히 가동범위를 넓힌다.
- 골반의 안정을 유지하며 체중의 균형을 유지한다.
- 허리, 등 척추를 과다 폄하지 않는다.
- 무릎을 폄한다.
- 금기사항: 척추의 뒤굽음증, 허리와 목 통증

7. 전통 필라테스

19 바이사이클

The Bicycle

목표

- 코어안정성 향상
- 균형감각 향상
- 넙다리뒤근과 엉덩관절 굽힘근의 동적 유연성

시작자세

- 바로누운자세로 팔을 몸통 양 옆에 두고 손바닥을 아래로 향하게 한다.

Step ▶▷▷

1 숨을 들이마시면서 준비한다.

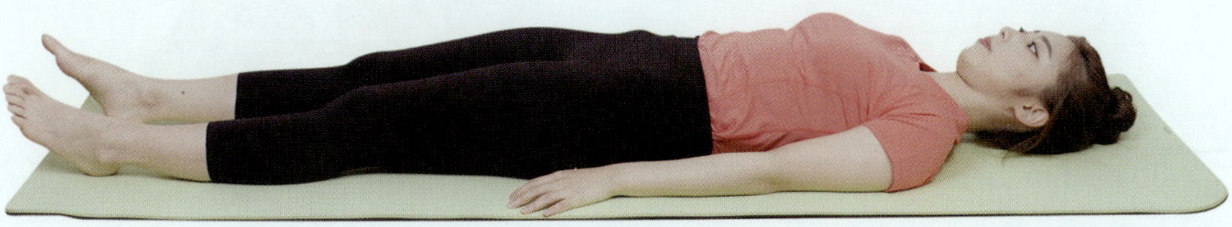

2 다리를 매트에서 들어 올려 발이 머리 위에 있도록 한다.
양 손으로 허리 뒤쪽을 받친다. 골반과 다리의 무게를 지지한다.

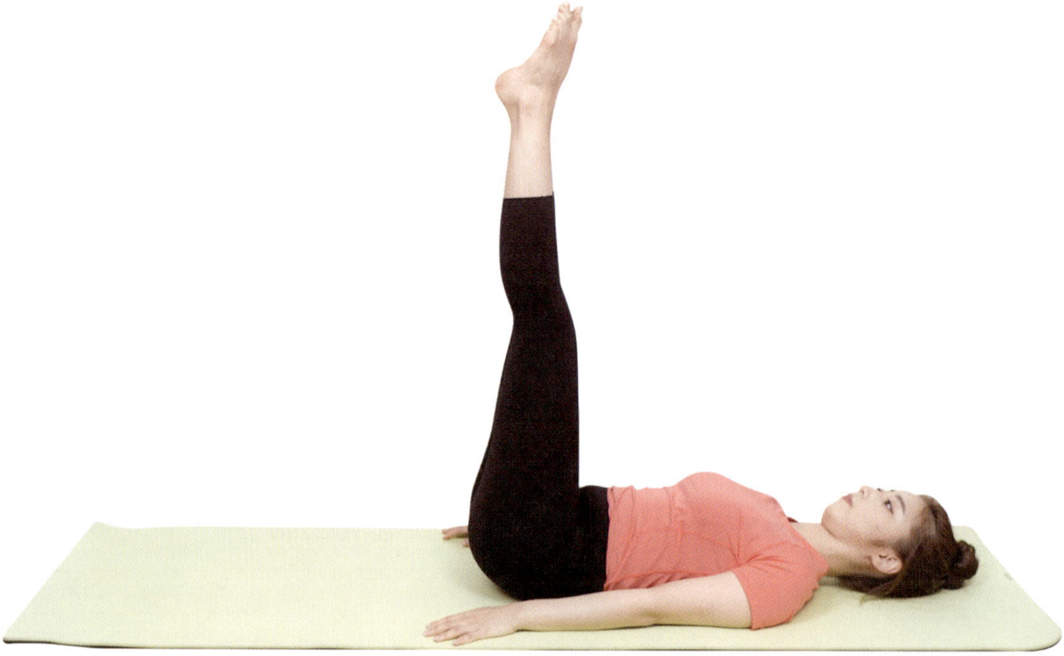

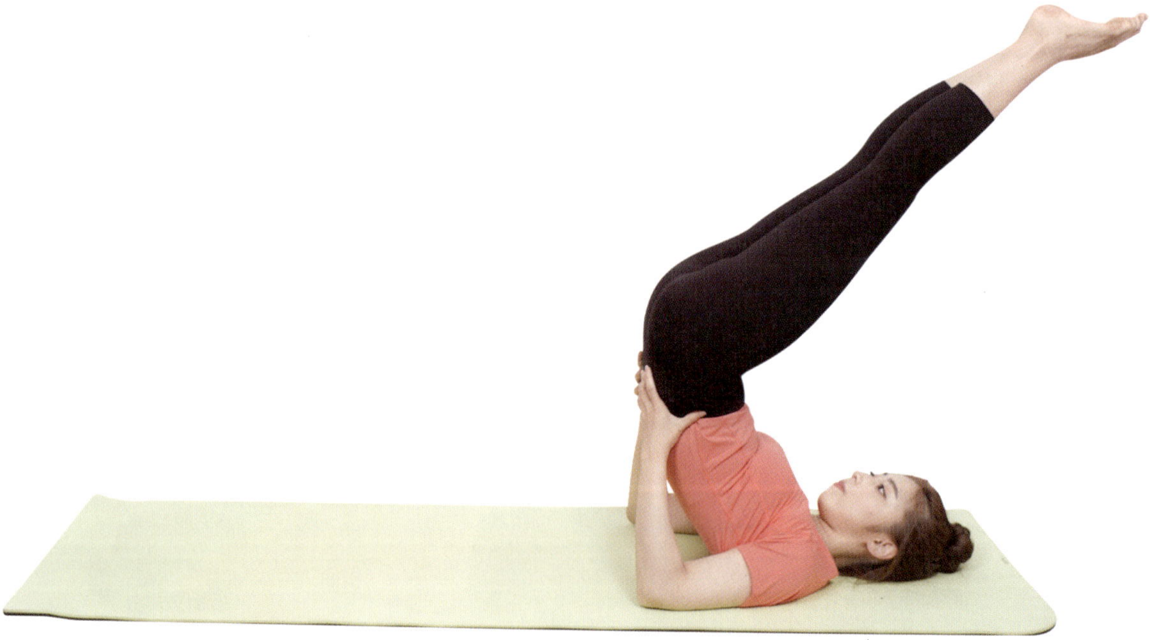

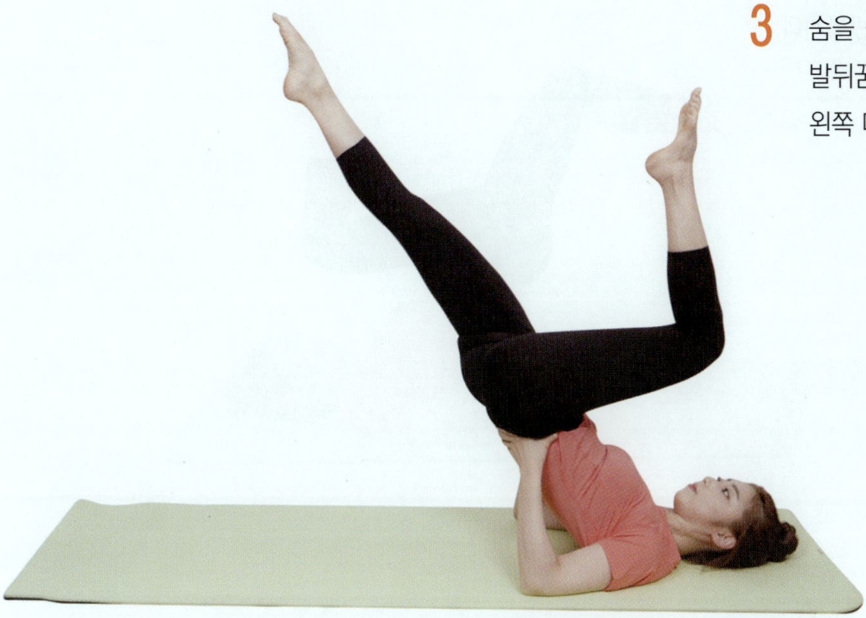

3 숨을 들이마시고 내쉬면서 오른쪽 다리를 펴서 발뒤꿈치를 바닥 쪽으로 가져간다.
왼쪽 다리의 무릎을 굽혀 머리 쪽으로 가져간다.

4 다리를 자전거 타기 하듯이 엇갈린 자세로 동작을 한다.

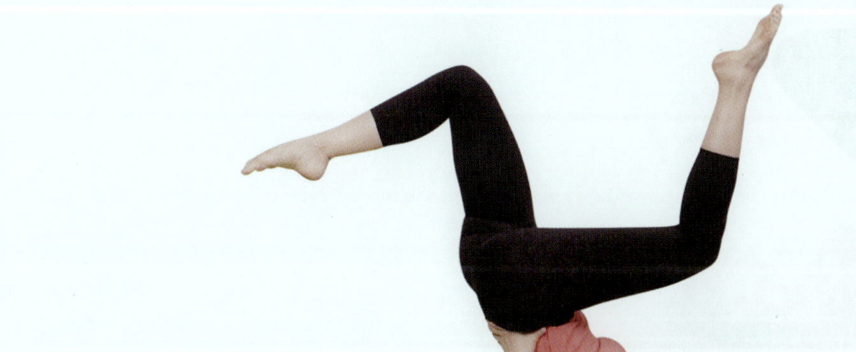

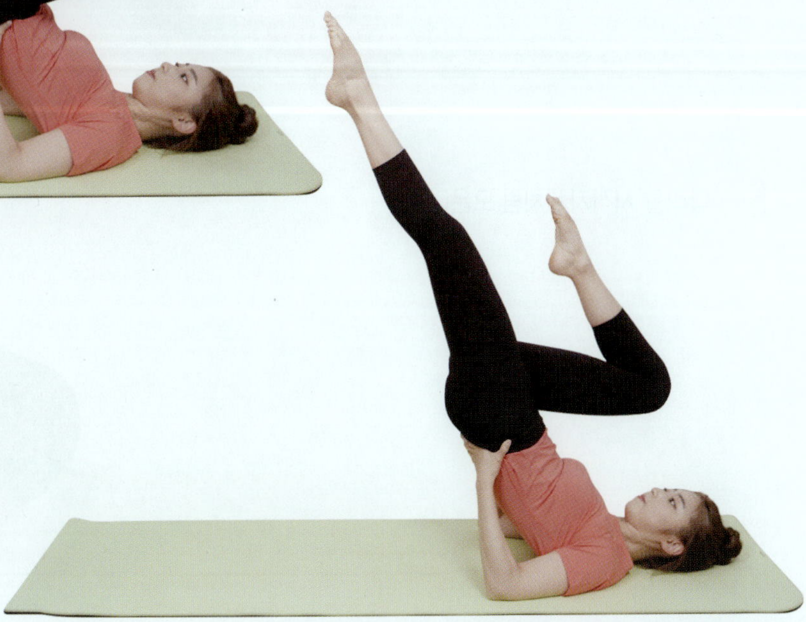

5 양 다리를 교대로 5회씩, 총 10회 반복한다.

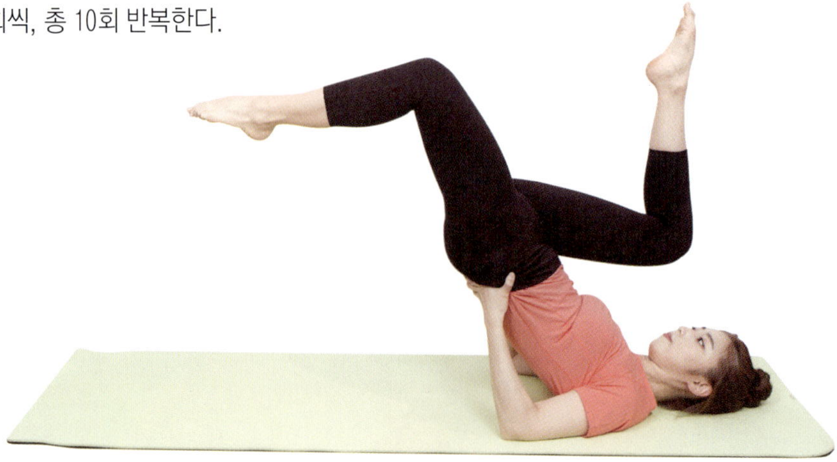

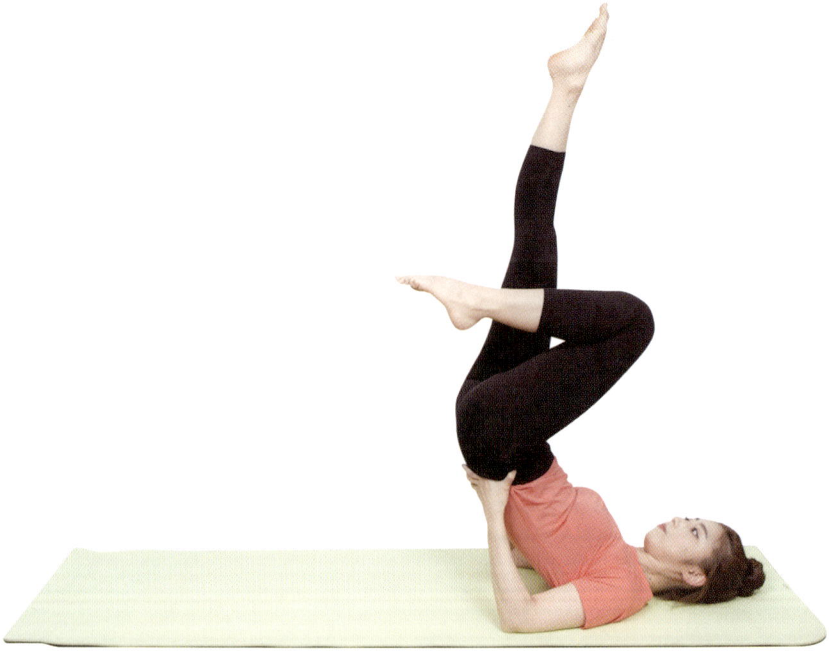

6 다리를 시작자세처럼 모은다.

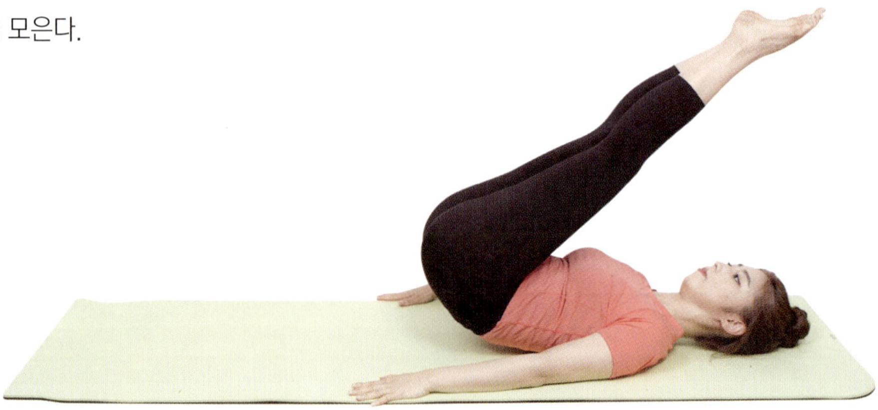

7 다리를 매트로 내려 운동을 마친다.

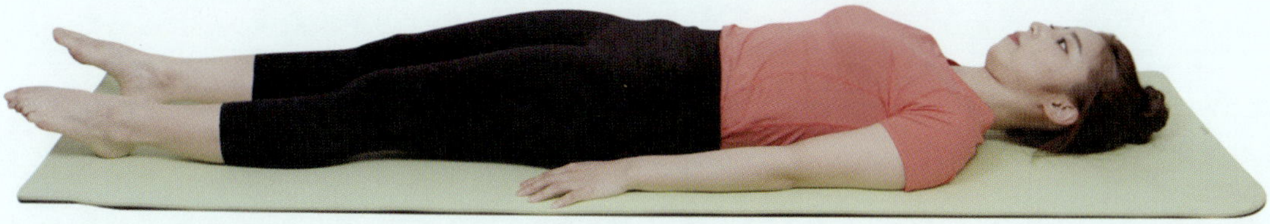

| 작용근 |

코어안정근, 척추세움근, 엉덩관절 굽힘근 및 폄근

| 주의사항 |

- 목뼈가 아닌 등뼈로 체중을 지지하며 유지한다.
- 다리를 교차할 때 천천히 가동범위를 넓힌다.
- 골반의 안정을 유지하며 체중의 균형을 유지한다.
- 허리, 등 척추를 과다 펴하지 않는다.
- 무릎을 편한다.
- 금기사항: 척추의 뒤굽음증, 허리와 목 통증

20 숄더 브릿지

The Shoulder Bridge

목표

- 척추와 골반관절 운동

시작자세

- 무릎세워 바로누운자세
- 팔을 몸통 양옆에 두고 손바닥을 아래로 향하게 한다.

Step ▶▷▷

1 숨을 들이마시면서 준비한다.

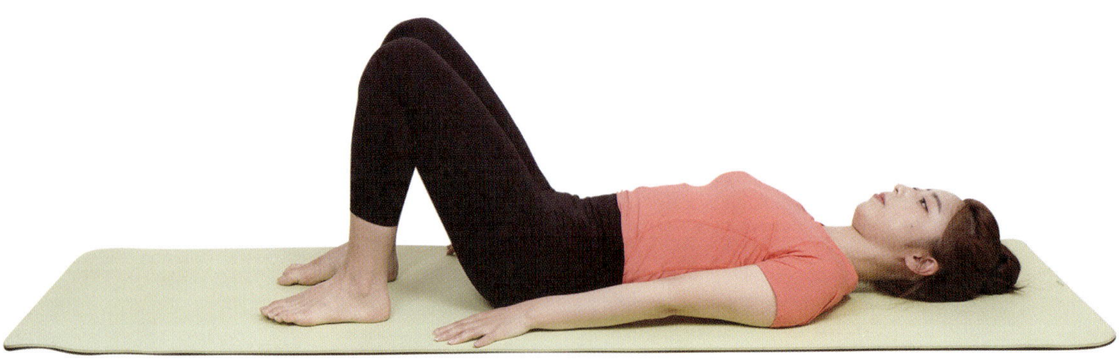

2 숨을 내쉬면서 골반 뒷면의 기울임을 시작으로 척추 마디를 굴려 하나씩 매트에서 떨어지게 한다. 어깨 라인 끝까지 척추를 굴린다. 양 손으로 허리-골반을 지지한다.

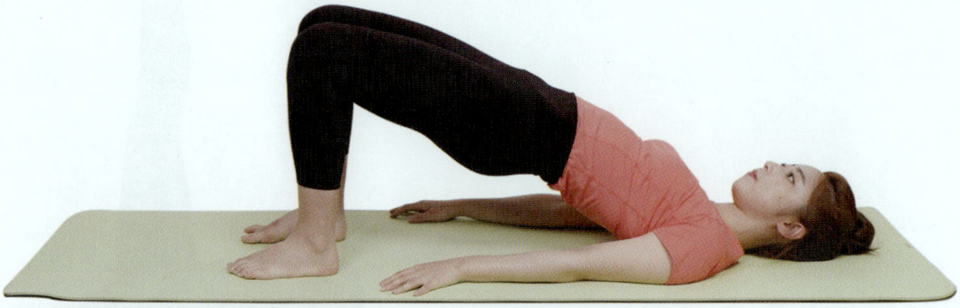

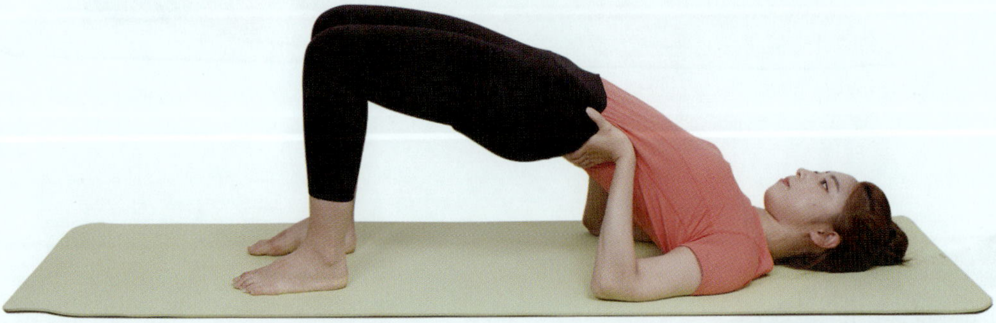

3 숨을 들이마시고 위치를 유지하며 골반은 중립인 상태에서 척추를 길게 하고 한 쪽 다리의 무릎을 편다.

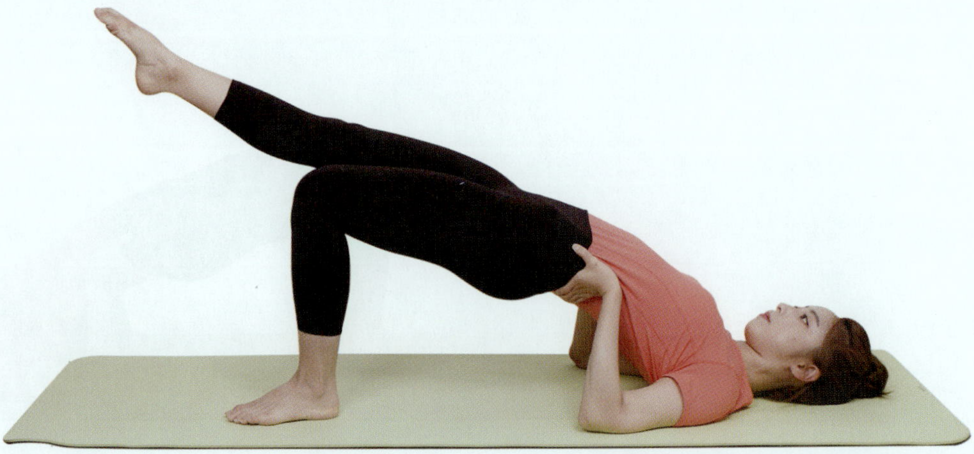

4 숨을 내쉬면서 다리를 수직으로 올리고
다시 원위치로 돌아온다.

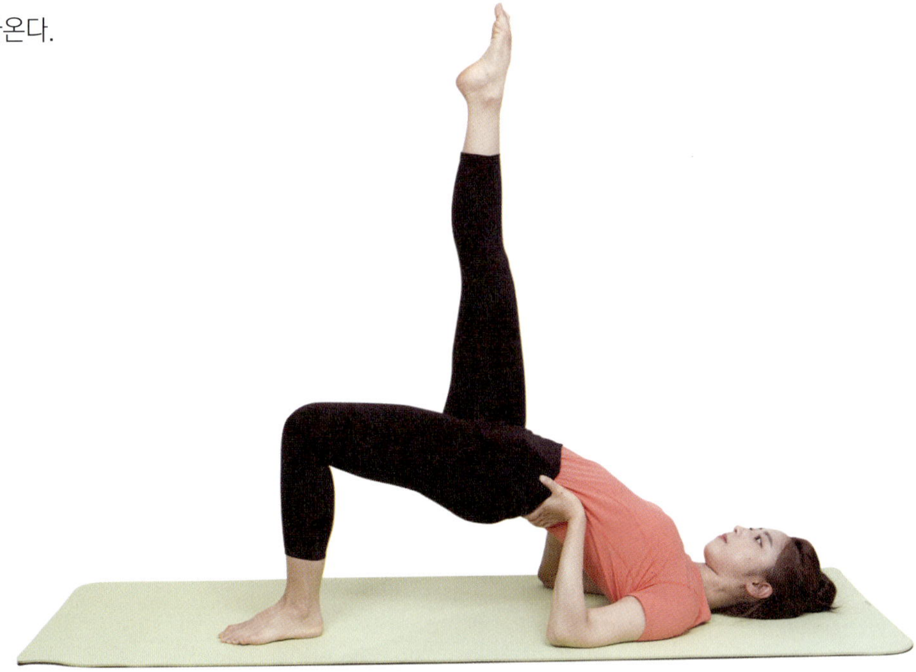

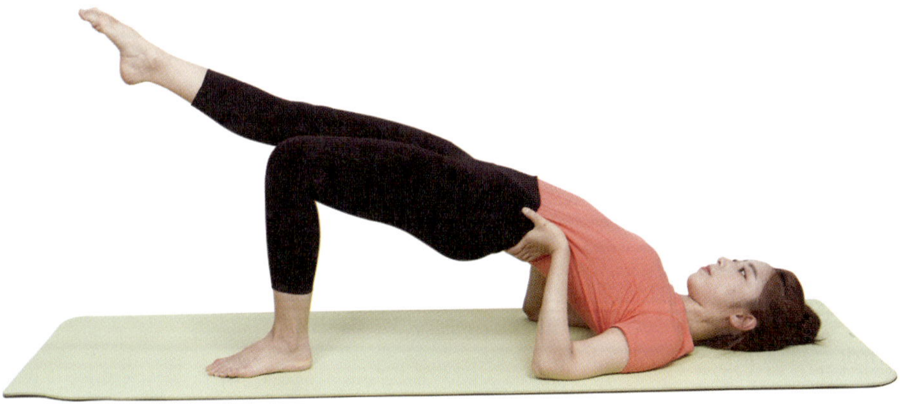

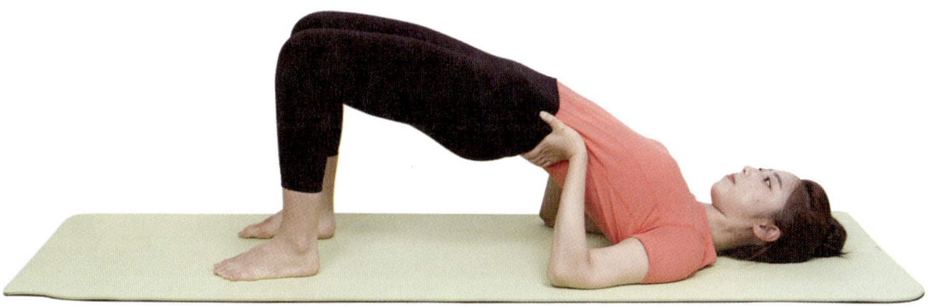

5 숨을 들이마시고 양 손을 바닥에 내린다.
숨을 내쉬면서 상부 등뼈를 시작으로 하여 척추 한 마디씩 분절하여 매트에 놓여지게 굴린다.
골반을 다시 매트 위에 중립으로 놓는다. 10회 반복한다.

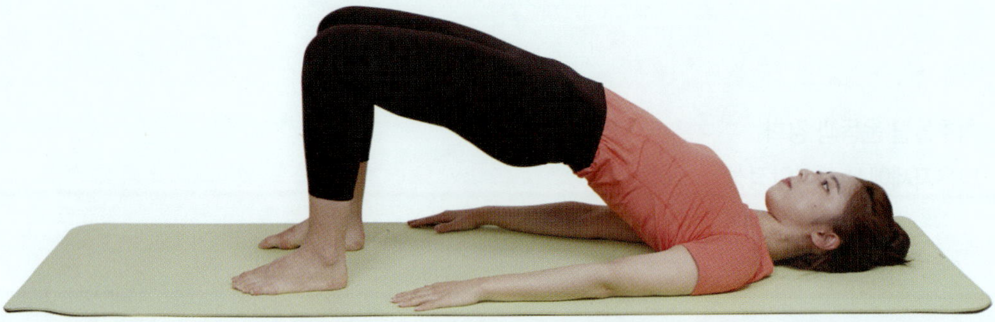

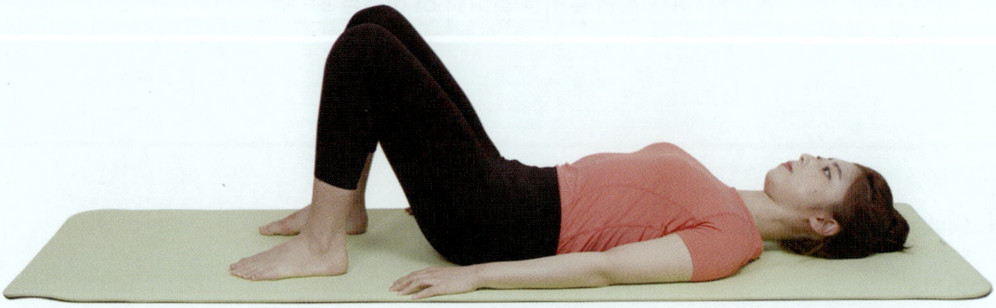

| 작용근 |

어깨안정근, 코어안정근, 엉덩관절의 굽힘근 및 폄근

| 주의사항 |

- 앞위엉덩뼈가시(ASIS)가 서로 수평으로 유지한다. 골반도 수평을 유지한다.
- 최종 위치에서 척추를 과다 폄(extension)하지 않는다.
- 양쪽 발에 같은 무게를 배분하고 발의 정렬을 확인, 유지한다.
- 무릎이 서로 평행을 유지한다.
- 한쪽 다리를 들어 펼 때 골반과 척추의 중립을 유지한다.
- 금기사항: 척추와 엉덩관절 굽힘 시 통증

21 스파인 트위스트

The Spine Twist

목표

- 척추돌림 운동과 강화
- 앉은자세에서 코어안정성

시작자세

- 앉은자세에서 다리를 모으고 앞으로 뻗는다.
- 중립골반과 중립척추를 유지한다. 이 동작이 힘들다면 올바른 자세를 유지하기 위해 쿠션 위에 앉는다. 팔은 어깨 높이로 올려서 양 옆으로 뻗는다.

Step ▶▷▷

1 숨을 들이마시고 준비한다.

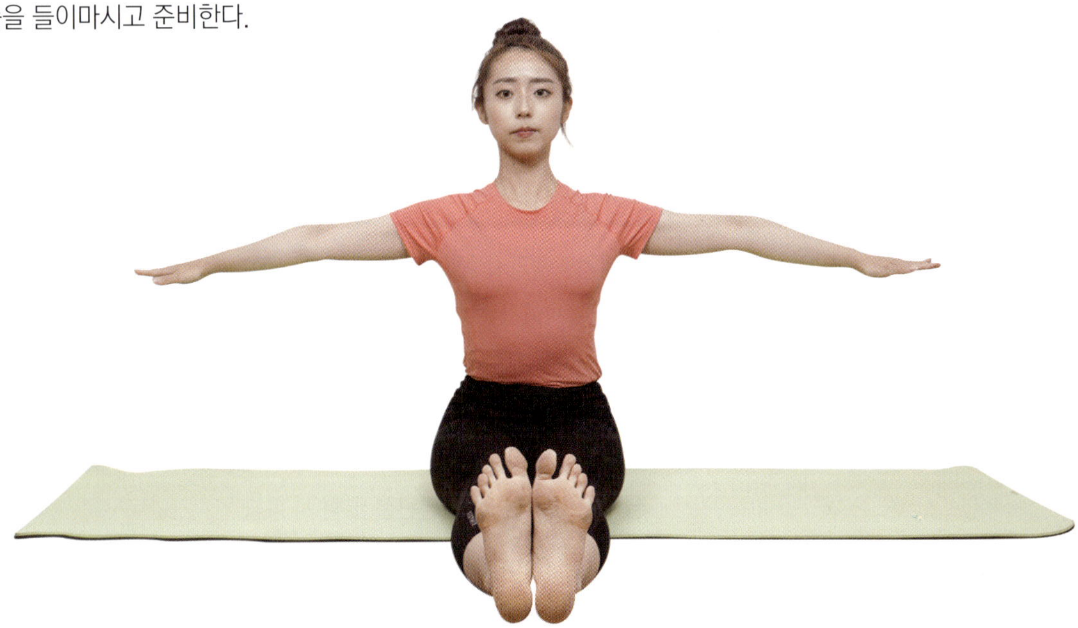

2 숨을 내쉬면서 머리의 돌림으로 시작하여 골반의 위치와 안정성을 유지하면서 차례로 척추를 한쪽으로 1차, 2차, 3차 호흡을 이용하여 돌림한다.

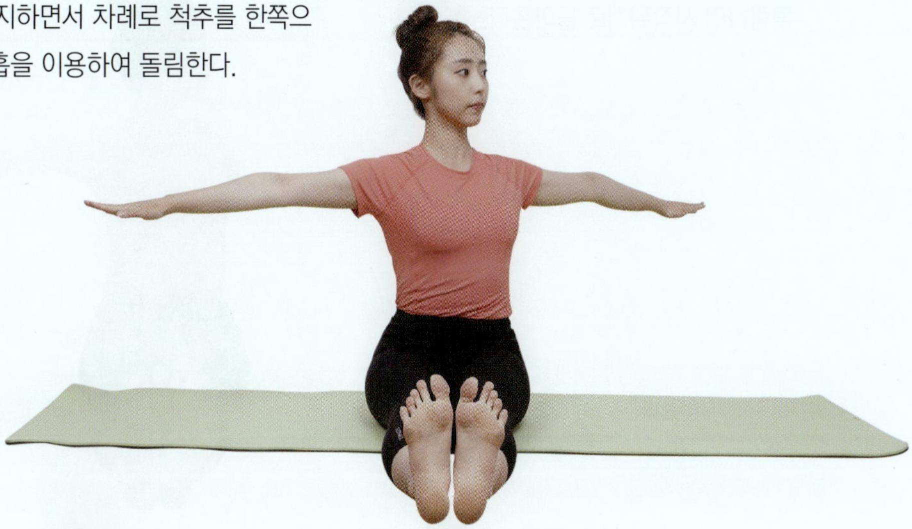

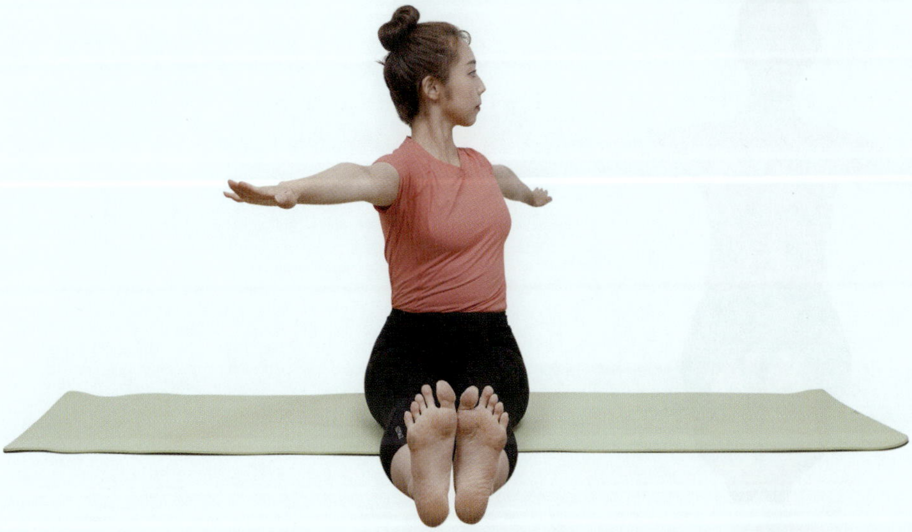

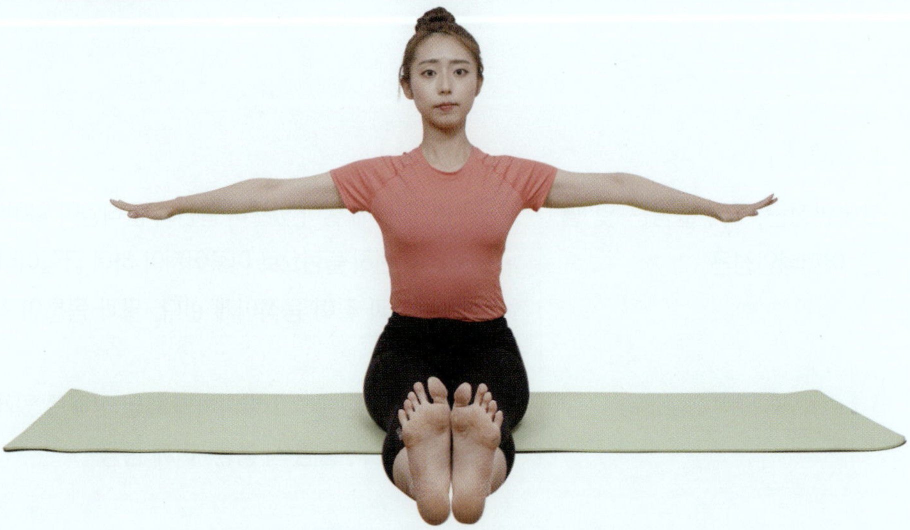

3 숨을 들이마시고 내쉬면서 척추를 길게 만들고 돌림하여 시작위치로 돌아온다.

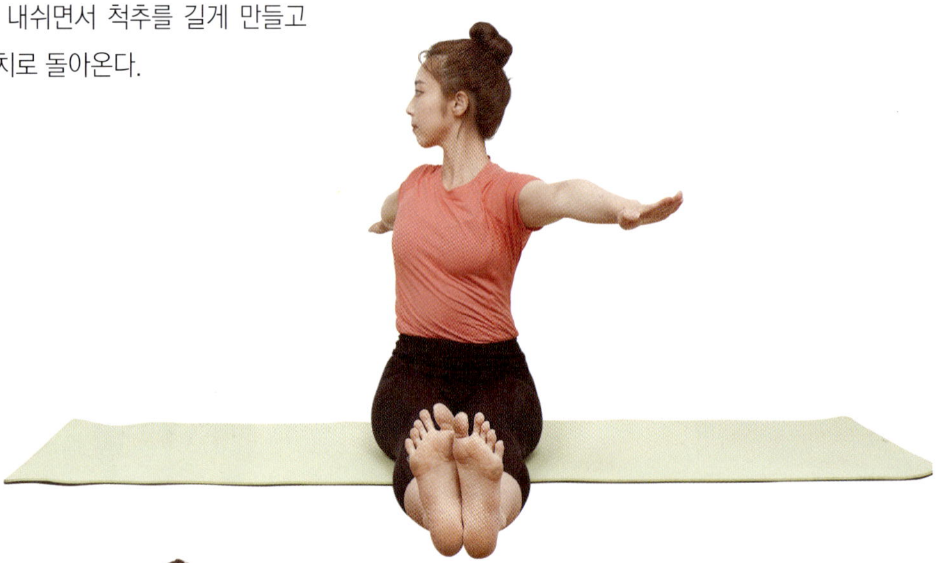

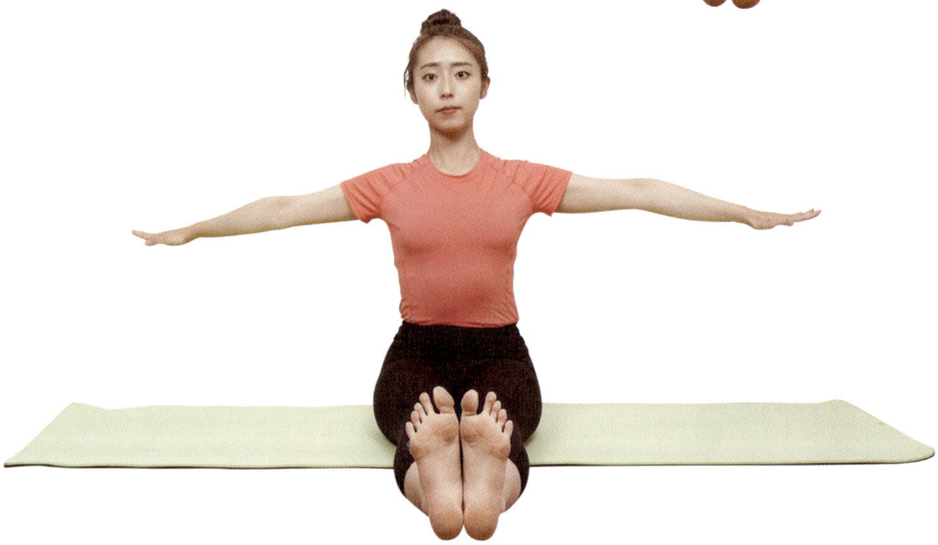

| 작용근 |

코어안정근, 척추돌림근 및 폄근, 어깨뼈안정근

| 주의사항 |

- 골반이 바닥에 닿아 있으며 골반의 움직임이 일어나지 않도록 안정적으로 유지한다.
- 운동은 순전히 돌림으로 이루어져야 하며 굽힘이나 폄, 가쪽굽힘이 되지 않도록 한다.
- 팔은 몸통과 같이 움직이게 한다. 팔과 몸통이 척추의 돌림 이상으로 움직이지 않도록 한다.
- 양쪽 다리를 정렬하고 발꿈치를 붙인 상태로 있게 한다.
- 금기사항: 척추돌림 시 통증, 어깨 통증

7. 전통 필라테스

22 잭나이프

The Jack-Knife

목표

- 코어안정성 향상
- 넙다리뒤근과 아래 척추폄근 동적 신장
- 척추 스트레칭
- 척추분절

시작자세

- 바로누워 팔을 몸의 양 옆에 두고 손바닥을 아래로 향하게 한다.

Step ▶▷▷

1 숨을 들이마시며 준비한다.

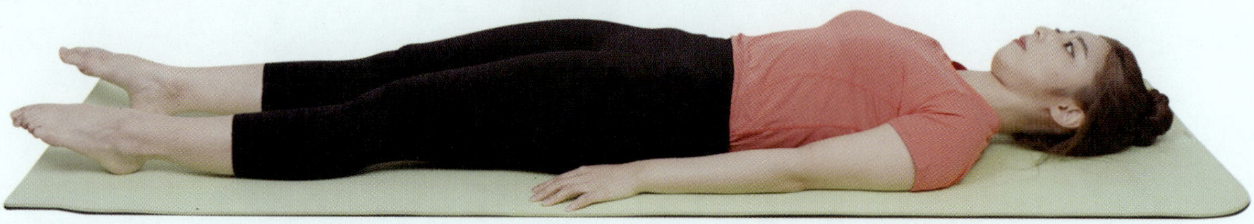

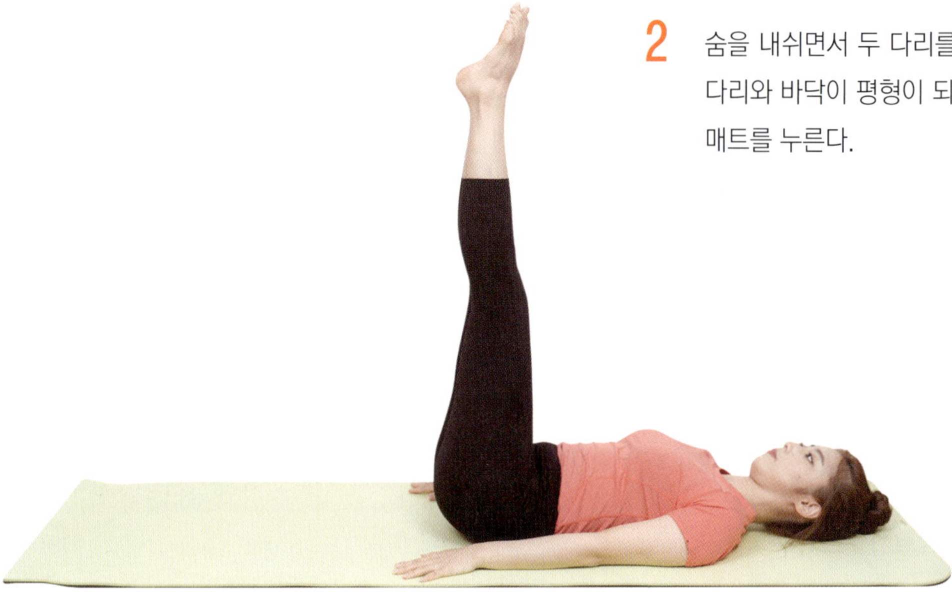

2 숨을 내쉬면서 두 다리를 올려 머리 뒤로 넘기며 다리와 바닥이 평형이 되도록 한다. 이때, 양팔로 매트를 누른다.

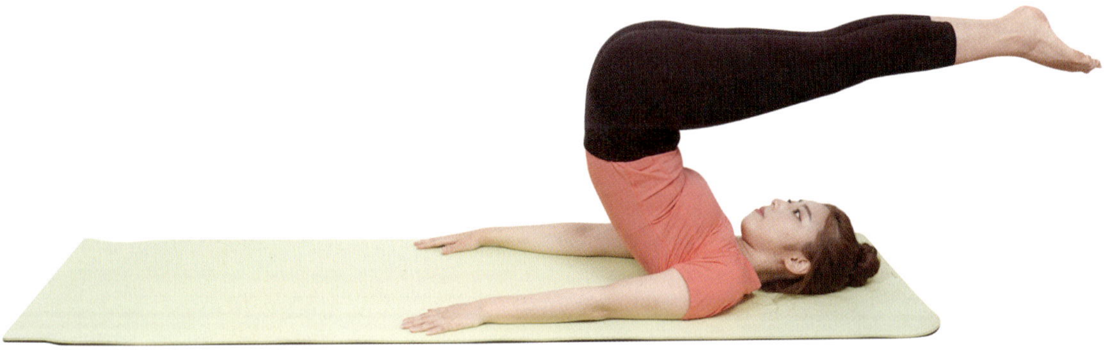

3 숨을 들이마시고 내쉬면서 두 발을 올려 볼기부와 항문 근육에 힘을 주며 재빨리 다리를 머리 위로 올린다.

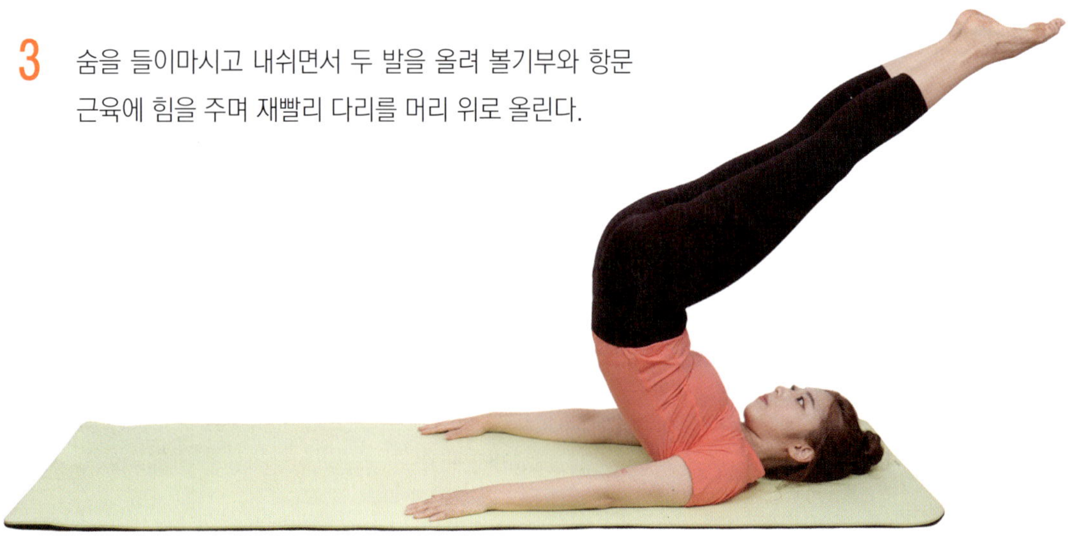

4 숨을 들이마시며 다리를 위로 곧게 들어올리고, 체중은 어깨와 어깨뼈에 싣고 들어올린 다리와 코가 일직선이 되게 한다. 어깨와 어깨뼈가 매트에 닿으면 들어올리기를 멈추고 유지한다.

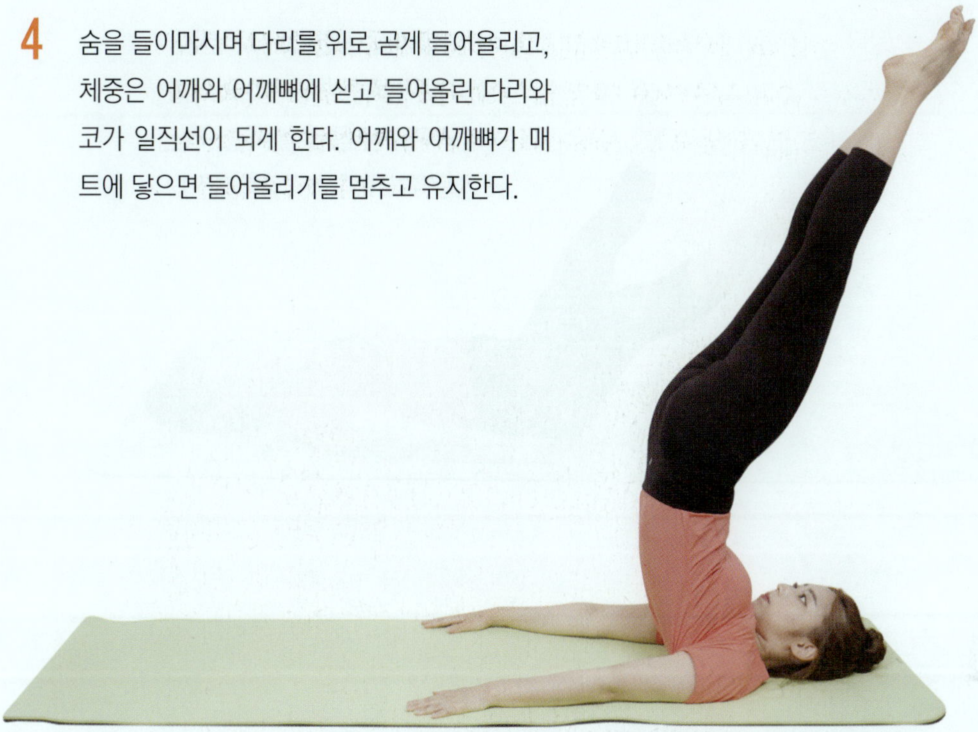

5 숨을 내쉬면서 척추뼈를 하나씩 매트에 내려놓듯 서서히 내리면서 시작자세로 돌아간다.
5회 반복한다.

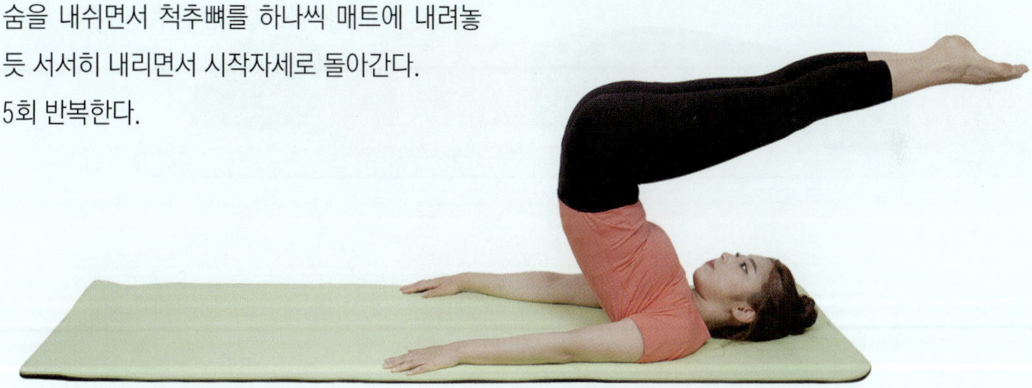

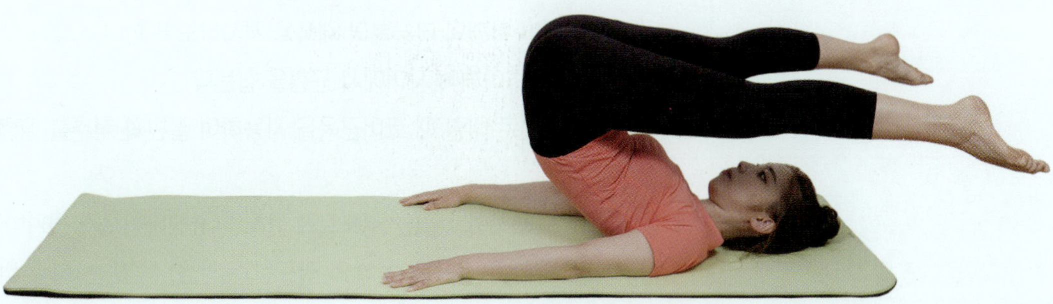

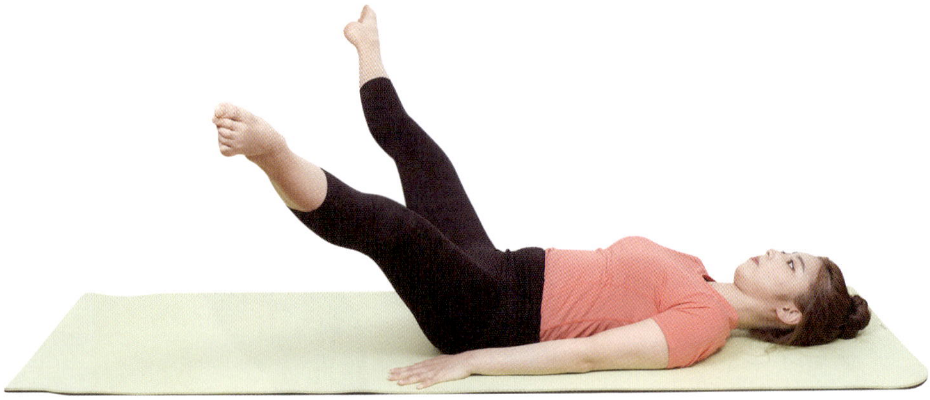

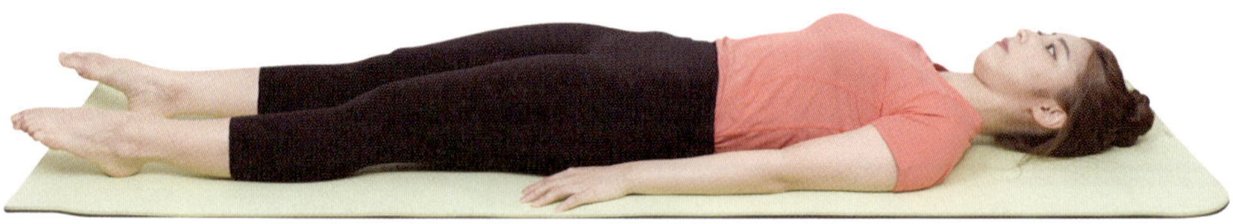

| 작용근 |

코어안정근, 척추굽힘근 및 폄근, 엉덩관절 굽힘근 및 폄근

| 주의사항 |

- 다리가 올라갈 때 팔로 매트를 밀어 어깨관절 폄근을 사용함으로써 위 몸통을 올리며, 척추폄근이 등을 천장 쪽으로 신장시키도록 돕게 하여 발이 얼굴과 같은 선상에 있지만 어깨의 대부분이 체중을 지지하도록 한다.
- 몸을 위로 올려 어깨뼈 사이에서 균형을 잡는다.
- 다시 시작자세로 내릴 때 코어근육을 사용하여 골반과 척추를 정렬된 자세로 조절한다.
- 몸 전체를 고정하여 다리만 재빠르게 움직인다(잭나이프가 튕겨나가듯이).
- 금기사항: 약한 코어근육, 등뼈의 과도한 뒤굽음, 목 또는 허리 디스크, 골다공증, 동작 시 통증이 있을 때

7. 전통 필라테스

23 사이드 킥

The Side Kick

목표

- 볼기부 및 몸통의 조절과 안정성 향상
- 엉덩관절의 운동과 강화
- 다리의 정렬

시작자세

- 옆으로 눕는다.
- 골반과 척추는 중립 상태이다.
- 머리는 왼쪽 손으로 지지한다. 오른쪽 팔은 몸통을 지지하기 위해 팔꿉관절은 굽히고 손을 가슴우리 앞 매트에 놓는다.
- 다리를 몸통보다 약간 앞에 둔다.

Step ▶▷▷

1 숨을 들이마시고 내쉬면서 자세를 준비한다.

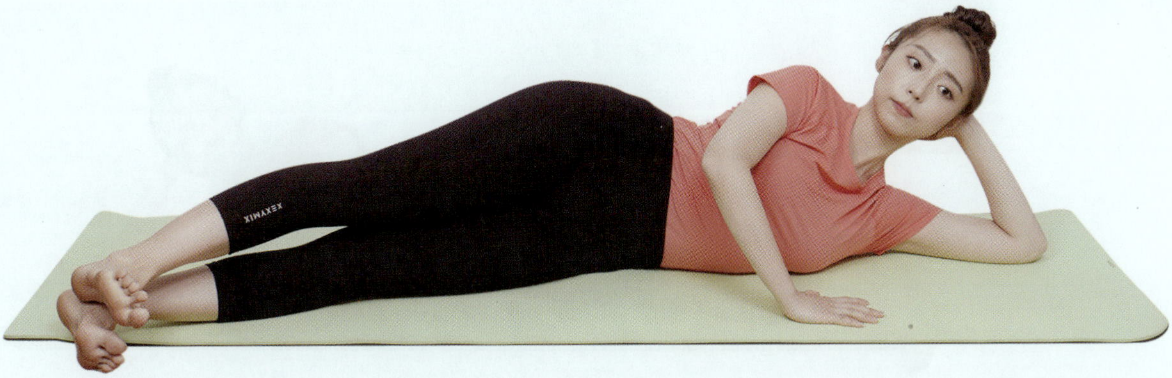

2 숨을 들이마시면서 골반과 척추를 안정적으로 유지하여 위쪽 다리를 척추라인에 맞춰 벌림한다.

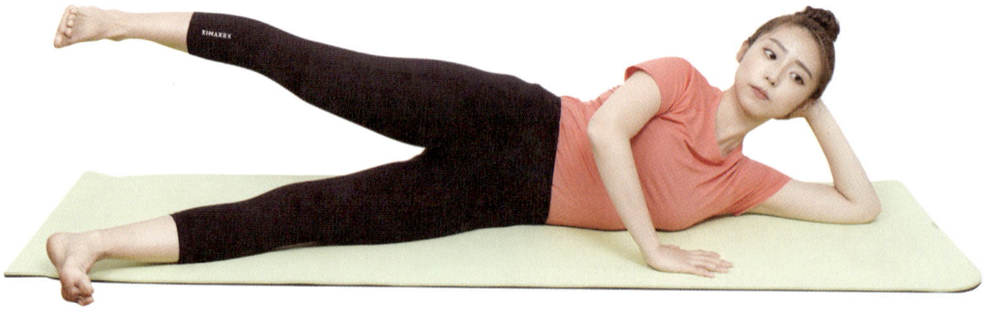

3 숨을 내쉬면서 오른쪽 다리를 가능한 한 멀리 앞으로 찬다. 이때 다리가 골반 높이를 넘지 않도록 한다.

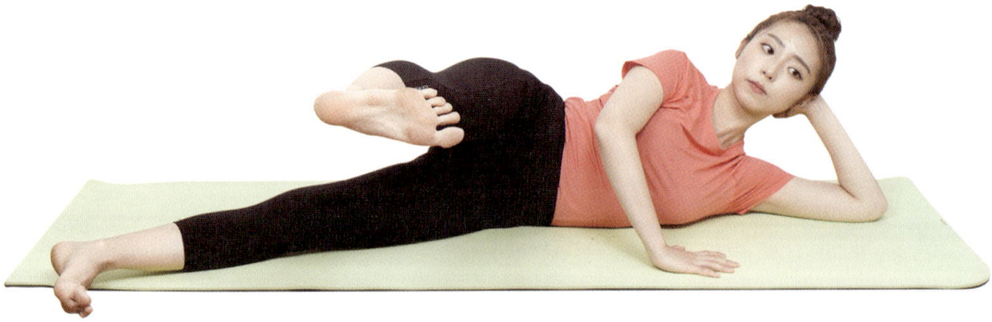

4 숨을 들이마시면서 시작자세로 돌아온다. 양쪽 각각 8~10회 반복한다.

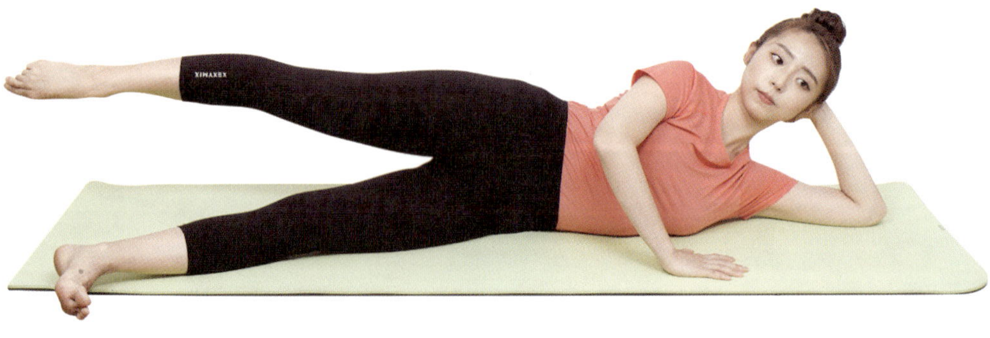

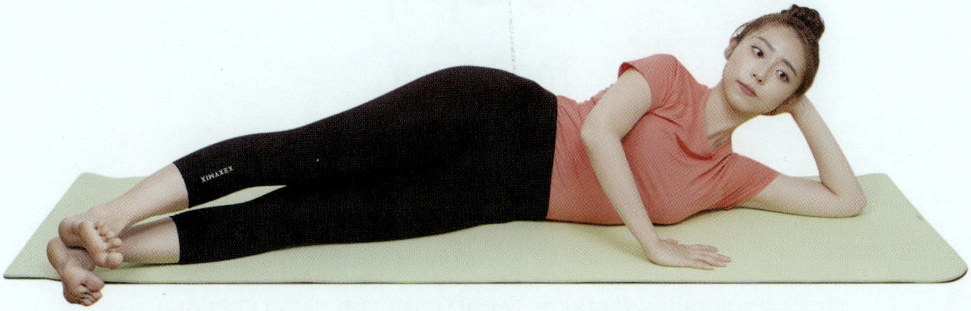

| 작용근 |

코어안정근, 엉덩관절 벌림근 및 굽힘근, 폄근

| 주의사항 |

- 다리를 킥할 때 코어근육을 수축한다.
- 다리를 킥할 때 어깨와 몸통안정성을 유지한다.
- 금기사항: 움직임시 통증

24 티저

The Teaser

목표

- 코어안정근과 엉덩관절 굽힘근, 척추안정근의 근력 및 근지구력 향상
- 균형감각 향상

시작자세

- 바로누운자세
- 팔을 머리 위로 해서 매트에 닿거나 약간 들리게 한다.

Step ▶▷▷

1 숨을 들이마시면서 자세를 준비한다.

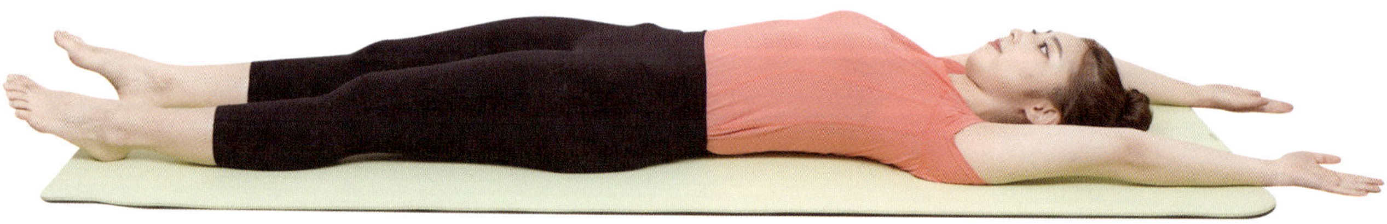

2 숨을 내쉬면서 턱을 가슴 쪽으로 끌어당기며 척추를 하나씩 분절하여 몸통과 양팔을 위, 앞쪽으로 감아올리고 엉덩관절을 굽힘하여 접히도록 한다. 동시에 다리를 들어올려 V자 모양을 만든다. 숨을 들이마시면서 몸통이 들린 자세(V자세)를 유지한다.

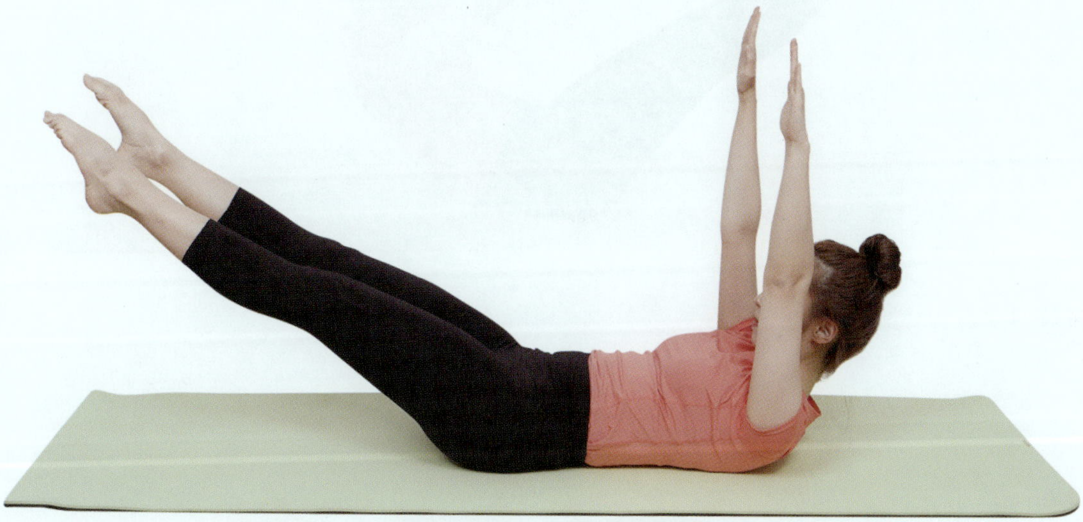

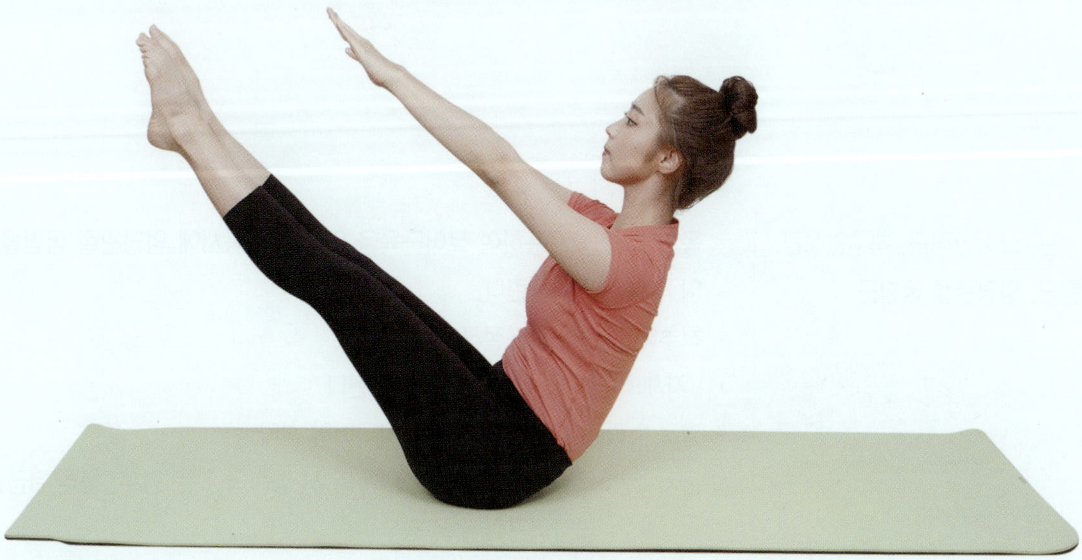

3 숨을 내쉬면서 척추를 하나씩 바닥에 내려 놓으면서 동시에 다리를 바닥에 놓고 시작자세로 돌아온다.

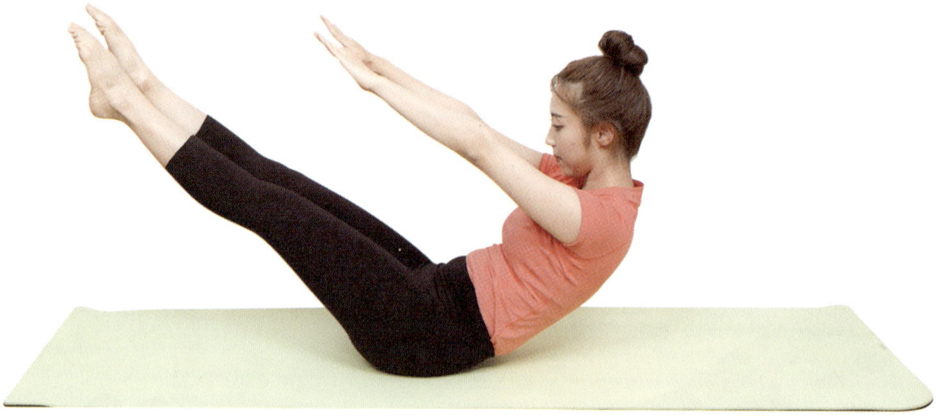

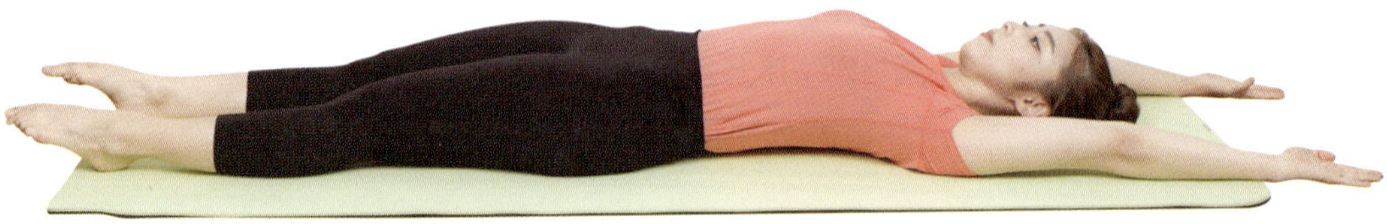

| 작용근 |

어깨안정근, 코어안정근, 척추안정근, 척추굽힘근, 엉덩관절 굽힘근

| 주의사항 |

- 목의 굴근을 사용하여 코어근육을 연결하며 동시에 엉덩관절 굽힘을 사용하여 다리를 들어올린다.
- 척추뼈를 하나씩 분절하여 움직인다.
- V자세의 균형을 유지하는데 집중한다.
- 팔과 다리는 서로 평행하게 유지되어야 한다.
- 금기사항: 목 또는 허리 디스크, 운동 시 통증이 있는 경우, 척추 뒤굽음증, 뒤넙다리근이 짧은 경우

25 힙 트위스트

The Hip Twist

목표

- 코어안정성 향상
- 엉덩관절 굽힘근 강화

시작자세

- 앉은자세
- 팔을 편 채로 몸통 뒤에 두고 손바닥은 매트에 놓고 누른다.
- 무릎과 발등을 펴서(발바닥굽힘) 다리를 들어올려 몸통과 V자 자세를 만든다.

Step ▶▷▷

1 숨을 들이마시고 내쉬면서 자세를 준비한다.

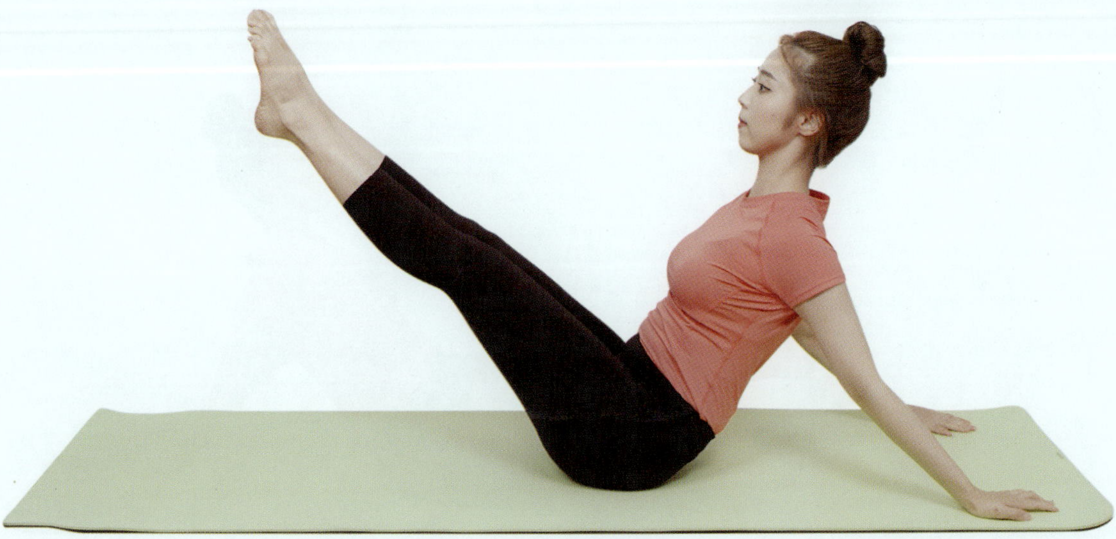

2 숨을 내쉬면서 코어의 안정성을 유지하며
골반과 두 다리로 원을 그린다.

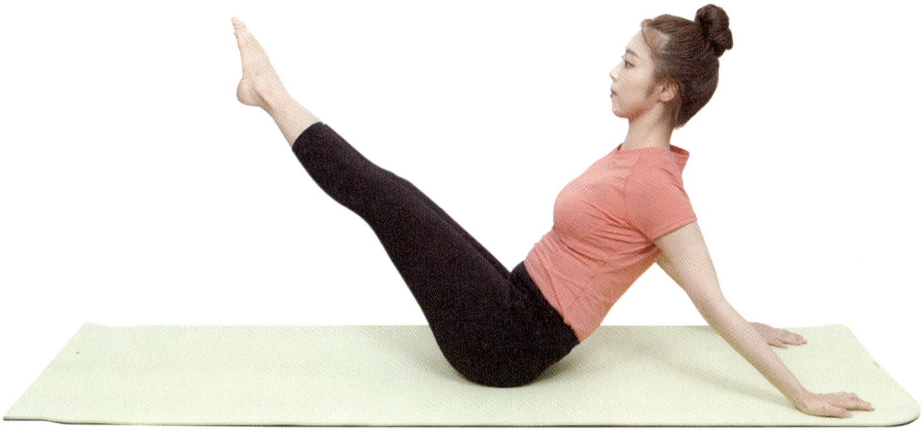

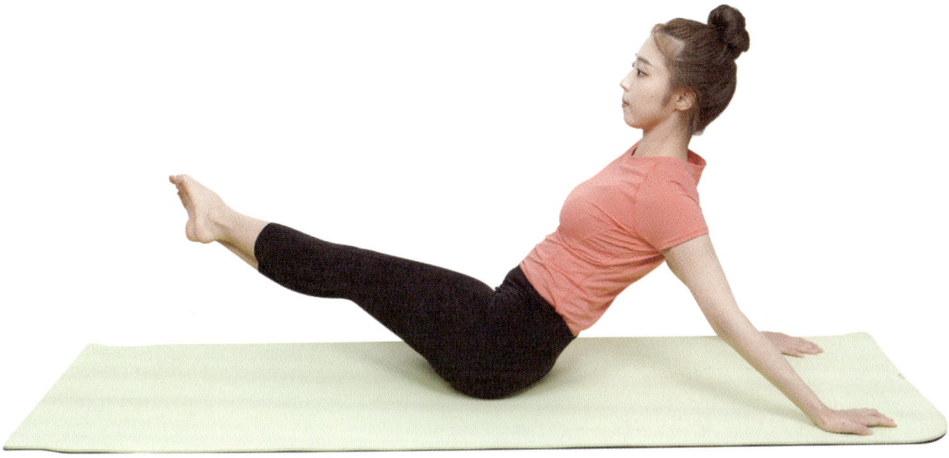

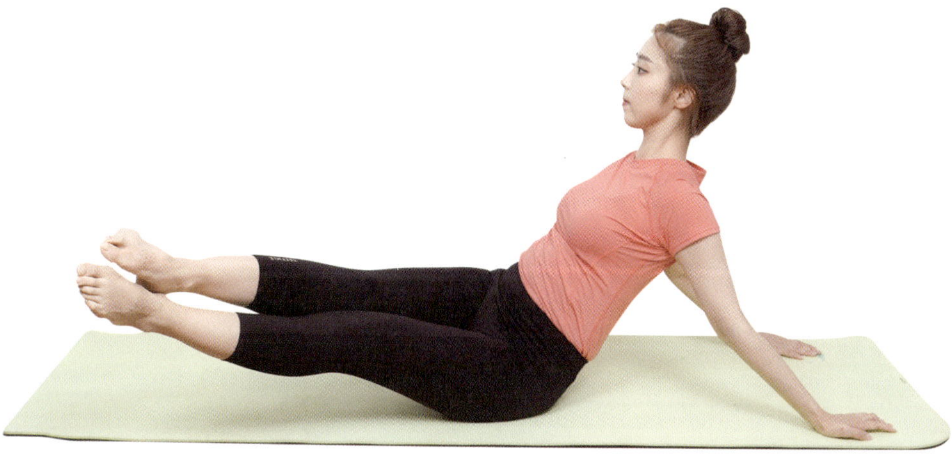

3 숨을 들이마시고 내쉬면서 골반과 두 다리를 반대쪽으로 원을 그려 시작자세로 돌아온다.
각각 3회 반복한다.

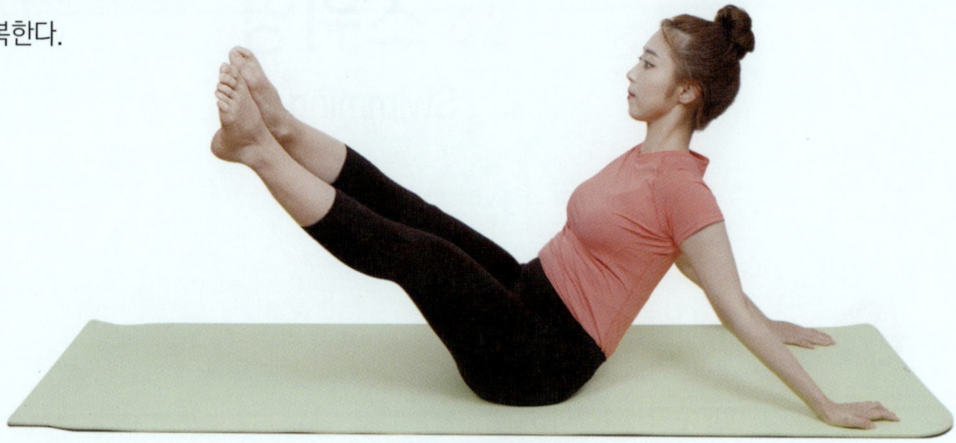

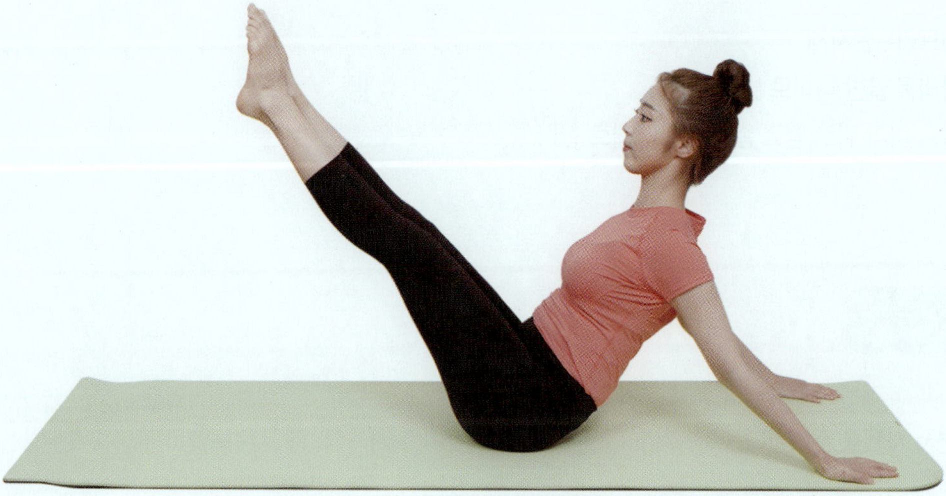

| 작용근 |

어깨안정근, 코어안정근, 엉덩관절 굽힘근

| 주의사항 |

- 다리가 매트에 닿지 않게 원을 그린다.
- 코어와 척추의 안정성을 유지한 상태에서 최대한 높이 다리를 올려 원을 그린다.
- 금기사항: 척추의 문제, 뒤넙다리근이 짧은 경우

26 스위밍

Swimming

목표

- 전신 운동
- 균형감각, 협응성 향상
- 엎드린자세의 코어안정성

시작자세

- 엎드려누운자세
- 다리를 골반 너비로 벌린다.
- 팔을 머리 위로 뻗고 손바닥은 아래로 한다.

Step ▶▷▷

1 숨을 들이마시면서 자세를 준비한다.

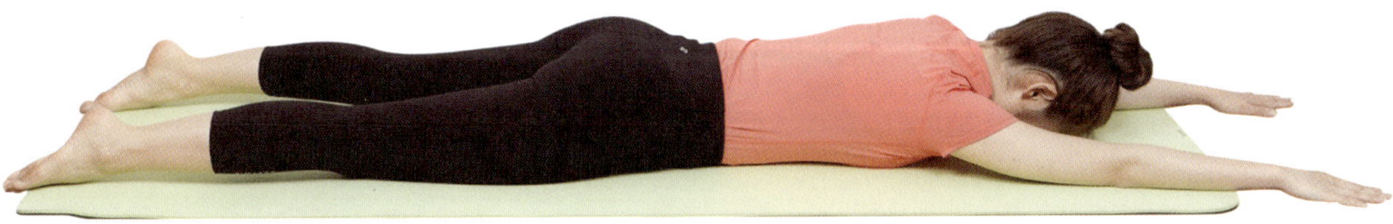

2 숨을 들이마시면서 상체와 하체를 들어 올린다.
숨을 내쉬면서 팔과 다리를 아래위로 수영하듯이 교차하여 움직인다(5회).
숨을 들이마시면서 팔과 다리를 아래위로 수영하듯이 교차하여 움직인다(5회).

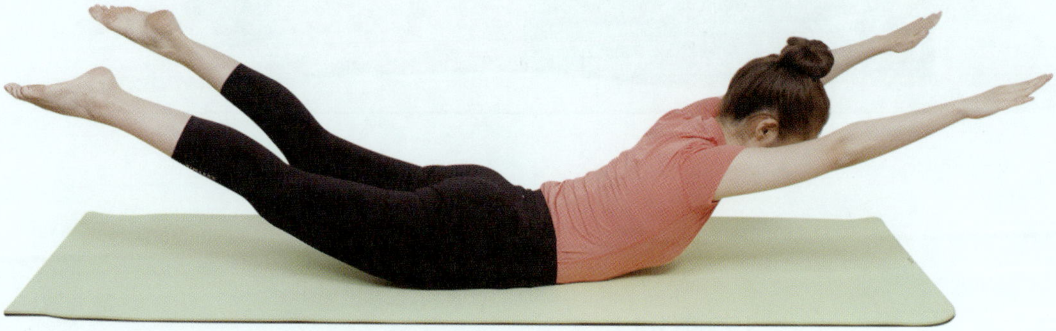

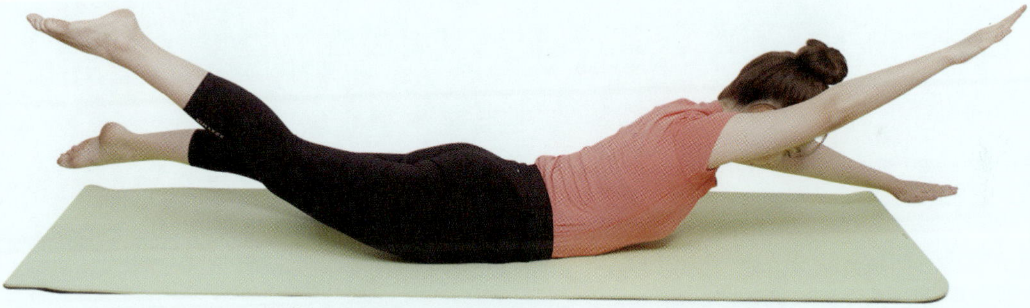

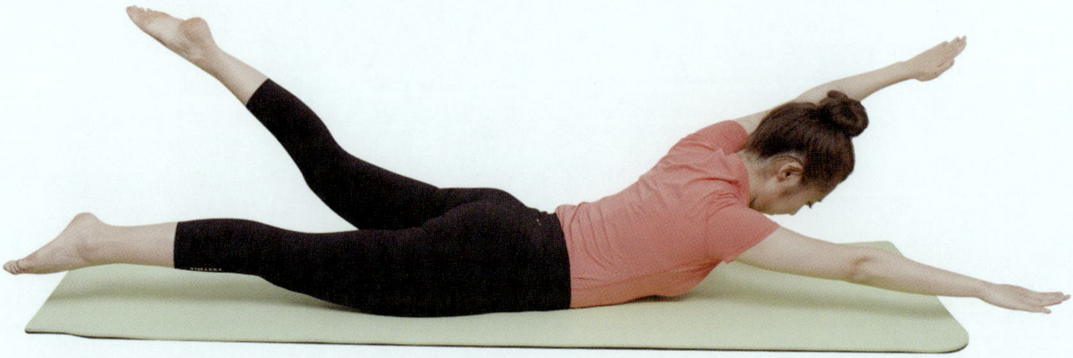

3 호흡을 정리 하고 시작자세로 돌아온다.

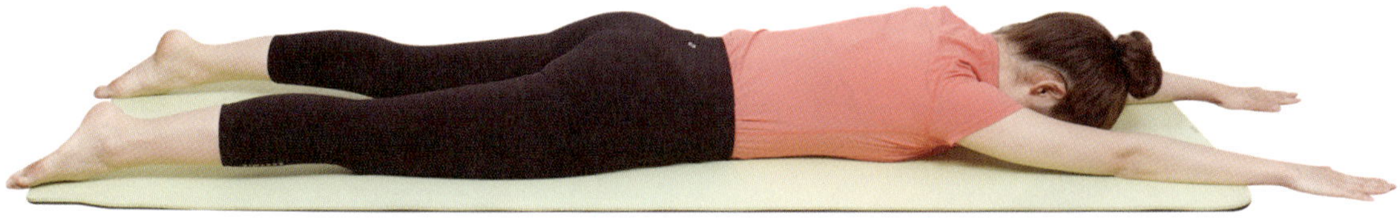

| 작용근 |

코어안정근, 엉덩관절 폄근, 팔과 어깨의 근육

| 주의사항 |

- 몸통과 골반의 안정성을 유지한 채 팔과 다리를 최대한 높이 올린다.
- 금기사항: 척추협착증, 척추디스크, 척추 뒷굽음증

7. 전통 필라테스

27 레그 풀 프런트

The Leg Pull Front

목표

- 코어안정성 향상
- 어깨관절의 안정성 향상

시작자세

- 네발기기자세

Step ▶▷▷

1 자세를 준비한다.

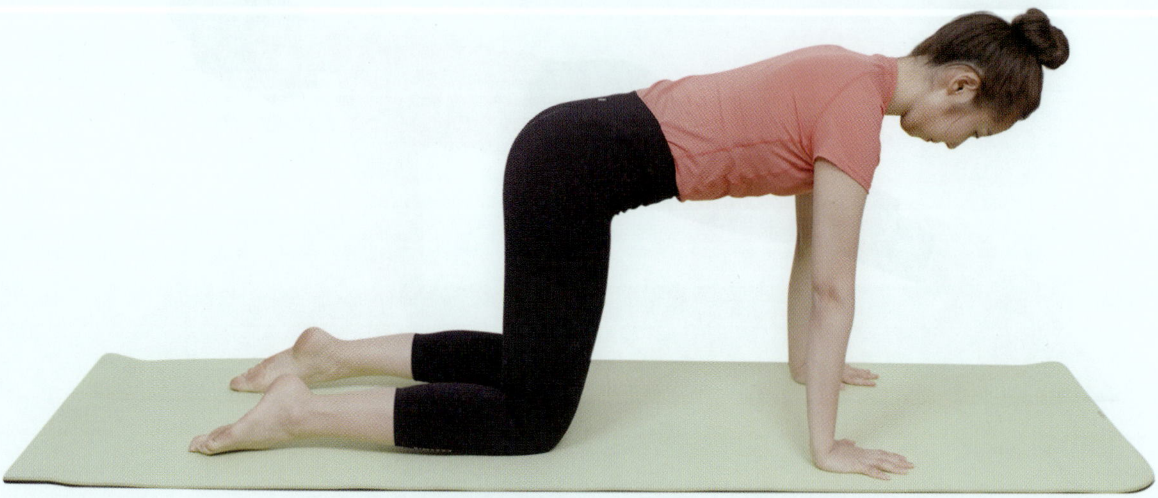

2 숨을 들이마시고 오른쪽 다리의 무릎을 펴면서 아래쪽으로 슬라이드하고 숨을 내쉬면서 왼쪽 다리도 무릎을 펴서 매트로 슬라이드하여 플랭크(plank) 자세를 만든다. 체중은 두 손과 두 발에 균등하게 분배되어야 한다. 숨을 들이마시면서 자세를 유지한다.

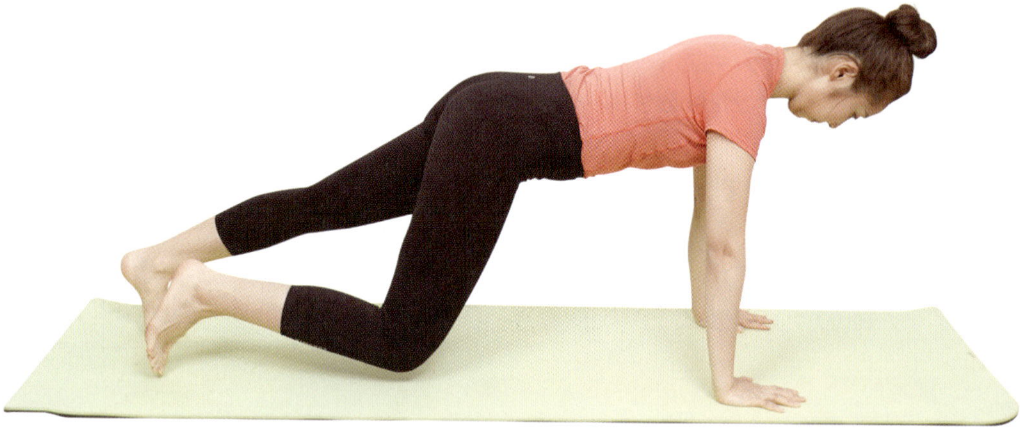

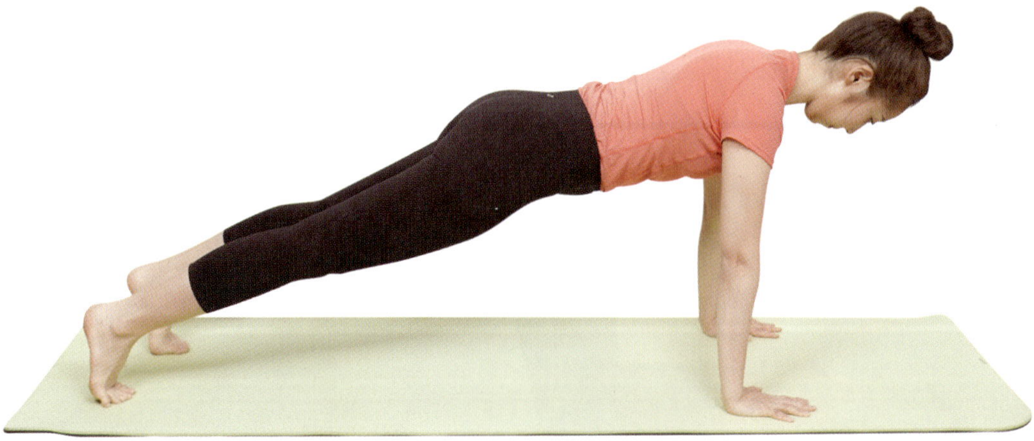

3 숨을 내쉬면서 골반과 척추의 중립을 유지하고, 왼쪽 다리를 위로 들어올리고 발목은 발바닥굽힘한다. 다시 다리를 내리고 발목은 발등굽힘한다. 오른쪽 다리도 반복하여 시작자세로 돌아간다. 양쪽 각각 5회 반복한다.

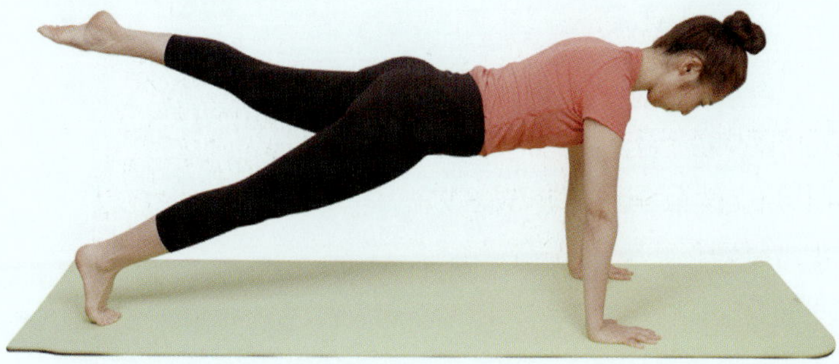

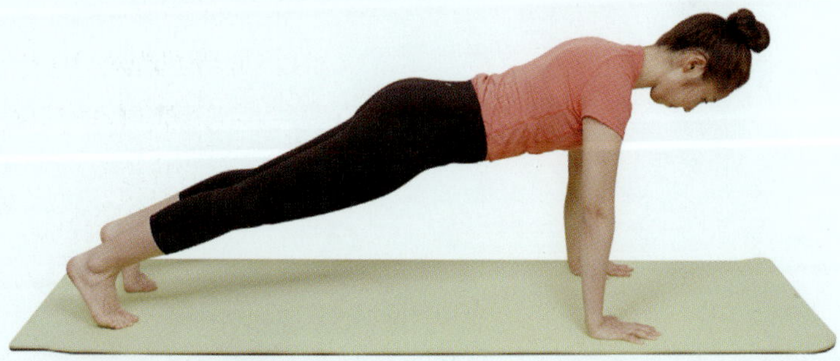

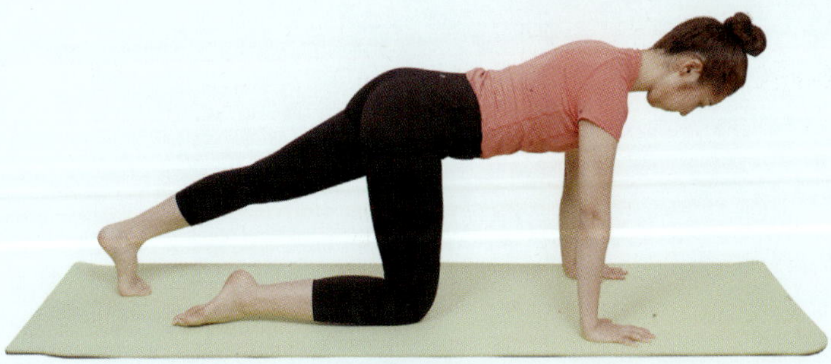

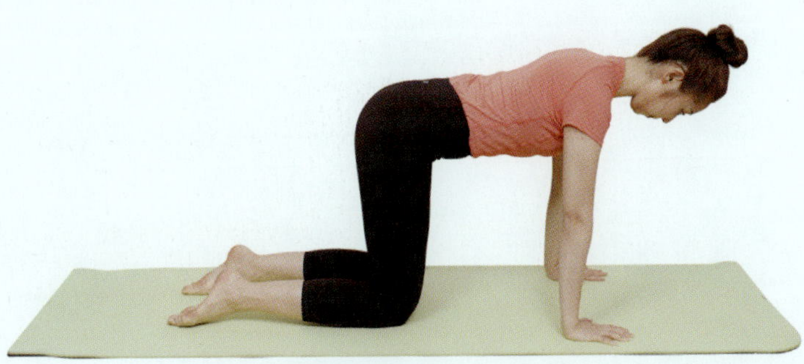

| 작용근 |

척추안정근, 엉덩관절 폄근 및 굽힘근, 어깨안정근

| 주의사항 |

- 다리를 들어올릴 때 척추와 어깨의 안정성을 유지한다.
- 어깨의 안정성을 유지한다.
- 운동 시 무릎의 폄을 유지한다.
- 금기사항: 골다공증이 심한 경우, 코어안정성이 약한 경우

7. 전통 필라테스

28 레그 풀 백

The Leg Pull Back

목표

- 코어안정성 향상
- 엉덩관절 굽힘근 강화
- 엉덩관절 폄근의 지구력 향상
- 어깨의 안정성 향상

시작자세

- 다리를 펴서 앉는다.
- 앉은자세에서 양팔을 골반 뒤로 하고 손바닥은 매트를 누른다.

Step ▶▷▷

1 자세를 준비한다.

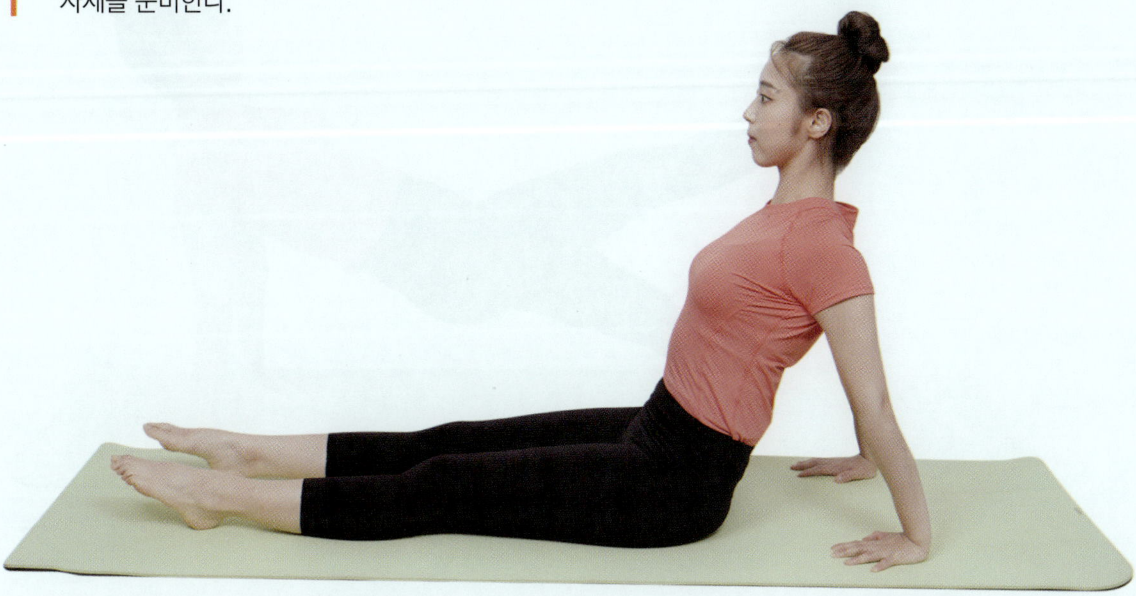

2 숨을 들이마시고 내쉬면서 골반을 들어올려 몸통을 일직선으로 만든다.

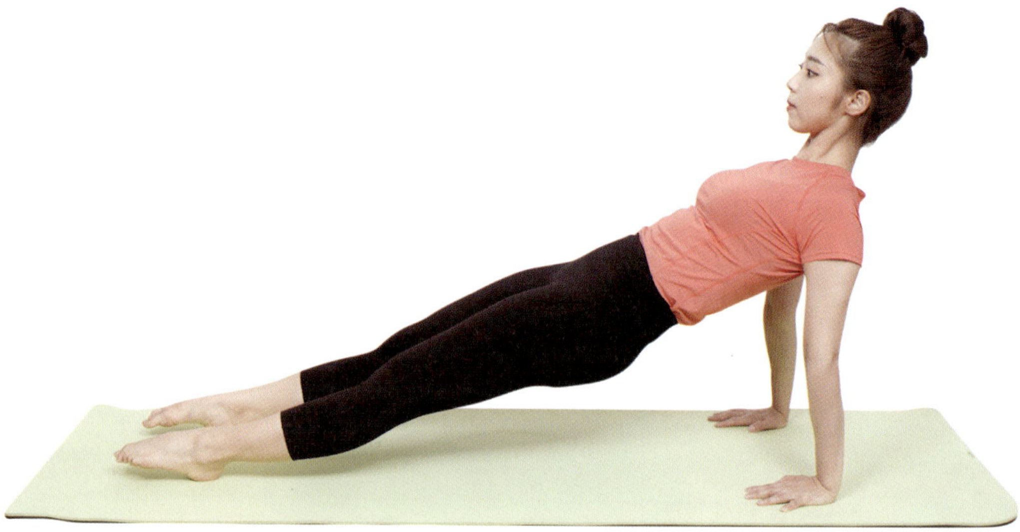

3 숨을 들이마시고 내쉬면서 왼쪽 다리를 들어올리고 내린다.

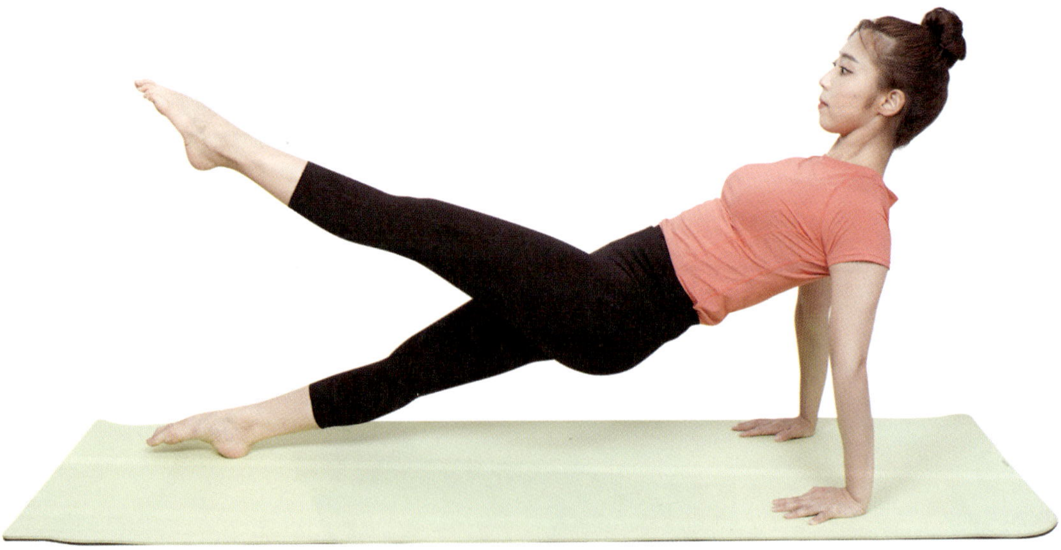

4 숨을 들이마시고 내쉬면서 오른쪽 다리도 반복하고 다시 시작자세로 돌아간다. 각각 5회씩 반복한다.

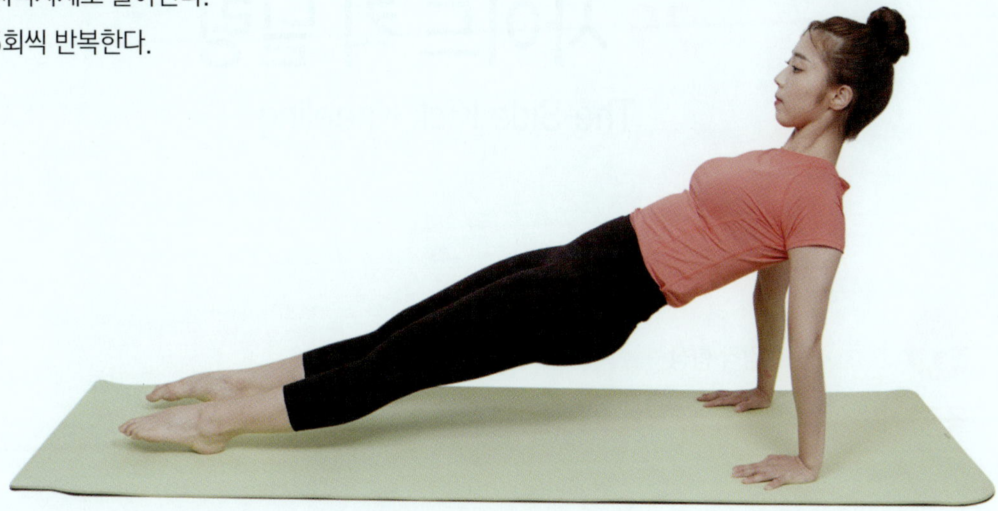

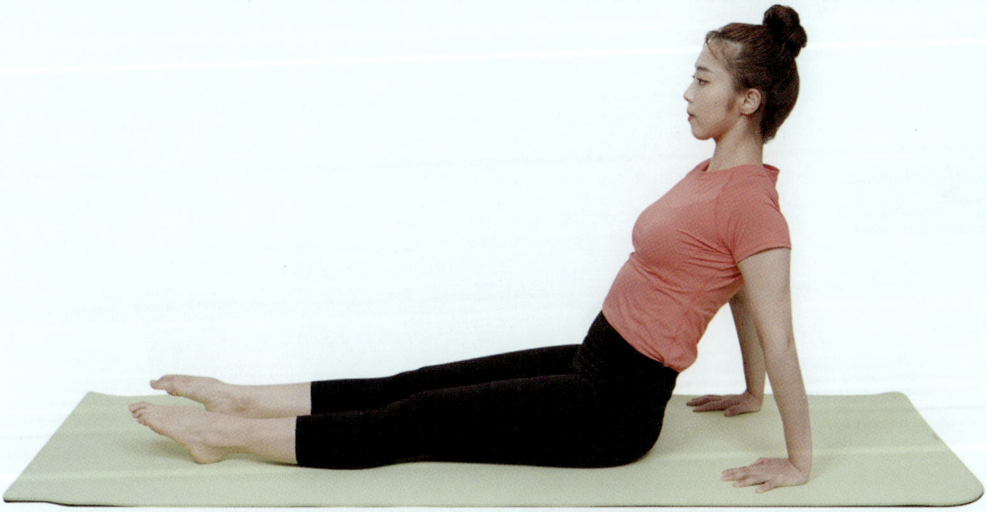

| 작용근 |

엉덩관절 굽힘근 및 폄근, 코어안정근, 어깨관절 폄근 및 굽힘근, 어깨뼈 모음근 및 내림근

| 주의사항 |

- 다리를 들어올릴 때 골반과 척추의 안정성을 유지한다.
- 어깨의 안정성을 유지한다.
- 금기사항: 어깨 불안정성, 코어안정성이 약한 경우, 골다공증

29 사이드 킥 닐링
The Side Kick Kneeling

목표

- 균형감각 향상
- 엉덩관절 굽힘근과 폄근 강화

시작자세

- 무릎 세워 앉은자세에서 몸통을 가쪽으로 굽힌다.
- 한 쪽 손바닥을 매트에 놓는다. 다른 손은 머리 뒤에 두고 팔꿈치를 굽혀 천장 쪽을 향하게 한다.

Step ▶▷▷

1 자세를 준비한다.

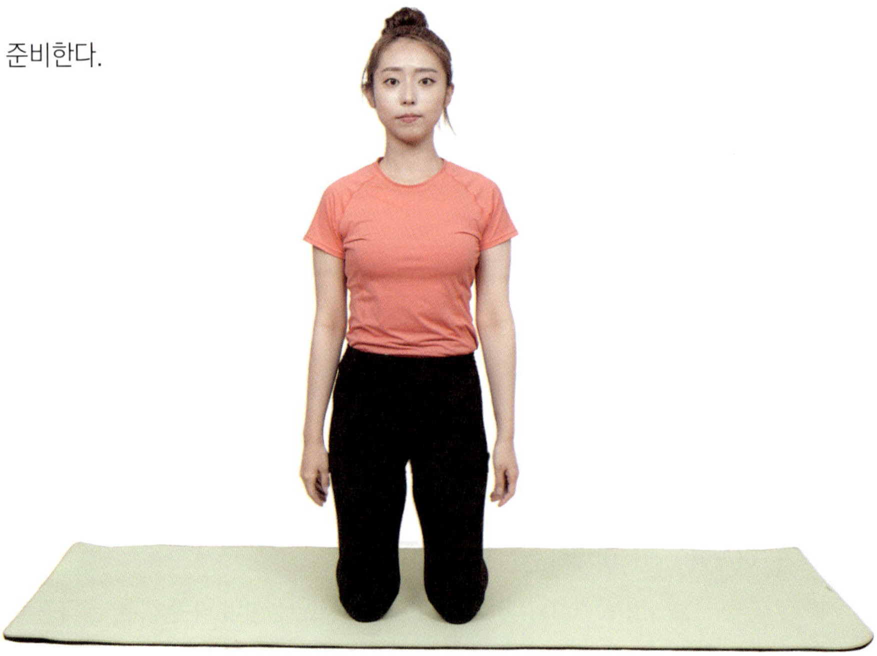

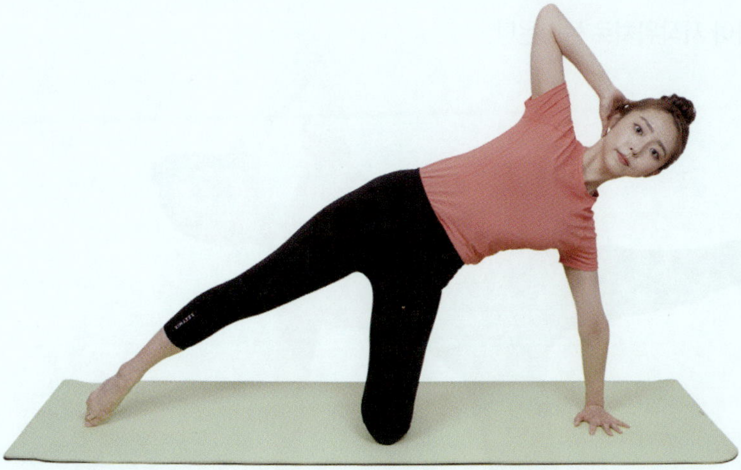

2 숨을 들이마시고 위쪽 다리를 펴서 골반 높이로 들어올린다.

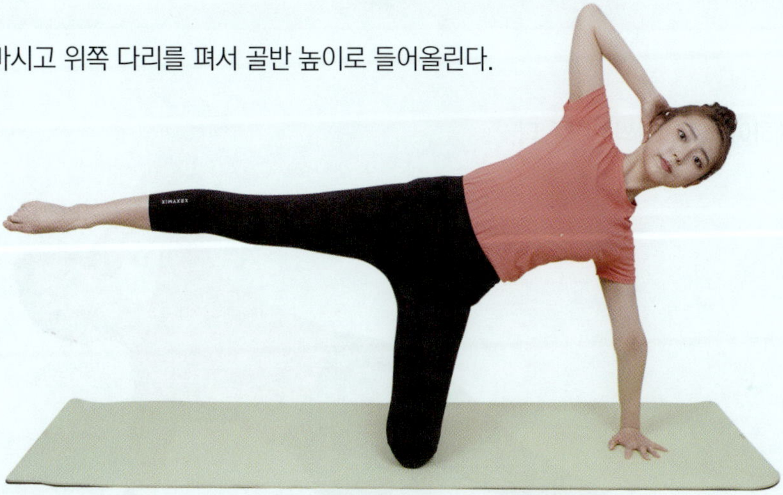

3 숨을 내쉬면서 발등굽힘하고 다리를 앞 쪽으로 킥한다.

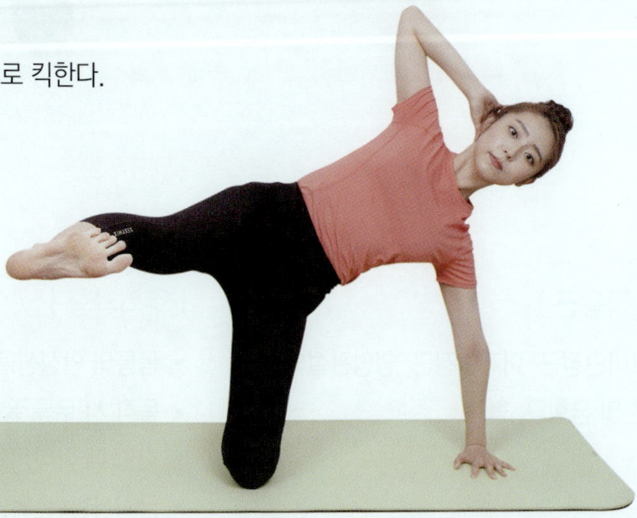

4 숨을 들이마시고 발바닥굽힘하여 시작위치로 돌아온다.

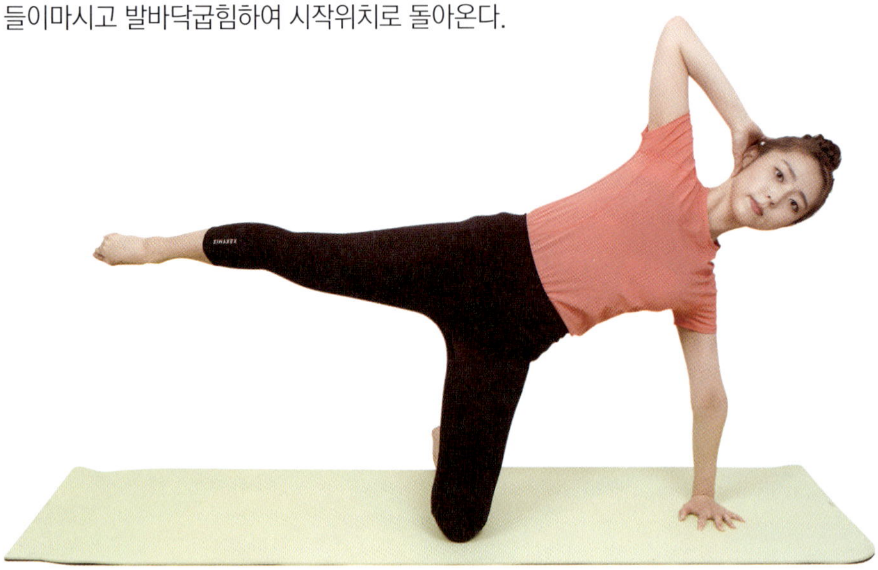

5 다리를 교체하여 각각 5회씩 반복한다.

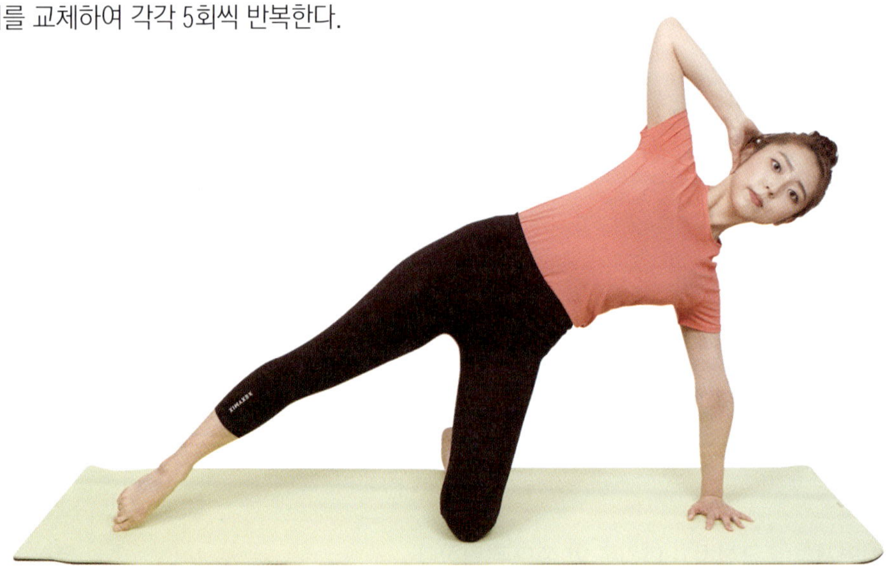

| 작용근 |

코어안정근, 어깨안정근, 엉덩관절의 벌림근 및 굽힘근, 폄근

| 주의사항 |

- 몸통의 안정성을 유지한 채 다리만 움직인다.
- 동작 시 무릎 꿇은 쪽 다리의 움직임의 안정성을 유지한다.
- 킥할 때 다리의 높이를 유지한다.
- 금기사항: 손목, 어깨, 무릎, 엉덩관절, 척추에 문제가 있는 경우

30 사이드 밴드

Side Bend

목표

- 가쪽코어의 안정성 향상
- 균형감각, 집중력, 협응력 향상
- 어깨뼈안정근의 근력 향상

시작자세

- 무릎을 굽혀 옆으로 앉는다. 무릎을 굽힌 각도만큼 어깨 각도를 벌려 손바닥으로 바닥을 지지한다(무릎과 팔의 각도는 약 30~45도).

Step ▶▷▷

1 시작자세를 준비한다.

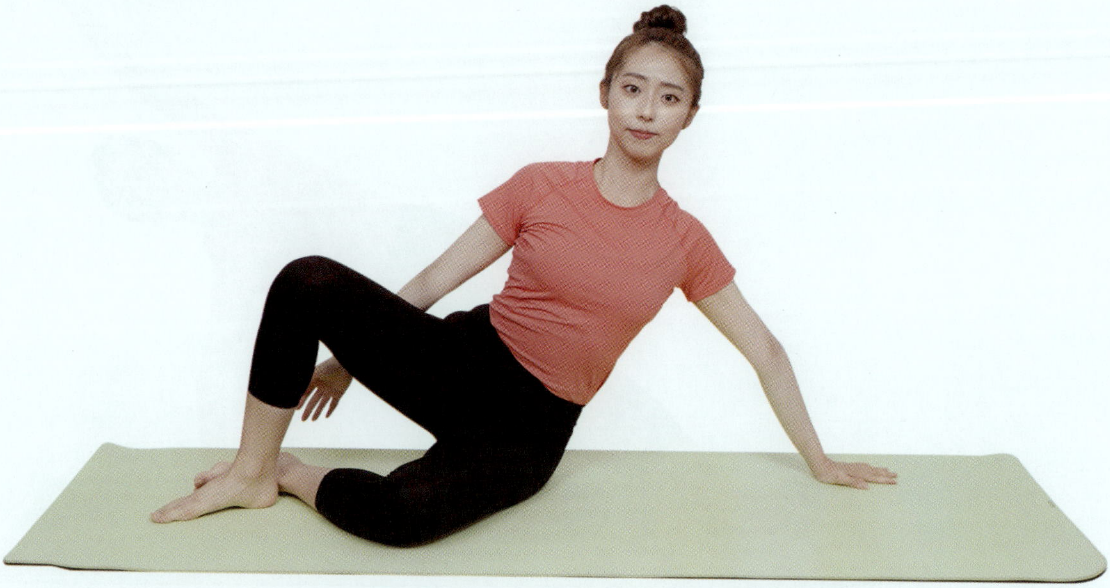

2 숨을 들이마시고 내쉬면서 발로 매트를 밀면서 무릎을 펴 골반을 들어올린다(사이드 플랭크 자세). 위쪽 팔은 위로 올린다.

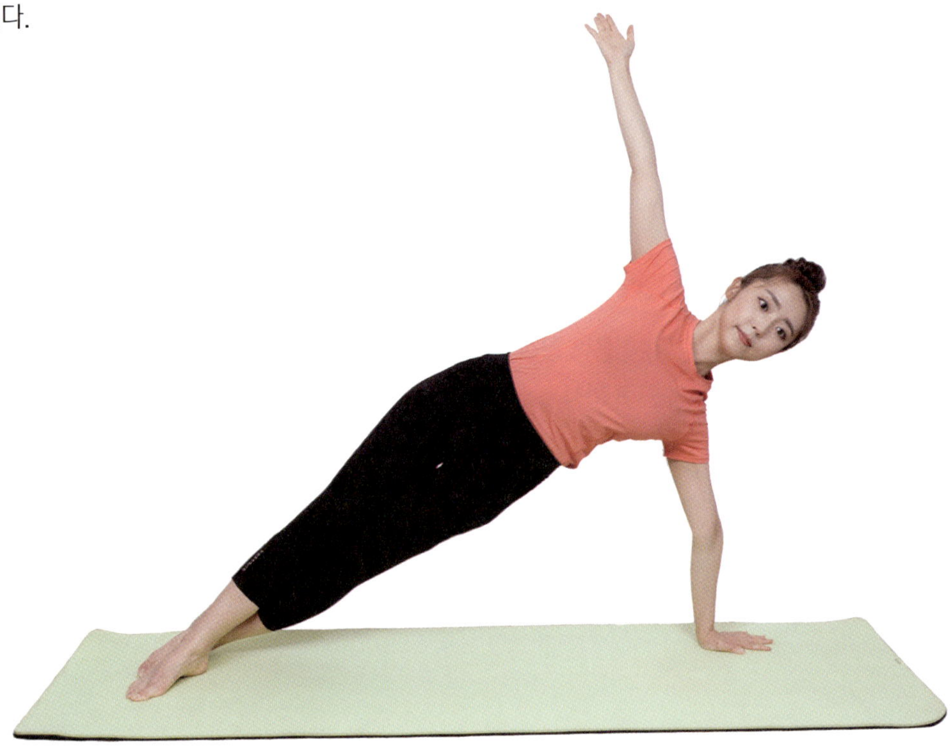

3 숨을 들이마시고 내쉬면서 팔을 머리 위로 올린다(사이드 플랭크 자세를 유지한다).

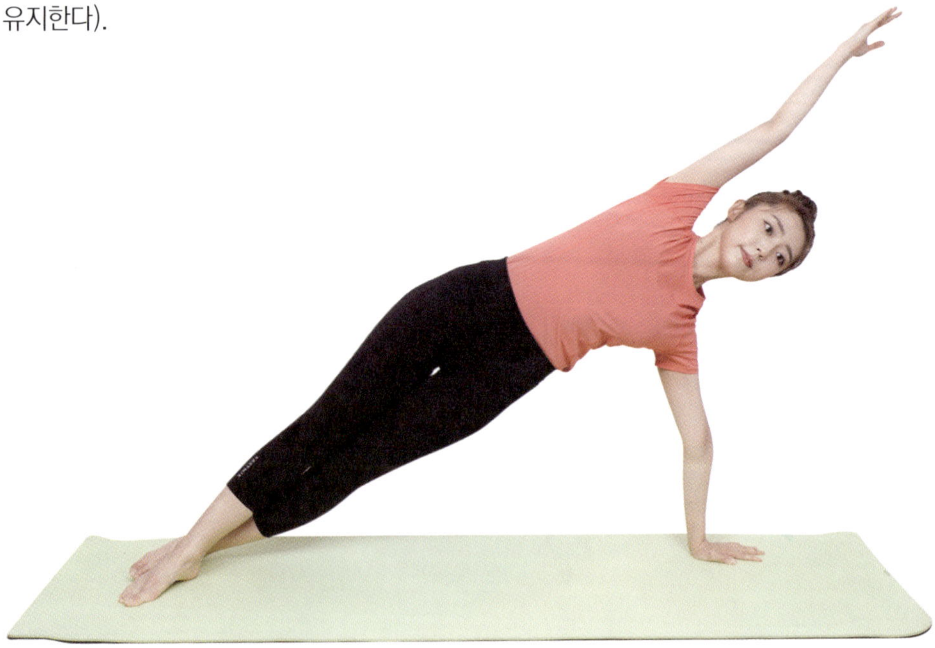

4 숨을 들이마시고 내쉬면서 턱을 어깨쪽으로 돌리고
몸통을 아래쪽으로 내리면서 종아리가 매트에 닿게 한다.
양쪽 3회 반복한다.

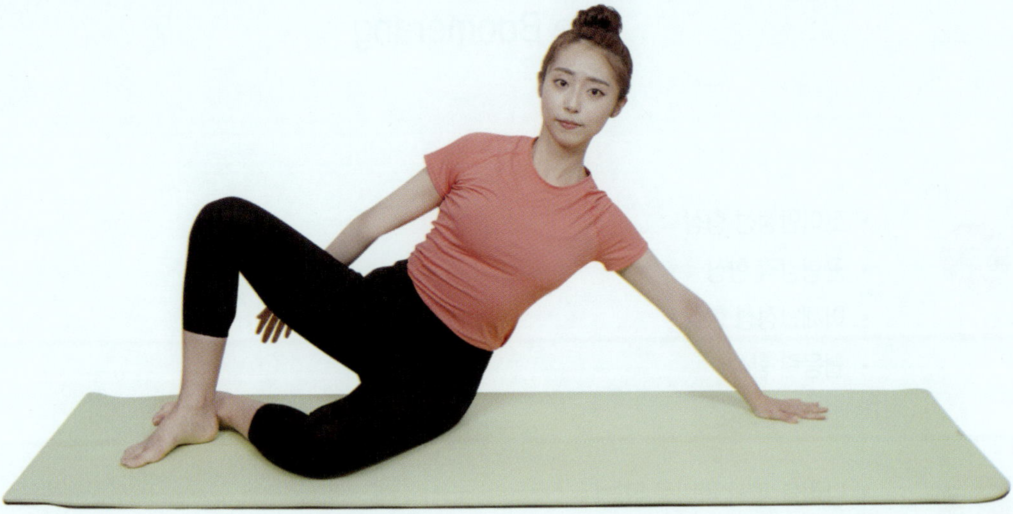

| 작용근 |

코어안정근, 어깨안정근

| 주의사항 |

- 다리, 척추, 머리의 올바른 정렬을 유지한다.
- 어깨의 안정성을 유지한다. 어깨와 목에 긴장을 하지 않는다.
- 금기사항: 어깨와 척추에 문제가 있는 경우

31 부메랑

The Boomerang

목표

- 코어안정성 향상
- 균형감각 향상
- 어깨안정성 향상
- 협응력 향상

시작자세

- 다리를 펴서 똑바로 앉는다.
- 팔을 몸의 양 옆 가까이 두고 손바닥은 매트에 놓는다. 한쪽 다리를 다른 쪽 다리와 교차시키고 발바닥을 굴곡시킨다.

Step ▶▷▷

1 숨을 들이마시면서 준비한다.

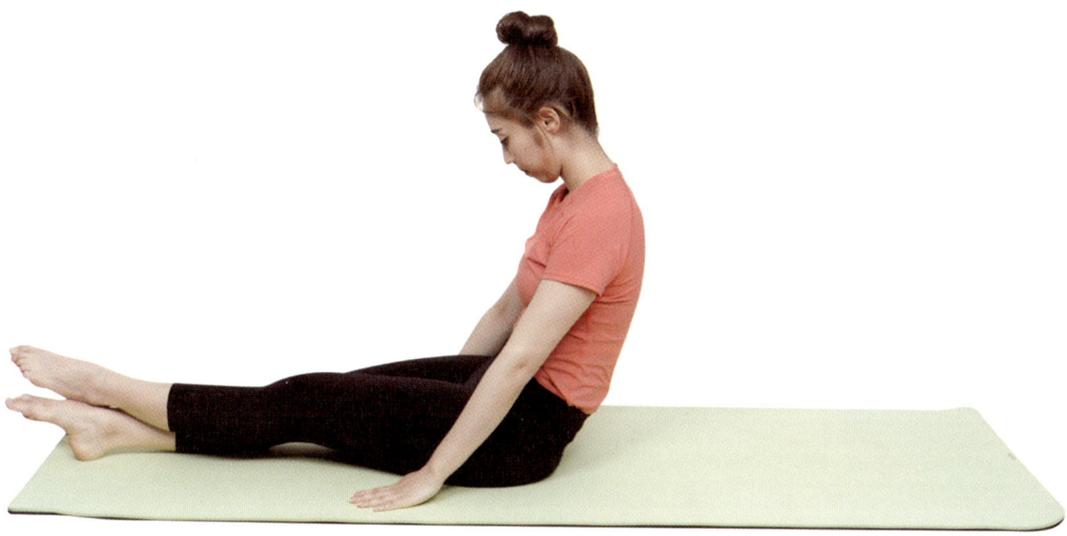

2 숨을 내쉬면서 척추를 하나씩 분절하면서 뒤로 굴려 다리가 바닥과 평행되면 동작을 멈추고 다리를 교차시킨다.

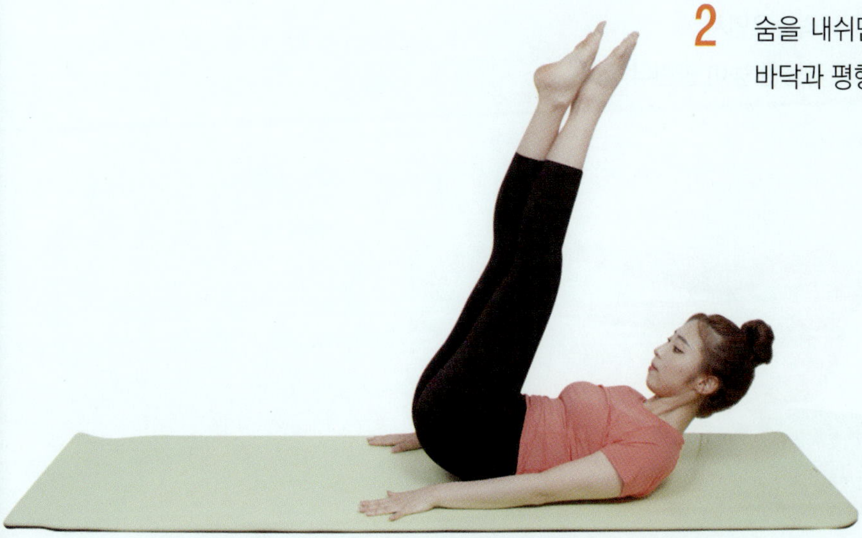

3 숨을 들이마시면서 유지한다.

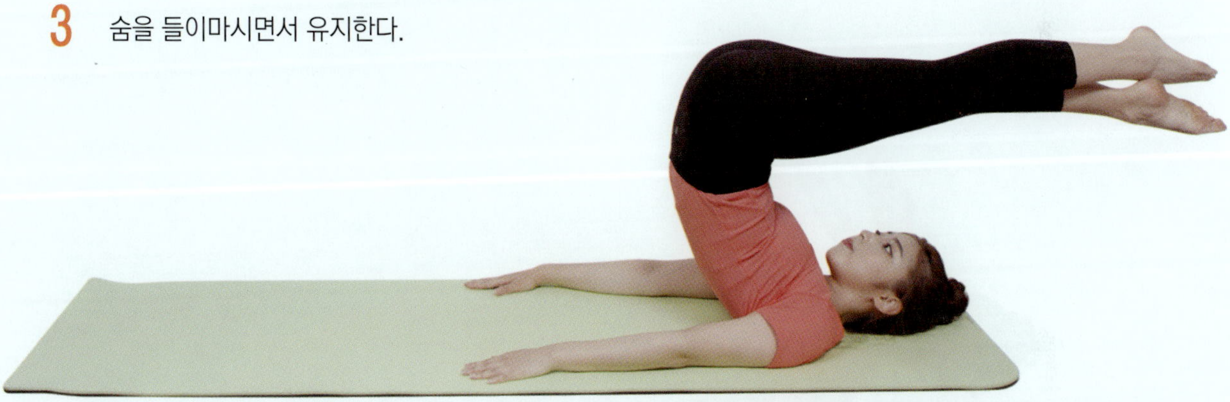

4 숨을 내쉬면서 등뼈부터 차례로 하나씩 분절하며 내려와 V 자세(티저)를 취하고 양 손을 등 뒤로 보내고 매트에 손이 닿지 않게 하거나 균형 잡기 어려운 경우 살짝 닿게 한다.

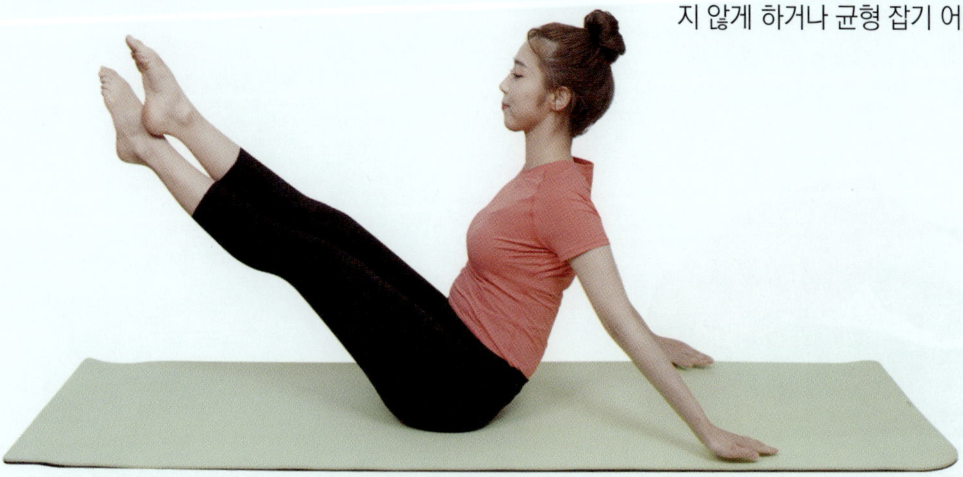

5 숨을 들이마시고 내쉬면서 다리를 매트에 내려놓으면서
상체는 다리 쪽으로 굽히고 팔은 몸통 뒤로 가능한 높이 올린다.
팔을 뒤로 돌림하여 발쪽으로 뻗는다.

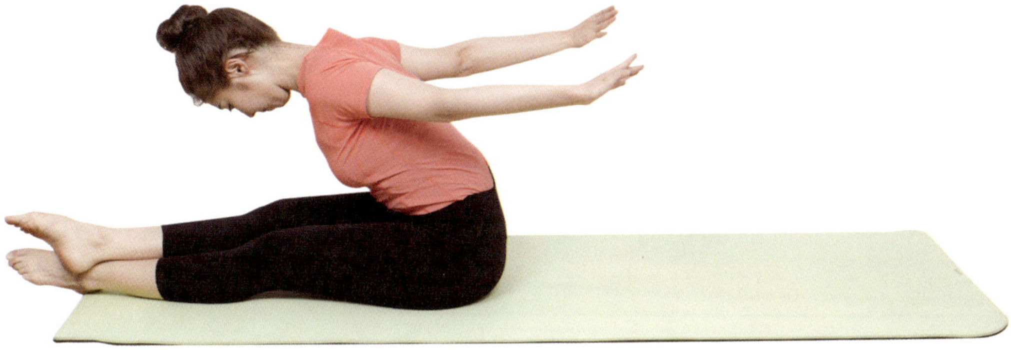

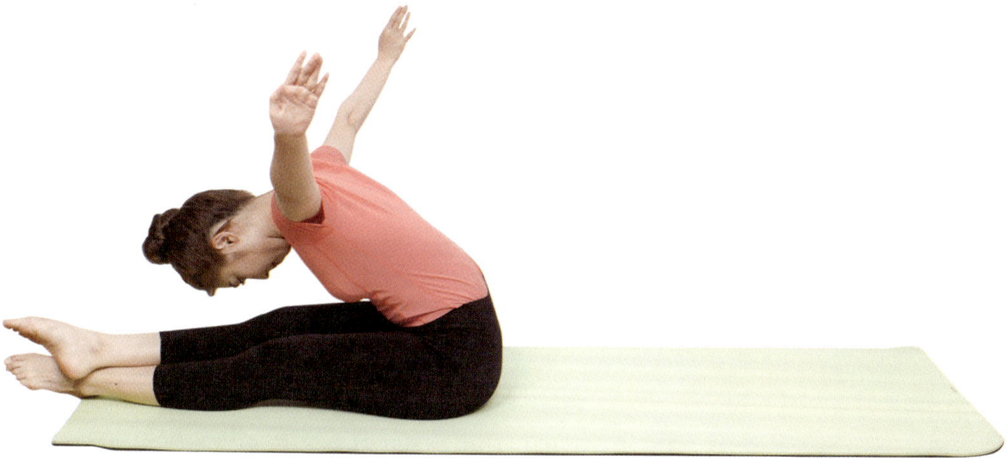

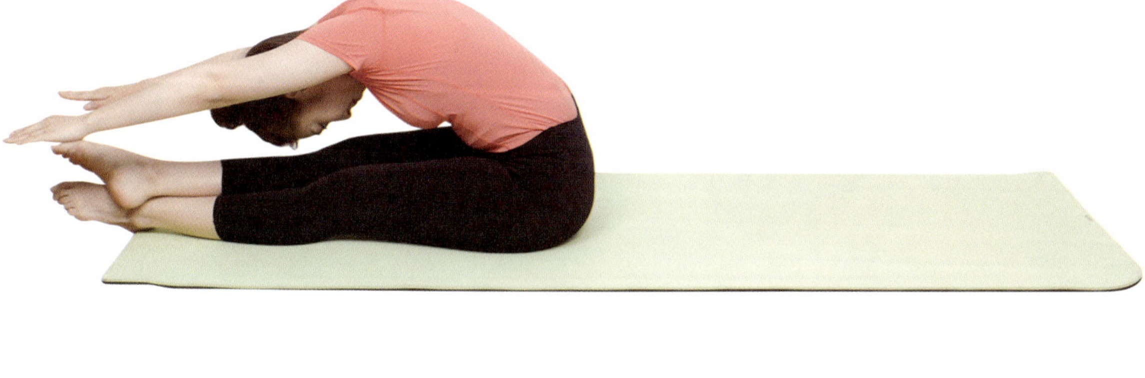

6 숨을 들이마시고 내쉬면서 시작자세로 돌아온다. 6회 반복한다.

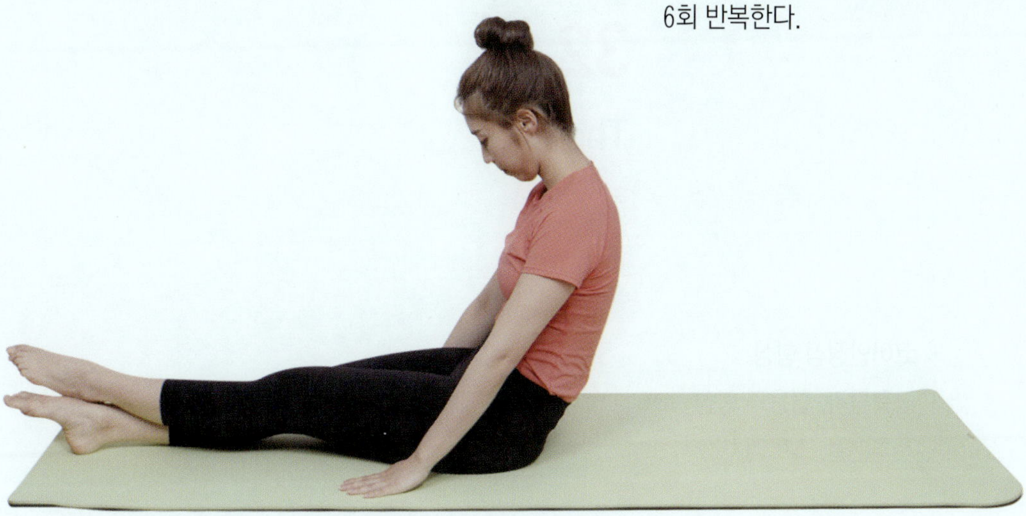

| 작용근 |

코어안정근, 척추세움근, 엉덩관절 굽힘근 및 폄근, 어깨안정근

| 주의사항 |

- 팔과 어깨를 바닥에 안정된 상태로 유지하고 목에 체중을 지지하지 않는다.
- V자세(티저)를 할 때 최대한 균형을 유지하고 골반의 안정성과 척추중립을 유지한다.
- 금기사항: 척추와 엉덩관절에 문제가 있는 경우, 동작 시 통증이 있는 경우

7. 전통 필라테스

32 씰

The Seal

목표

- 코어안정성 향상
- 균형감각, 협응력 향상
- 척추분절, 스트레치

시작자세

- 앉은자세
- 무릎을 굽히고 양쪽 뒤꿈치를 붙이고 손을 발 안쪽으로 넣어 발목을 잡는다.
- 발을 매트에서 들어올려 안정적인 앉은자세

Step ▶▷▷

1 숨을 들이마시고 내쉬면서 균형을 잡고 앉는다.

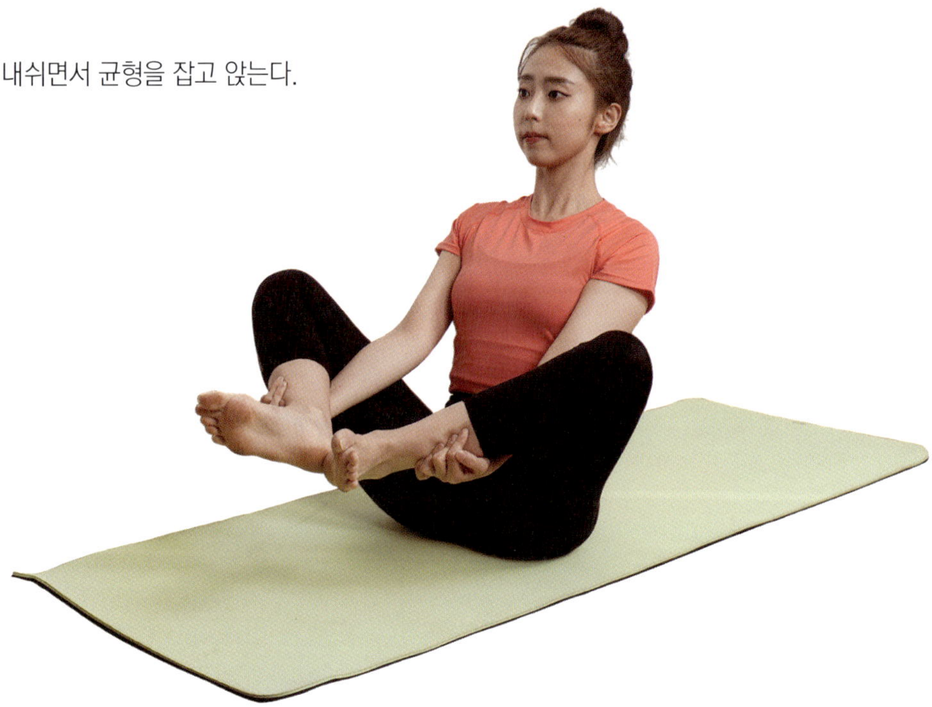

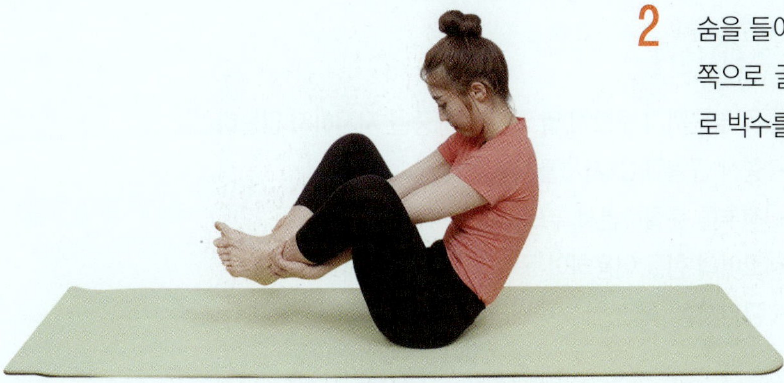

2 숨을 들이마시면서 꼬리뼈를 굴리기 시작하여 몸통을 뒤쪽으로 굴려 C-자세를 유지하고 균형을 잡아 발바닥으로 박수를 친다.

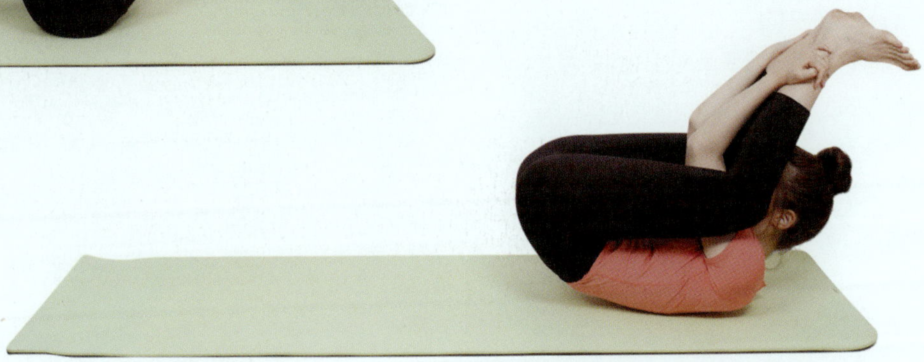

3 숨을 내쉬면서 C-자세를 유지하고 시작자세로 돌아온다. 5~10회 반복한다.

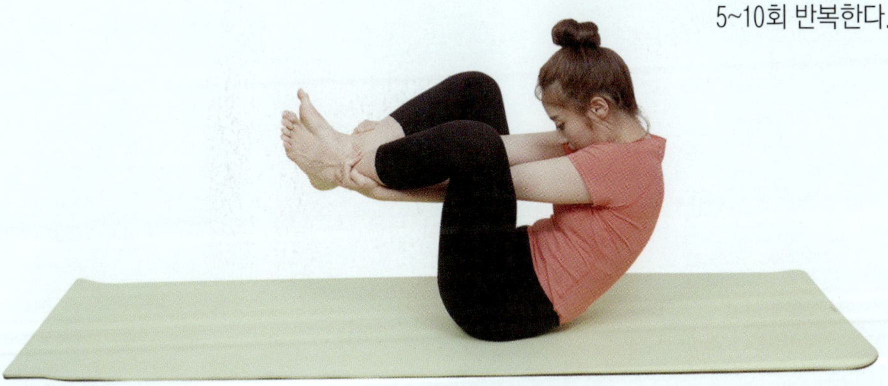

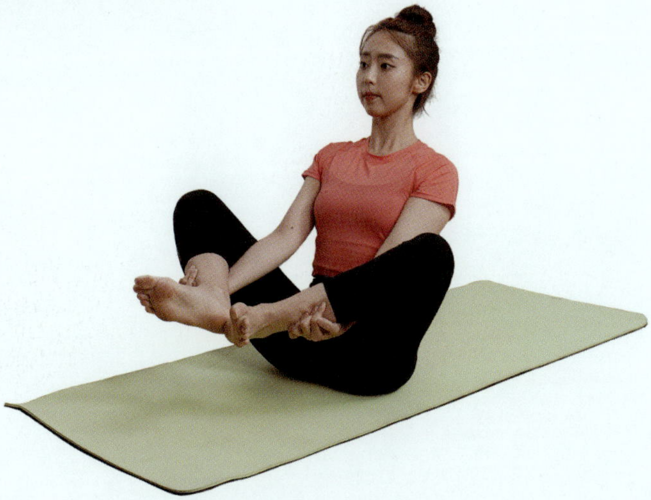

| 작용근 |

코어안정근, 척추굽힘근, 엉덩관절 굽힘근

| 주의사항 |

- 목 부분까지 구르지 말고 목에 체중을 지지하지 않는다.
- 항상 균형과 C-자세를 유지한다.
- 척추를 분절하면서 부드럽게 동작한다.
- 코어의 힘을 이용하여 동작하며 반동을 최소화한다.
- 금기사항: 목과 척추 디스크, 동작 시 통증

7. 전통 필라테스

33 크랩

The Crab

목표

- 균형감각, 협응성 향상
- 척추분절, 스트레치
- 코어안정성 향상

시작자세

- 다리펴서 앉은자세
- 다리를 교차하여 무릎을 굽히고 양 손으로 발을 잡고 균형을 잡아 앉는다.

Step ▶▷▷

1 숨을 들이마시고 내쉬면서 균형을 잡고 준비한다.

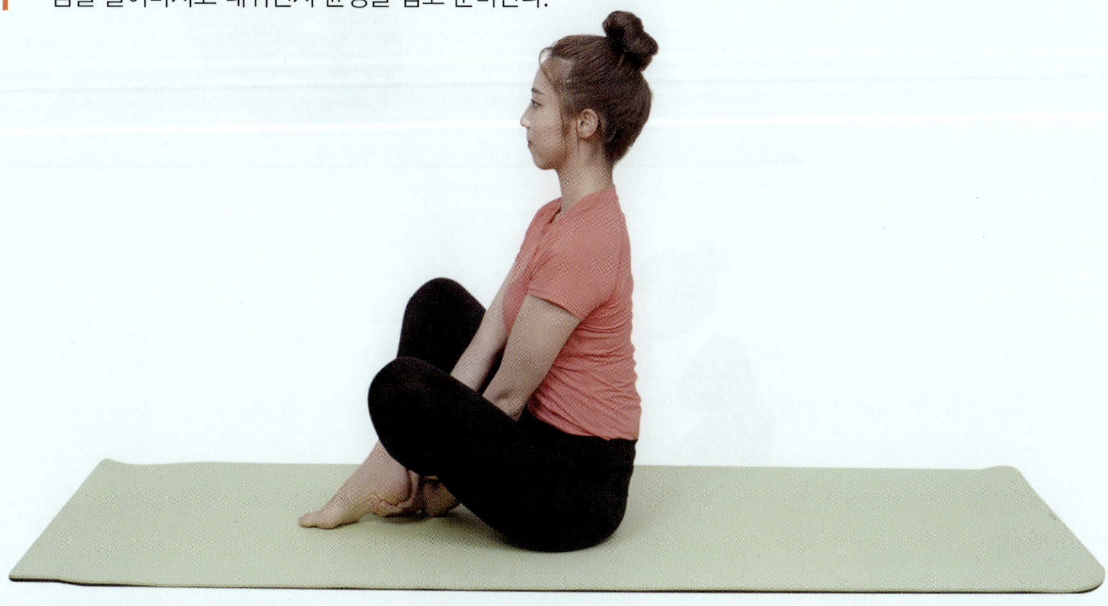

2 숨을 들이마시면서 꼬리뼈를 시작으로 분절하여 구르기를 한다. 양 발이 바닥에 닿게 한다. 이때 목을 가슴 쪽으로 최대한 밀착시켜 구른다.

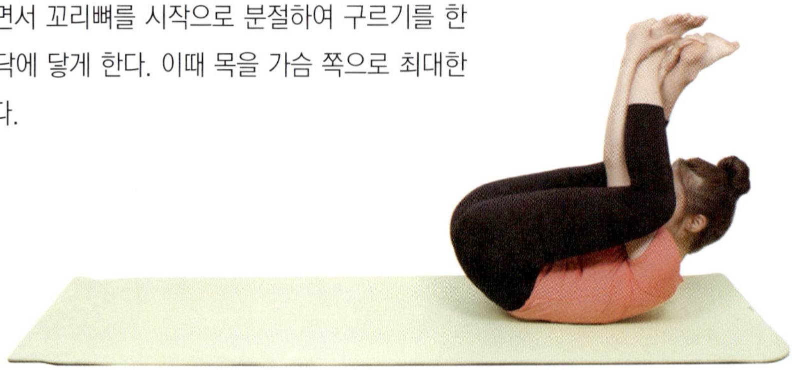

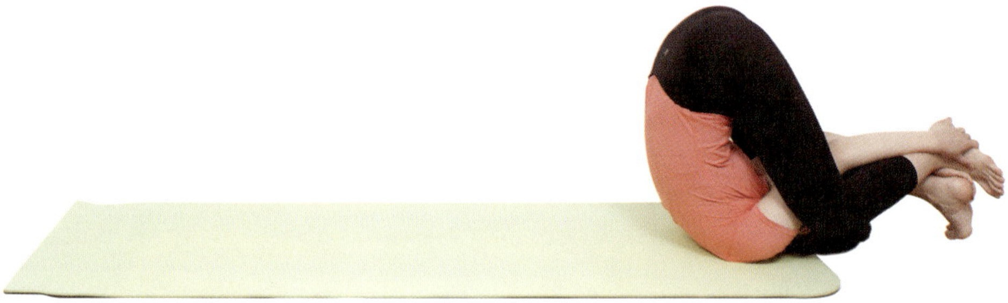

3 숨을 들이마시고 내쉬면서 앞쪽으로 굴려 무릎 꿇은 자세를 취하고 머리를 바닥에 닿게 하거나 최대한 바닥으로 숙인다.

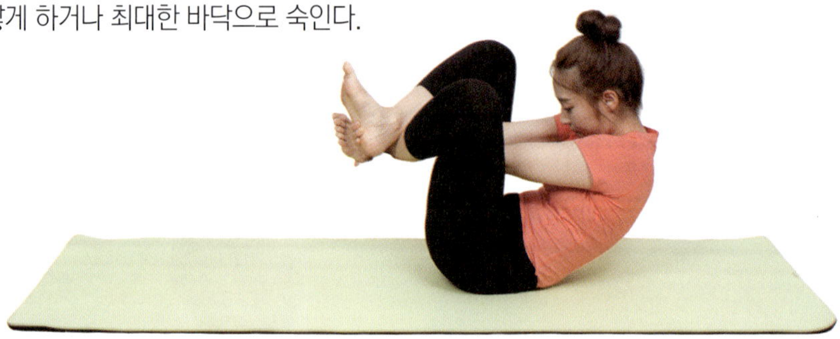

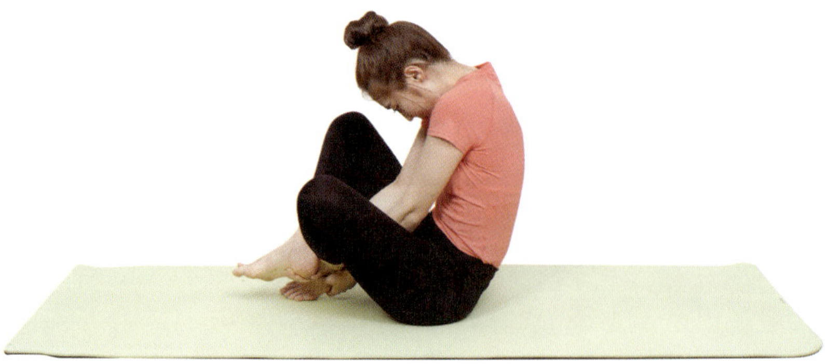

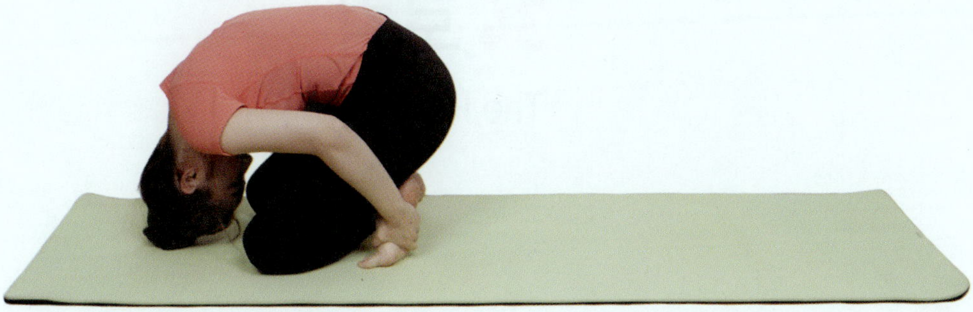

4 6회 반복한 후 시작자세로 돌아온다.

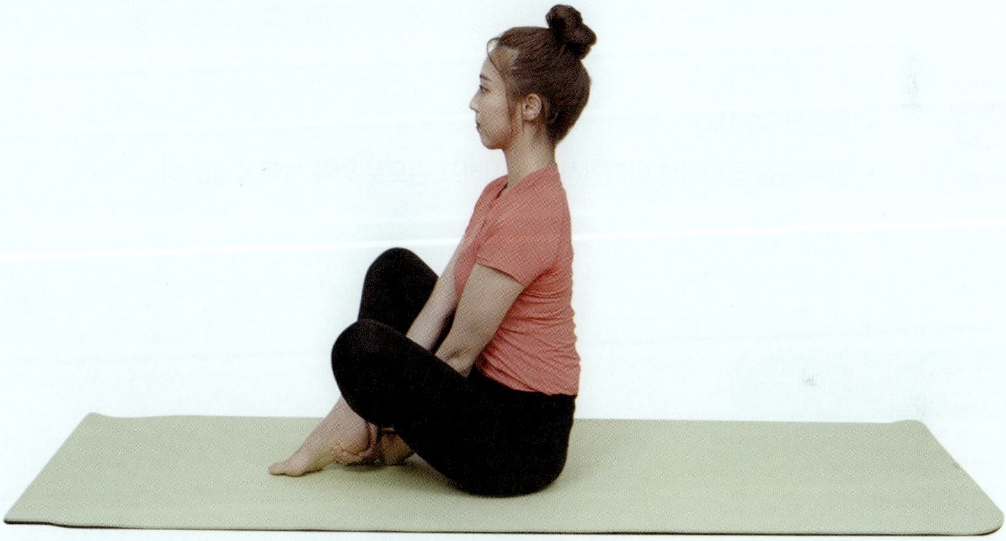

| 작용근 |

코어안정근, 엉덩관절 굽힘근, 척추굽힘근, 무릎관절 굽힘근, 목굽힘근

| 주의사항 |

- 가능한 머리를 가슴에 밀착시킨다.
- C-자세를 유지한다.
- 목에 체중을 지지하지 않는다.
- 동작 시 균형을 유지한다.
- 금기사항: 척추디스크, 동작 시 통증, 골다공증

34 로킹

The Rocking

목표

- 코어안정성 향상
- 엉덩관절 폄근의 근력과 근지구력 강화
- 배근육, 가슴근, 어깨 스트레치(몸통 앞면부 스트레칭, 근지구력 강화)

시작자세

- 엎드려누운자세
- 양 무릎을 굽힘하여 어깨안정성 유지하고 손으로 양쪽 발목을 잡는다.

Step ▶▷▷

1 자세를 준비한다.

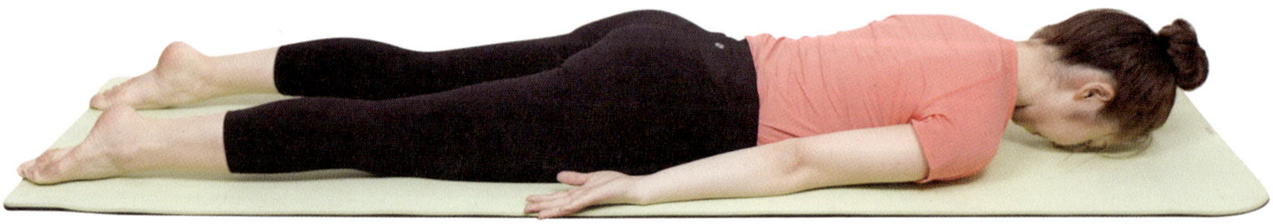

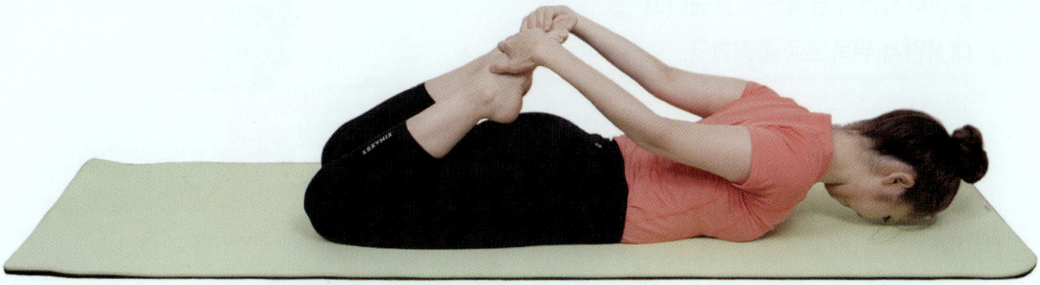

2 숨을 들이마시면서 다리를 당기며 가슴과 무릎을 매트에서 들어올리고 유지한다.

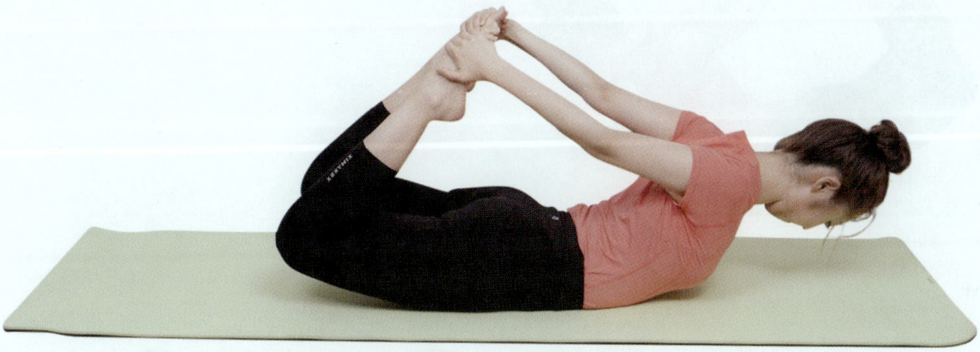

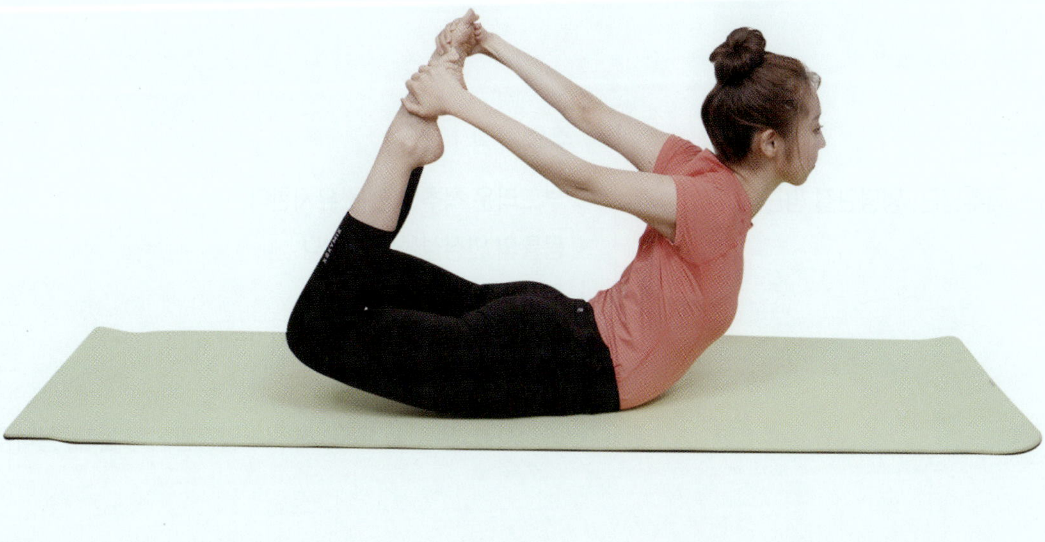

3 숨을 들이마시면서 앞쪽으로 롤링하고
숨을 내쉬면서 뒤쪽으로 롤링한다.

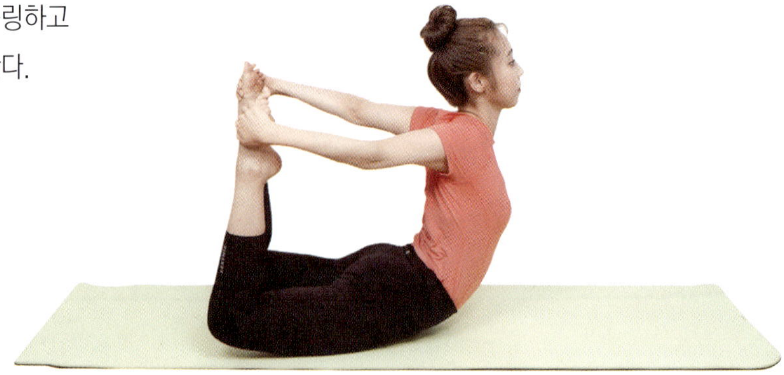

4 6~10회 반복하고 시작자세로 돌아간다.

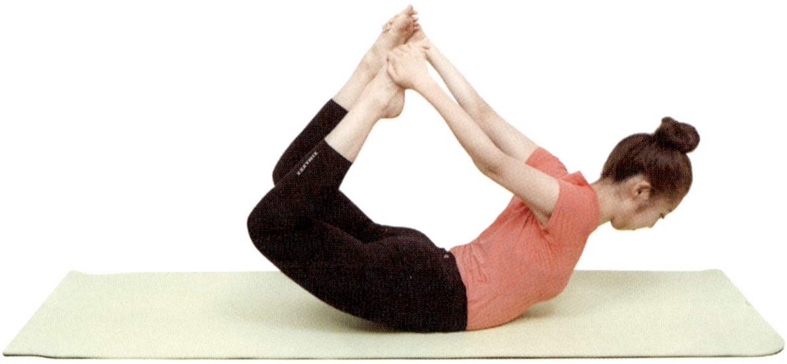

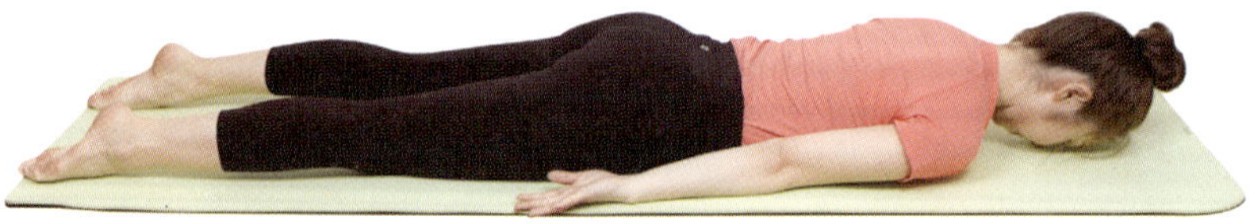

| 작용근 |

목폄근, 척추폄근, 엉덩관절 폄근, 어깨안정근

| 주의사항 |

- 부드러운 척추의 폄을 유지한다.
- 몸통의 안정성을 유지한다.
- 목을 과다 폄하지 않는다.
- 다리의 과다 벌림이 일어나지 않게 한다.
- 어깨의 안정성을 유지한다.
- 금기사항: 운동 시 통증, 척추나 엉덩관절의 문제, 골다공증

7. 전통 필라테스

35 컨트롤 발란스

The Control Balance

목표

- 코어안정성 향상
- 신체 조절 능력 향상
- 척추유연성 증가
- 균형감각과 협응력 향상

시작자세

- 바로누운자세에서 팔을 몸통 옆에 두고 손바닥을 바닥에 놓는다.

Step ▶▷▷

1 자세를 준비한다.

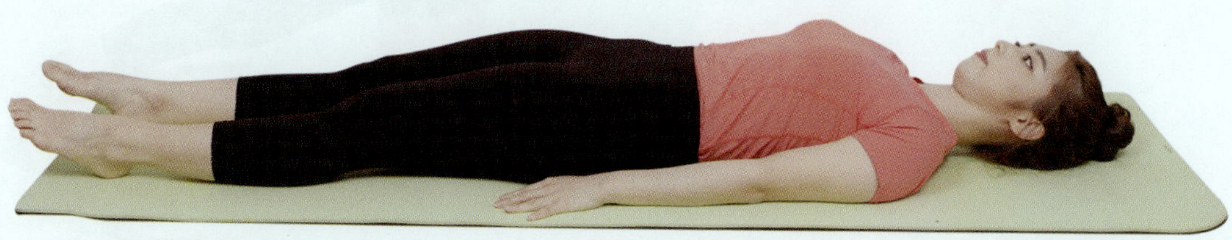

2 숨을 들이마시고 내쉬면서 다리를 올려 골반을 시작으로 척추뼈를 하나씩 분절하여 다리를 뻗어 몸을 뒤집는다. 발이 매트에 닿거나 매트에 가까운 상태를 유지한다.

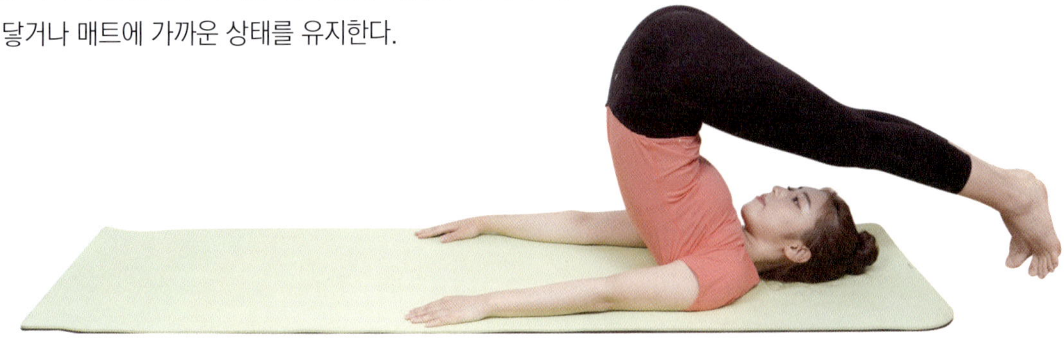

3 숨을 들이마시고 내쉬면서 손을 움직여 머리 뒤쪽 다리의 발목 또는 종아리를 잡는다. 한쪽 다리는 천장 쪽으로(이상적으로는 수직자세) 올린다.

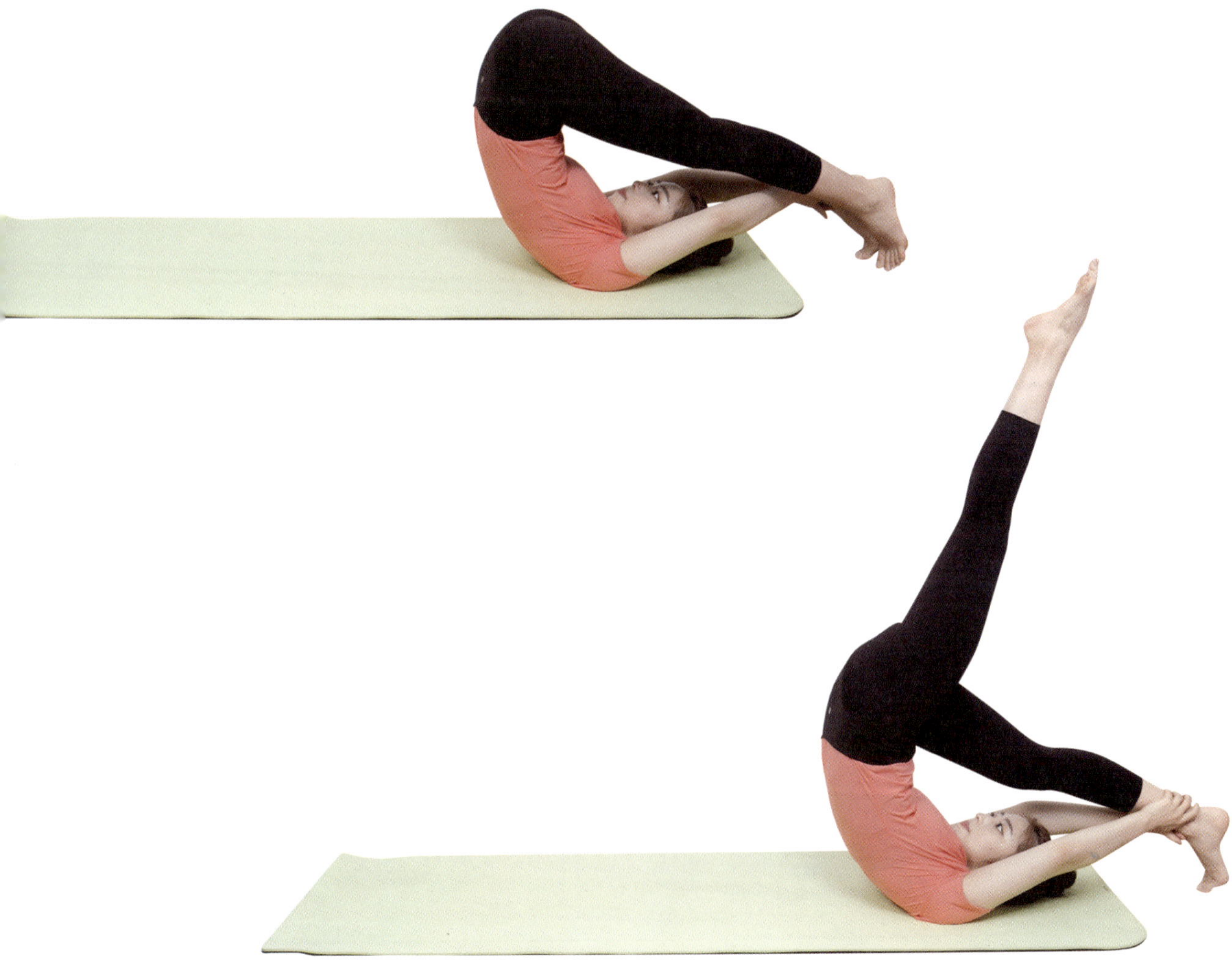

4 숨을 들이마시고 내쉬면서 다리를 교차시켜 다리의 발목 또는 종아리를 잡고 균형을 유지한다.
각각 6회 반복한다.

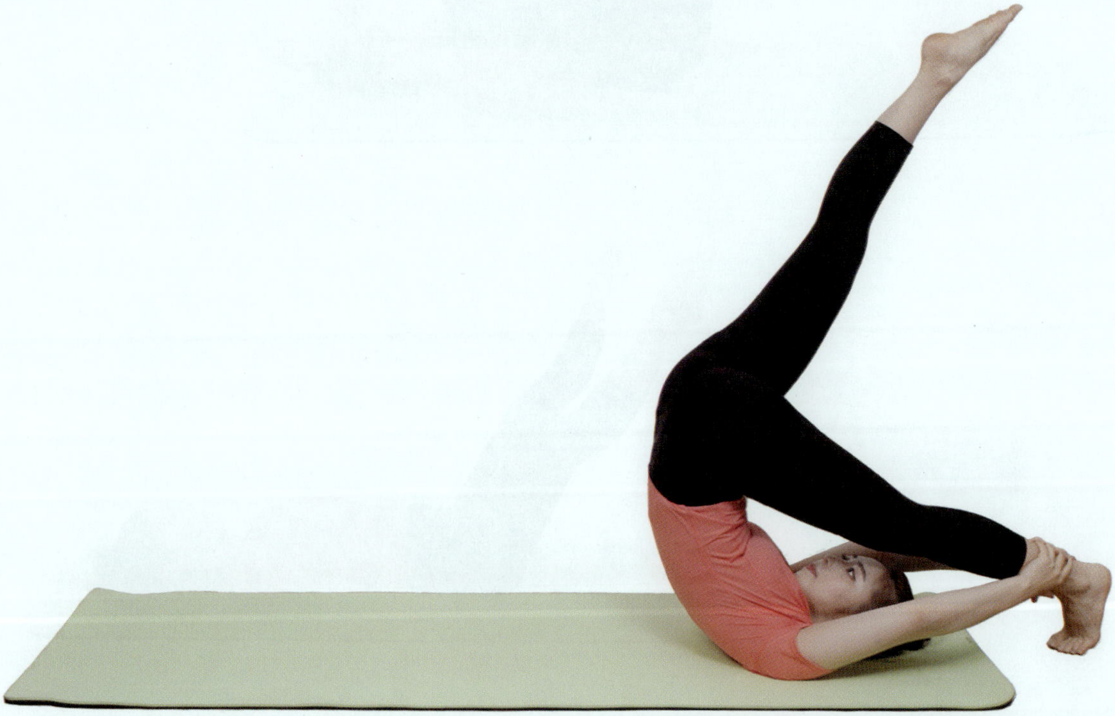

5 마지막 동작 후 척추를 하나씩 분절하여 시작위치로 돌아온다.

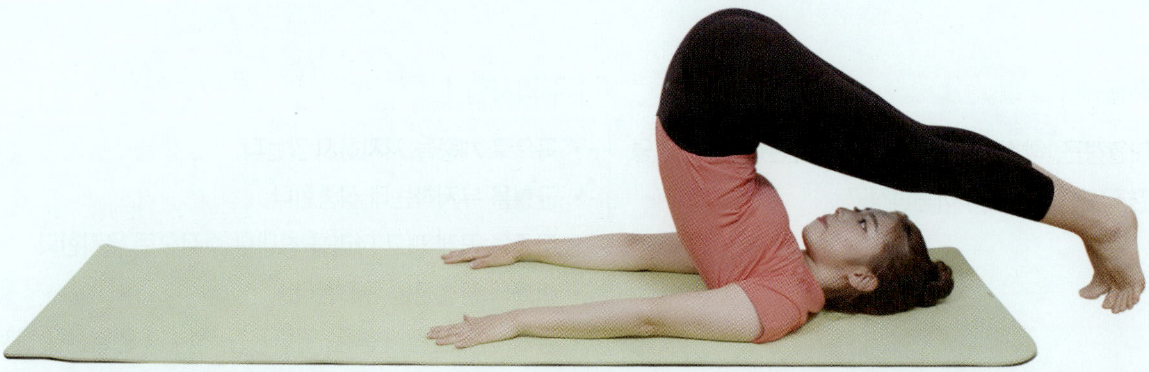

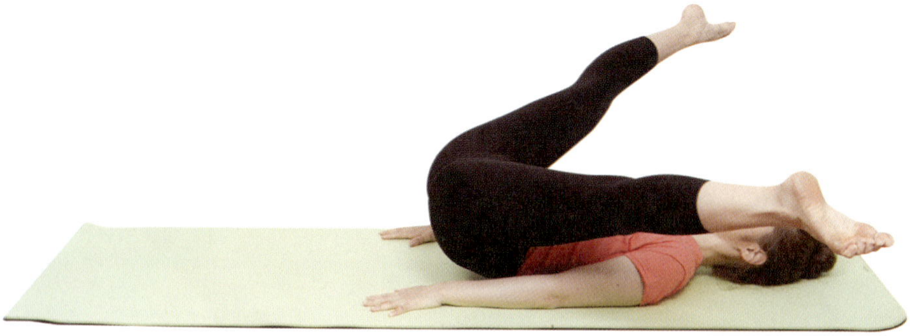

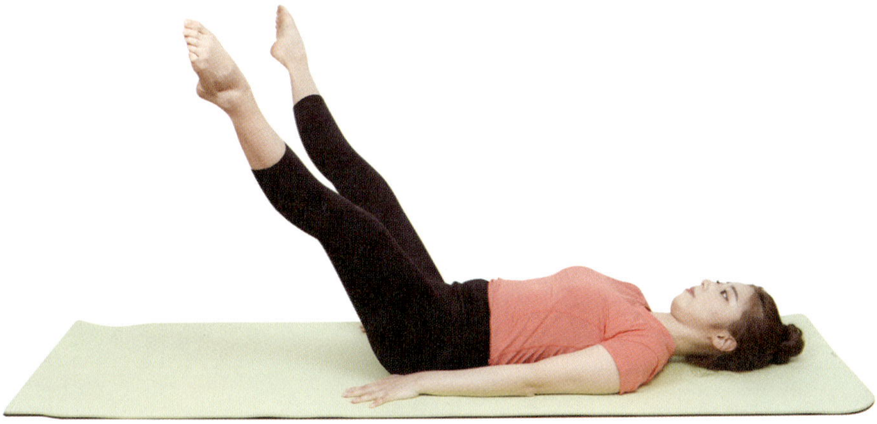

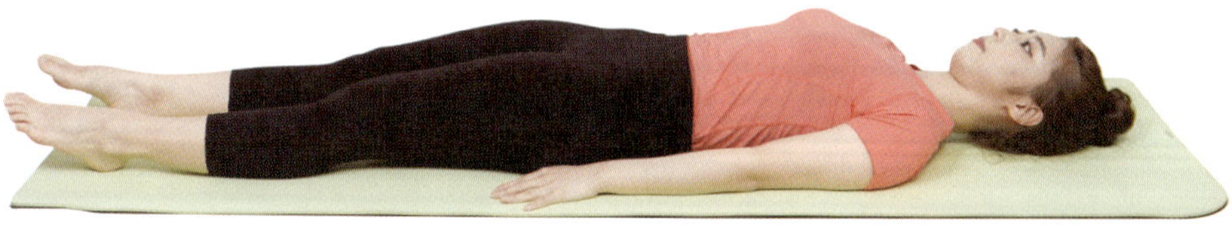

| 작용근 |

코어안정근, 척추굽힘근 및 폄근, 무릎관절 폄근, 엉덩관절 굽힘근 및 폄근, 어깨안정근

| 주의사항 |

- 목으로 체중을 지지하지 않는다.
- 균형을 유지하는데 집중한다.
- 무릎을 곧게 펴고 다리를 최대한 수직으로 유지한다.
- 어깨의 안정성을 유지한다.
- 금기사항: 운동시 통증, 골다공증, 척추나 엉덩관절 문제

36 푸쉬 업

The Push up

목표

- 코어근육의 강화
- 어깨관절 굽힘근과 팔꿉관절 폄근 강화
- 신체 전체의 근육 발달

시작자세

- 선자세
- 기립자세(바로선자세)

Step ▶▷▷

1 자세를 준비한다.

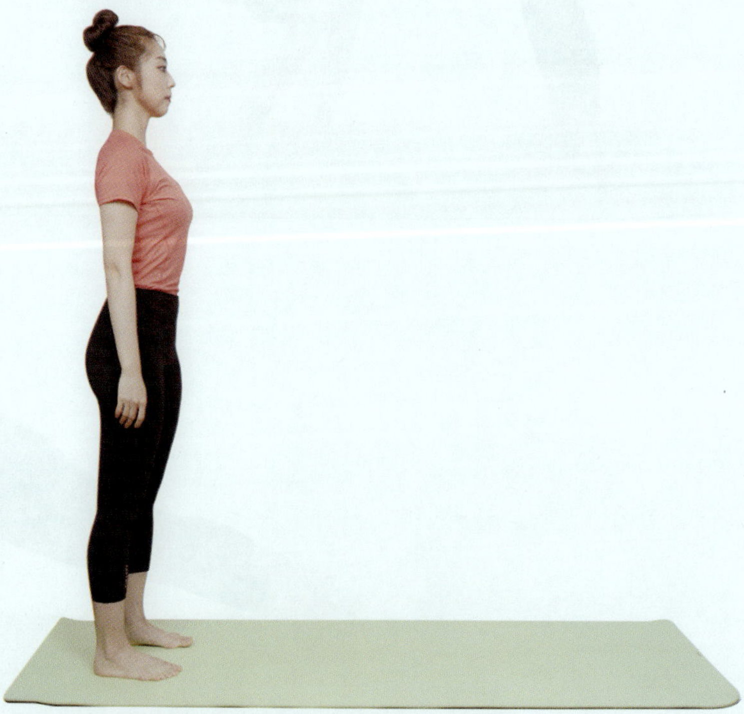

2 숨을 들이마시고 내쉬면서 척추를 한마디씩 분절하며 매트에 손이 닿도록 내려간다.

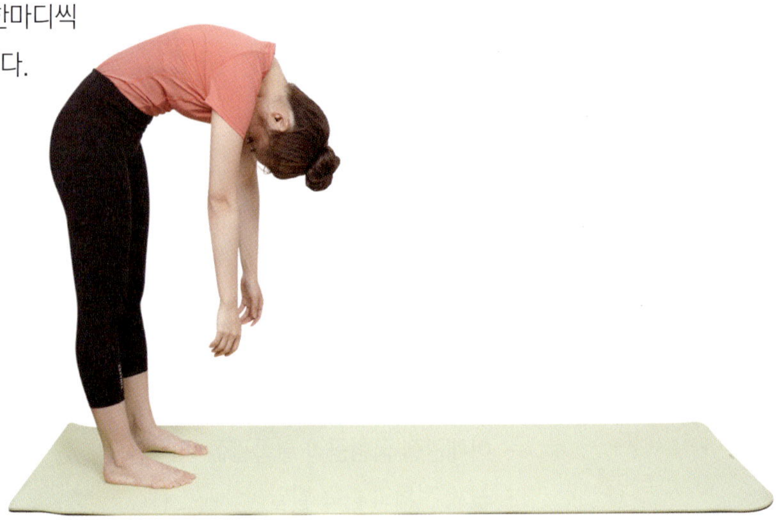

3 숨을 들이마시고 내쉬면서 손바닥을 앞으로 내딛는다. 플랭크 자세를 취한다. 머리에서 발뒤꿈치까지 일직선을 이룬다.

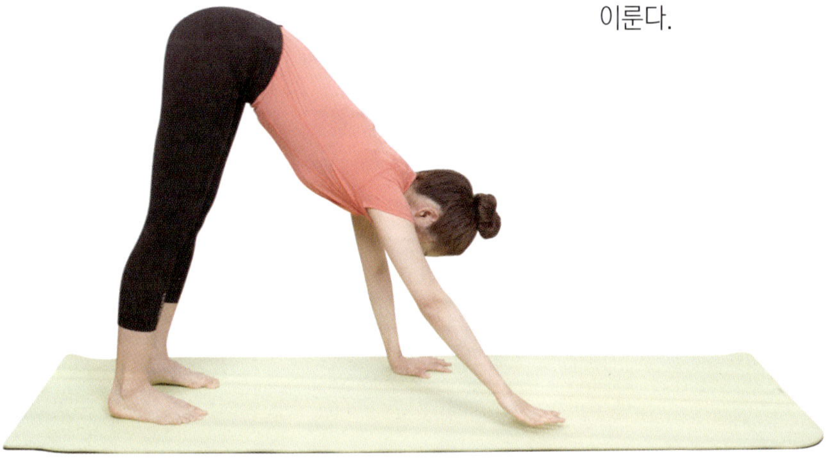

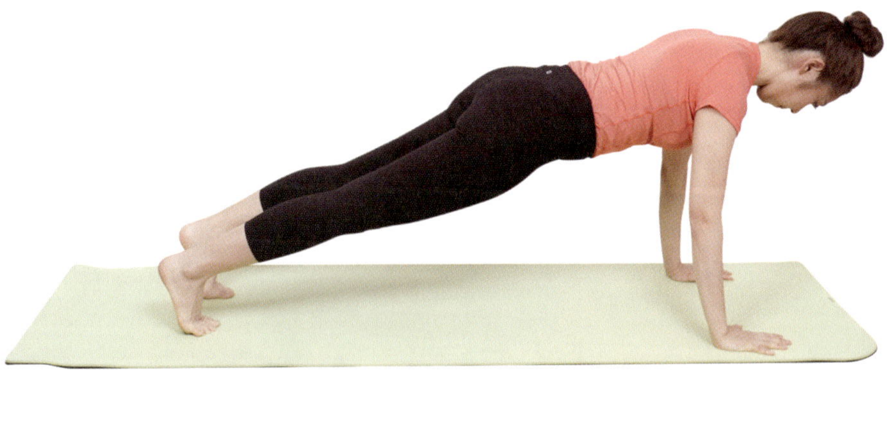

4 숨을 들이마시고 팔꿉관절을 굽히면서
가슴을 매트 쪽으로 내린다.

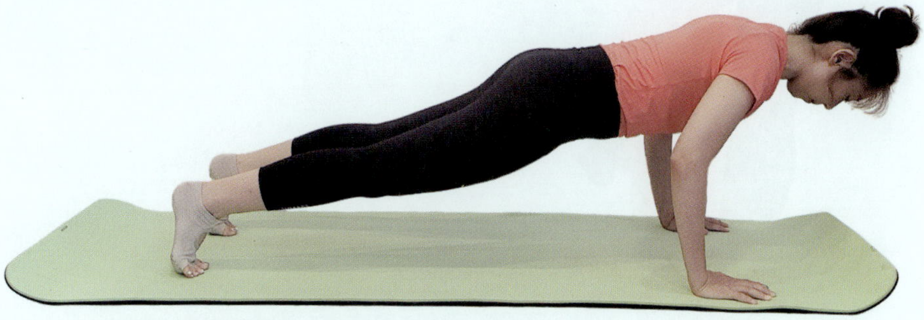

5 숨을 내쉬면서 팔꿉관절을 펴고 몸통을 올려 플랭크 자세를 취한다.
푸쉬업을 1회하고 손바닥을 밀면서 엉덩이를 굽힘시켜 시작자세로 돌아온다.
5~10회 반복한다.

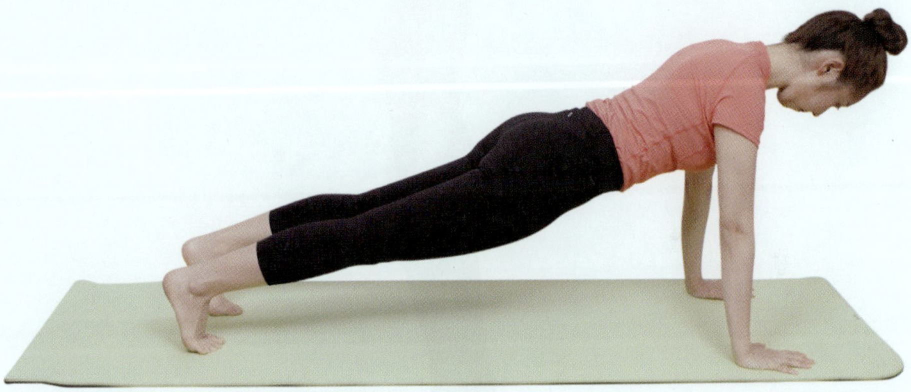

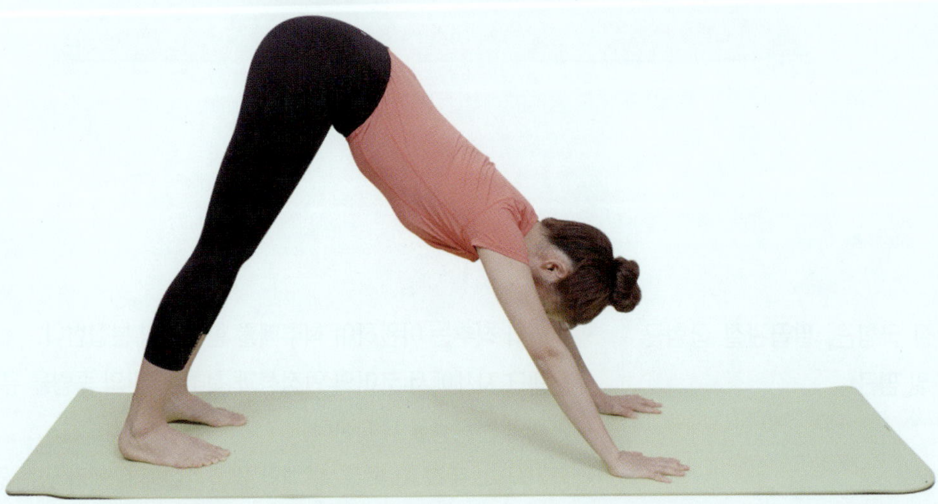

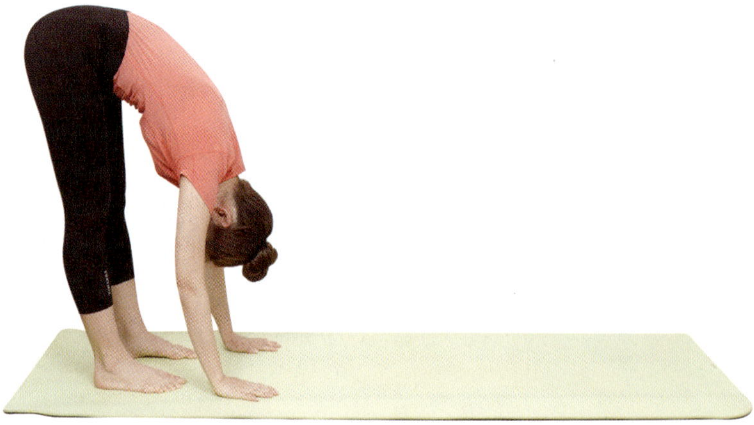

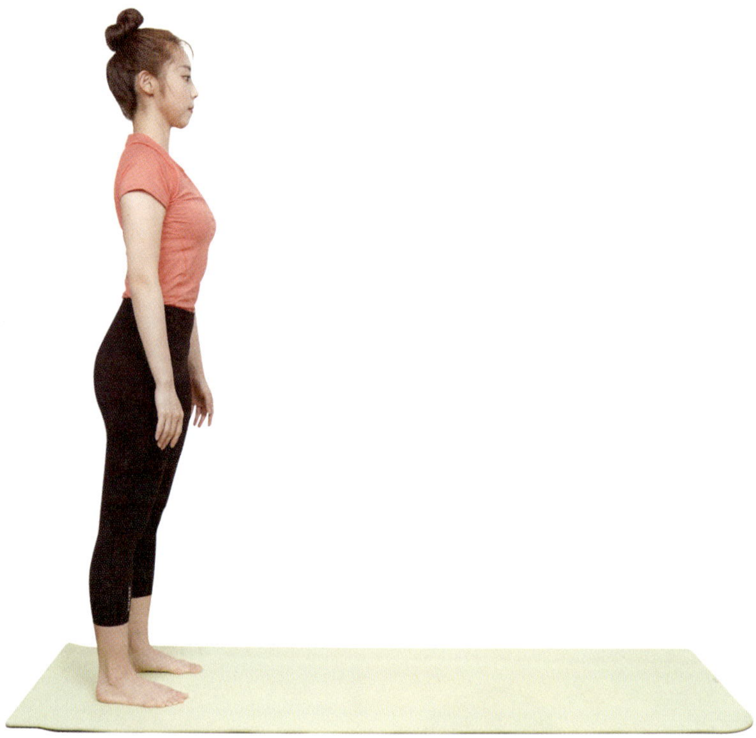

| 작용근 |

코어안정근, 어깨관절 굽힘근, 팔꿉관절 굽힘근 및 폄근, 척추굽힘근 및 폄근

| 주의사항 |

- 어깨와 척추는 이완하여 척추뼈를 한마디씩 분절한다.
- 플랭크 자세에서 코어의 안정성과 척추, 골반의 중립을 유지한다.
- 어깨의 안정성을 유지한다.
- 금기사항: 동작 시 통증, 어깨와 팔꿉관절에 문제가 있는 경우

PART
III

아동 · 청소년의 이해

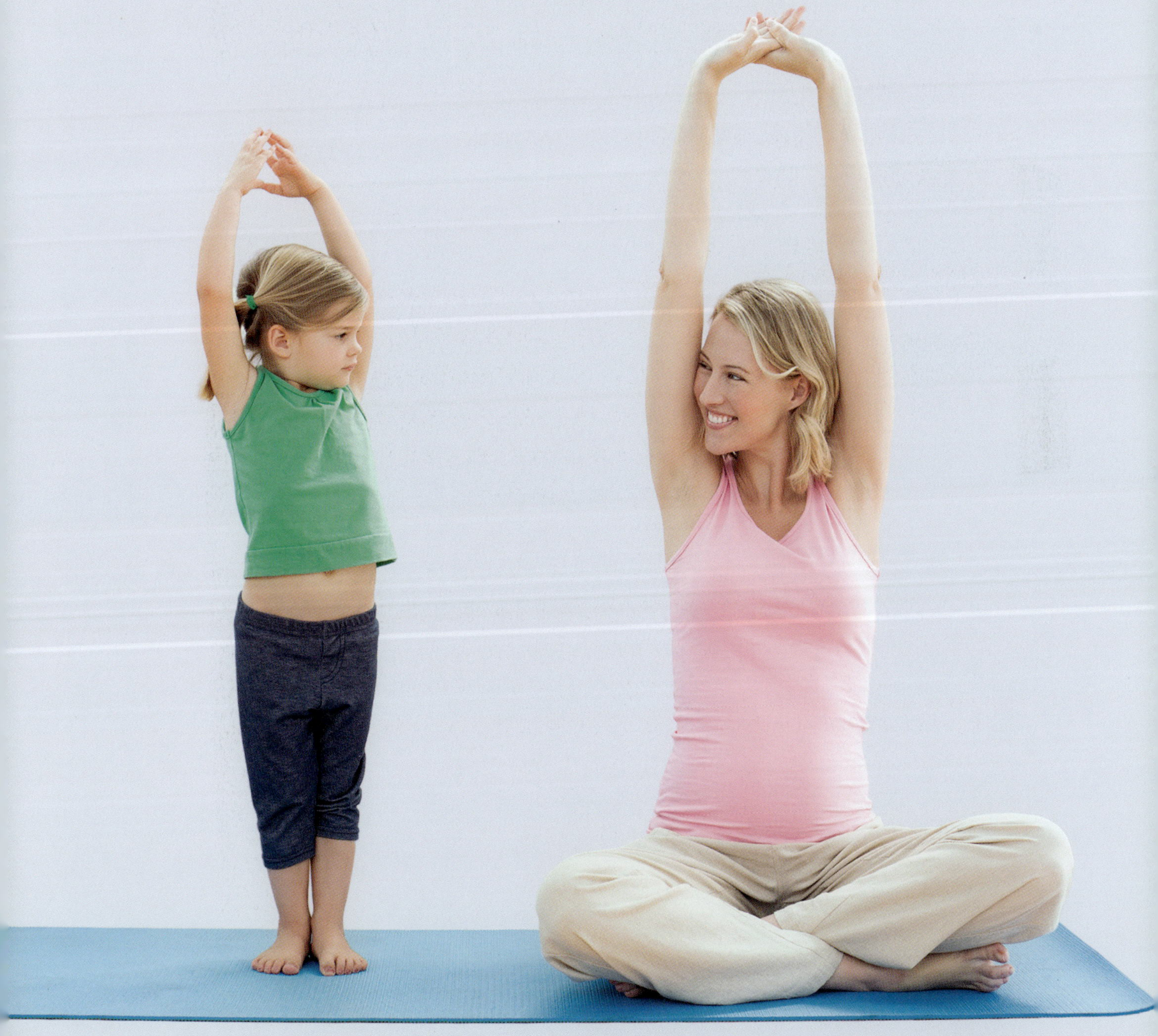

Chapter 8

아동발달

1 | 아동발달

1) 발달 영역 간의 연관성

아동(개인)발달이란 일상생활, 학업, 직장, 여가활동, 봉사활동 등 역할 수행에 필요한 기능을 수행하는 것으로 **그림 8-1**에서 보듯이 대운동, 인지, 언어, 소운동, 사회/정서 그리고 신체 성장 등 여러 하위 발달 영역 간에 긍정적인 상호작용 결과이다. 특히 인지발달은 운동발달에 따른 이동성 수준에 크게 좌우되고, 지적 호기심은 다시 움직임을 가이드하는 매우 강한 연쇄고리를 형성한다(**그림 8-1**).

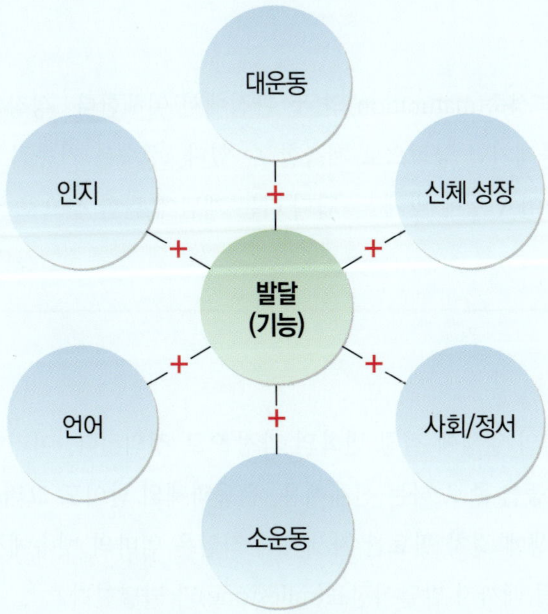

그림 8-1 아동발달 영역 간의 상호작용

2) 발달: 진행과 퇴행의 연속 과정

발달이란 사람이 태어나서 죽을 때까지 일생에 걸쳐 일어나는 진행(progression)과 퇴행(regression)의 과정이다(그림 8-2). 아동기는 출생에서 19세까지로 모든 영역이 발달상 진행의 시기에 해당한다. 모든 발달의 기초를 이루는 운동발달은 대략 만 6세, 아동 초기까지 급격하게 발달하며, 놀이터에서 또래관계를 형성하며 줄넘기 같은 역동적인 움직임을 수행할 수 있게 된다.

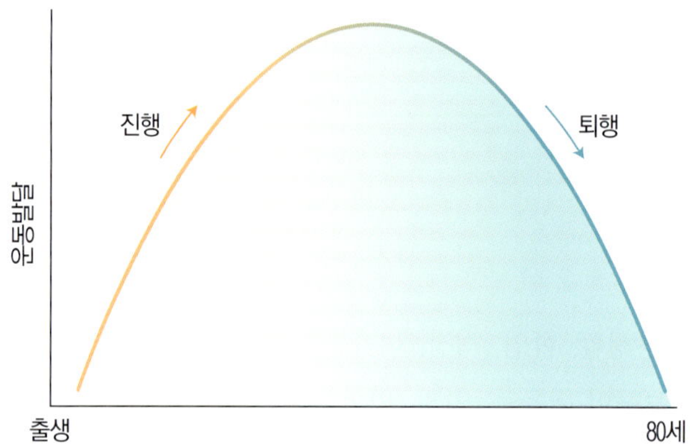

그림 8-2 진행과 퇴행의 연속 과정으로서의 발달

3) 발달: 성장과 성숙

발달은 성장(growth)과 성숙(maturation)의 두 관점에서 이해한다. 성장은 발달의 구조적인 면으로 체중, 신장 그리고 머리둘레처럼 양적으로 계측할 수 있다. 성숙은 기능적 변화로 운동, 인지, 사회 그리고 정서 등의 발달 영역이 연령에 맞게 '~ 답다'라는 개념에 관한 것으로 질적인 발달을 말한다.

2 | 운동발달

운동발달은 '자세와 움직임의 일생에 걸친 변화의 과정'으로 정의된다. 이러한 운동발달은 신경계통, 근육계통, 뼈대계통, 인지계통 등을 주로 하는 신체계통, 운동과제의 난이도 그리고 환경 간의 끊임없는 역동적인 관계의 결과물이다. 평생에 걸쳐 필요한 자세와 움직임은 엄마의 뱃속에서부터 시작되어 출생 후 개월별로 그리고 만 6~7세가 될 때까지 발달이정표(milestone)가 발달한다.

1) 신체계통과 운동발달

뇌의 발달은 그 자체로 또는 한 요인으로 움직임의 발달에 영향을 미친다. 뇌의 발달은 구조의 발달과 기능의 발달 즉, 외적 발달과 내적 발달로 나뉜다. 내적 발달은 크게 신경증식, 신경이주, 신경조직화 그리고 신경수초화의 네 단계로 이루어진다. 각 뇌의 발달시기에 따라 정신지체, 다운증후군 또는 뇌이량없음증 같은 운동기능장애를 동반하는 선천성 신경질환이 발달한다.

근육뼈대계통의 기능, 특히 근육에서 힘 발생, 관절의 유연성 그리고 뼈의 정렬 상태 등은 움직임의 발달에 직접적인 영향을 미친다.

감각계통 중에서 시각, 안뜰감각 그리고 고유수용감각은 움직임의 발달과 매우 밀접한 연관이 있다. 특히 출생 초기에는 주로 시각에 의존하고 연령이 높아짐에 따라 고유수용감각에 의존하여 일상의 움직임을 수행한다. 안뜰감각은 몸을 똑바른 자세로 유지하는데 기여하며, 움직이면서도 두 눈으로 초점을 맞춰 대상을 응시할 수 있게 해준다.

2) 문화와 운동발달

발달은 개인, 가족 더 나아가서는 아동이 성장하는 사회공동체의 영향을 받는다. 간단히 말해서 생물학적 차이와 양육방식은 운동발달에 큰 영향을 미치며, 생후 첫 2년 동안은 특히 그렇다. 양육방식에 따라 유아의 발달속도가 느려지기도 빨라지기도 한다. 아프리카 출생 유아들은 태어날 때부터 운동반응이 빠르고 근긴장도가 상대적으로 높고, 굽힘근의 조절력이 우세하며 항중력 활동을 강조하는 양육방식으로 인해 대운동기술의 발달이 촉진된다. 아시아 유아들은 출생 시 근긴장도가 상대적으로 낮고 이동능력기술이 다양한 편이다. 유아의 약 12%가 네발기기나 배밀이 단계를 거치지 않고 바로 보행을 하며. 운동손상이 없는 경우에도 앉아서 엉덩이로 밀고 이동하거나 낮은 포복형태로 기기를 하는 운동 전략을 사용한다.

3) 태아기 자세와 움직임발달

태아기에서 출생까지 자세의 발달을 보면 임신 9~17주 시기의 태아는 몸을 구부리고 모은 자세로 있다. 이때를 '제1 굽힘근 시기(first flexor stage)'라 한다. 임신 18~30주가 되면 태아는 자궁 내에서 팔다리를 편 상태로 있다. 코를 살짝 누르면 다리를 쭉 펴기도 하고 자극에 대한 반응으로 폄근의 긴장도가 지배적인 시기이다. 임신 23~30주가 되면 자궁 밖에서도 생존할 수 있을 만큼 뇌줄기(brain stem)의 기능이 발달하며, 근긴장도가 매우 낮기는 해도 자발적인 움직임(spontaneous movements)이 많이 나타난다. 이 시기가 '제1 폄근 시기(first extensor stage)'이다. 이제 임신 30~42주가 되면 다시 굽힘근의 긴장도가 우세해져서 우리가 흔히 알고 있는 팔다리를 완전히 구부리고 모은 자세의 태아 모습을 취하게 되고, 이때를 '제2 굽힘근 시기(second flexor stage)'라고 한다(**그림 8-3**).

어린 신경계는 특정 감각이 지속적으로 주어지지 않아도 다양한 운동패턴이 발달한다. 이것은 1885년 윌리엄 프레이어(William Preyer)에 의해 밝혀진 사실이다. 임신 8주경에는 태아의 첫 움직임이 나타나 목을 옆으로 구부리기 시작한다. 임신 9~10주가 되면 복잡한 패턴으로 몸 전체를 움직인다. 임신 10½~12주 사이에 가로막의 규칙적인 수축에 의한 호흡운동을 시작한다. 임신 11주에는 하품, 머리 앞

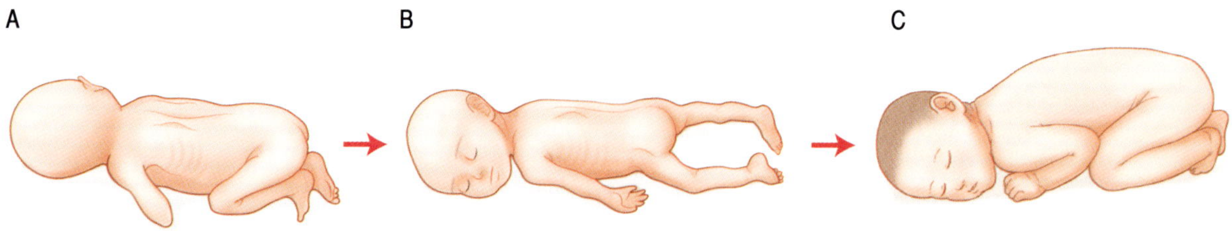

그림 8-3 태아기에서 출생 시의 자세발달.
A: 제1 굽힘근 시기(임신 9~17주), B: 제1 폄근 시기 (임신 18~30주), C: 제2 굽힘근 시기(임신 30~42주)

으로 구부리기 그리고 다양한 형태로 몸을 펴는 동작이 시작된다. 임신 13주에는 규칙적인 빠른 움직임과 함께 삼키기 동작이 발달한다. 임신 16~18주가 되면 태아는 눈동자를 느리게 굴리는 움직임을 시작하고, 임신 20~22주경에는 눈동자를 빠르게 움직일 수 있다.

4) 출생 후 자세와 움직임발달

움직임이란 일상생활을 수행하는 데 필요한 기능적 움직임을 말한다. 대운동기술(gross motor skills)은 뒤집기, 앉기, 서기, 걷기, 뛰기, 점프, 깡충 뛰기 그리고 복합적인 놀이터 활동 등 신체의 큰 근육이 참여하여 전신의 움직임이 요구되는 기능적 활동으로 던지기, 받기 그리고 발차기 등이 포함된다.

유아기에는 생리적 굽힘, 엎드린 자세에서 머리 들기, 엎드린 자세에서 아래팔로 체중지지, 엎드린 자세에서 양손으로 체중지지, 수영자세, 네발자세, 네발기기, 분절적 뒤집기, 양팔로 지탱하고 앉기, 독립적으로 앉기, 가구 잡고 옆으로 이동하기, 서기 그리고 초기 독립보행 등과 같은 대운동기술이 발달한다(그림 8-4).

독립보행이 발달한 이후로 놀이터 활동과 학교생활에 필요한 계단보행, 달리기, 점프, 한발 서기, 한발로 깡충 뛰기, 양 발로 번갈아 깡충 뛰기, 공차기, 공 던지기 그리고 공 받기 등과 같은 고급 대운동기술이 발달하여 놀이터에서 줄넘기 활동도 가능해진다(그림 8-5).

5) 운동발달의 이해를 돕는 용어

(1) 균형

주로 자세 조절과 같은 의미로 쓰이며 지지면(base of support, BOS) 내에 무게중심(center of gravity, COG)을 유지하는 능력이다. 바로잡기 반응(righting reaction), 경사 반응/평형 반응(tilt/equilibrium reaction) 그리고 보호 폄 반응(protective extension reaction) 등으로 구성된다.

(2) 공간 인식

움직임을 이해하는 데 필수적인 개념으로 개인을 둘러싸고 있는 외부공간을 이해하고 그 속에서 안전하게 움직일 수 있는 능력이다.

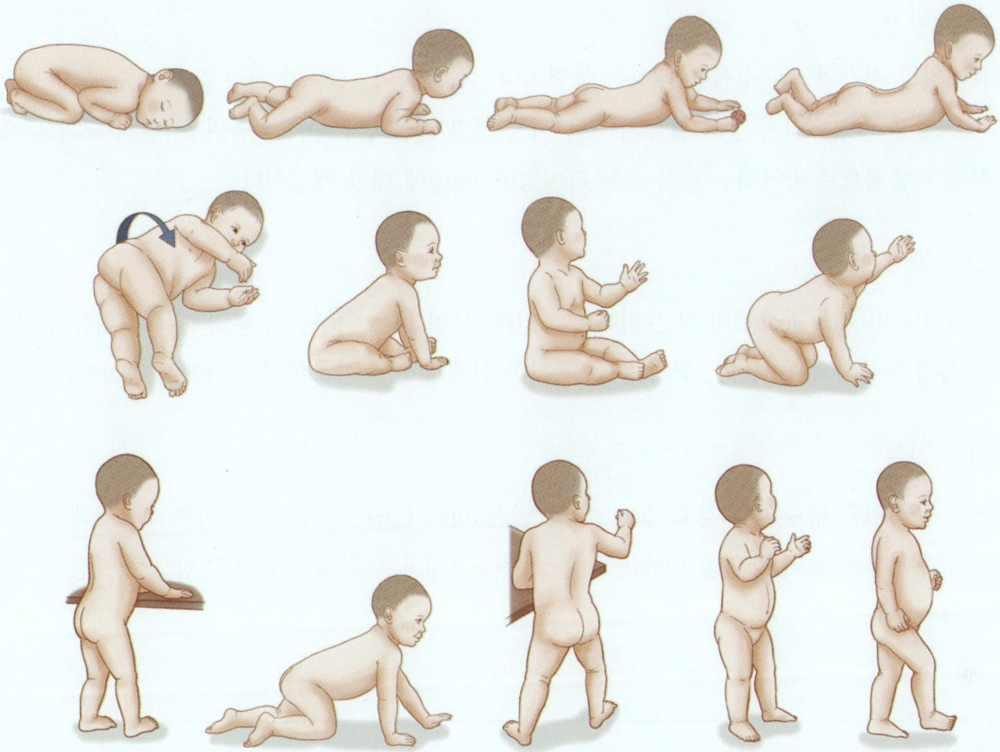

그림 8-4 유아기의 대운동기술 발달

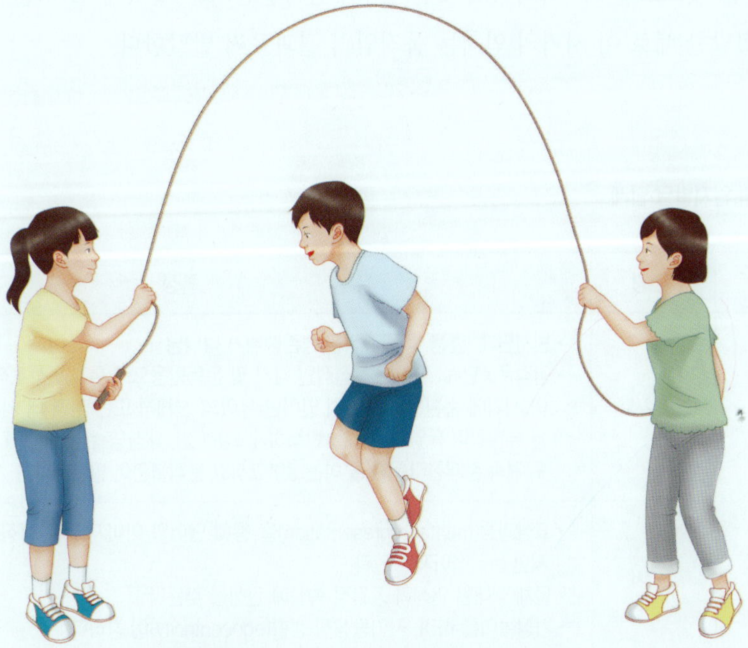

그림 8-5 고급 대운동기술 발달

(3) 시간 인식

움직임과 시간의 연관성을 이해하는 능력이다. 예를 들어, 친구가 사탕을 건네줄 때 언제 팔을 뻗어야 사탕을 떨어뜨리지 않고 잡을 수 있는지 친구가 손을 뻗는 속도, 범위, 사탕의 크기 등에 대한 속성을 자동적으로 파악하고 손을 뻗는 타이밍(timing)에 대한 개념이다.

(4) 신체 인식

신체이미지(body image)와 같은 의미로 쓰인다. 우리 몸을 이루는 부분의 이름과 기능을 알고 이해하여 특정 운동과제(예: 앉기, 걷기 등)에 적합한 신체 부위를 사용해서 공간에서 움직이는 능력이다.

(5) 방향 인식

모든 움직임은 방향성을 갖고 있다. 방향 인식(directional awareness)이란 위, 아래, 앞, 뒤, 왼쪽 그리고 오른쪽 등의 개념을 이해하고 특정 운동과제의 수행에 적합한 방향으로 자동적으로 움직이는 능력이다.

3 | 인지발달

피아제(Piaget)의 인지발달 단계(표 8-1)에 따르면 감각운동기, 전조작기, 구체적 조작기 그리고 형식적 조작기의 네 단계를 거쳐 인지발달이 이루어진다. 물론 개인차가 존재하지만 대개는 이 네 단계를 거쳐 인지가 발달하는 것으로 본다. 특히 생후 2년까지의 감각운동기는 일생에 걸쳐 운동과 인지발달의 상호작용이 가장 활발한 때로 이 시기의 인지는 움직임의 결과로써 발달한다.

표 8-1 피아제의 인지발달 단계

단계	연령	특징
감각운동기 (sensory motor)	0~2세	• 반사단계: 출생 후 원시적인 생존행위가 나타남 • 감각운동단계: 유아는 직접적인 감각 및 운동반응으로 환경과 상호작용을 시작하고 탐색한다. 이 시기에 순환반응(우연히 일어난 유아의 신체적 또는 환경 내 사물과의 반응 자체가 흥미를 유발하여 동일한 행동을 반복하게 되는 것), 대상영속성(눈 앞에 있던 물체가 보이지 않아도 계속 존재한다는 것을 아는 것) 그리고 분리불안이 발달한다.
전조작기 (preoperational)	2~7세	• 표상과정(mental representation)을 통해 단어와 이미지 같은 상징을 사용해 물체를 표현하지만 논리적이지는 않다. • 물체에 대한 인식과 공간적 속성에 관심을 갖는다. • 가장놀이를 하며, 자기중심적 성향(egocentricity)이 강하다.

표 8-1 피아제의 인지발달 단계(계속)

단계	연령	특징
구체적 조작기 (concrete operational)	7~11세	• 구체적 물체에 대해 이성적으로 생각하며 덧셈과 뺄셈을 한다. • 대화를 이해할 수 있다.
형식적 조작기 (formal operational)	11세 이상	• 직접적인 경험 없이도 새로운 상황을 일반화할 수 있다. • 시행착오를 통해 가설을 세우고 검증한다. • 추상적 사고를 하고 미래에 대해 생각한다.

4 | 출생에서 아동 초기의 발달

0~만 6세의 대운동발달, 소운동발달, 자조활동, 사회/정서 그리고 언어 영역 등의 이정표발달을 정리하면 표 8-2와 같다.

표 8-2 0~만 6세의 발달

연령	대운동발달	소운동발달	자조활동	사회/정서	언어
1개월	■ 누운자세에서 고개돌리기	■ 주먹 쥔 손을 얼굴 가까이 가져옴	■ 빨기	■ 엄마 목소리를 구별함 ■ 불편할 때 울어서 표현	■ 목소리/소리에 놀람 ■ 목이 쉰 듯한 소리를 냄
2개월	■ 엎드린 자세에서 가슴 들기 ■ 몸통을 잡고 앉히면 고개를 까딱거림	■ 양손을 모음 ■ 50%에서 주먹 쥔 손이 펴짐	■ 젖병(젖꼭지)을 보면 입을 벌림	■ 어른 목소리에 반응하고 미소지음	■ 소리를 냄
3개월	■ 엎드린자세에서 팔꿈치로 지탱하고 고개 들기	■ 장난감을 손으로 침	■ 손을 입으로 가져옴	■ 방을 지나가는 사람을 눈으로 따라 봄	■ 말하는 사람에게 주의를 기울임 ■ 말을 걸면 목소리를 냄
4개월	■ 끌어당겨 앉히기에서 머리가 뒤로 쳐지지 않음	■ 딸랑이를 가지고 놈	■ 젖병을 잠깐 동안 잡음	■ 흥미로운 것을 보거나 소리를 들으면 미소지음 ■ 부모 목소리를 듣고 울음을 멈춤	■ 목소리가 나는 쪽으로 고개를 돌림 ■ 크게 소리내어 웃기
5개월	■ 양팔로 지탱하고 앉기	■ 손의 파악반사 ■ 장난감을 옮김: 손-입-손	■ 퓌레(과일이나 삶은 채소로 걸쭉하게 만든 음식)를 먹음	■ 양육자와 애착관계 형성	■ 이름을 부르면 반응하기 시작함 ■ 화가 났을 때 우는 것 외에 소리로 표현함

표 8-2 0~만 6세의 발달(계속)

연령	대운동발달	소운동발달	자조활동	사회/정서	언어
6개월	▪ 양손 짚고 잠깐 동안 혼자 앉기	▪ 장난감 옮김: 손-손	▪ 손을 젖병에 가져감	▪ 낯선 사람을 보면 낯을 가림	▪ "안돼"라고 말하면 잠깐 하던 것을 멈춤 ▪ 거울을 보고 미소짓고 소리를 냄
7개월	▪ 지지 없이 앉기	▪ 노측 잡기(radial-palmar grasp)	▪ 배가 부르면 음식을 거절함	▪ 도움이 필요할 때 장난감과 부모를 번갈아 쳐다 봄	▪ 음악에 관심을 가짐 ▪ 소리내는 음절 수가 많아짐
8개월	▪ 배밀이	▪ 컵에서 큐브를 꺼냄	▪ 스스로 젖병잡기 ▪ 손가락으로 먹기	▪ 기분이 좋을 때와 화가 났을 때가 분명해짐	▪ "이리와"라는 뜻을 알고 반응함 ▪ 머리를 흔들어 "싫어"라고 표현함
9개월	▪ 네발기기를 시작함	▪ 큐브 2개를 맞대어 소리를 냄	▪ 과자 씹기	▪ 익숙한 사람을 눈으로 보고 알 수 있음	▪ 제스처 게임을 좋아함 ▪ 엄마 소리를 흉내냄
10개월	▪ 두 손으로 가구잡고 옆으로 이동하기	▪ 검지손가락으로 가리키기	▪ 컵을 (잡아주면) 마시기	▪ 이름을 부르면 쳐다 봄	▪ 까꿍놀이를 좋아함 ▪ 손을 흔들어 안녕하기
11개월	▪ 한 손으로 가구잡고 옆으로 이동하기 ▪ 몇 초 동안 혼자 서기	▪ 장난감 던지기 ▪ 숟가락으로 음식 휘젓기	▪ 옷 입을 때 협조함	▪ 어른이 보여준 행동을 따라함(예: 엄마에게 장난감 주기)	▪ "안 돼"라는 소리에 스스로 하던 짓을 멈춤 ▪ 첫 단어 시작 ▪ 노랫가락에 소리내기
12개월	▪ 하이가드 자세로 잘 설 수 있음 ▪ 독립적 발떼기	▪ 정교한 족집게 잡기(pincer grip) ▪ 크레용을 쥠 ▪ 블록 2개를 쌓으려 시도함	▪ 식사 중 일부를 손가락으로 먹을 수 있음 ▪ 모자를 벗을 수 있음	▪ 부모에게 장난감을 보여주어 관심을 공유함 ▪ 원하는 물건을 손가락으로 가리킬 수 있음	▪ 간단한 지시를 제스처와 함께 보여주면 따라 함 ▪ 손 흔들기, 뻗기 같이 다양한 제스처와 함께 소리를 냄
13개월	▪ 팔을 하이가드 자세로 보행	▪ 병에 든 작은 구슬을 꺼내려고 시도함	▪ 약간 흘리지만 컵으로 마심	▪ 양육자 즐겁게 해주기 ▪ 혼자 놀기 ▪ 기능적 놀이	▪ "사과가 어디 있지?" 하고 물으면 적절히 쳐다 봄 ▪ 3개 단어 사용
14개월	▪ 잘 걸음	▪ 낙서하기 ▪ 블록 3개 쌓음	▪ 양말/신발 벗기 ▪ 숟가락을 입으로 가져감	▪ 시행착오를 거쳐 관심 있는 장난감을 탐색	▪ 제스처 없이 간단한 지시 따름 ▪ 사물 1개 이름대기
15개월	▪ 장난감을 잡기 위해 몸을 구부림 ▪ 계단 기어오르기 ▪ 뻣뻣한(다리) 자세로 뛰기 ▪ 장난감 들고 걷기 ▪ 가구 기어오르기	▪ 블록 3~4개 쌓기 ▪ 컵에 블록 10개 넣기 ▪ 병에 든 작은 구슬을 꺼냄	▪ 흘리지 않고 숟가락질하기 ▪ 머리 빗기 시도	▪ 장난감이 작동하지 않으면 어른에게 도움을 청함	▪ 다른 방에 있는 장난감을 가져오라고 하면 가져 올 수 있음 ▪ 3~5개 단어 사용

표 8-2 0~만 6세의 발달(계속)

연령	대운동발달	소운동발달	자조활동	사회/정서	언어
16개월	■ 약간의 지지로 한 발로 서기 ■ 뒤로 걷기 ■ 한 손 잡아주면 계단 오르기	■ 스스로 낙서놀이 하기	■ 컵을 들어서 마시기 ■ 장난감 가지러 가고 가져 오기	■ 사람들이 쳐다보는 것을 인식할 수 있음	■ "아빠에게 갖다 드려"와 같이 지시사항을 이해함 ■ 5~10개 단어 사용
18개월	■ 계단 기어서 내려가기 ■ 달리기 ■ 작은 의자에 스스로 앉음 ■ 선 자세에서 공 던지기	■ 블록 4개 쌓기 ■ 서툰 형태로 수직선 긋기 모방	■ 옷 벗기 ■ 도움 없이 어른 의자에 앉기 ■ 어른 없이 집안 돌아다니기	■ 생일파티 같은 가장놀이 하기 ■ 부끄러움을 표시하기 시작	■ 몸의 세 부분을 가리킬 수 있음 ■ "내 꺼"를 이해함 ■ 10~25개 단어 사용
20개월	■ 놀이를 위해 쪼그리고 앉기 ■ 큰 장난감 옮기기 ■ 한 손 잡아주면 계단 내려가기	■ 블록 5~6개 쌓기 ■ 사각 페그보드(peg board) 완성	■ 먹을 수 있는 것만 입에 가져가기 ■ 수저로 스스로 식사하기	■ 감정에 대한 사고가 시작됨 ■ 봉제인형과 주스 파티 같은 놀이를 함	■ 이름을 대면 3개의 물건을 가리킬 수 있음 ■ 2개 단어를 섞어서 사용
22개월	■ 난간을 잡고 계단을 오르고, 두 발이 한 계단에 함께 놓임 ■ 공차기 시범을 보여주면 따라함	■ 상자 뚜껑 닫기 ■ 수직선 긋기 모방 ■ 서툰 형태의 원 그리기 모방	■ 수저를 잘 사용함 ■ 컵으로 잘 마심 ■ 지퍼 내리기 ■ 양말 일부 스스로 신기	■ 다른 아동을 관심 있게 쳐다봄 ■ 반항적인 행동이 나타나기 시작	■ 몸의 5~6군데를 가리킬 수 있음 ■ 25~50개 단어 사용 ■ 주 별로 1~2개 단어를 배우고 사용함
24개월	■ 난간을 잡고 계단을 내려오고, 두 발이 한 계단에 함께 놓임 ■ 시범 없이 공차기 ■ 머리 위로 공 던지기	■ 원그리기 모방 ■ 수직선 그리기 모방	■ 빨대 빨기 ■ 단추 없는 옷 벗기 ■ 바지 벗기	■ 사회 예절을 익혀 감정을 직접 드러내지 않기 시작함	■ 2단계 지시사항을 따라함 ■ 자신/상대방을 이해함 ■ 명사+동사 문장을 사용함 ■ 50개 단어 이상 사용
28개월	■ 마지막 계단에서 양발 엇갈리게 아래로 점프 ■ 시범에 따라 발끝으로 걷기 ■ 뒤로 10걸음 걷기	■ 큰 구슬 서툴게 끼우기 ■ 한번에 책장 여러 페이지 넘기기	■ 대소변을 참고 화장실에 가고 싶다고 표현함 ■ 도와주면 바지를 올림	■ 분리불안이 감소함	■ "딱 1개"의 의미를 이해 ■ 자리 수를 반복 ■ 대명사를 사용하기 시작
30개월	■ 난간을 잡고 발을 번갈아 계단을 오름 ■ 제자리에서 점프 ■ 평균대 위에 양 발로 서기 ■ 평균대 위를 한발씩 걷기	■ 블록 8개 쌓기 ■ 블록으로 기차 연결하기	■ 손 씻기 ■ 물건 정리하기 ■ 도움을 받아 양치질하기	■ 전화하기 같은 어른 활동 따라하기	■ "놀기, 씻기" 같은 행위를 나타내는 동사 이해 ■ 알고 있는 이야기를 의사표현에 사용

표 8-2 0~만 6세의 발달(계속)

연령	대운동발달	소운동발달	자조활동	사회/정서	언어
33개월	▪ 팔다리를 교대로 흔들며 걷기	▪ 블록 9 ~ 10개 쌓기	▪ 화장실 사용을 잘하게 됨 ▪ 혼자 겉옷 입기	▪ 활동을 교대로 할 수 있음 ▪ 집안일을 도우려고 함	▪ 숫자 3까지 셀 수 있음 ▪ 과거형을 쓰기 시작 ▪ 짧은 동화책 듣기를 좋아함
3세	▪ 한발로 서서 3초간 균형 유지 ▪ 난간을 잡지 않고 한 발씩 교대로 계단 오르기 ▪ 세발자전거 페달돌리기 ▪ 발뒤꿈치-발가락 패턴으로 걷기 ▪ 자연스럽지는 않지만 팔로 공 잡기(뻣뻣한 팔 자세)	▪ 선을 따라 원을 그림 ▪ 서툴지만 가위질을 함(옆-옆) ▪ 작은 구슬을 잘 뀀	▪ 스스로 먹기 ▪ 용기에 들어 있는 물을 컵에 따름 ▪ 끈 없는 신발을 스스로 신음 ▪ 단추풀기	▪ 상상으로 두려움을 느낌 ▪ 상상놀이 ▪ 다른 사람의 생각을 표현하는 단어를 씀(예: 엄마는 내가 잠들었다고 생각했다)	▪ 차의 문, 돼지의 코와 같이 전체의 일부분을 가리킬 수 있음 ▪ 신체 부위의 명칭을 말하고 기능을 이해함 ▪ 200개의 단어 이상 사용 ▪ 3단어로 된 문장 사용 ▪ 복수형 단어 사용 ▪ 책을 읽어달라고 표현
4세	▪ 한발로 서서 4~8초 간 균형 유지 ▪ 한 발로 깡충 뛰기 2~3회 ▪ 3m 거리로 머리 위로 공 던지기 ▪ 바닥에 튕긴 공 잡기	▪ 선을 따라 네모 그리기 ▪ 매듭 한 번 묶기 ▪ 3cm 동그라미 자르기 ▪ 이름의 일부 쓰기	▪ 혼자 화장실 가기 ▪ 대변 후 위생처리(닦기) ▪ 얼굴과 손 씻기 ▪ 혼자 양치질하기 ▪ 버튼 잠그기 ▪ 포크를 잘 사용함	▪ 친구를 놀리고 놀림 당하는 것에 관심을 가짐 ▪ 단짝친구관계 형성 ▪ 그룹놀이	▪ 3단계 지시사항 이해 ▪ 용도를 말하면 사물의 이름을 댐(예: 색종이 자를 때 쓰는 것은?) ▪ 300~1,000개 단어 사용 ▪ 줄거리를 이야기함 ▪ 감정을 나타내는 단어 사용 ▪ 시간 관련 단어 사용
5세	▪ 난간을 잡고 한발씩 교대로 계단 내려가기 ▪ 한발로 서서 8초 이상 균형 유지 ▪ 한발로 깡충 뛰기 15회 ▪ 발뒤꿈치-발가락 패턴으로 뒤로 걷기 ▪ 뒤로 점프	▪ 선을 따라 삼각형 그리기 ▪ 가위질하기 ▪ 이름쓰기 ▪ 모형 계단 만들기	▪ 혼자 옷 입기 ▪ 혼자 샤워하기	▪ 친구그룹 형성 ▪ 실수에 대해 사과함 ▪ 타인의 좋은 일에 대해 말로 감정을 표현함	▪ 자기 몸의 오른쪽과 왼쪽을 인식함 ▪ 6~8개 단어로 된 문장을 따라함 ▪ 2,000개의 단어 사용 ▪ 전화번호 사용 ▪ "왜"라는 질문에 생각을 말함
6세	▪ 탠덤 보행(tandem walk)	▪ 다이아몬드 도형 그리기 ▪ 이름과 성 모두 쓰기 짧은 문장 생각해서 쓰기	▪ 신발끈 묶기 ▪ 머리 빗기 ▪ 길을 걸을 때 좌우 살피기 ▪ 소지품 챙기기	▪ 동성의 단짝친구가 생김 ▪ 공상 세계와 현실을 구별함 ▪ 친구를 따라함 ▪ 유치원 가기를 좋아함	▪ 모르는 단어의 뜻을 물어봄 ▪ 8~10개 단어로 된 문장을 따라 함 ▪ 시간의 순서에 따라 있었던 일을 이야기함 ▪ 10,000개의 단어 사용

Chapter 9

아동·청소년에게 나타날 수 있는 문제점

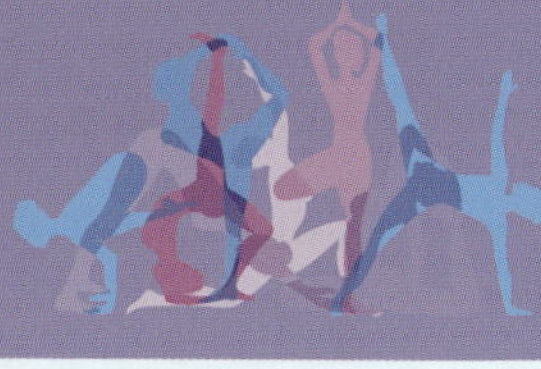

1 | 소아비만

1) 개요

비만은 전 세계적으로 소아에게 가장 흔한 영양장애로서 매년 그 빈도가 증가하고 있다. 체질량지수[체중(kg) ÷ 키(m^2)]가 성별과 나이를 기준으로 85~94.9 백분위수는 과체중, 95 백분위수 이상 또는 25 이상이면 비만으로 정의한다. 다른 질병이 있어 비만이 생기는 경우를 병적 비만, 질병 없이 생기는 경우를 단순 비만이라 한다. 또한 비만 자체는 당뇨병, 고혈압, 고콜레스테롤증, 심혈관 질환 등을 유발하여 이차적으로 심각한 건강장애를 초래한다.

2) 기준

(1) 비만도

비만도는 협의로 상대체중을 이용한 계산법으로 학교 검진이나 일반인에게서 흔히 사용되고 있다. 비만도는 계측한 체중[(실측체중 – 표준체중)/실측체중 × 100]을 성별과 연령에 맞는 표준체중과 비교하는 것으로 110%는 과체중, 120% 이상이면 비만으로 정의한다.

(2) 체질량지수

체지량지수(body mass index, BMI)는 체중(kg) ÷ 키(m^2)으로 계산할 수 있으며 체지방과 연관성이 높아 비만 선별 검사로 가장 적합하다. 외국 자료와 비교가 가능하며 단일 자료로 성인까지 비교가 가능하다. 또한 건강 위험인자, 대사증후군, 특이 심혈관 위험인자와 관련이 있다.

3) 원인

소아의 비만은 부모의 비만과 연관이 있어, 부모가 비만이면 자식의 80%, 부모 중 한 쪽이 비만이면 40%, 부모 모두 비만이 아니면 7% 정도에서 발생하는 것으로 알려져 있다. 또한 과체중 및 비만은 두

뇌손상, 특정 호르몬 이상(성장호르몬 결핍증, 갑상생기능저하증, 부신피질호르몬 과다증), 특수 질환(프레더-윌리증후군, 다운증후군) 등의 질병이 있어도 발생한다. 그러나 대부분의 비만은 질병이 없는 단순 비만이며, 이 경우에는 키가 정상적으로 자라는 것이 특징이다.

(1) 식습관과 활동습관

소아의 과체중군에서 정상군과 비교하여 먹는 음식의 종류는 크게 다르지 않았으나, 왕성한 식욕, 빨리 먹는 습관, 배가 부를 때까지 먹는 습관, 기름진 음식의 선호도와 좌식생활습관(텔레비전 시청, 컴퓨터 사용 등)이 통계적으로 유의하게 많았다는 연구 결과가 있다. 밤에 늦게 먹는 습관이나 운동을 좋아하지 않는 비만 소아청소년에게서 대사이상 위험도가 유의하게 높았으며, 특히 하루에 텔레비전을 3시간 이상 시청하는 습관이 있는 비만 소아청소년에게서 대사증후군의 위험도가 유의하게 높았다.

소아청소년기에 생활습관의 중재는 비만뿐 아니라 대사증후군의 예방과 관리를 위해서도 중요하다. 생활습관은 비만의 위험도를 높일 뿐 아니라 대사증후군의 위험도도 높일 수 있다.

(2) 부모의 비만과 가족력

비만의 요인 중 부모의 비만력을 통해 단순히 비만뿐 아니라 심혈관계 질환, 당뇨 등 비만과 연관된 질환의 가족력을 파악한다. 부모의 비만과의 연관성은 이미 잘 알려져 있다. 부모 중 한 사람이 비만하면 아이가 비만이 될 가능성이 높다. 아이가 이미 체지량지수가 95백분위수 이상이고 부모 중 한 사람이 비만이라면 아이는 성인 비만이 될 가능성이 높다. 1~3세의 걸음마기 아이에게서 부모의 체중은 소아기 체중보다 생애 후기 비만위험도의 강력한 예측인자이다.

(3) 수면시간과 수면장애

수면과 비만은 밀접한 관계가 있다. 비만으로 인해 코골기, 폐쇄성 수면 무호흡 등 수면장애가 흔한데, 반대로 수면장애가 체중증가에 영향을 미친다. 수면시간이 짧으면 비만위험도가 높다. 생애초기에 수면시간과 비만위험도는 유의하게 비례하여 증가한다. 영아에서 수면시간이 12시간 이하이면 3세 때 비만의 위험도가 높았다. 초등학생의 주중 수면시간이 8시간 이하이면 과체중과 비만의 위험도가 증가한다. 그러나 주말이나 공휴일에 수면을 보충하는 소아는 이러한 위험도가 다소 적었다는 보고도 있다.

4) 관리 및 예방

소아청소년에서 비만치료는 합병증이 동반된 경우와 아직 합병증은 없으나 비만인 상태로 구분될 수 있다. 합병증이 없는 비만은 생활습관 교정을 목표로 하는 교육이 주 내용이며, 따라서 예방적인 측면이 높다. 소아청소년의 비만치료법을 선택할 때는 연령, 비만 정도와 가족력을 고려한다. 또한 사회경제적 수준, 출생 체중이 고려된다. 치료를 시작하기 전에 개인의 식습관과 신체활동 등의 행동 유형과 함께 가족구성원 및 가족생활 패턴을 파악하는 것이 중요하다. 비만치료 방법에는 식사요법, 운동요법, 행동수정요법, 약물요법, 수술 등이 있으나, 소아에게서 수술적 방법을 사용하는 경우는 거의 없으며, 극히 제한된 비만아가 약물요법 대상이 된다.

(1) 비만 예방의 결정적 시기

태아기와 영아기는 유전자에 영향을 줄 수 있는 시기이며, 환경과 행동 자극을 변화시킬 수 있는 시기로 가장 중요하다. 임신 중 비만, 영양불량, 흡연, 당뇨 등이 오지 않게 하는 것이 매우 중요하다. 아이가 태어나면 모유를 수유하여 섭취량을 스스로 조절할 수 있게 한다. 모유수유가 비만을 예방한다는 보고가 많으나 일부 상반되는 보고도 있다. 그러나 우유병을 오래 수유하는 경우에 비만 위험도가 높다는 보고가 많으므로, 모유수유를 적극 권장하고 산후휴가, 수유실 등 사회정책적인 뒷받침이 잘 되어야 한다. 또한 걸음마기에 먹는 음식의 경험, 이유식 중기부터 스스로 먹어서 알맞은 양을 조절하는 습관 등이 성인이 되어서 평생 건강하게 살 수 있는 습관으로 연결된다.

(2) 비만의 예방과 치료

① 식생활과 식습관

식생활은 균형 잡힌 저열량식과 규칙적인 식사로 체중 감소를 유도하는 것이 효과적이다. 아침 결식, 간식 섭취, 외식 등은 비만과 관련이 있으며, 아침식사를 하는 것으로 지방 섭취 감소 효과 및 간식 섭취를 줄일 수 있는 효과가 있다. 에너지 소비와 섭취의 균형을 맞추고, 가족 중심으로 바람직한 생활습관을 기른다. 가정에서 포장 크기, 한 번에 먹는 양, 간식의 종류와 횟수에 대해 가르치고, 텔레비전을 시청하며 먹지 않기, 건강하고 균형 있게 영양을 섭취하는 방법 등을 교육하여야 한다.

② 신체활동

신체활동에는 나가서 노는 것, 일상생활에서의 활동, 운동 등이 모두 포함된다. 성인에서의 운동 강도와 종류를 소아청소년에게 그대로 적용하여서는 안 된다. 소아청소년 비만이 늘면서 부모가 성인의 기준에 맞추어 운동을 강요하는 경우도 있지만, 소아청소년의 신체활동은 당연히 달라야만 한다. 우선 성인의 신체활동 지침 목표는 만성질환은 예방하고 체중을 감소시키는 것이지만, 어린 소아는 움직임의 즐거움을 알아야 하며, 운동기술을 발달시키고 일상생활에서 활동적인 운동습관을 길들이는 것에 중점을 둔다.

③ 가정에서의 건강한 생활습관

가족 중심의 치료는 환자와 가족의 결과를 좋게 하며, 만족도를 높이고 아동과 부모를 강하게 만들며, 전문가의 만족도도 높여 주고, 헬스케어 비용을 줄여 헬스케어 자원을 좀 더 효율적으로 이용할 수 있게 해줄 수 있다.

④ 운동프로그램 기준 및 효과

	운동시간	신체활동 종류와 강도
운동프로그램 기준	• 중등도 이상 신체적 활동 60분 이상(근력 강화 운동 포함) • 1주일에 3회 격렬한 운동 • 점진적으로 운동시간을 늘리거나, 시간을 나누어 활동하여도 좋음	• 비만아(체지량지수>95 백분위수): 체중부하 운동과 체중 비부하 운동을 번갈아 하는 것을 권장 • 체중 비부하 운동: 수영, 자전거, 누워서 자전거 타기
신체활동의 효과	• 신체건강과 정신건강 증진 • 체중 감소, 지질농도 저하, 체지방 근육 증가, 체지방 저하, 휴식 시 대사량 증가, 지방산화 증가, 인슐린감수성 증가 • 성취감 및 학업능력과 지적인 수행능력, 집중력, 기억력 호전	

2 | 휜다리

1) 다리 비틀림의 변형

안쪽으로 향한 발가락이나 바깥쪽으로 향한 발가락을 가진 아동들의 임상적 검사는 서있거나 걸을 때 발의 진행 각도, 엉덩관절 돌림(rotation) 운동범위, 넙다리-발 축 그리고 발의 정렬에 대한 기록을 포함해야 한다. 과도한 다리 비틀림(torsion)은 자세와 보행의 이상을 동반한다. 2~3세 이전의 소아에서 제기되는 다리 비틀림 문제는 대부분 정상 발육의 과정에 있는 것이며, 따라서 치료의 대상이 되지 않는다. 비정상적인 다리 비틀림은 해당 나이군에서 표준편차 두 배의 범위를 벗어나는 것을 말한다. 비정상적인 다리 비틀림을 치료하기 위하여 변형의 부위, 정도, 예후, 치료방법 등에 대한 이해가 필수이다.

나이가 어린 소아기에 발가락이 안쪽으로 휘면서 걷는 내족지 보행, 흔히 안짱걸음이라 하며, 반대로 발가락이 바깥쪽으로 휘면서 걷는 것을 외족지 보행이라 하는데, 이는 정형외과를 찾는 가장 흔한 원인 중 하나이다. 외족지 보행은 내족지 보행만큼 흔하지는 않고 대부분 성장하면서 해소되는데, 그럼에도 불구하고 부모의 염려가 크기 때문에 불필요한 치료를 찾는 수가 많다. 내족지 보행은 무릎을 벌리고, 다리 진행각을 음각으로 걷는 걸음으로, 빨리 걸으면 오리처럼 뒤뚱거리고 양 발끝이 부딪혀 넘어지기도 한다.

2) 다리 비틀림 상태와 관련된 용어 및 운동형상학

(1) 경사각(angle of inclination)

넙다리뼈 머리와 넙다리 몸통 사이에서 만들어진 이마면상의 각도를 말한다(그림 9-1A). 정상적인 경우 약 125°를 보이는 이 경사각은 넙다리뼈 몸통이 중간선 쪽으로 향하게 하기 때문에 체중이 무

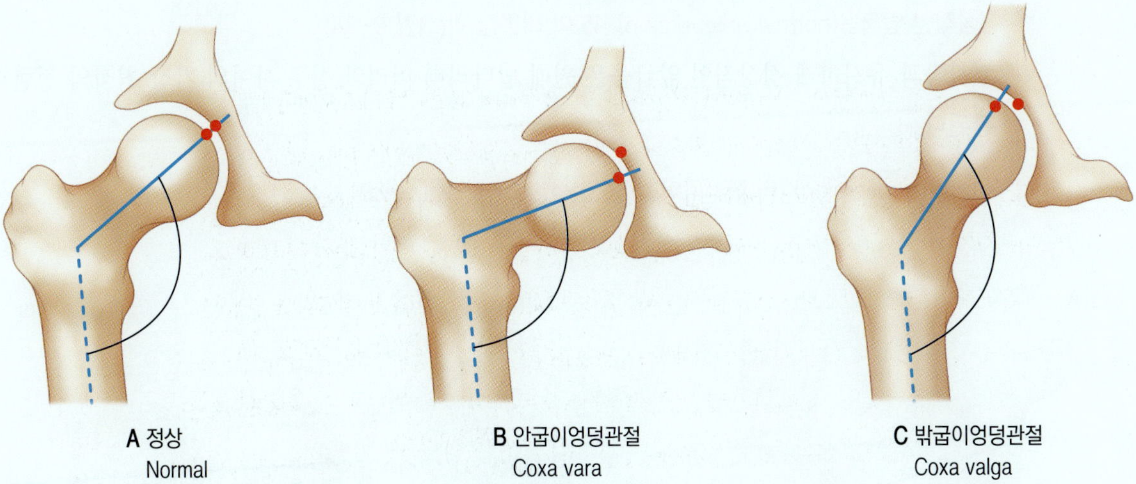

그림 9-1 경사각

륭관절을 바로 지나가도록 위치시켜 준다. 약 125°의 경사각은 **그림 9-1A**에서 빨간색 점들이 보여주는 정렬처럼 가장 최적의 엉덩관절 정렬과 연관이 있다.

엉덩관절 경사각의 편차는 초기 유년시절의 비정상적인 발달이나 외상으로 인해 일어날 수 있다.

① **안굽이엉덩관절(coxa vara): 125° 이하의 경사각을 보이는 경우(그림 9-1B)**

② **밖굽이엉덩관절(coxa valga): 125° 보다 경사각이 더 큰 경우(그림 9-1C)**

(2) 비틀림 각(torsion angle)

넙다리뼈는 긴축(long axis)을 따라 자연스럽게 꼬여있다. 이런 꼬임을 넙다리뼈 몸통과 목 사이의 비틀림(torsion)이라 한다. 비틀림 각은 넙다리뼈를 테이블 위에 편평하게 위치시킴으로써 평가될 수 있다. 테이블에 평행하게 놓인 넙다리뼈 관절융기(femoral condyle)에 대해 넙다리뼈 목은 정상적으로 약 15° 정도 앞쪽으로 나와 있다(**그림 9-2**).

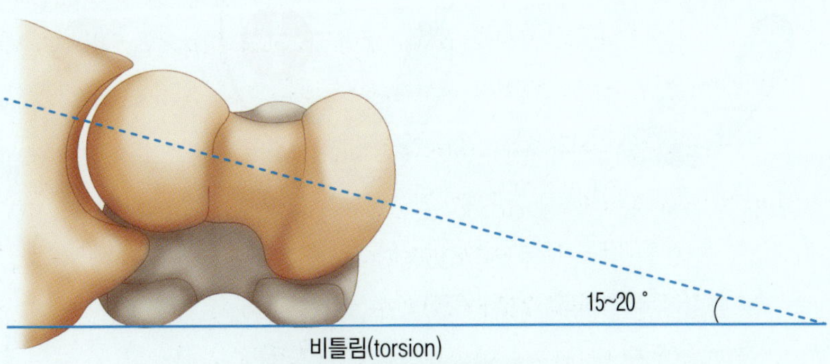

그림 9-2 비틀림 각

① 정상적인 앞굽음(normal anteversion): 15°의 비틀림 각(그림 9-3A)

경사각과 유사하게 정상적인 앞굽음은 원래 넙다리뼈 머리와 절구 사이의 가장 최적의 정렬과 연관된다.

② 뒤굽음(retroversion): 비틀림 각이 15° 이하를 나타냄(그림 9-3B)

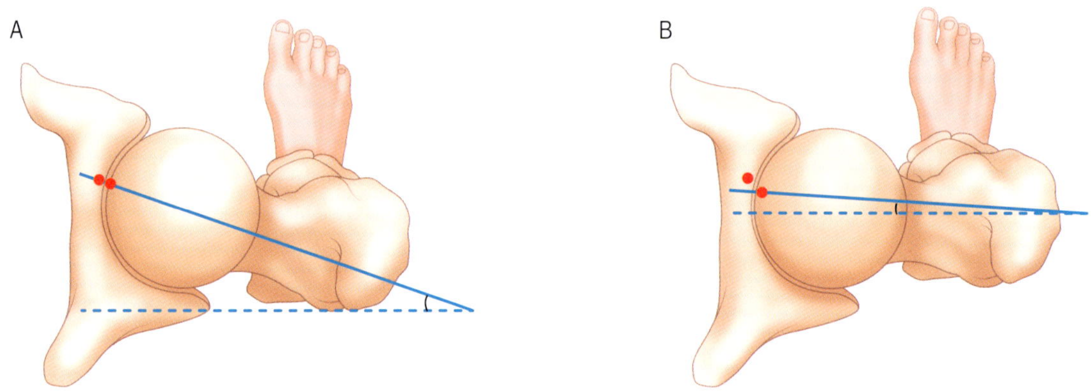

그림 9-3 A. 정상적인 앞굽음(normal anteversion)과 B. 뒤굽음(retroversion)

③ 발 진행 각도(foot progression angle, FPA)

걸을 때의 몸의 진행 직선과 발의 세로축 사이 안쪽으로 향한 발가락은 음수로 표현되고 바깥쪽으로 향한 발가락은 양수로 표현된다(그림 9-4).

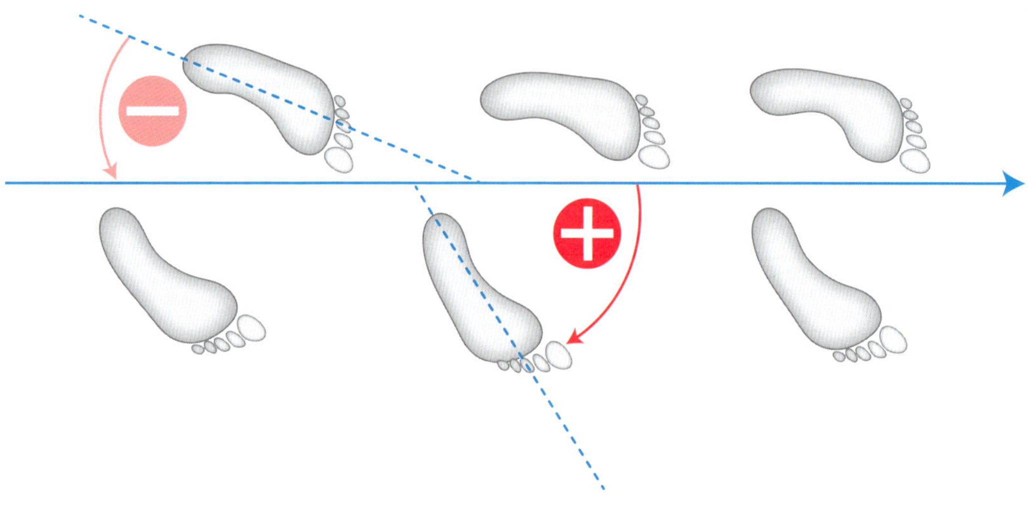

그림 9-4 발 진행 각도

④ 내족지 보행(toe-in gait)

과도한 앞굽음이 있을 때 엉덩관절을 정렬하기 위해 보상적인 엉덩관절 안쪽돌림 또는 '안쪽을 향한 발가락(in-toe)'을 하게 된다. 넙다리뼈 머리가 앞쪽으로 향하면 엉덩관절은 전방으로 비틀림된다. 즉, 연부조직의 긴장이 없다고 가정했을 때 엉덩관절 가쪽돌림 운동범위보다 안쪽돌림 운동범위가 더 많다. 따라서 안쪽을 향한 발가락 즉, 내족지 보행양상을 보인다.

주로 3~5세 때 발견되고 여아에서 흔하다. 가족력이 있는 경우가 있으며 부모에서도 약간의 증세가 남아 있는 경우가 있다. 이 증세가 있는 경우에는 특징적으로 차렷 자세로 서 있을 때 무릎뼈가 서로 마주보는 경향을 보이며 'W' 자세로 앉는다. 달리기할 때에도 약간 아둔한 모습을 보이는데, 이러한 넙다리뼈 앞비틀림은 4~6세 때 가장 심하다가 대부분 좋아지며, 이는 넙다리뼈 안쪽돌림의 감소와 더불어 증가되는 정강뼈의 이차적인 가쪽돌림에 의한다. 보고에 의하면 넙다리뼈 안쪽돌림으로 인한 장기적인 후유증이나 운동장애 등은 없다. W 앉기자세를 피하며 최대한 엉덩관절 가쪽돌림 상태에서 양반다리를 하도록 한다. 10~14세경에 상당한 넙다리 앞비틀림이 여전히 나타나거나 내족지 보행 양상을 보인다면 넙다리 비틀림을 감소시키기 위한 넙다리감염절골술(femoral derotational osteotomy)로 교정하는 것을 고려할 수도 있다.

⑤ 외족지 보행(toe-out gait)

뒤굽음(retroversion) 즉, 무릎이 앞을 향해 곧게 정렬되어 있을 때, 넙다리뼈 머리가 뒤쪽으로 향하면 가쪽돌림범위가 더 크게 되어 외족지 보행 양상을 보인다. 일반적으로 2세가 되기까지 엉덩관절 안쪽돌림과 가쪽돌림의 합은 120°이고, 2세가 넘어가면 엉덩관절의 안쪽돌림과 가쪽돌림의 합은 95~110°이다. 대부분의 영아들은 출생 시 자궁 내 자세로 인해 다리를 벌림, 가쪽돌림 자세를 유지하려 한다. 아이들이 5~6세가 되어 연부조직 긴장이 사라지면서 임상적으로 점점 더 명백해진다. 평균 1세에서는 35°, 9세에서는 21°, 어른의 경우에는 15.5°로 나이에 따라 점차적으로 감소한다(그림 9-5).

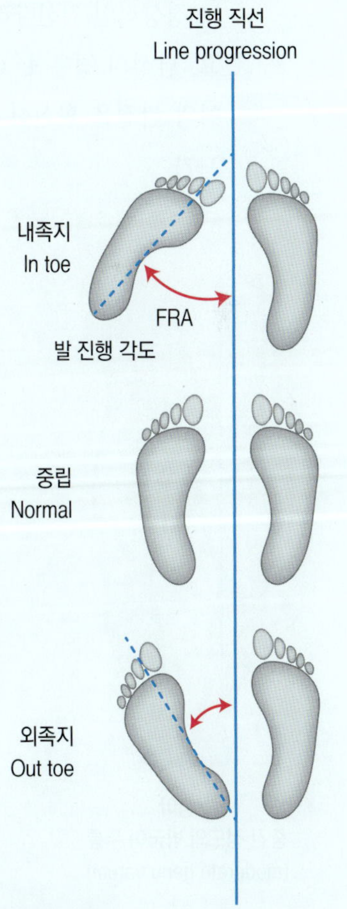

그림 9-5 내족지와 외족지 보행

⑥ 넙다리-발 축 정강뼈 비틀림(thigh-foot axis tibial torsion)

정강뼈 비틀림이란 정강뼈가 몸통의 긴축을 따라 비틀림되어 있어서 결과적으로 다리가 안쪽으로 또는 가쪽으로 돌림된 상태를 말한다. 넙다리뼈와 마찬가지로

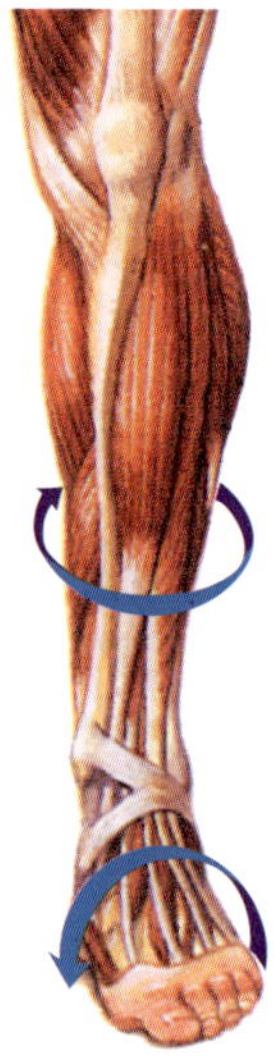

그림 9-6 정상적인 앞굽음과 뒤굽음

정강뼈도 발달학적으로 비틀림의 변화를 겪게 된다. 출생 시 복사뼈들은 관상면에서 평행한 상태이다. 영아기와 아동 초기를 거치면서 정강뼈가 가쪽돌림하면서 가쪽 복사뼈가 상대적으로 안쪽 복사뼈보다 뒤쪽으로 위치하게 된다. 아동이 성장하면서 정강뼈에 넙다리뼈 앞굽음 감소로부터 받게 되는 힘의 변화로부터 기인된 것이다(그림 9-6).

⑦ **안굽이 무릎(genu varum, bow legs)과 밖굽이 무릎(genu valgum, knock-knees)**

안굽이 무릎과 밖굽이 무릎은 전형적으로 발달하고 있는 아동들에게서 일반적으로 볼 수 있는 유사한 비틀림 상태이다. 안굽이 무릎은 종종 걷기 시작하기 전의 영아나 신생아들에게는 정상적인 생리적 굽이이다. 일반적으로 아이들은 2~4세 사이에 점차적으로 안굽이 무릎으로 발달된다. 보통 5~7세 사이에 교정되고 정상적인 직선다리가 된다. 어른의 정상 정강넙다리 각은 여성의 경우 7~9° 정도 밖으로 굽었고, 남성의 경우 4~6° 정도 밖으로 굽었다. 이러한 비정상적인 각도들은 넙다리뼈 목과 절구 사이의 관절을 확실히 변경시킬 수 있기 때문에 엉덩관절의 생체역학에 영향을 미치게 된다(그림 9-7).

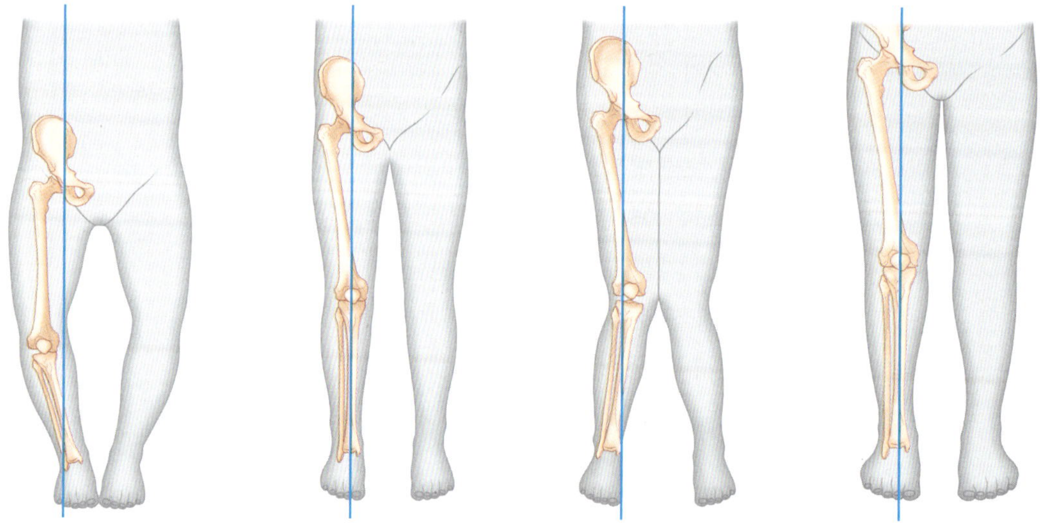

그림 9-7 안굽이 무릎과 밖굽이 무릎

3) 관리 및 예후

소아들의 다리 비틀림은 대부분 성장과 함께 해소되기 때문에 부모를 안심시키면서 장기적인 관찰을 하면 된다. 야간부목, 보조기, 교정신발 등과 같은 보장구가 사용되기도 하지만, 능동적인 근육 및 자세운동을 통한 방법도 제시되고 있다. 그러나 지속적인 과도한 다리 비틀림은 교정수술을 요하며 감염절골술(derotational osteotomy)도 하나의 방법으로 제시된다.

3 | 성장지연

인간의 키 성장은 유전적인 요인 뿐만 아니라 영양, 운동, 수면, 스트레스 등의 환경적인 요인에 의해 영향을 받는다. 일반적으로 유전적인 요인이 30%, 환경적인 요인이 70% 성장에 영향을 미친다고 알려져 있다. 보고된 연구에서도 유전보다는 사회경제적 환경, 영양, 건강관리 상태 등이 성장에 많은 영향을 준다고 하였다. 특히 성장환경 조건 중 키 성장에 영향을 미치는 여러 가지 요소 중 적절한 영양공급과 운동이 대표적인 환경요인으로 알려져 있다. 과거에는 저성장의 원인이 대부분 영양공급의 부족이 그 이유였으나, 최근에는 산업화 및 도시화에 따른 기계문명의 발달과 대중교통의 발달 그리고 과도한 학업으로 인한 신체활동이나 운동부족이 주요한 원인으로 보고 있다. 대부분 운동을 하지 않은 청소년보다 규칙적으로 운동에 참가한 청소년의 키 성장 속도가 빠르다고 한다. 즉 신체활동의 부족은 신체기능의 저하를 초래하고, 신체활동량의 감소는 체격 및 체력 발달에 부정적인 영향을 미친다고 볼 수 있다.

4 | 척추옆굽음증

1) 유형

(1) 특발성 척추옆굽음증(idiopathic scoliosis)

원인이 불분명한 척추옆굽음이며, 아동에게 가장 흔한 척추옆굽음증의 한 형태이다.

① 병인

영아기: 3세 미만의 아동에게서 나타나고 출생 후 얼마 되지 않아 분명해진다.

소아기: 3~9세 사이에 발달, 대부분 오른쪽 가슴부에 존재하며 대부분 6세 전후로 발견된다. 대부분 같은 방향성을 가진 구조적 굽음 형태이다. 치료하지 않는 경우 한 달 평균 1°의 비율로 청소년기 동안 진행성으로 발전할 가능성이 높고, 치료하지 않는다면 심각한 변형을 초래한다. 기전이나 특정한 병인은 명백하게 알려지지 않았다. 등뼈의 변화는 즉각적으로 가슴우리에 영향을 미친다. 척추의 병진 운동성 돌림은 가슴부를 비대칭적으로 나누는 원인이 되어 볼록한 면에서의 폐활량 감소를 발생시키고 오목한 면에서의 폐활량을 증가시킨다. 뒤쪽 가슴부의 늘어난 각

상과 관련 있는 등뼈의 심각한 굽음은 볼록한 면에서의 폐 포화도를 감소시키며, 심장에 비정상적 스트레스의 원인이 되어 심장기능에 장애를 발생시킨다.

② 자연력

진행성 굽음은 4~6개월의 간격으로 실시하는 검사에서 지속적으로 5° 이상 나온 것으로 정의한다. 치료하지 않는 진행성 굽음은 성인기에 크기가 증가할 수 있는 잠재성을 갖고 있다. 많은 요인들이 미성숙 골격 환자의 진행 가능성에 영향을 미친다. 진단 시 나이가 어린 환자는 진행성으로 발전할 위험요소를 가지고 있다. 이중 굽음 형태는 단순 굽음 형태보다 진행성으로 발전할 위험이 크다. Risser 징후*가 낮을수록 진행성으로 발전할 위험이 크다.

큰 크기의 굽음은 진행성으로 발전할 위험이 크다. 여성이 진행성으로 발전할 위험은 대략 같은 크기의 굽음을 가진 남성에 비해 10배 정도 높다. 굽음이 초경 전에 생겨난다면 진행성으로 발전할 위험이 크다.

(2) 선천성 척추옆굽음증(congenital scoliosis)

① 병인

선천성 척추옆굽음증은 기형적 척추 형태로 발전하는 원인이 되며, 선천성 기형 척추는 척추분절의 결핍이나 척추 형태의 결핍에 기인할 수 있다. 순수한 가쪽 변형은 선천성 척추옆굽음증으로 발전하고, 앞가쪽면이나 뒤가쪽 변형은 선천성 척추뒤굽음증과 척추앞굽음증으로 발전한다. 분절의 결함은 인접한 척추 사이에서 성장하지 못한 판이나 척추(사이)원반은 분절되지 않은 막대 형태로 성장하게 된다. 선천성 척추옆굽음증의 병인은 태아기의 환경적 요인을 포함하고 있으며, 이러한 요인은 수정 후 45~60일 사이에 영향을 끼친다.

진행성 굽음의 위험요소는 선천성 기형의 잠재적 성장검사를 통해 분석할 수 있다. 많은 선천성 굽음은 안정적이며 진행성으로 발전하지 않는다. 진행성의 가장 높은 위험요소는 오목한 면을 벗어나 볼록한 쪽으로의 비대칭성 성장이다. 이러한 불일치는 대개 볼록한 면이 정상적이고 오목한 면에 결함이 있을 때 발생한다. 또한 짧아진 몸통도 주된 변형요인이 될 수 있는데, 만약 볼록한 면과 오목한 면, 양쪽 면, 모두의 성장 결함이 있다면 다양한 척추레벨에서 발생할 수 있다.

2) 측정 및 평가

(1) 신체검사

걸음걸이, 앞쪽 굽힘검사(forward bending test), 일반 정렬, 어깨와 골반 대칭, 측연선(plumb line)을 사용한 몸통 보정, 다리길이 측정, 이때 측정기는 경사계(inclinometer)를 사용한다.

* Risser 징후: 엉덩뼈능선 뼈끝분리의 뼈되기(골화)를 참고하는데 Risser 징후가 낮을수록 성장판 폐쇄 정도가 낮다는 의미로 진행성 굽음 진행이 잘 된다.

(2) X-ray 촬영을 통한 콥스 각도 측정

굽이를 정량적으로 평가하기 위한 표준 방법은 두 개의 선 사이의 각도인 콥스 각도(Cobb angle)를 측정하는 것이다. 이 각도는 굽이의 최상위 척추뼈의 위쪽 끝판에 수직으로 그리고 가장 낮은 척추뼈의 아래 끝판에 그려진다. 두 개의 곡선이 있는 사람들의 경우, 두 곡선 모두에 대해 콥스 각도를 구한다. 어떤 환자에게는 굽이의 유연성 여부나 일차 곡선과 보상 곡선의 구분을 위해 가쪽굽힘 X-ray 촬영을 하기도 한다.

3) 중재 및 예후

(1) 중재

척추옆굽음증의 보편적 치료 원칙은 복잡하며, 진행의 가능성을 예측하는 데 도움이 되는 굽이의 정도와 뼈대 성숙도에 따라 결정된다.

아동 및 청소년을 위한 보편적 치료법은 다음과 같다.

① 주시 관찰

② 보조기 착용

③ 외과적 수술

성인의 경우 치료는 대개 통증 완화에 초점을 맞추며, 치료법은 다음과 같다.

① 진통제

② 보조기 착용

③ 외과적 수술

특발성 척추옆굽음증의 치료법 또한 굽이의 정도, 척추의 성장 가능성 및 굽이가 진행할 위험성에 따라 달라진다. 경도의 척추옆굽음증(30° 미만)은 단순히 모니터링하고 운동으로 치료할 수 있다. 아직도 성장 중인 어린이의 중등도의 옆굽음증(30~45°)은 교정이 필요할 수 있다. 급속하게 진행되는 심한 굽이는 외과적 척추고정장치를 수술로 설치하여 치료한다. 보조기 착용은 점진적인 굽이를 방지할 수 있지만, 그 증거는 그리 많지 않다. 모든 경우에 조기 개입이 가장 좋은 결과를 제공한다. 점점 더 많은 과학 연구가 물리치료의 효과에 대해 보고하고 있다.

척추옆굽음증에 대한 운동으로는 신장 운동(stretching exercise), 능동적(active), 수동적(passive), 대칭적(symmetrical), 비대칭적(asymmetrical), 저항 운동(resistance exercise), 교정 운동(manipulation exercise) 등이 있다. 이러한 운동은 척추의 유연성을 증가시키며, 척추 주위 근육을 강화시키고 근육의 불균형을 교정한다. 좌 · 우 대칭적이고 규칙적이며 율동적인 교정 체조 같은 신체활동이 자세를 향상시키고 안정성을 증가시켜 허리 부위 주변 결합조직과 근육들의 유연성을 증가시켜 허리 부위 기능을 강화시키고, 자세를 교정할 수 있다고 한다.

청소년기 특발성 척추옆굽음증 환자의 진행성 굽음의 자연 경과를 바꾸기 위해 사용하며, 척추옆굽음증에 대한 보조기 종류는 다음과 같다.

- 밀워키 보조기(milwaukee orthosis): 1970년대까지 척추 보조를 위해 사용하였으나 현재는 거의 사용하지 않는다.
- 목-등-허리-엉치뼈 보조기(cervicothoracolumbosacral orthosis, CTLOS): 목부터 엉치뼈까지 커버하는 것으로 보통 척추옆굽음증이 병적으로 심한 환자들에게 척추 전체를 지지하기 위해 사용한다.
- 등-허리-엉치뼈 보조기(thoracolumbosacral orthosis, TLSO): T8이나 그 이상에서의 굽음을 위해서 높은 겨드랑이 선이 있다.
- 보스톤 보조기(Boston orthosis): 등–허리–엉치뼈 보조기, 조기 틀을 잡고 허리패드와 여유 공간을 확보해주며 단단한 덮개로 견고한 지지를 제공해준다.
- 윌밍톤(Wilmington): 등–허리–엉치뼈 보조기, 전체적으로 착용하는 보조기로 패드와 여유 공간이 없어 꽉 끼게 입는 형태로 최대한 척추 교정을 유도한다.
- 찰리스톤(Charleston): 특발성 굽음에 사용되고 주로 밤에 착용한다.

보조기를 벗은 상태를 유지하는 것은 뼈 성숙이 이루어지는 때로부터 12개월 정도 걸리며 천천히 보조기 착용을 줄여나간다.

척추옆굽음증에 대한 외과적 중재방법 중 하나인 척추 고정술(spinal fusion)은 45° 이상되며, 진행 중인 특발성 굽음에 적합하다. 40° 이상의 굽음은 보조기를 사용하여 다루기가 점점 더 어렵고 뼈 성숙 이후에 진행성 위험요소를 갖게 된다. 척추 고정술의 목적은 통증으로 인한 후유증과 들숨, 날숨의 기능장애를 피하고 진행성 변형을 멈추게 하는 것이다.

5 | 뇌성마비

1) 정의

뇌성마비는 감각장애의 동반 여부와 관계없이 발달 중인 뇌의 비진행성 장애, 병변 혹은 이상으로 인하여 초래되는 운동장애증후군을 광범위하게 부르는 명칭이며, 출산 전후나 출생 후 3년 이내에 나타날 수 있으며, 1,000명 중 2명 정도 발생한다.

2) 원인

뇌성마비의 원인은 특정한 한 가지로 규정할 수 없고 여러 가지 다양한 인자들에 의해 발생하며, 뚜렷하게 정해져 있지 않다. 일반적으로는 발생 시기에 따라 출생 전 요인, 주산기 요인, 출생 후 요인으로 분류할 수 있다(표 9-1).

표 9-1 뇌성마비와 관련 있는 위험요인

출생 전 요인	주산기 요인	출생 후 요인
■ 모체감염증 ■ 풍진 ■ 단순포진 ■ 톡소플라즈마증 ■ 거대세포바이러스 ■ B형간염 ■ 매독 ■ 태반감염 ■ Rh인자 부적합 ■ 모체 질환 ■ 독혈증 ■ 당뇨 ■ 갑상샘 질환 ■ 뇌의 비정상적 발달	■ 질식 ■ 장시간의 분만 ■ 둔위 분만 ■ 겸자 분만 ■ 탯줄 탈출 ■ 태반 조기박리 ■ 전치태반 ■ 쌍태아 또는 다태아 출산 ■ 조산 ■ 저체중	■ 뇌감염증 ■ 수막염 ■ 뇌염 ■ 뇌의 외상 ■ 경기 ■ 익사

3) 분류

이질적 특성(heterogeneous features)을 특징으로 하는 뇌성마비 분류는 침범된 해부학적 신체 부위 및 근긴장도에 따른 신경운동학적 분류, 유럽의 뇌성마비 분류기준, 국제기능분류 장애모델의 개념에 따른 기능적 분류가 있다.

(1) 침범된 해부학적 신체 부위 및 근긴장도에 따른 신경운동학적 분류

① 해부학적 신체 부위에 따른 분류

- 편측마비(hemiplegia): 같은쪽 팔, 다리, 목 그리고 몸통이 이환된 경우
- 양측마비(diplegia): 양측 팔, 다리가 이환된 경우로 다리가 팔보다 심하게 이환됨
- 사지마비(quadriplegia): 몸 전체가 이환된 경우로 팔, 다리가 몸통보다 심하게 이환됨

② 근긴장도에 따른 신경운동학적 분류

근긴장도의 질에 따른 분류로 경직형, 무정위형, 실조형, 저긴장형 그리고 혼합형 뇌성마비로 나뉜다.

- 경직형 뇌성마비(spastic type): 뇌성마비의 가장 대표적인 형태이며, 뇌성마비 비율에서 50~60%를 차지한다. 주로 상당한 강직이 일어나며 긴장반사와 깊은힘줄반사가 항진된다. 2세 이상에서 바빈스키 반응과 같은 비정상적인 원시반사가 발생하기도 한다. 경직형 양측성은 가장 흔한 경직형 뇌성마비 유형으로, 경직형 뇌성마비 중 75% 정도의 비율을 차지하고 있다. 양측 상지나 양측 하지 중 한 곳에 병변이 일어난 경우인데, 양측 하지마비가 양측 상지마비보다 더 흔하게 발생한다. 28~32주 사이에 뇌실내출혈이 일어나 뇌성마비 양상을 보이는 것

이 전형적이다. 주로 엉덩이굽힘근 및 모음근, 무릎굽힘근, 발바닥굽힘근 등에 영향을 미쳐 강직이 발생하고 이는 구축으로 이어진다. 잘 보이는 보행 패턴은 발끝을 들고 걷는 가위형 보행 양상을 보인다.

- 무정위형 뇌성마비(athetoid type): 근육의 긴장도가 낮거나 변화가 심하다. 특히 말하기, 먹기, 팔의 사용 등 깨어 있는 상태 그리고 스트레스를 받을 때 심하다. 모체-태아 Rh부적합, 고빌리루빈혈증(hyperbilirybinmia), 기저핵 손상 등과 연관 있다. 또한 불수의적 움직임(involuntary movement), 심한 비대칭적 자세패턴, 머리조절 불량(poor head control) 등으로 시각 고정의 어려움과 근긴장도의 심한 변화로 단계적 동작(grading movement)의 어려움 그리고 균형 또는 보호반응의 부족 등이 특징이다. 동반장애로는 시각장애, 청각장애, 언어장애 그리고 먹기장애 등이 흔하다.
- 실조형 뇌성마비(ataxia type): 평형감과 공간에서의 위치 감각이 부족하거나 운동을 할 때 협응이 잘 되지 않는 것을 뜻하는 실조증이 나타난 뇌성마비 형태로, 근긴장도가 정상 범위보다 약간 낮다. 그렇기 때문에 실조형 뇌성마비는 다리벌림 상태에서 몸통은 좌우를 흔들며, 균형을 잡기 위해 손은 허리에 대고 팔꿈치를 옆으로 벌리며 자주 넘어진다. 종종 엉덩이 벌림근 구축이 나타나기도 한다. 소뇌의 비정상적인 발달과 연관성이 크다. 잠을 잘 때, 근긴장도가 정상으로 돌아오는 경향이 있다.
- 저긴장형 뇌성마비(hypotonic type): 근긴장도가 병적으로 낮다. 무정위형이나 실조형 뇌성마비로 진행되기 전에 저긴장증 시기가 나타날 수 있다. 누운자세에서 개구리다리 자세로 취하고 있는 것이 특징이다.
- 혼합형 뇌성마비(mixed type): 경직형, 무정위형, 실조형 그리고 저긴장형 뇌성마비 분류에 해당되지 않는 혼합형 뇌성마비는 보통 무정위형과 경직형이 혼합된 형태이지만 다른 타입이 혼합된 양상을 갖는 경우도 있다.

③ 유럽의 뇌성마비 분류기준

뇌성마비 분류에 대한 단일화된 프로토콜 및 낮은 신뢰도 문제로 뇌성마비를 편측성의 경직형(unilateral spastic), 양측성의 경직형(bilateral spastic), 운동이상형(dyskinetic) 그리고 실조형(ataxic)으로 구분하는 '분류 트리(classidication tree)'를 개발하였다(표 9-2).

④ 기능적 분류

국제기능분류 장애모델의 개념하에서 기능장애는 신체기능 및 구조의 손상, 활동제한 그리고 참여제한 등으로 분류한다. 뇌성마비의 기능적 분류란 뇌성마비의 심한 정도를 활동제한의 관점에서 바라본 것이다. 이같은 기능적 분류는 이질적 특성(heterogeneous features)을 갖는 뇌성마비 아동을 치료하는 전문가들 간의 의사소통을 포함하여 평가, 중재 그리고 모니터링을 수행할 수 있는 체계적인 틀로서의 역할을 한다.

뇌성마비의 기능적 분류 영역은 이동성을 비롯하여 손의 사용, 의사소통 그리고 먹기/마시기

표 9-2 유럽의 뇌성바미 분류기준

뇌성마비의 분류	
경직형(spastic)	▪ 양측성(양쪽 팔, 다리 모두 침범: 양지마비, 사지마비) ▪ 편측성(한쪽 팔, 다리만 침범: 편마비)
운동이상형(dyskinetic)	▪ 근긴장형(dystonic) ▪ 무도-느린비틀림운동형(choreo-athetotic)
실조형(ataxic)	

까지 각기 대동작기능분류체계, 손기능분류체계, 의사소통기능분류체계 그리고 먹기/마시기 기능분류체계로 평가한다.

한국판대동작기능분류체계(Korean version of gross motor function classification system, K-GMFCS)는 이동성 정도에 따라 5단계로 나뉜다. 0~만 18세의 영아에서부터 청소년까지 포함된다. 평가연령을 0~2세, 2~4세, 4~6세, 6세~12세 그리고 12~18세 등 5개 그룹으로 나눈다. 제1단계에서 제5단계까지 단계가 높아질수록 기능적 이동능력은 낮아진다. **그림 9-8**은 단계별로 대표적 특징을 간략하게 그림과 함께 기술한 것이다.

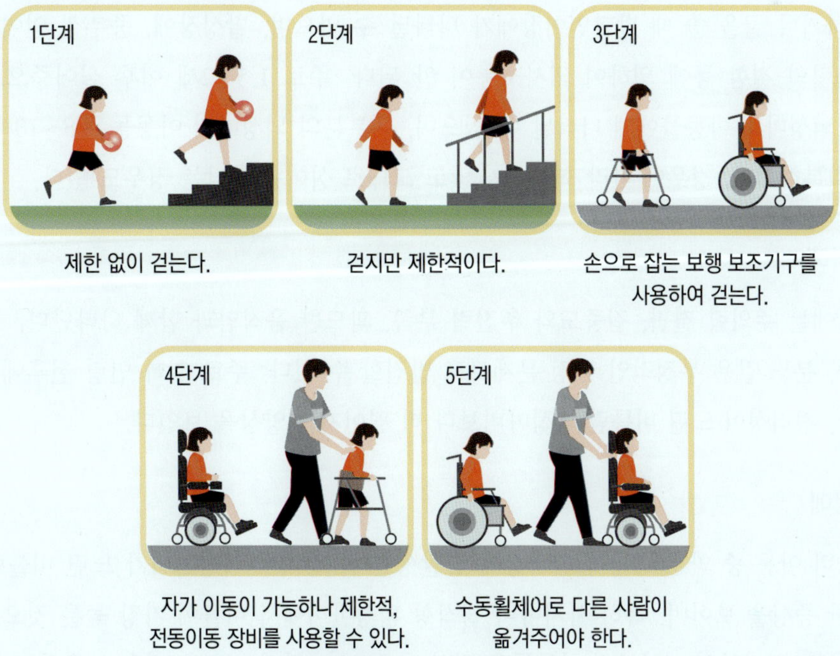

그림 9-8 기능적 분류

4) 동반장애

(1) 발작

발작(seizure)은 전반적으로 뇌성마비의 50%에서 나타난다. 경직성 뇌성마비, 특히 사지마비에서 가장 흔하게 나타난다.

(2) 운동 능력

초기에는 근긴장도가 낮은 양상을 보이며 이러한 증상이 지속될 경우 대부분 운동이상형, 경직형 뇌성마비 등으로 남게 된다.

(3) 시각장애

뇌성마비 환아 중 약 25~60%가 사시(strabismus)를 가지고 있으며, 특히 양측마비와 사지마비에서 높은 비율을 보인다. 보통 내사시가 외사시보다 더 흔하다. 또한 운동실조형 뇌성마비에서는 안구진탕(nystagmus)이 나타나며, 전체 뇌성마비에서 약 10% 비율을 차지한다.

(4) 청각장애

뇌성마비의 약 4%에서 동반된다. 극소저체중아, 핵황달, 신생아수막염, 심한 저산소허혈증 그리고 지적장애 등이 위험요인이다.

(5) 언어장애

말을 하거나 글을 쓸 때 발달언어장애가 나타날 수 있으며, 발성장애, 중추성 언어장애, 청각장애, 인지능력의 결함 등에 의하여 의사소통이 안 된다. 주로 1.5~2세 이후 실어증으로 나타난다. 약 2/3의 뇌성마비 아동들에게 나타날 수 있으며, 대부분의 뇌성마비 아동들은 8~10세 전 실어증에서 점차 회복하지만, 경우에 따라 회복되지 않고 그대로 실어증이 남는 경우도 있다.

(6) 행동장애

행동장애는 주의력 결핍, 집중도와 추진력 부족, 과도한 움직임과 함께 나타난다. 또한 행동장애는 우울증, 분노 같은 부정적인 감정 문제로도 발전할 수 있다. 주로 취학 연령 전후에 증상이 더욱 심해진다. 경직성이 느린 비틀림 뇌성마비보다 더 떨어지는 양상을 보인다.

(7) 지적장애

뇌성마비 아동 중 약 50%에서 지적장애가 발생한다. 경직형 뇌성마비가 느린 비틀림 뇌성마비보다 더 심한 증상을 보이며, 특히 사지마비 경직형 뇌성마비에서 비율이 가장 높은 것으로 나타났다. 하지만 약 25% 이상의 뇌성마비 아동들은 정상 혹은 그 이상의 지적 능력을 보유하고 있다.

(8) 감각장애

감각장애는 입체인지, 2점 판별 능력, 위치 및 진동 감각, 통각, 온각의 순서로 나타나는데, 출생 전과 출산 중의 원인보다 출생 후 원인으로 나타난 경직성 편마비에서 감각장애 발생률이 2배나 더 높았다.

(9) 구강장애

삼킴 능력, 흡입 능력, 씹는 능력에 어려움이 있을 수 있다. 입술을 닫는 것, 혀를 움직이는 것이 조절이 되지 않아 섭취활동에 제한이 생기고, 이는 균형적인 영양 섭취 능력을 떨어뜨리거나 호흡곤란을 일으킬 수 있다.

5) 중재 접근법

(1) 보바스(Bobath) 접근법

가장 많이 쓰이는 신경발달치료이다. 영국에서 보바스(Bobath)가 1940년대 초기에 개발한 것으로, 뇌성마비 아동과 편마비 성인환자들 같이 중추신경계 병변이 있는 사람들을 치료하기 위한 것이다. 궁극적인 목표는 영아 혹은 아동이 자신의 연령과 능력에 따라 최대한 독립적인 반응을 보이는 것으로, 근긴장도를 정상화하고 비정상적인 원시반사를 막는데 목적을 두고 있다. 치료는 아동이 주도적으로 과제를 완수할 수 있게 계획하며, 아동이 스스로 기술을 습득하고 이용할 수 있도록 가이드를 점차 줄여나간다.

(2) 보이타(Vojta) 접근법

자세 조절과 평형반응을 활성화시키는 치료이다. 신체의 운동을 유발하기 위한 자극점을 찾아내어, 이 자극점에 압력을 주어 반사적 보복반응 운동을 자동적으로 할 수 있게 한다. 이러한 감각 운동반응을 반복하여 두뇌에 정상 운동 패턴을 일으키게 하는 신경운동학적 치료법이다.

(3) 전기자극

가장 많이 사용되는 것은 신경근육 전기자극(neuromuscular electrical stimulation, NMES)과 역치전기자극(threshold electrical stimulation, TES)이다. 신경근육 전기자극은 근육 수축을 유발할 만한 충분한 강도의 전기자극을 적용하기 때문에 근력을 강화시키는 데에 효과가 있다. 만약 기능적인 활동에 수축되어야 할 근육을 전기로 자극한다면 이는 기능적 전기자극(functional electrical stimulation, FES)이라고 할 수 있다. 역치전기자극의 경우 잠자는 동안 수축이 일어나지 않을 정도로 낮은 수준의 전기적 자극을 주는 것이다. 이 두 가지 방법에 대한 논문들을 재검토한 결과, 정확한 근거는 없으나 가장 많이 사용하는 방법이다. 어떤 환자가 이 중재로부터 가장 도움을 받을 수 있는지, 적절한 치료 변수가 무엇인지는 아직 알려지지 않았다.

(4) 보조기

뇌성마비 아동들이 주로 쓰는 보조기로는 짧은다리 보조기(ankle-foot orthosis, AFOs), 긴다리 보조기(knee-ankle-foot orthosis, KAFOs), 엉덩관절 긴다리 보조기(hip knee-ankle-foot orthosis, HKAFOs) 등이 있다. 먼저 짧은다리 보조기는 꿈치들린휜발(첨족) 보행이 되지 않도록 조절하고 꿈치들린휜발 변형을 막기 위해 사용하는 보조기이다. 이 외에도 무릎관절과 발목관절의 움직임을 같이 조절할 수 있는 긴다리 보조기 KAFOs(Knee Ankle Foot Orthoses)와 여기에 엉덩관절까지 같이 조절할 수 있는 엉덩관절 긴다리 보조기가 있다. 긴다리 보조기와 엉덩관절 긴다리 보조기는 보행에는 큰 도움이 안되지만, 변형을 방지하는 데에는 효과가 더 크다.

(5) 근육이완제

과도한 운동활동을 조절하기 위해 경직이 있는 뇌성마비 아동들에게 근육이완제를 투여하여 왔다. 흔히 사용되는 근육이완 약물에는 디아제팜(diazepam), 단트롤린(dantrolene), 바클로펜(baclofen)이 있다. 하지만 이러한 약물들이 아동에게 어떠한 기능적 효과가 있는지에 대한 연구는 거의 없으며, 적절한 용량이나 안정성, 부작용에 대해 잘 알려지지 않았기 때문에 주의해야 한다.

(6) 신경근육 차단

뇌성마비 아동들이 제한 없이 움직이기 위해서는 작용근과 길항근을 활성화하는데 어려움이 없어야 하고, 이를 위해서는 어느 특정 근육의 구축이 강하면 안 된다. 하지만 특정 작용근을 과도하게 사용한다면 경직이 발생하고, 이 증상이 지속된다면 변형이 일어난다. 경직형 뇌성마비 아동들 대부분이 경직이나 꿈치들린휜발 변형을 갖고 있는 이유이다.

경직형 뇌성마비 아동들은 대부분 경직을 갖고 있는데, 이를 해소하기 위한 방법 중 한 가지는 신경차단술이다. 주로 가위 보행이나 꿈치들린휜발 변형을 교정하기 위해 사용한다.

가장 오랫동안 사용해왔던 약물은 페놀(phenol)로, 비용이 저렴하고 오래 지속되기 때문에 이용해왔으나 일일이 신경근육 접합부를 찾아야 하고, 시술 자체가 고통스럽기 때문에 감각 이상을 초래할 수 있다는 단점이 있다. 경직형 뇌성마비 아동들을 치료하는데 보툴리늄 독소 A형 주사를 많이 사용한다. 이 주사는 우세한 작용근의 신경말단 부위에 주사하여 3~6개월 동안 일시적으로 근육 마비를 일으킨다. 연접소포체에서 아세틸콜린이 방출되는 것을 차단함으로써 경직을 방지한다. 합병증이 적고 사용이 간편하며, 근육으로 쉽게 퍼져 나간다는 장점이 있으나, 지속되는 효과에 비해 비용이 높다.

(7) 수술

수술은 주로 환자의 기능을 증진시키고 변형을 교정하기 위해 실시한다. 수술 방법으로는 신경학적 수술과 정형학적 수술이 있다.

신경학적 수술로 대표적인 것은 선택적후근절제술(selective posterior rhizotomy, SPR)이다. 선택적후근절제술은 운동 뉴런으로 가는 감각 신호 흥분이 감소되도록 하여 경직을 방지하는 수술이다. 큰 손상 없이 근긴장도를 감소시킬 수 있으나 근긴장도가 지나치게 감소할 수 있고, 근력 약화가 발생하거나 엉덩굽힘근 약화로 인한 엉덩관절 탈구가 발생할 수 있다.

정형학적 수술은 연부조직 관련 수술과 뼈 관련 수술로 분류할 수 있다. 연부조직 관련 수술은 근육이나 힘줄을 이완시키거나, 늘리거나, 이동시킴으로써 강직을 감소시킨다. 뼈 관련 수술에서는 발목이나 척추에 관절 유합이 일어난 경우 시행한다. 이 두 가지 수술은 종종 같이 하기도 하는데, 이 경우 각각 시행하는 것보다 보행을 더 개선할 수 있다.

6 | 발달성 협응장애

1) 정의

발달성 협응장애(developmental coordination disorder, DCD)는 운동협응의 어려움 즉, 뇌의 정보가 정확하게 신체로 전달되지 않아 움직임의 계획과 협응에 어려움을 보이는 신경발달학적 특성을 가지는 질환이다. 대개 발달적 서투름(developmental clumsiness), 서투른 아동(clumsy child), 발달적 행위상실증(developmental apraxia)과 같은 용어로 혼용될 수 있다. 발달성 협응장애는 일상생활이나 학습을 심각하게 저해하는 운동조절발달의 중한 장애이며, 아동기에 시작하여 뇌의 정보가 정확하게 신체로 전달되지 않아 움직임의 계획과 협응에 영향을 미친다. 학령기 아동의 5~6%가 발달성 협응장애를 가지고 있다. 남녀의 비율을 2~7:1로 남성이 여성보다 더 많은 영향을 받는 것으로 알려져 있다. 발달성 협응장애는 아동의 생활연령과 지능에 비해 운동협응이 기대되는 수준보다 현저히 낮은 것으로 학업 성취나 일상생활동작에 상당히 영향을 미치는데, 일반적인 의학적 상태 때문이 아니며, 보편적인 발달장애 기준에 맞지 않고, 만약 정신지연이 나타난다면 운동의 어려움은 일반적으로 정신지연과 관련되어 과도하게 나타난다. 발달성 협응장애는 중추신경계의 선천적 또는 후천적 장애와 관련되어 손상된 운동 기능과 감각통합(sensory integrity) 영아 또는 유아에서의 선천적 또는 후천적 원인이 포함된다.

일부 발달성 협응장애를 가진 아동들은 주의력결핍과잉행동장애(attention deficit hyperactivity disorder, ADHD)를 가진 것으로 확인되었다. 주의력, 운동 조절 그리고 지각의 결손(deficits in attention, motor control, and perception, DAMP)에서 발달성 협응장애와 주의력결핍과잉행동장애의 동반이환 상태를 확인할 수도 있다.

발달성 협응장애는 뚜렷한 신경학적 질환 없이 낮은 근육긴장도, 근력 감소, 지구력 저하 등으로 협응된 패턴으로 움직임을 수행하는데 어려움이 따른다. 전반적인 학업의 성취를 저해하는 요인으로 작용해 평생에 걸쳐 치료 및 관리가 필요하다.

2) 원인

발달성 협응장애는 태아기에 알코올에 노출된 경우, 조산아, 저체중 출생아 저산소증, 영양실조, 신경화학적 이상에서 더 흔하다. 소뇌의 기능장애가 원인으로 거론되었지만 아직 불충분하다.

발달성 협응장애와 명확하게 관련된 특정한 병리적 과정이나 단일의 신경해부학적 부위는 없다. 정의에 의하면, 발달성 협응장애는 경직(spasticity), 느린 비틀림(athetosis), 조화운동불능증(ataxia)을 일으키는 근육 병리(muscle pathology), 말초감각 이상(peripheral sensory abnormality), 중추신경계 손상(central nervous system damage)과는 관련이 없다. 체계적 관점에서 부드러운 운동기능은 손상되지 않은 중추신경계뿐만 아니라 환경과 관련된 적절한 피드포워드식 예측성 자세조정(anticipatory postural adjustment, APA) 전략을 사용한다.

연구 보고에 따른 발달성 협응장애의 병태생리학이 명확하지는 않지만 발달성 협응장애는 흔히 미숙아와 관련된다. 뇌성마비와 같은 주요 장애가 없이 일부 저체중 미숙아(low birth weight prematurity child)에서 허혈성 백색질 손상(ischemic whit-matter injury)이 나타나는 비정상을 발견하였다. 이러한 아동은 2세, 6세, 9세 때 부족한 지각운동 수행을 나타냈으며, 발달성 협응장애의 신체적 특성이 나타는 경향이 있다고 하였다.

3) 발달적 특징

(1) 발달성 협응장애 아동의 신체구조와 기능

① 발달성 협응장애 아동에서 나타나는 신체구조와 기능의 손상

a. 시지각, 시공간(visual spatial), 시운동 손상
b. 빠르고 목표 지향적인 팔 움직임에서 불충분한 시각적 되먹임 사용
c. 손상된 시각적 기억
d. 기억화하기 위해 시공간적 열거에 더 의존
e. 단기와 장기 기억을 불러내는 것을 요구하는 시각적이고 운동적 연속 과정, 과제의 어려움
f. 크기-항상성 판단, 공간적 위치, 시각적 분별의 손상
g. 느린 수행은 먹임전 프로그램보다 정보 되먹임에 의존
h. 느린 반응 시간과 움직임 시간은 손상된 반응 선택과 관련됨
i. 지속적인 반응 잠재력은 적절한 시간 안에서 정확한 반응 검색과 복구 과정과 연관됨
j. 타이밍, 리듬, 힘(force) 조절의 부족
k. 운동감각의 정확도, 선형적 자세 유지, 체중판별에서의 손상된 수행
l. 작용근 활동의 지속된 강화와 대항근 활동의 지연
m. 관절의 느슨함, 힘과 근력 감소
n. 활동을 성공적으로 억제하는 능력 감소

② 발달성 협응장애 아동에게서 나타나는 소동작 징후

a. 조작, 구성놀이에 관심이 적음
b. 작은 사물 조작에 어려움이 있음(레고, 퍼즐)
c. 도구 사용에 미숙함(연필, 가위 등)
d. 양손활동에 어려움이 있음(단추 끼우기, 자르기)
e. 기본적 움직임 패턴 학습의 어려움
f. 이상적 쓰기 속도의 발달 저하
g. 정확한 연필잡기의 어려움
h. 쓰기 정확도가 떨어짐

(2) 발달성 협응장애 아동의 활동 및 참여제한

아동의 신체기능에 손상이 있으면, 그들은 상대평가 또는 절대평가에 따라 전형적으로 측정한 과제에서 자주 어려움을 나타낸다. 부모는 종종 그들의 아동이 먹기와 옷 입기를 할 때 지나치게 번잡하며, 다른 아동들보다 더 늦게 걷기 시작하고, 여전히 서투르고, 늦게 말하고, 과도한 좌절 수준과 울기 그리고 성인의 계속적인 주의를 요구한다고 보고한다.

① 활동제한

어색하고 느린 보행, 뜀뛰기, 제자리 뛰기, 공놀이 기술 그리고 쓰기와 같은 작은 근육과 큰 근육 운동기술의 지연 및 질적인 면에서의 부족, 지연된 구강운동 기술

② 참여제한: 환경적 요소

a. 주변에 열고 닫기에는 너무 무거운 문
b. 체육은 경쟁적이고 기술 중심적임
c. 시간이 너무 짧아서 수업을 따라가기 힘듦
d. 옷을 입고 벗는 시간 때문에 가정과 지역사회활동을 위한 준비와 휴식시간이 줄어듦
e. 교실에서 글쓰기가 느리고 잘 쓰지 못하는 것으로 인해 학업 수행이 제한됨
f. 친구들이 대화를 이해하려는 노력을 기다리지 못함

③ 참여제한: 개인적 요소

a. 우울
b. 참여하려는 노력을 포기하고 동기가 없어짐
c. 자아존중감이 낮음
d. 운동 부족
e. 시간적 제한에 대한 고려 없이 활동 수행, 직업적 열망

4) 진단기준

발달성 협응장애 진단은 병력, 신체검진, 학교 또는 직장에서의 평가, 표준화된 테스트 등 포괄적인 평가를 통해 이루어진다. 정신질환 진단 및 통계 편람(diagnostic and statistical manual of mental disorder, DSM-5) 진단기준표의 기준 A에 필요한 기능의 징후는 연령에 따라 다양하다. 어린 아동의 경우, 초기 운동발달(앉기, 걷기, 계단 오르기, 자전거 타기, 단추 잠그기, 퍼즐 맞추기 등)에 지연을 보일 수 있다. 이러한 기능이 획득되더라도 운동수행은 또래 친구보다 서투르고 느리거나 부정확할 수 있다. 이러한 기능장애가 공동체 내에서 일상활동의 수행 아닌 참여를 현저하게 방해하는 경우에 진단된다(기준 B). 이런 활동을 수행하는 능력이 손상될 뿐 아니라 수행 시 현저한 지체를 보이는데, 예를 들면 글씨 쓰기의 능숙함에 영향을 미쳐 아동의 가독 능력이나 학업성취도에 영향을 미친다. 발달성 협응장애는 일반적으로 5세 이전에는 진단하기 어렵다. 아동에 따라 여러 운동기능을 획득하는 시기에 상당한 차이를 보일 수 있고, 아동 초기에 이러한 운동기능을 일관되게 평가하기 어려우며, 다른 신경학적 원인에 의해 발생할 수 있기 때문이다. 정신질환 진단 및 통계 편람 진단기준 D는 운동 협응의 어려움이 시각장애 또는 신경학적인 상태에 의한 것이라고 하기 어려울 경우에 한해 발달성 협응장애라는 진단을 내려야 한다고 기술하고 있다.

(1) 정신질환 진단 및 통계 편람 진단기준

A: 운동기술의 획득과 수행이 아동의 생활연령에 비해 현저히 낮고, 아동에게 운동기술을 배우고 사용할 수 있는 기회를 부여했지만 기대치보다 훨씬 떨어지는 경우이다. 문제는 주로 운동기술의 지연 및 부정확성(물건 집기, 가위나 식기류 사용, 글씨 쓰기, 자전거 타기, 운동에 참여하기) 뿐만 아니라 서투름(물건을 떨어뜨리거나 물건에 부딪히기)으로 나타난다.

B: 기준 A의 운동기술장애는 현저하게 그리고 지속적으로 생활연령에 적절한 일상생활활동을 방해하고, 학업/학교 성취, 직업활동, 여가 및 놀이에 영향을 준다.

C: 증상은 초기 발달단계에 시작된다.

D: 운동기능의 장애는 지적발달장애 또는 시작장애에 의해 더 잘 설명되지 않으며, 운동에 영향을 미치는 신경학적 상태(뇌성마비, 근이영양증, 퇴행성 장애)로 인하여 나타나지 않는다.

(2) 아동 운동성 평가

아동 운동성 평가(movement assessment battery for children, M-ABC)는 4~10세의 아동에 대해 표준화되었고, 교사와 부모에 의해 사용된 선별 대조표와 상대평가를 포함한다. 대조표는 각 구획당 12개의 질문을 가진 4개의 구획과 운동활동과 관련된 아동의 행동에 대한 질문을 가진 5번째 구획이 있다. 각각 4개의 구획에 첫 번째는 다음 환경 중 하나에서 아동의 수행에 관한 질문이 있다. 아동은 정적이며 환경은 안정적이고(예: 자르기), 아동은 동적이며 환경은 안정적이고(예: 걷기), 아동은 정적이며 환경은 바뀌는 것(예: 공 받기) 그리고 아동이 동적이며 환경도 바뀌는 것(예: 뛰고 공을 차는 것), 전체 점수는 아동이 움직임의 문제에 대한 위험이 있는지(확정범위 점수의 5% 이상이지만 15% 이하) 또는 움직임의 문제를 가지고 있는지(확정범위 점수의 5% 이하)를 결정하기 위해 계산되고 사용된다.

상대평가는 3개의 구획으로 나뉘고, 각 구획은 4~6세, 7~8세, 9~10세의 3개의 연령대별 각각에 대한 항목을 포함한다.

항목은 가령 구슬 꿰기, 페그 보드 위에 페그 놓기, 콩 주머니 던지고 받기, 한 발로 균형 잡기, 뛰기, 한 발로 뛰기, 뒤꿈치-발가락 걷기와 같은 활동을 포함하여 손재주, 공을 다루는 기술, 정적이고 동적인 균형 부분으로 분류된다. 전체 점수는 수행이 정상범위 안에 들어가는지, 운동 손상이 존재하는지 또는 손상이 심각한지 아닌지를 결정하는 데 사용된다.

아동 운동성 평가의 사용을 시험하는 신체적 증거는 점차 증가하고 있다.

5) 중재

발달성 협응장애 아동의 약 50% 이상에서 성인기까지 이어진다는 점을 감안한다면 아동에 대한 적절한 개입이 중요하다. 지금까지 거론되어 온 치료기법으로는 작업치료, 물리치료, 약물, 식이요법 등이 있다. 기존의 치료기법은 과정지향적(process-oriented) 치료, 과제지향적(task-oriented) 치료, 전통적인 물리/작업치료로 구분되기도 한다. 과정지향적 치료는 특정 활동을 수행하기 위해 필요한 신체기능에 초점을 둔 치료로 감각통합치료, 근 감각훈련, 지각훈련 등이며, 과제지향적 치료는 특정 운동수행에 초점을 둔 것으로 아동이 어려워하는 특정 과제수행을 위해 필요한 특정 운동기술을 가르치는 기법이다. 최근 메타 분석에서는 과제지향적 치료, 전통적 치료, 중추신경자극제 등이 효과적이라고 보고하고 있다.

신체기능과 함께 기초적인 문제가 있을 때, 아동이 특별한 과제를 배울 수 없는 이유의 일부를 가설로 세우고, 절차적 중재는 다음과 같은 활동을 포함해야 한다. (1) 부츠를 신고 한발로 서기, 정지된 공을 차고, 가까이 인접한 사람이나 사물의 접촉 없이 선을 따라 서는 것에 의해 정적인 균형 향상, (2) 쓰기 위해 필요한 손의 근육 힘 증가, (3) 음성 확인에 의한 기억 향상, 스스로 신발신기와 같은 과제를 위한 반복의 연속, (4) 자르기 기술을 위해 사용되는 시각적 인지 향상 그리고 (5) 거울보기 또는 줄넘기할 때 소리를 제대로 듣기 위해 시도하고, 다음에 다른 반응을 만들기 위해 이 정보를 사용하는 것과 같이, 수행되는 운동감각의 되먹임 정보 또는 청각과 시각에 집중하는 연습이다.

이때 치료사는 환경의 변화 안에서 구성과 공간 지남력에 관련된 문제들을 중재할 수 있는 교실과 가정의 변경 또한 제시할 수 있다. 또한 주변 환경에 대한 구체적 물리치료 활동을 통해 근력, 협응력 그리고 지구력 등을 향상시켜서 집과 학교 그리고 지역사회에서 독립적 활동 및 참여의 수준이 높아질 수 있도록 하고, 보상적인 움직임 패턴의 발달과 자존감 약화에 따른 사회적 역할수행의 제한 정도를 최소화시켜 운동기술의 수준을 최대로 높여주어야 한다.

6) 경과 및 예후

비록 장기적으로 호전을 보일 수 있지만, 운동협응 문제는 해당 아동의 40~70%에서 사춘기 내내 지속된다. 증상은 흔히 아동 초기에 시작되는데 운동발달의 지연으로 시작하여 운동협응이 필요한 놀이나 학습에 영향을 준다. 성인기까지 이어지면 운전, 새로운 업무의 학습, 쓰기, 도구 사용 등의 문제로 직장생활에 지장을 준다. 발달성 협응장애에서는 사회생활의 어려움, 자존감 저하, 행동문제 등이 흔한데, 주의력결핍과잉행동장애가 동반되면 학업 성취나 사회 적응에 문제가 훨씬 커지기 때문에 장기적인 예후가 좋지 않다.

Chapter 10

아동 · 청소년 케이스에 따른 필라테스 프로그램 적용사례

1 | 아동 · 청소년 정형외과 질환을 위한 필라테스 프로그램

사례 1 휜다리(안굽이무릎, O자 다리)

(1) 대상자 정보

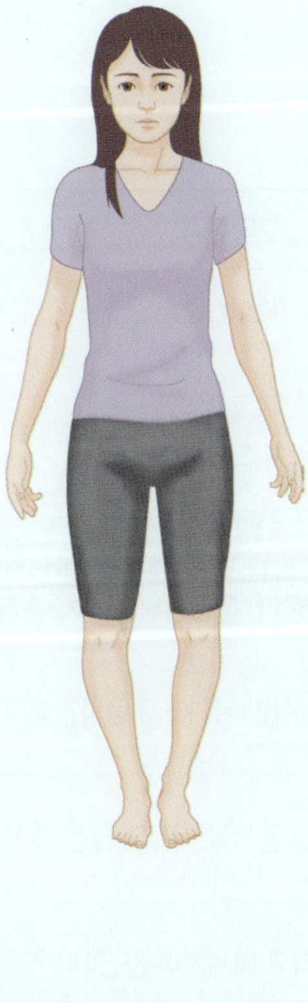

진단명(Dx.)	안굽이무릎(genu varum)
대상자 정보 (subject)	■ 이름 : 최○○ ■ 성별 : 여 ■ 나이 : 14세 ■ 신장 : 140㎝ ■ 체중 : 35㎏
주증상(C/C)	■ 보행 시 다리의 벌어짐과 무릎 통증 ■ 다리 모양의 변형 ■ 근육 사용의 불균형

(2) 목표

- 코어안정성을 바탕으로 골반의 기울임 개선
- 다리근육의 바른 사용으로 다리정렬 개선

(3) 준비운동

동작	주의점
호흡 (breathing)	필라테스 호흡을 통한 배 근육의 준비과정으로 천천히 숨을 들이마시고 내쉬면서 배 근육의 수축을 유도한다(5회 실시).
뒤쪽 허벅지 이완 (hamstring release)	길게앉은자세(long sitting)에서 엉덩이 끝부분에 폼롤러를 깔고 앉아서 좌우로 굴린다(6~10회 실시).
종아리 이완 (calf release)	길게앉은자세(long sitting)에서 아킬레스힘줄의 윗부분에 폼롤러를 놓고 위에서 아래로 내리면서 두드려 준다(10회 실시). 폼롤러 위에 종아리를 두고 좌우로 굴린다(10회 실시).
앞쪽 허벅지 이완 (quadriceps release)	엎드려누운자세에서 팔꿈치로 지지하고 허벅지 앞쪽에 폼롤러를 둔 후 위아래로 굴린다(6~10회 실시하고 특히 엉덩관절과 무릎관절 주위로 움직임을 준다).
척주 스트레치 (spine stretch)	척추의 분절 운동으로, 신체의 인지를 향상시키고, 넙다리뒤근을 신장시킨다.
싱글 레그 칼프 스트레치 (single leg calf stretch)	궁둥뼈가 바닥에서 떨어지지 않도록 하여 척추의 분절 운동과 다리 뒤쪽 근육의 신장에 초점을 둔다.

(4) 본운동

동작	주의점
싱글 레그 슬라이드 (single leg slides)	엉덩관절을 열어주어 골반과 허벅지의 분리된 동작을 만들고 가슴은 열고 어깨의 긴장 없이 움직이도록 한다.
싱글 니 사이드 (single knee side)	엉덩관절을 열어주고 운동 내내 중립 골반과 척추를 유지한다.
니 서클 (knee circles)	엉덩관절의 돌림과 이완으로 무릎관절이 아닌 엉덩관절에서 움직임이 일어나야 하며, 가슴은 열고 어깨의 긴장 없이 움직이도록 한다. 운동범위를 점차 증가시킨다.
벤트 레그 서클 (bent leg circles)	엉덩관절의 돌림과 이완으로 골반의 안정적인 위치에서 엉덩관절의 운동을 실시한다.
싱글 레그 서클 (single leg circles)	엉덩관절의 돌림과 골반, 허벅지의 분리된 동작을 어깨의 긴장 없이 실시한다.
필로우 스퀴즈 + 숄더 브릿지 (pillow squeeze + shoulder bridge)	모음근 강화를 위한 것으로 운동범위가 작고 미세하여 긴장이나 무리한 활동이 없어야 하며 안쪽돌림이 나오지 않도록 주의한다.
토 탭스 (toe taps)	엉덩관절의 움직임과 이완을 통해 코어를 강화시키며 골반과 척추의 안정성을 바탕으로 엉덩관절의 전체 운동범위를 개인의 배 근육 강도에 따라 안정성이 허용하는 한도까지만 발가락을 매트에 닿게 한다.

데드 버그 (dead bug)	코어 강화를 위한 것으로 엉덩관절의 움직임과 이완이 반복되며, 골반의 안정적인 위치에서 다리의 움직임이 일어나야 한다.
싱글 레그 스트레치 (single leg stretch)	코어 강화를 위해 엉덩관절의 개방과 이완된 느낌을 인식하고, 다리를 움직일 때 골반의 움직임은 없어야 하며 다리의 정렬은 유지하면서 움직이도록 한다.
싱글 레그 리프트(single leg lift) 롱 레그 리프트(long leg lift)	엎드려누운자세에서 다리의 정렬을 개선하고 근력을 강화하며 어깨에 힘이 들어가지 않도록 주의한다.
얼터네이팅 레그 리프트 (alternating leg lift)	다리의 정렬 개선과 근력을 강화하며 어깨에 힘이 들어가지 않도록 주의한다.
머리/가슴 들기 (head/chest lift)	목과 등 척추의 운동으로 목과 등근육(넓은등근, 척추세움근, 등세모근), 넙다리뒤근을 강화한다. 머리가 먼저 매트에서 떨어진 후 가슴부가 움직여야 한다.
얼터네이팅 암 (alternating arm)	균형감각 향상을 위한 운동으로 운동 시 목을 이완하고 편하게 유지하도록 한다.
다트 (dart)	목과 등 척추의 운동으로 근력 강화를 위해 실시한다. 척추를 길게 하고 골반의 위치를 잡아서 유지해야 한다.
더블 암 리프트 (double arm lift)	목과 등 척추의 운동과 근력 강화를 위한 동작으로, 어깨뼈의 운동과 어깨관절을 이완하고 움직일 때 다리의 정렬을 유지하도록 한다.
얼터네이트 암 앤드 레그 리프트 (alternate arm and leg lift)	등척성 근력 운동으로 균형감각과 협응력 향상을 목표로 한다. 골반과 척추의 안정성을 바탕으로 팔다리의 움직임을 허용하며, 팔다리의 과다폄은 피하도록 하고 팔다리에 저항을 주어 근력 향상을 유도한다.
사이드 라이 레그 리프트(side lie leg lift)/롱 라이 레그 리프트 (long lie leg lift)	엉덩관절과 배 부위의 안정성 증진을 위한 것으로 가슴을 열고 목과 어깨의 긴장이 없는 상태에서 중립 골반과 다리 정렬을 유지하도록 한다.
사이드 더블 레그 리프트 (side double leg lift)	균형을 향상시키고 엉덩관절의 움직임과 근력 강화로 엉덩관절의 안정성을 증진시킨다.
안쪽 허벅지 들기 (inside thigh lifts)	엉덩관절의 움직임과 근력 강화를 위한 것으로 균형능력과 정확한 정렬 유지가 필요하다.
사이드 레그 스윙 (side leg swing)	엉덩관절의 움직임과 근력 강화를 위한 것으로 다리의 정렬을 개선시킨다. 움직일 때 다른 부분은 움직이지 않고 엉덩관절의 운동범위를 최대한 끌어낸다.
클램 (clams)	엉덩관절의 움직임과 근력 강화를 위해 운동 동안 발이 서로 접촉하여야 하며 엉덩관절만 움직이도록 주의한다.
암 오프닝 (arm opening)	척추돌림과 분절 운동으로 운동의 시작은 어깨에서가 아니라 척추의 돌림으로 시작해야 한다.

(5) 마무리 운동

동작	주의점
코 끄덕임(nose nods) 코 원그리기(nose circles)	머리와 목에 대한 위치를 인식하고 목을 이완하여 긴장을 풀어준다.
머리 돌리기 (head rolls)	목의 움직임으로 목 돌림근의 긴장을 풀어준다.
힙 릴리즈 (hip release)	코어안정화 향상과 다리 정렬을 개선하고 엉덩관절의 이완에 초점을 둔다.
호흡 (breathing)	진정과 이완을 위해 천천히 숨을 들이마시고 내쉬면서 필라테스 호흡으로 배 근육의 긴장을 유지한다(5회 실시).

사례 2 기능적 척추옆굽음증(scoliosis)

(1) 대상자 정보

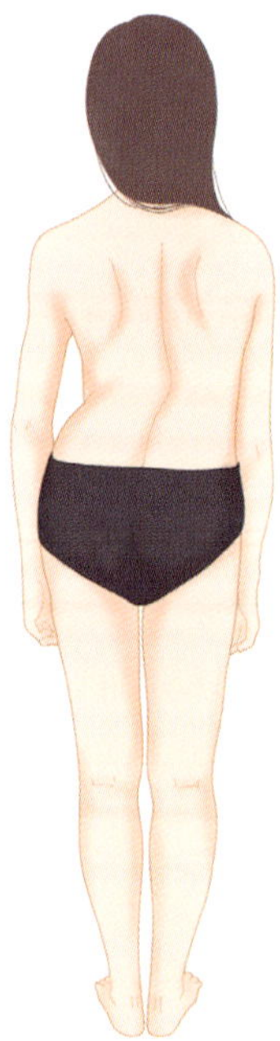

진단명(Dx.)	기능적 척추옆굽음증(scoliosis)
대상자 정보 (subject)	▪ 이름 : 이○○ ▪ 성별 : 여 ▪ 나이 : 16세 ▪ 신장 : 160㎝ ▪ 체중 : 42㎏
주증상(C/C)	▪ 성장의 불균형 ▪ 근육 사용의 불균형, 호흡 문제 ▪ 오른쪽 등굽음

(2) 목표

– 코어안정성을 바탕으로 척추의 유연성 증가

– 대칭적인 신체 정렬로 개선

(3) 준비운동

동작	주의점
호흡 (breathing)	필라테스 호흡을 통한 배 근육의 준비과정으로 천천히 숨을 들어마시고 내쉬면서 배 근육의 수축을 유도한다(5회 실시).
스탠딩 롤 다운 업 (standing roll down up)	척추의 분절 움직임과 배 근육의 사용을 유도하고 넙다리뒤근의 긴장을 피하기 위해 무릎을 조금 굽혀 발바닥 전체에 체중을 싣고 움직이도록 한다.
임프린팅 (imprinting)	골반과 척추의 중립위치에 대한 인식을 향상시키고, 목의 정렬을 바르게 하며 눈의 초점은 정면을 향하도록 한다.
코 끄덕임(nose nods) 코 원그리기(nose circles)	머리와 목에 대한 위치를 인식하고 목을 이완하여 긴장을 풀어준다.
머리 돌리기 (head rolls)	목의 움직임으로 목 돌림근의 긴장을 풀어준다. 움직임의 범위가 차이가 난다면 제한된 쪽으로 머리의 움직임을 도와주어 근육을 이완시킨다.

(4) 본운동

대칭적인 동작을 할 경우, 오른쪽으로 굽어진 중간 등뼈를 왼쪽으로 밀어 가운데를 향하도록 하고, 내밈된 오른쪽 어깨뼈를 뒤당김하여 바른정렬을 만드는데 집중한다.

동작	주의점
어깨 안정화(arm floats, arms over head, alternate arms)	어깨의 안정과 정렬 개선, 어깨관절의 운동과 이완에 초점을 둔다. 팔이음뼈의 위치 인식을 위해 호흡을 따라 천천히 움직임을 갖도록 한다.
암 오프닝 (arm openings)	위쪽 등뼈돌림과 분절 운동으로, 위쪽 등뼈의 움직임을 먼저 시작하되 어깨 움직임과 연결 시 오른쪽 어깨의 뒤당김이 함께 이루어지도록 주의한다.
힙 롤 (hip rolls)	움직임은 골반의 롤링으로 시작하며 배 근육을 수축시켜 움직임을 조절하여 척추의 돌림을 만든다.
어깨뼈 올림과 내림 (elevation & depression of scapula)	앉은자세에서 어깨뼈의 움직임과 어깨관절의 이완에 초점을 두고 어깨뼈 안정성 향상을 위해 실시한다. 안정적인 골반과 척추의 위치를 유지하며 호흡과 함께 천천히 실시하도록 한다.
임프린팅 (imprinting)	바로누운자세에서 골반의 기울임은 작은 범위에서 쉽게 이루어져야 하며, 올바른 목의 정렬과 시선은 정면을 향하도록 하고 엉덩관절은 이완이 되어있는지 확인해야 한다.
골반 말기 (pelvic curls)	바로누운자세에서 골반을 감아올릴 때 골반바닥근과 배가로근의 활성화에 집중하여 순차적으로 움직임을 갖도록 한다.
척추 스트레치 (spine stretch)	앉은자세에서의 척추분절 운동으로 배 근육의 지속적인 활성화와 함께 움직임을 천천히 가지고 체중이 궁둥뼈에 골고루 분포하도록 앉으며 양 어깨의 긴장이 없도록 확인해야 한다.

싱글 레그 칼프 스트레치 (single leg calf stretch)	앉은자세에서 과도한 신장은 피하며 이완된 느낌으로 있어야 한다.
스핑크스 (sphinx)	어깨와 척추의 자세 정렬을 목표로 하고 허리 척추에 과한 압박이 가해지지 않도록 배 부위의 깊은 근육과 골반바닥 근육의 활성을 지속한다. 어깨의 과긴장이 없는지 확인하며 자세를 유지하도록 한다.
스완 (swan)	척추의 안정성을 유지하며 허리 척추에 과한 압박이 가해지지 않도록 배 부위 깊은 근육과 골반바닥의 연결을 지속한다. 목 척추의 과다 폄이 없는지 확인하고 손으로 지지할 때 목과 어깨의 정렬을 인식하며 자세를 유지하도록 한다.
다트 인투 사이드 벤드 (dart into side Bend)	목과 등 척추의 운동과 강화를 위해 실시하며, 등 척추가 폄하기 전 머리가 매트에서 가장 먼저 떨어지도록 하고 옆으로 굽힘 시 골반과 다리를 고정한다. 오른쪽 굽힘 동작에 집중한다.
캣 스트레치 (cat stretch)	네발기기자세에서 척추의 움직임과 신장을 만들며 골반과 척추, 어깨뼈와 머리의 중립위치 인식을 향상시킨다.
싱글 레그 리프트 (single leg lift)	네발기기자세에서 골반과 척추의 안정성을 증진하고 어깨뼈의 안정성과 균형감각 향상을 유도한다.
얼터네이트 암 (alternate arms)	네발기기자세에서 균형감각의 향상과 척추 안정성 증진을 유도하고, 목과 어깨의 긴장 없이 편안하게 이완되도록 주의한다.
플랭크 (plank)	전신 강화와 골반, 척추의 안정성이 목표이며 엉덩이가 위로 올라가거나 처지지 않도록 하며 손과 발은 매트에 고정시켜 미끄러지지 않도록 한다.
사이드 벤드 (side bend)	가쪽굽힘근들의 근력 강화와 신장을 목표로 하며 어깨뼈가 과도하게 올라가지 않도록 어깨뼈를 내림과 벌림하여 어깨의 불편함이 없는 범위에서 움직임을 갖도록 한다. 특히 오른쪽 체중지지 시 어깨뼈의 뒤당김에 집중하며 오른쪽 등뼈를 위로 들어 올려 왼쪽 몸통 가쪽굽힘 근육은 신장되고, 오른쪽 몸통 가쪽굽힘 근육은 강화되도록 한다.

(5) 마무리 운동

동작	주의점
머리 돌리기 (head rolls)	목의 운동과 긴장을 풀어주고 목 돌림근을 이완한다.
윈드밀 암 (windmill arm)	무릎 세우고 바로누운자세(hook-lying)에서 손바닥이 서로 마주 보도록 하여 팔의 움직임을 시작하고 어깨위팔리듬과 어깨관절의 움직임이 바르게 일어나는지 관절 움직임을 확인해야 한다. 어깨에 힘을 빼고 움직여 운동범위를 회복하고 이완되도록 한다.
호흡 (breathing)	진정과 이완을 위해 천천히 숨을 들이마시고 내쉬면서 필라테스 호흡으로 배 근육의 긴장을 유지한다(5회 실시).

사례 3 소아비만

(1) 대상자 정보

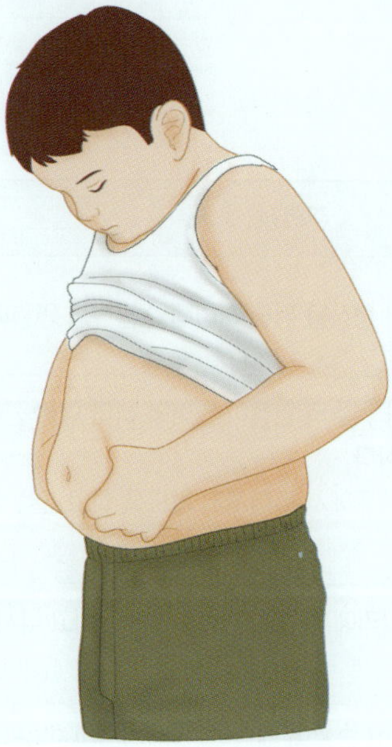

진단명(Dx.)	소아비만
대상자 정보 (subject)	■ 이름 : 김○○ ■ 성별 : 남 ■ 나이 : 10세 ■ 신장 : 141㎝ ■ 체중 : 46㎏
주증상(C/C)	■ 식습관 문제로 인한 영양 불균형 ■ 생활습관의 문제로 인한 활동량 저하와 근육사용의 불균형

(2) 목표

- 전신 근육의 활성화, 근육 사용량 증가로 인한 기초대사 활성화
- 무게중심점의 변화와 활동성, 전신 근육 사용에 초점을 둠

(3) 준비운동

동작	주의점
호흡 (breathing)	필라테스 호흡을 통한 배 근육의 준비, 천천히 숨을 들이마시고 내쉬면서 배 근육 수축을 유도한다(5회 실시).
코 끄덕임(nose nods) 코 원그리기(nose circles)	머리와 목에 대한 위치 인식과 목을 이완하고 긴장을 풀어준다.
머리 돌리기 (head rolls)	목의 움직임으로 목 돌림근의 긴장을 풀어준다.
힙 릴리즈 (hip release)	코어안정화 향상과 다리 정렬을 개선하고 엉덩관절의 이완에 초점을 둔다.

뒤쪽 허벅지 이완 (hamstring release)	길게앉은자세(long sitting)에서 폼롤러를 엉덩이 끝부분에 깔고 앉아서 좌우로 굴린다(6~10회 실시).
종아리 이완 (calf release)	길게앉은자세(long sitting)에서 아킬레스힘줄의 윗부분에 폼롤러를 놓고 위에서 아래로 내리면서 두드리며(10회 실시), 폼롤러 위에 종아리를 두고 좌우로 굴린다(10회 실시).

(4) 본운동

동작	주의점
임프린팅 (imprinting)	골반과 척추의 중립위치에 대한 인식 향상을 위해 허리뼈와 골반의 연결에 초점을 둔다.
싱글 레그 슬라이드 (single leg slide)	무릎과 엉덩관절의 움직임 시 골반과 척추의 안정이 있어야 하며 다리 근육을 활성화시킨다. 능숙해지면 공을 이용하여 실시한다. 호흡과 함께 천천히 움직이며 발은 매트에서 떨어지지 않도록 하고, 골반의 움직임과 몸통의 긴장이 없는지 확인하도록 한다.
전신 근육 스트레치 (body stretch)	옆으로누운자세에서 폼롤러를 팔과 다리에 받치고 앞으로 밀어 굴리고 다시 되돌아온다(6~10회 실시).
골반 들어올리기/브릿지 (pelvic roll up/bridge)	척추분절 운동으로 척추와 엉덩관절이 움직일 때 몸통의 안정성이 있어야 하며, 넙다리뒤근과 엉덩근을 강화할 수 있다.
헌드레드 (hundred)	호흡과 함께 배 근육 강화를 목표로 실시하며 목 끄덕임으로 움직임을 시작하여 가슴까지 들어 올리도록 한다.
레그 업 업 다운 다운 (leg up up down down)	엉덩관절을 움직일 때 골반과 척추의 안정성을 바탕으로 하여 코어를 강화할 수 있으며 협응력을 향상시킬 수 있다. 호흡 한번에 동작 한번으로 골반의 움직임 없이 배의 긴장을 유지한 채 5세트 반복한다(다리 움직임 순서: 오른-왼-왼-오 또는 왼-오른-오른-왼).
스핑크스 (sphinx)	어깨와 척추 정렬에 초점을 둔다.
싱글 레그 킥 (single leg kick)	네발기기자세에서의 어깨뼈와 척추, 골반의 안정성을 향상하여 균형감각을 향상시키기 위한 동작이다. 다리들기가 힘든 경우 골반의 위치를 잡아주고 움직이는 다리를 손으로 도와줄 수 있다.
더블 암 리프트 (double arm lift)	어깨 움직임 증가와 어깨관절의 이완을 목표로 하여 다리의 정렬이 흐트러지지 않고 골반의 위치는 중립을 유지하며 신체의 연결성을 유지하도록 한다.
스위밍 (swimming)	전신 근육운동으로 균형감각 향상과 목과 등 척추의 근력을 강화한다. 최대한 움직일 수 있는 범위까지 움직이도록 한다.
클램 (clam)	엉덩관절의 운동성 향상과 중간볼기근 강화 운동으로 걸을 때 골반안정화에 도움을 줄 수 있다.

캣 스트레치 (cat stretch)	척주를 신장하며 골반 · 척추 · 어깨뼈 · 머리의 중립위치의 인식을 향상한다. 움직일 때 배 근육의 긴장을 놓치지 않도록 해야 한다.
싱글 레그 리프트 (single leg lift)	네발기기자세에서의 어깨뼈와 척주, 골반의 안정성을 향상하여 균형감각을 향상시키기 위한 동작이다.
스파인 스트레치 (spine stretch)	척추의 분절 운동과 넙다리뒤근 신장에 초점을 두며, 척추가 움직이는 동안 배 근육을 활성화한다.
사이드 스트레치 (side stretch)	궁둥뼈는 매트에서 떨어지지 않도록 하며 몸을 옆으로 기울이고 호흡과 함께 배 근육의 연결을 통해 신체의 가쪽에 대한 인식을 향상시킨다.
머메이드 (mermaid)	척추의 가쪽 운동과 배 근육 강화(배속 · 바깥빗근)를 위한 것으로, 어깨뼈의 위치와 안정성을 확인해야 한다.
쏘우 (saw)	등뼈 돌림근을 강화하는 동작으로 허파 아래쪽에 남아 있는 공기를 교차시켜 최대 호흡을 유도한다. 움직임의 범위가 작으면 몸통 혹은 골반의 움직임을 보조하여 움직임 범위를 늘려나가도록 한다.
롤링 라이크 어 볼 (rolling like a ball)	코어근육을 강화하고 척추세움근과 넓은등근이 이완된다. 척추 마사지와 균형감각 향상을 위한 동작으로 등을 동그랗게 유지하고, 숨을 내쉬면서 일으켜 세워질 때 C-곡선이었던 등은 쭉 펴고, 발끝은 바닥에서 살짝 띄워야 하며 반동을 이용하지 않도록 주의해야 한다. 이때 몸이 신체중심선 안에서 움직여 한쪽으로 기울어지지 않도록 해야 하며, 누웠다 올라올 때 등을 받쳐 움직임의 방향을 보조할 수 있다.

(5) 마무리 운동

동작	주의점
머리 돌리기 (head rolls)	목의 움직임으로 목 돌림근의 긴장을 풀어준다.
힙 릴리즈 (hip release)	코어안정화 향상과 다리 정렬을 개선하고 엉덩관절의 이완에 초점을 둔다.
엉덩이 스트레치 (buttock stretch)	엉덩이 근육 신장을 위한 동작으로 몸통이 긴장하지 않도록 하며 골반의 안정적인 위치에서 움직임을 갖도록 한다.
호흡 (breathing)	진정과 이완을 위해 천천히 숨을 들이마시고 내쉬면서 필라테스 호흡으로 배 근육의 긴장을 유지한다(5회 실시).

2 | 아동 · 청소년 신경계 질환을 위한 필라테스 프로그램

사례 1 뇌성마비 – 양하지마비(diplegia)

(1) 대상자 정보

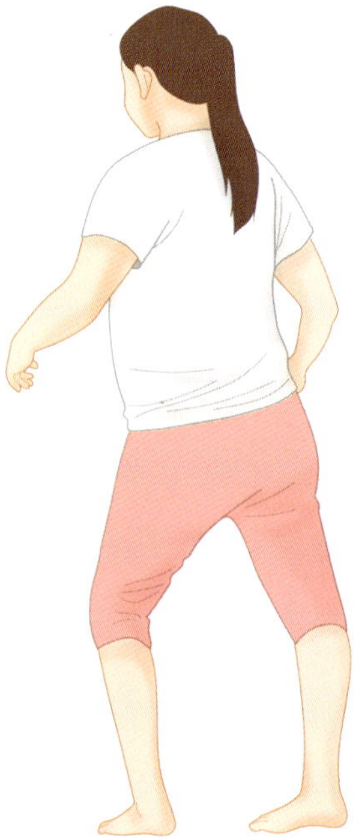

진단명(Dx.)	양하지마비(diplegia) – K-GMFCS 2
대상자 정보 (subject)	■ 이름 : 이○○ ■ 성별 : 여 ■ 나이 : 18세 ■ 신장 : 158㎝ ■ 체중 : 59㎏
주증상(C/C)	■ 보행 시 다리를 넓게 벌리고 엉덩관절 굽힘과 무릎 과다 폄, 발의 안쪽번짐과 발바닥 굽힘으로 높은 긴장도(hypertonus)를 가짐 ■ 앉았다 일어날 때 다리에 체중 싣기가 어려워 지지면 필요함 ■ 허리 척추앞굽음증 ■ 허리 · 종아리 · 발 통증

(2) 목표

– 코어안정성을 바탕으로 허리앞굽음증 감소 및 골반안정성 증진

– 다리근육의 바른 사용으로 다리정렬 개선

(3) 준비운동

동작	주의점
호흡 (breathing)	필라테스 호흡을 통해 배 근육을 활성화 하는 준비과정으로 천천히 숨을 들이마시고 내쉬면서 배 근육 수축을 유도한다(5회 실시).
목 근육 스트레치 (neck stretch)	폼롤러를 이용하여 바로누운자세에서 머리를 좌우로 돌리며 목 뒷근육을 풀어준다(6~10회 실시).
윈드밀 암 (windmill arm)	무릎 세우고 바로누운자세(hook-lying)에서 손바닥을 서로 마주 보도록 하여 팔의 움직임을 시작하고 어깨위팔리듬과 어깨관절의 움직임이 바르게 일어나는지 관절 움직임을 확인해야 한다. 팔을 완전히 펼 수 없다면 팔꿈치를 보조하여 움직임을 함께 알려준다.

엉덩이 스트레치 (buttock stretch)	무릎 세우고 바로누운자세(hook-lying)에서 한쪽 다리 위에 다른 쪽 다리를 올린 뒤 아래에 있는 다리를 잡고 몸 쪽으로 당기고 호흡하며 유지한다(양쪽 각각 5회 실시). 스스로 당길 때 범위가 좁다면 아래쪽 다리를 굽혀주어 범위를 증가시킨다.
전신 근육 스트레치 (body stretch)	옆으로누운자세에서 폼롤러를 팔 · 다리에 받치고 앞으로 밀어 굴리고 다시 되돌아온다(6~10회 실시). 엉덩관절과 무릎관절을 90° 굽힘하여 움직일 수 있도록 잡아준다.
뒤쪽 허벅지 이완 (hamstring release)	길게앉은자세(long sitting)에서 폼롤러를 엉덩이 끝부분에 깔고 앉아서 좌우로 굴린다(6~10회 실시). 근육이 짧을수록 통증을 느낄 수 있어서 천천히 움직임을 갖도록 한다.
종아리 이완 (calf release)	길게앉은자세(long sitting)에서 아킬레스힘줄의 윗부분에 폼롤러를 놓고 위에서 아래로 내리면서 두드려 준다(10회 실시). 폼롤러 위에 종아리를 두고 좌우로 굴린다(10회 실시). 이때 발의 긴장이 있다면 발목을 잡고 움직임의 방향을 가이드 해준다.

(4) 본운동

동작	주의점
임프린팅 (imprinting)	골반과 척추의 중립위치에 대한 인식 향상을 위해 허리뼈와 골반의 연결에 초점을 둔다.
꼬리 말기 (coccyx curl)	척추와 엉덩관절의 움직임으로 임프린팅보다 강하게 실시한다. 골반을 잡고 움직임의 방향을 가이드하여 허리 척추앞굽음이 나타나지 않도록 한다.
골반 들어올리기/브릿지 (pelvic roll up/bridge)	척추분절과 엉덩관절의 움직임으로 척추의 유연성을 제공하고, 몸통의 안정성을 바탕으로 넙다리뒤근과 볼기근을 강화한다. 발의 긴장을 확인하고 안쪽번짐된다면 발을 잡아주어 안정성을 제공한다.
싱글 니 플로트 (single knee float)	엉덩관절 운동으로 척추에 안정성을 제공하는 코어 강화의 기초단계이다. 호흡에 맞추어 날숨에 내리기(exhale down)와 날숨에 올리고 내리기(exhale up and down)를 실시한다. 골반바닥 근육과 배 근육의 연결이 지속되도록 하며, 몸통이 긴장하지 않도록 확인하고, 다리를 움직이는 동안 배근(특히 배가로근)이 안정근으로 작용을 해야 한다. 다리를 들 때 바깥돌림이 되지 않도록 움직임의 방향을 가이드 해줄 수 있다.
레그 업 업 다운 다운 (leg up up down down)	협응력을 강화하는 동작으로 엉덩관절의 움직임과 골반, 척추의 안정성을 향상시켜 코어를 강화한다. 코어가 약할 때 허리 척추앞굽음이 증가될 수 있으므로 골반의 위치를 확인하고 골반을 잡고 바닥으로 내려주어 안정성을 줄 수 있다(다리 움직임 순서 : 오른-왼-왼-오 또는 왼-오른-오른-왼).
토 탭스 (toe taps)	순발력과 인지능력 향상을 위한 동작으로 엉덩관절로부터 허벅지를 분리시키고 골반과 척추의 안정성을 강화하는 코어 강화 2단계이다. 골반의 움직임 없이 안정성을 유지해야 하고 호흡을 놓치지 않아야 하며, 몸통의 긴장이 없어야 한다. 발끝이 바닥을 터치하기 어렵다면 할 수 있는 만큼만 내려가도록 하고, 골반의 위치가 불안정하다면 손으로 골반을 잡아주어 안정성을 제공할 수 있다.
컬 업 (curl up)	목 척추의 운동과 배 근육 강화에 초점을 둔다. 다리의 긴장이 없도록 무릎이나 발을 잡아 안정성을 제공해 주도록 한다.

싱글 레그 리프트 (single leg lift)	엎드린자세에서 목과 등 척추의 안정성 향상과 파워하우스 강화에 초점을 두고, 다리의 정렬과 근력을 강화한다. 이때 발 끝에 긴장도가 없도록 확인하며 발이 안쪽번짐된다면 발 모양을 중립으로 잡아주어 긴장도를 낮추어 줄 수 있다.
스핑크스 (sphinx)	어깨와 척추 정렬에 초점을 둔다. 어깨뼈의 위치가 모음과 아래 돌림되도록 손으로 위치를 보조하여 신체를 인식할 수 있도록 도와준다.
스완 (swan)	목과 등 척추의 움직임과 근력 강화에 초점을 둔다. 손바닥으로 지지하여 팔을 폄할 때 어깨의 위치를 확인하여 중립위치가 되는지 확인하여야 한다.
클램 (clams)	엉덩관절 운동성과 중간볼기근의 강화 운동으로 걸을 때 골반안정화에 도움을 줄 수 있다. 골반이 움직이지 않도록 잡아주어서 안정성을 제공해 준다.
네발기기자세에 호흡 (four point kneeling breathing)	어깨뼈 배치 및 안정성을 인식시키고, 중립 골반과 척추의 정렬을 인식하도록 한다. 발의 안쪽번짐이 있다면 모양을 잡아주어 중립위치에 있도록 한다.
밸런스 인 볼 셰이프 (balance in ball shape)	배곧은근, 배속 · 바깥빗근, 배가로근의 강화와 함께 척추 움직임에 중점을 둔다. 반동을 이용하지 않고 한쪽으로 기울어지지 않도록 등이나 다리를 보조하여 움직임의 방향을 가이드한다.

(5) 마무리 운동

동작	주의점
코 끄덕임(nose nods) 코 원그리기(nose circles)	머리와 목에 대한 위치를 인식하고 목을 이완하여 긴장을 풀어준다.
머리 돌리기 (head rolls)	목의 움직임으로 목 돌림근의 긴장을 풀어준다.
힙 릴리즈 (hip release)	코어안정화 향상과 다리 정렬을 개선하고 엉덩관절의 이완에 초점을 둔다.
호흡 (breathing)	진정과 이완을 위해 바로누운자세에서 천천히 숨을 들이마시고 내쉬면서 필라테스 호흡으로 배 근육의 긴장을 유지한다(5회 실시).

사례 2 뇌성마비 – 실조형뇌성마비(ataxia)

(1) 대상자 정보

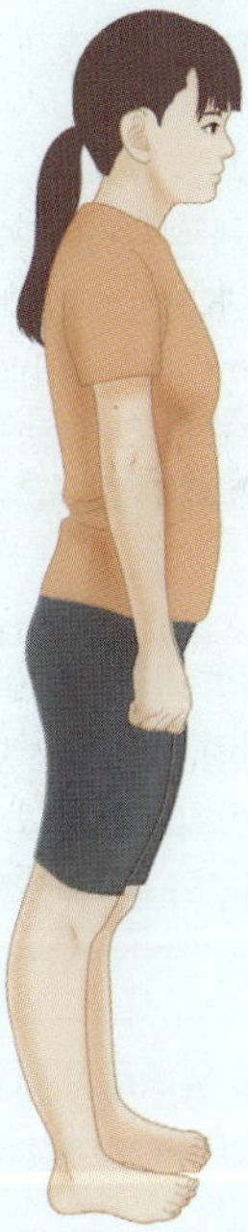

진단명(Dx.)	실조형 뇌성마비(ataxia) – K-GMFCS 2
대상자 정보 (subject)	▪ 이름 : 박○○ ▪ 성별 : 여 ▪ 나이 : 18세 ▪ 신장 : 155㎝ ▪ 체중 : 43㎏
주증상(C/C)	▪ 보행 시 균형감각이 부족하며 몸의 흔들림이 나타남 ▪ 협응력 부족, 움직임의 속도와 방향의 조절 어려움

(2) 목표

– 배 근육의 강화
– 협응력 증진

(3) 준비운동

동작	주의점
호흡 (breathing)	필라테스 호흡을 통한 배 근육 사용을 위한 준비과정으로 천천히 숨을 들이마시고 내쉬면서 배 근육 수축을 유도한다(5회 실시).
목 근육 스트레치 (neck stretch)	폼롤러 이용하여 바로누운자세에서 머리 좌우로 돌리며 목 뒷근육을 풀어준다(6~10회 실시). 움직임은 천천히 실시하고 움직임의 범위는 좁은 범위에서 넓은 범위로 점차 증가시킨다.
코 끄덕임(nose nods) 코 원그리기(nose circles)	머리와 목에 대한 위치를 인식하고 움직임의 범위와 속도를 느낄 수 있도록 천천히 실시한다.
뒤쪽 허벅지 이완 (hamstring release)	길게앉은자세(long sitting)에서 폼롤러를 엉덩이 끝부분에 깔고 앉아서 좌우로 굴린다(6~10회 실시).
종아리 이완 (calf release)	길게앉은자세(long sitting)에서 아킬레스힘줄의 윗부분에 폼롤러를 놓고 위에서 아래로 내리면서 두드리고(10회 실시), 폼롤러 위에 종아리를 두고 좌우로 굴린다(10회 실시).

(4) 본운동

동작	주의점
임프린팅 (imprinting)	골반과 척추의 중립위치에 대한 인식 향상을 위해 허리뼈와 골반의 연결에 초점을 둔다. 움직임의 인식을 위해 손으로 움직임의 범위를 직접 알려주고 가이드해준 뒤 스스로 하도록 한다.
꼬리 말기 (coccyx curl)	척추와 엉덩관절 운동으로 임프린팅보다 강하게 실시하여 골반의 움직임을 만들어 내고 골반을 잡아주어 움직임의 방향을 알려주도록 한다.
힙 릴리즈 (hip release)	코어안정화를 바탕으로 엉덩관절의 이완에 초점을 둔다. 움직임을 천천히 하고 흔들림이 있을 시 손으로 배 근육의 수축을 유지하도록 도와주며 다리 움직임의 범위를 점차 증가시키도록 한다.
싱글 레그 슬라이드 (single leg slide)	무릎과 엉덩관절 움직임을 골반과 척추의 안정을 바탕으로 실시한다. 다리 근육 활성화로 흔들림 없이 움직임이 가능하다면 공을 이용하여 실시한다. 이때 호흡과 함께 천천히 움직이며 발은 매트에서 떨어지지 않도록 하고, 골반의 움직임과 몸통의 긴장이 없는지 확인하도록 한다. 흔들림이 있다면 배 근육의 수축 여부와 움직임의 범위가 너무 크지 않은지 확인한다.
전신근육 스트레치 (body stretch)	옆으로누운자세에서 폼롤러를 팔다리에 받치고 앞으로 밀어 굴리고 다시 되돌아온다. 이때 범위는 점차 증가시키도록 하고 천천히 움직이며 팔다리의 움직임이 함께 일어나는지 확인하도록 한다.
니 태그 (knee tag)	척추 조절 및 협응력 향상과 엉덩관절 운동성을 증진한다. 두 다리를 왼쪽으로 구르게 하며 발이 바닥에서 떨어지지 않는 범위에서 움직임을 가지도록 한다. 이때 두 다리가 함께 부드럽게 움직이도록 무릎이나 발목을 보조하여 움직임의 방향을 알려준다.
데드 버그 (dead bug)	몸통과 엉덩관절의 움직임은 골반과 척추의 안정성에 바탕을 두고 코어 강화와 몸통과 팔다리의 협응력 향상에 중점을 둔다. 이때 움직임의 순서와 타이밍을 체크하고 천천히 움직이도록 하며 팔다리가 움직일 때 흔들리지 않도록 배 근육을 잡아주어 안정성을 제공할 수 있다.
골반 들어올리기/브릿지 (pelvic roll up/bridge)	척추의 분절 운동이며 넙다리뒤근과 볼기근을 강화한다. 운동을 하는 동안 몸통의 안정성을 확인한다. 골반을 잡아 움직임의 방향을 가이드하여 흔들림 없이 매끄러운 움직임을 갖도록 한다.
컬업 (curl up)	목 척추의 운동으로 코어 강화를 위해 실시하며 움직임의 범위가 작다면 움직일 수 있는 범위에서 점차 범위를 증진하도록 머리의 움직임 방향을 보조할 수 있다. 발은 지면에 안정적으로 닿아있는지 확인하고 불안하다면 발을 잡아서 안정성을 제공해 주어야 한다.
레그 업 업 다운 다운 (leg up up down down)	엉덩관절의 움직임은 골반과 척추 안정성을 바탕으로 일어나야 하며 협응력 강화와 코어 강화를 위한 동작이다. 팔다리의 움직임에 흔들림이 있다면 배 부위의 안정화를 확인하고 다리를 잡고 움직임의 방향을 가이드 해주도록 한다(다리 움직임 순서: 오른-왼-왼-오 또는 왼-오른-오른-왼).

스핑크스 (sphinx)	어깨와 척추 정렬에 초점을 둔다. 어깨관절에서의 체중지지를 확인하고 어깨뼈의 모음과 아래쪽돌림의 방향을 알려주어 움직임을 인식시킨다. 머리 위치를 유지하며 흔들리지 않도록 한 곳을 볼 수 있도록 한다.
싱글 레그 리프트 (single leg lift)	네발기기자세에서의 어깨뼈와 척추, 골반의 안정성을 향상하여 균형감각을 향상시키기 위한 동작이다. 팔과 다리에서 정확한 체중지지를 확인하고 흔들림 없이 유지 가능하면 어깨뼈가 올림되지 않도록 어깨뼈의 위치를 잡아 준 뒤 다리들기를 실시한다.
캣 스트레치 (cat stretch)	척추의 신장된 움직임과 골반 · 척추 · 어깨뼈 · 머리의 중립위치의 인식을 향상시킨다. 움직임이 천천히 일어나도록 하고 배와 등을 잡아주어 흔들림 없이 안정적인 움직임을 경험하도록 한다.

(5) 마무리 운동

동작	주의점
코 끄덕임(nose nods) 코 원그리기(nose circles)	머리와 목에 대한 위치를 인식하고 목을 이완하여 긴장을 풀어준다. 움직임의 범위와 속도를 운동 전과 비교하여 줄어들었는지 확인한다.
머리 돌리기 (head rolls)	목의 움직임으로 목 돌림근의 긴장을 풀어준다. 운동 시작과 비교하여 움직임에 있어 흔들림이 줄어들었는지 확인한다.
호흡 (breathing)	진정과 이완을 위해 바로누운자세에서 천천히 숨을 들이마시고 내쉬면서 필라테스 호흡으로 배 근육의 긴장을 유지한다(5회 실시). 호흡이 깊어지고 편안해졌는지 확인한다.

사례 3 뇌성마비 – 양하지마비(diplegia)

(1) 대상자 정보

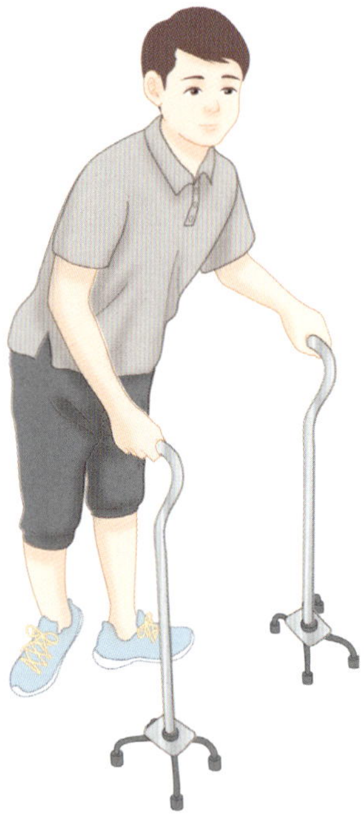

진단명(Dx.)	양하지마비(diplegia) – K-GMFCS 3
대상자 정보 (subject)	▪ 이름 : 김○○ ▪ 성별 : 남 ▪ 나이 : 16세 ▪ 신장 : 157㎝ ▪ 체중 : 62㎏
주증상(C/C)	▪ 4점 지팡이 보행에서 체중지지 시 골반이 뒤당김되고 발에서의 높은 긴장도(hypertonus)가 있어 몸통과 팔과 다리 근육 사용의 불균형이 나타남 ▪ 몸통 근육의 저긴장(trunk low tone)

(2) 목표

– 전신 근육의 활성화와 몸통 근력 강화
– 신체 정렬에 대한 인식 증진
– 보조도구 사용 시 팔의 안정성 증진

(3) 준비운동

동작	주의점
호흡 (breathing)	필라테스 호흡을 통한 배 근육의 활성화로, 천천히 숨을 들이마시고 내쉬면서 배 근육의 수축을 유도한다(5회 실시).
목 근육 스트레치 (neck stretch)	폼롤러를 이용하여 바로누운자세에서 머리를 좌우로 돌리며 목 뒷근육을 풀어준다(6~10회 실시).
가슴 근육 스트레치 (chest stretch)	폼롤러를 이용하여 무릎을 굽히고 누운자세(hook-lying)에서 등(어깨뼈 바로 아래)에 폼롤러를 받치고 10초 유지 후 다시 올라온다(6회 실시).

엉덩이 스트레치 (buttock stretch)	볼기근을 신장시키기 위해 무릎을 굽히고 누운자세(hook-lying)에서 한쪽 다리 위에 다른 쪽 다리 올린 뒤 아래에 있는 다리를 잡고 몸쪽으로 당기고 호흡하며 유지한다(양쪽 각각 5회 실시).
뒤쪽 허벅지 이완 (hamstring release)	길게앉은자세(long sitting)에서 폼롤러를 엉덩이 끝부분에 깔고 앉아서 좌우로 굴린다(6~10회 실시).
종아리 이완 (calf release)	길게앉은자세(long sitting)에서 아킬레스힘줄의 윗부분에 폼롤러를 놓고 위에서 아래로 내리면서 두드리며(10회 실시) 폼롤러 위에 종아리를 두고 좌우로 굴린다(10회 실시). 이때 스스로 다리를 들기 어려운 경우 발목을 잡고 움직임을 도와줄 수 있다.

(4) 본운동

동작	주의점
코 끄덕임(nose nods) 코 원그리기(nose circles)	머리와 목에 대한 위치를 인식하고 목을 이완하여 긴장을 풀어준다. 섬세한 움직임으로 천천히 움직이며 목 뒷근육이 늘어나는지 확인해야 한다.
임프린팅(imprinting)	골반과 척추의 중립위치에 대한 인식을 향상시키기 위해 허리뼈와 골반의 연결에 초점을 둔다. 골반의 양쪽을 잡고 움직임의 방향을 보조하여 움직임을 인식시킨다.
골반 들어올리기/브릿지 (pelvic roll up/bridge)	척추의 분절 운동이며 넙다리뒤근과 볼기근을 강화한다. 운동을 하는 동안 몸통의 안정성을 확인하고 어깨를 올리거나 주먹을 쥐지 않도록 하며 팔은 몸통 옆에 힘을 뺀 채로 위치시킨다.
필로우 스퀴즈 (pillow squeeze)	골반바닥과 깊은 배 근육, 허벅지 안쪽 근육의 연결성 증진에 도움이 되며 폼롤러 또는 공을 이용한다. 호흡과 다리의 움직임을 연결시키며 천천히 반복한다. 시간이 흐름에 따라 다리가 벌어지지 않도록 모아주거나 무릎이 중립위치에 있는지 확인시킨다(임프린팅-골반바닥근-모음근 순서로 연결).
컬 업 (curl up)	목 척추의 운동과 함께 코어를 강화한다. 다리에 긴장이 증가하지 않도록 발을 잡아주어 안정성을 제공해 준다.
헌드레드 (hundred)	호흡 패턴에 초점을 두고 코어 안정성을 향상시키고 근력을 강화한다. 큰 호흡 발산과 가슴우리의 닫힘에 초점을 둔다. 발의 안쪽번짐이 있다면 발을 잡아주어 안정성을 제공해준다. (*스스로 다리를 들고 유지하기가 어려운 경우 종아리 아래에 스툴을 받쳐 보조할 수 있다)
탄력 밴드 트라이셉스 (triceps)	무릎 세우고 바로누운자세(hook-lying)에서 손으로 스트랩을 잡고 팔은 몸통 옆에 나란히 붙이고 팔꿉관절을 굽힌 뒤 숨을 들이마시고 내쉬며 팔꿉관절을 펴고 들이마시면서 팔꿉관절을 굽힌다. 팔꿉관절만 굽히고 펴는 동작을 10회 반복한다. 다리의 긴장이 없도록 발을 잡아 주어 안정성을 제공해 준다.
탄력 밴드 암 다운 (arm down)	무릎 세우고 바로누운자세(hook-lying)에서 손으로 스트랩을 잡고 숨을 들이마시며 팔은 앞으로 나란히 펴고, 내쉬며 팔을 내리고 들이마시면서 팔을 올린다. 팔꿉관절은 펴고 어깨관절에서 움직임이 일어나도록 내리고 올리는 동작을 10회 반복한다. 다리의 긴장이 없도록 발을 잡아 주어 안정성을 제공해 준다.

탄력 밴드 암 서클 (arm circle)	무릎 세우고 누운자세(hook-lying)에서 손으로 스트랩을 잡고 숨을 들이마시며 팔은 앞으로 나란히 펴고 내쉬며 팔을 바깥으로 원을 그리고 들이마시면서 처음위치로 온다. 팔꿈치는 펴고 어깨관절에서 움직임이 일어나도록 하며 바깥으로 5회, 안쪽으로 5회, 총 10회 반복한다. 다리의 긴장이 없도록 발을 잡아 주어 안정성을 제공해준다.
탄력 밴드 암 사이드 (arm side)	무릎 세우고 바로누운자세(hook-lying)에서 손으로 스트랩을 잡고 팔은 몸통 옆으로 평행하게 벌리고 숨을 들이마시고 내쉬면서 차렷자세로 팔을 모은다. 10회 반복한다. 다리의 긴장이 없도록 발을 잡아 주어 안정성을 제공해준다.
스핑크스 (sphinx)	어깨와 척추 정렬에 초점을 둔다. 이때 머리와 어깨의 위치가 중립위치에 있는지 확인하고 어깨뼈의 모음, 아래돌림이 일어나도록 어깨뼈를 잡아 방향을 알려준다.
스완 (swan)	목과 등 척추의 움직임과 근력을 강화한다. 어깨의 올림없이 어깨와 귀가 멀어지는지 확인하고 어깨관절에 체중이 정확히 실려 있는지 확인한다. 팔을 완전히 펴기 어려운 경우 팔꿈치를 잡아주어 팔을 펼 수 있도록 도와준다.
싱글 레그 리프트 (single leg lift)	엎드린자세에서 목과 등 척추의 안정성과 파워하우스 강화와 함께 다리의 정렬과 근력을 강화한다. 다리를 들 때 엉덩이와 배 근육을 사용하여 안정성을 갖는지 확인하며 팔에 힘을 주지 않도록 한다.
클램 (clams)	엉덩관절의 운동성 증가와 중간볼기근의 강화 운동으로 걸을 때 골반 안정화에 도움을 줄 수 있다. 다리를 움직일 때 골반이 움직이지 않도록 잡아주어 다리만 독립적으로 움직이도록 한다. 이때 팔을 안쪽돌림하며 바닥을 밀지 않도록 확인한다.
네발기기자세에서 호흡 (four point kneeling breathing)	어깨뼈 배치 및 어깨관절과 엉덩관절의 안정성을 인식시키고 중립 골반과 척추의 정렬을 인식한다. 이때 어깨관절과 엉덩관절의 체중지지점을 확인하여 한쪽으로 치우치면 반대쪽으로 체중을 옮기도록 하여 4군데의 정확한 체중지지 포인트를 찾도록 한다.
캣 스트레치 (cat stretch)	척추의 신장, 골반 · 척추 · 어깨뼈 · 머리 중립위치의 인식을 향상시키고 신체의 순차적인 움직임을 위해 척추 움직임의 방향에 따라 손으로 위치를 미리 알려주어 움직임의 순서를 인식시킬 수 있다.

트라이셉스

Triceps

목표

- 어깨안정성 향상
- 팔과 배 부위의 근력 강화

시작자세

- 무릎 세우고 바로누운자세
- 손은 스트랩을 잡고 팔꿈치는 몸통 옆에 붙이고 팔꿉관절은 굽히고 손바닥이 아래를 향하도록 한다.

Step ▶▷▷

1 숨을 들이마시면서 자세를 준비한다.

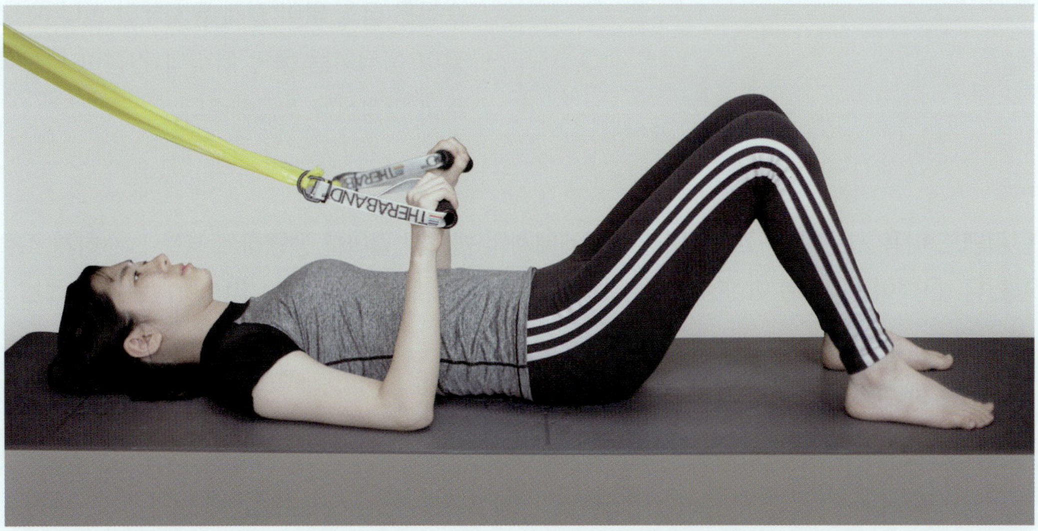

2 숨을 내쉬면서 팔을 천천히 편다.

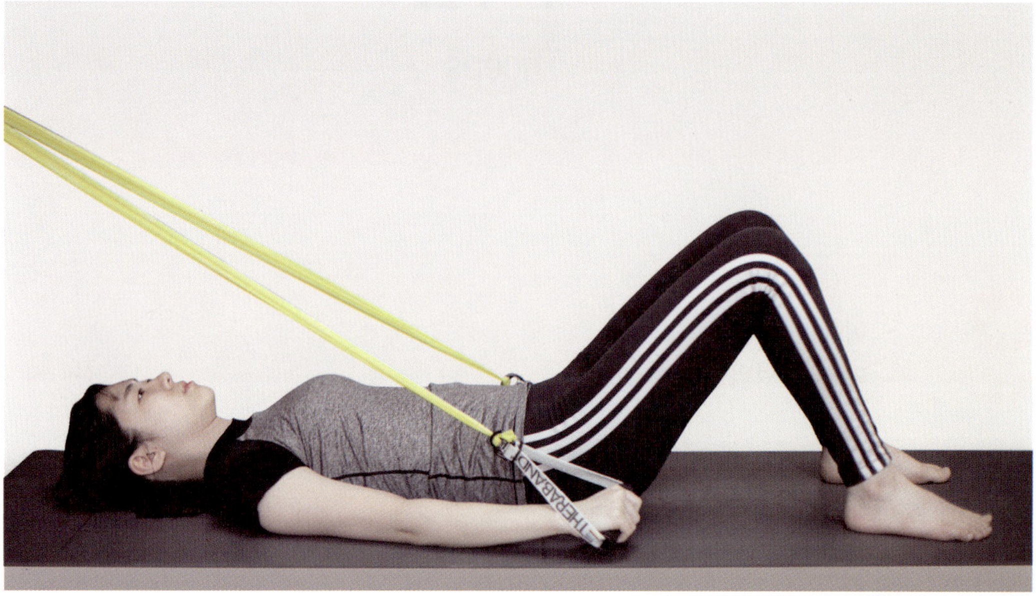

| 작용근 |

- 배 부위와 골반안정 – 배가로근, 골반바닥근, 배빗근
- 어깨뼈안정 – 위팔세갈래근, 넓은등근, 큰원근, 뒤어깨세모근, 큰가슴근

| 주의사항 |

- 어깨뼈가 바닥에 닿아 안정을 유지하고 팔꿈치의 움직임이 없어야 하며, 가슴우리와 갈비뼈의 움직임 없이 팔꿉관절의 굽힘과 폄 동작을 통해 위팔세갈래근의 수축에 집중한다.
- 손목은 굽힘 없이 길게 유지해야 한다.
- 팔이 움직이는 동안 다리의 긴장이 없도록 발을 잡아주어 안정성을 제공해준다.

참고 탄력밴드 이용 시 근력을 고려하여 시작자세에서의 밴드의 길이를 팽팽하게 혹은 느슨하게 조절하여 사용한다. 근력이 양(Fair) 이상일 경우는 팽팽하게 하고, 양(Fair) – 또는 가(Poor)+일 경우에는 느슨하게 적용한다.

암 다운

Arm down

목표

- 어깨안정성 향상
- 팔과 배 부위의 근력 강화

시작자세

- 무릎 세우고 바로누운자세
- 손은 스트랩을 잡고 팔을 편 상태로 들어 어깨관절을 90° 굽힌다.

Step ▶▷▷

1 시작자세에서 숨을 들이마신다.

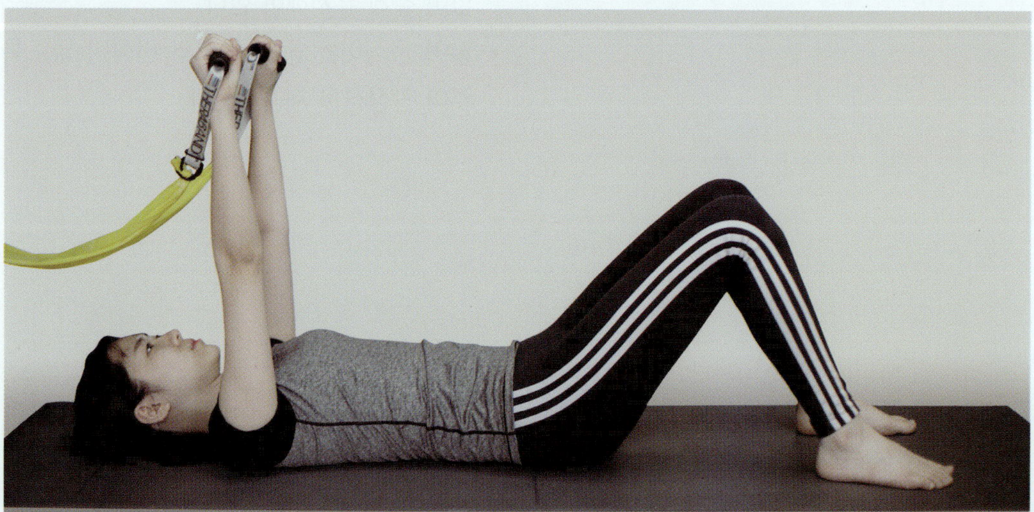

2 숨을 내쉬면서 팔을 편 상태로 내려서 어깨관절이 폄되도록 한다.

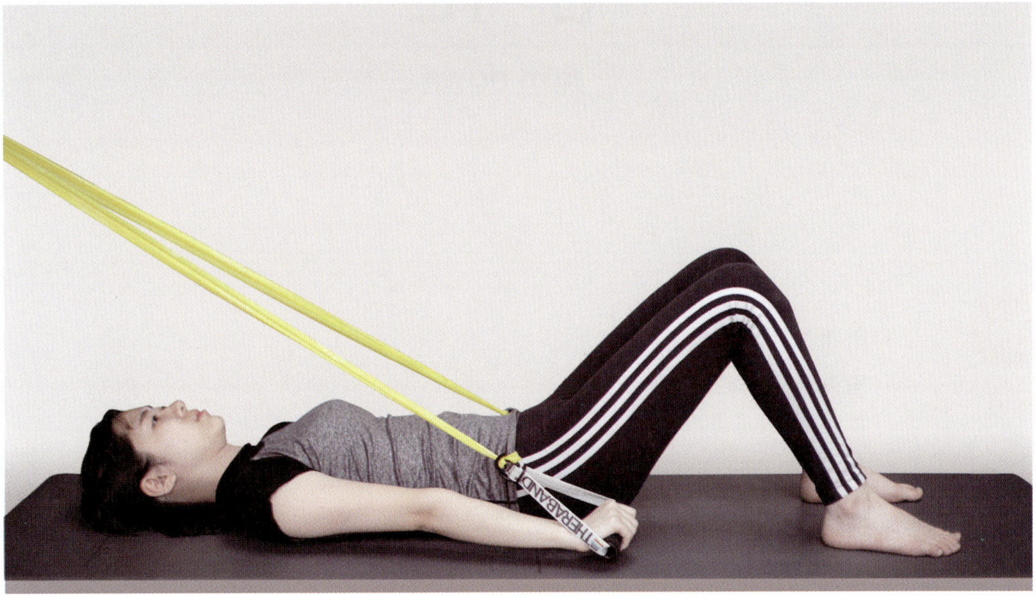

| 작용근 |

- 배 부위와 골반안정 – 배가로근, 골반바닥근, 배빗근
- 어깨뼈안정 – 위팔세갈래근, 넓은등근, 큰원근, 뒤어깨세모근, 큰가슴근

| 주의사항 |

- 어깨뼈가 바닥에 닿아 안정을 유지하고 팔꿈치의 움직임이 없어야 하며, 가슴우리와 갈비뼈의 움직임 없이 어깨관절의 굽힘과 폄 동작에 집중한다.
- 팔꿉관절의 과다 폄이 없도록 주의하며, 손목은 굽힘 없이 길게 유지해야 한다.
- 팔이 움직이는 동안 다리의 긴장이 없도록 발을 잡아주어 안정성을 제공해준다.

암 서클

Arm circle

목표

- 어깨안정성 향상
- 팔과 배 부위의 근력 강화

시작자세

- 무릎 세우고 바로누운자세
- 손은 스트랩을 잡고 팔을 편 상태로 들어 어깨관절을 90° 굽힌다.

Step ▶▷▷

1 시작자세에서 숨을 들이마신다.

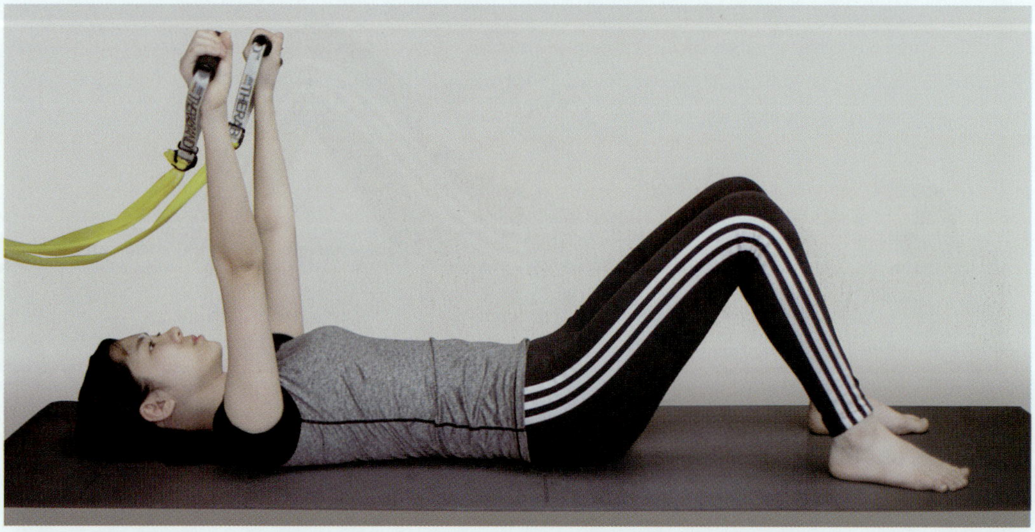

2 숨을 내쉬면서 팔을 곧게 유지한 채 바깥방향으로 원을 그린다.

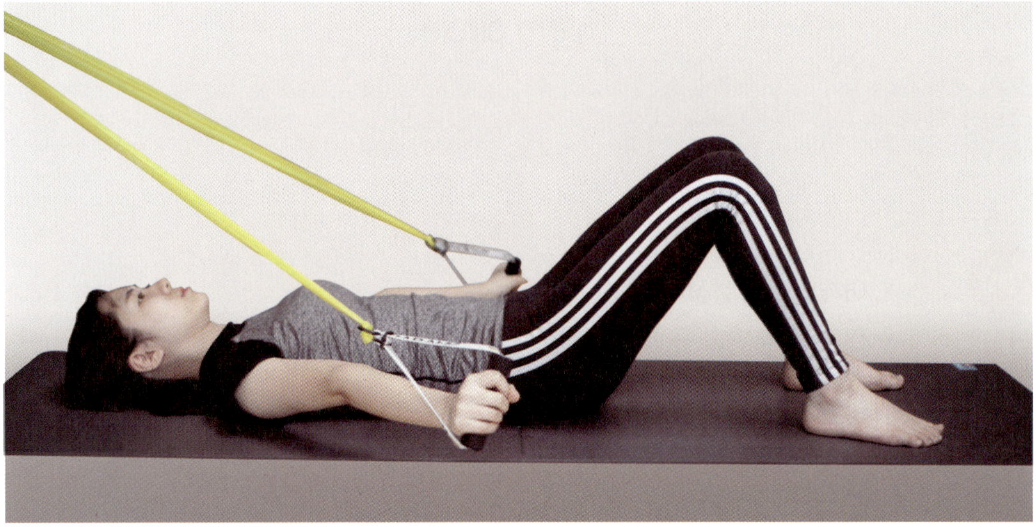

3 팔을 곧게 유지한 채 안쪽방향으로 원그리기를 이어간다.

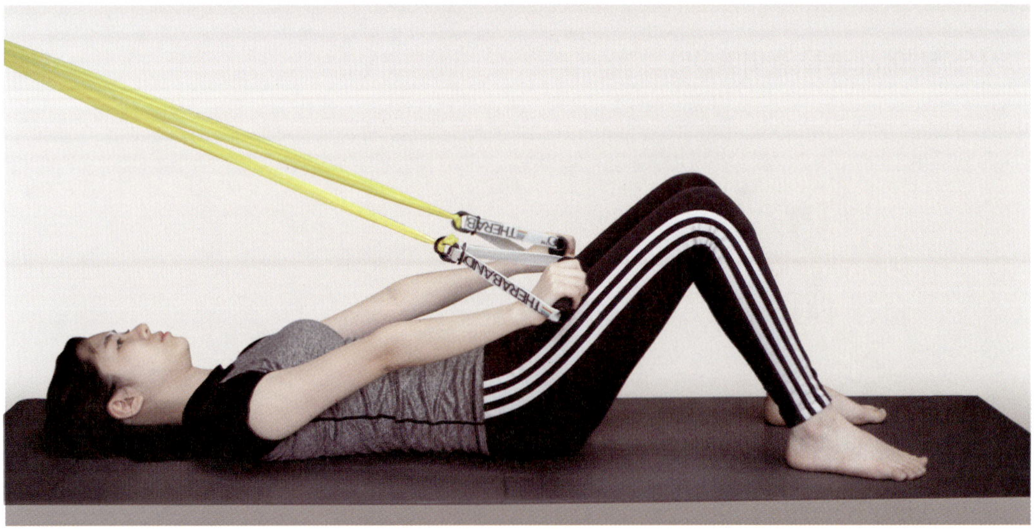

4 팔을 곧게 유지한 채 시작위치로 돌아온다.

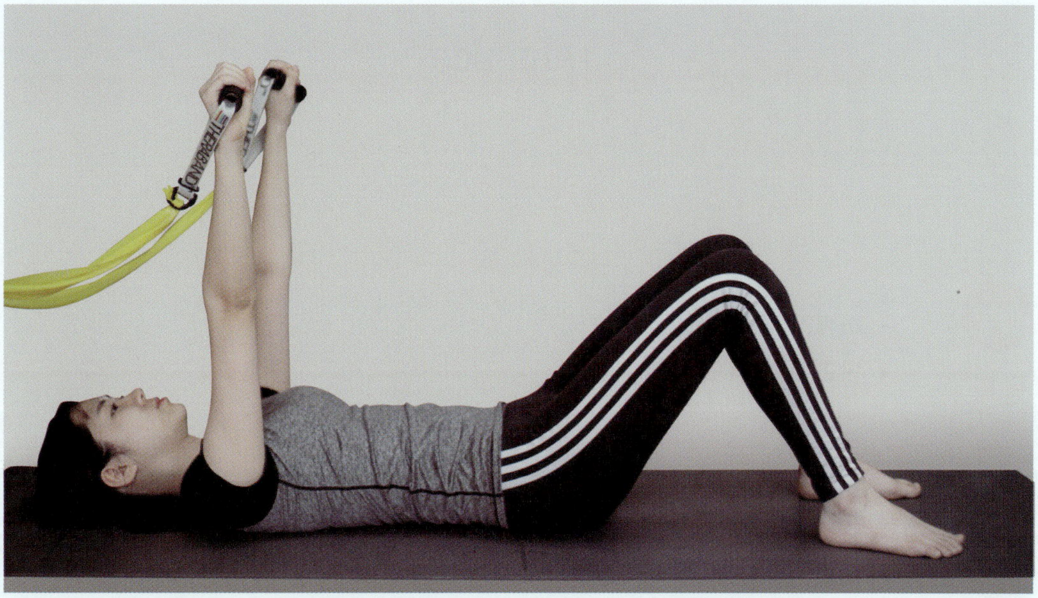

| 작용근 |

- 배 부위와 골반안정 – 배가로근, 골반바닥근, 배빗근
- 어깨뼈안정 – 위팔세갈래근, 넓은등근, 큰원근, 뒤어깨세모근, 큰가슴근

| 주의사항 |

- 어깨뼈가 바닥에 닿아 안정을 유지하고 팔꿈치의 움직임이 없어야 하며, 어깨관절의 벌림과 모음 동작에 집중한다.
- 팔꿉관절의 과다 폄이 없도록 주의하며, 손목은 굽힘 없이 길게 유지해야 한다.
- 팔이 움직이는 동안 어깨를 올리거나 둥글게 모으지 않도록 주의하고 다리의 긴장이 없도록 발을 잡아주어 안정성을 제공해준다.

암 사이드

Arm side

목표

- 어깨안정성 향상
- 팔과 배 부위의 근력 강화

시작자세

- 무릎 세우고 바로누운자세
- 손은 스트랩을 잡고 팔을 곧게 편 채 옆으로 벌린다.

Step ▶▷▷

1 시작자세에서 숨을 들이마신다.

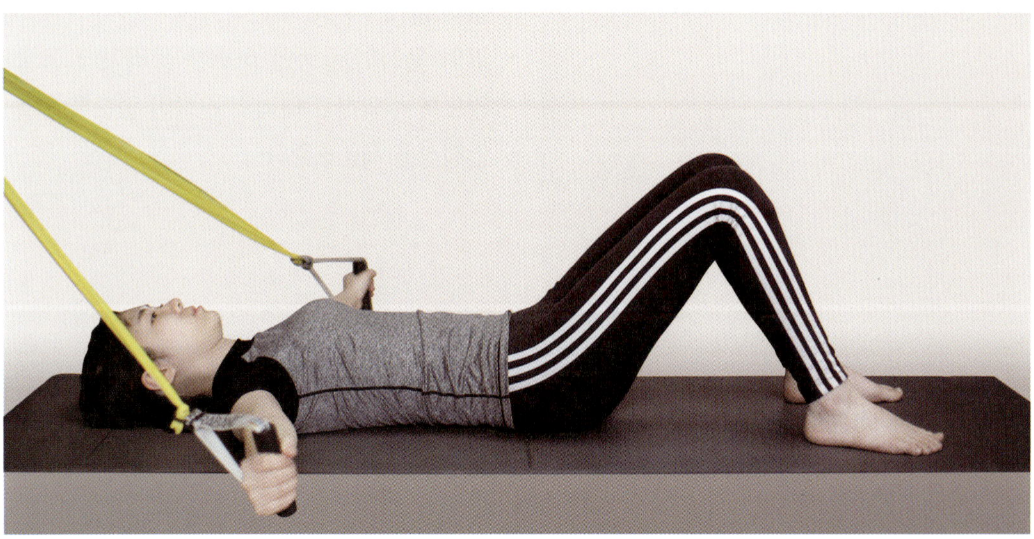

2 숨을 내쉬면서 팔은 곧게 편 채 몸통 옆에 모은다.

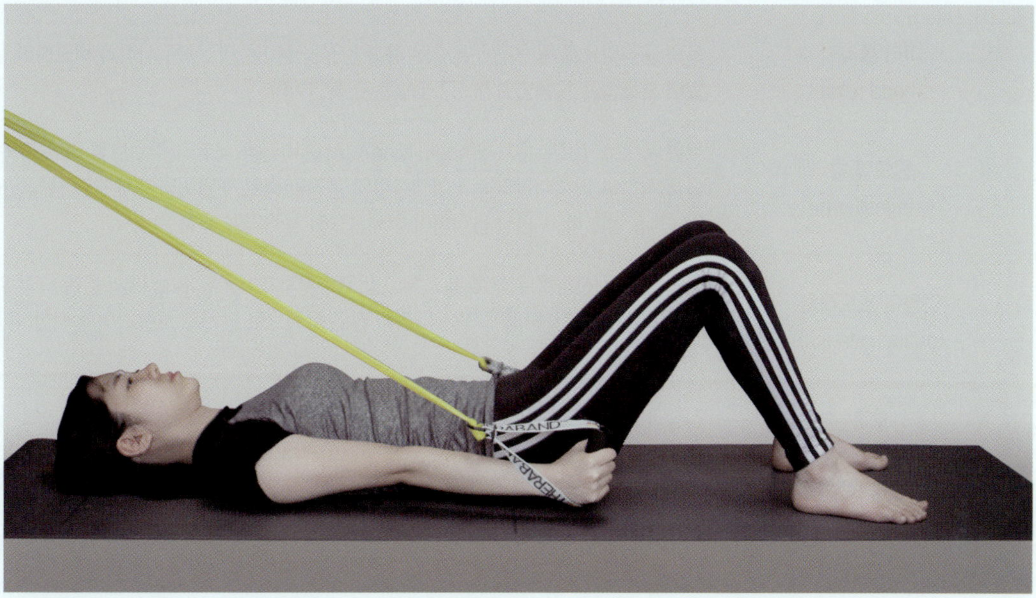

| 작용근 |

- 배 부위와 골반안정 – 배가로근, 골반바닥근, 배빗근
- 어깨뼈안정 – 위팔세갈래근, 넓은등근, 큰원근, 뒤어깨세모근, 큰가슴근

| 주의사항 |

- 어깨뼈가 바닥에 닿아 안정을 유지하고 팔꿈치의 움직임이 없어야 하며, 어깨관절의 벌림과 모음 동작에 집중한다.
- 팔꿉관절의 과다 폄이 없도록 주의하며, 손목은 굽힘 없이 길게 유지해야 한다.
- 팔이 움직이는 동안 어깨를 올리거나 둥글게 모으지 않도록 주의하고 다리의 긴장이 없도록 발을 잡아주어 안정성을 제공해준다.

(5) 마무리 운동

동작	주의점
머리 돌리기 (head rolls)	목의 움직임으로 목 돌림근을 이완하여 긴장을 풀어준다. 운동 시작과 비교하여 움직임에 있어 부드럽고 운동범위가 증가되었는지 확인한다.
윈드밀 암 (windmill arm)	무릎 세우고 바로누운자세(hook-lying)에서 손바닥을 서로 마주보도록 하고 팔의 움직임을 시작하여 어깨위팔리듬과 어깨관절의 움직임 바르게 일어나는지 관절 움직임을 확인해야 한다. 힘을 빼고 편히 움직이며 어깨관절의 움직임을 회복한다.
엉덩이 스트레치 (buttock stretch)	엉덩이 근육 신장을 위해 무릎 세우고 바로누운자세(hook-lying)에서 한쪽 다리 위에 다른 쪽 다리를 올린 뒤 아래에 있는 다리를 잡고 몸쪽으로 당기고 호흡하며 유지한다(양쪽 각각 5회 실시).
호흡 (breathing)	진정과 이완을 위해 바로누운자세에서 천천히 숨을 들이마시고 내쉬면서 필라테스 호흡으로 배 근육의 긴장을 유지한다(5회 실시). 호흡이 깊어지고 어깨가 이완이 되었는지 확인한다.

사례 4 뇌성마비 - 양하지마비(diplegia)

(1) 대상자 정보

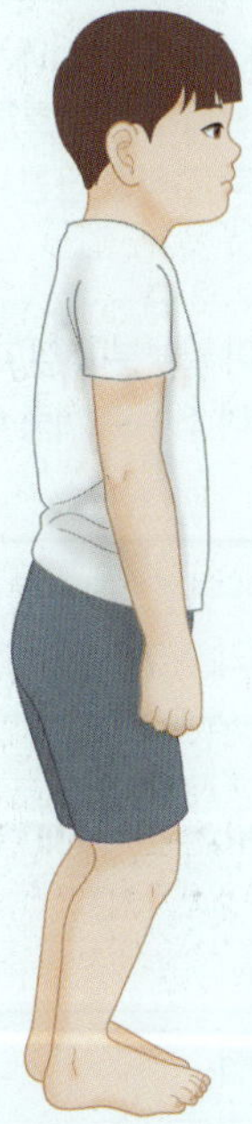

진단명(Dx.)	양하지마비(diplegia) - K-GMFCS 2
대상자 정보 (subject)	■ 이름 : 조○○ ■ 성별 : 남 ■ 나이 : 10세 ■ 신장 : 127㎝ ■ 체중 : 28㎏
주증상(C/C)	■ 보행 시 골반과 몸통의 움직임이 작아 뻣뻣하며 엉덩관절과 무릎관절의 약간 굽힘과 발뒤꿈치가 들리며 발목의 높은 긴장도(hypertonus)가 보여짐 ■ 몸통과 다리근육 약화, 위축(muscle weakness)

(2) 목표

- 근육의 신장, 유연성 증진
- 골반안정성, 다리 근력, 관절운동범위 증가

(3) 준비운동

동작	주의점
호흡 (breathing)	필라테스 호흡을 통한 배 근육을 활성화시킨다. 천천히 숨을 들이마시고 내쉬면서 배 근육 수축을 유도한다(5회 실시). 가슴우리의 움직임이 적으므로 호흡할 때 가슴우리에 손을 두고 가슴우리의 확장과 축소를 느끼도록 한다.
목 근육 스트레치 (neck stretch)	폼롤러를 이용하여 바로누운자세에서 머리의 좌우로 돌리며 목 뒷근육을 풀어준다(6~10회 실시). 스스로 움직이는 범위가 적으면 머리 돌릴 때 움직임의 방향을 보조해서 움직임의 범위를 증가시킨다.
가슴 근육 스트레치 (chest stretch)	폼롤러를 이용하여 무릎 세우고 바로누운자세(hook-lying)에서 등(어깨뼈 바로 아래)에 폼롤러 받치고 10초간 유지한 후 머리를 들어 올라온다(6회 실시). 이때 머리 뒤를 받치고 움직임을 보조하며 척추의 움직임이 제한되어 있다면 머리 뒤에 수건을 받쳐서 폼롤러와 바닥 간의 간격을 좁혀 척추의 부담을 줄여준다.

윈드밀 암 (windmill arm)	무릎 세우고 바로누운자세(hook-lying)에서 손바닥을 서로 마주보도록 하고 팔의 움직임을 시작하며 어깨위팔리듬과 어깨관절의 움직임이 바르게 일어나는지 관절 움직임을 확인해야 한다. 팔을 완전히 펼 수 없다면 팔꿈치를 잡아주고, 움직임의 범위가 좁다면 차츰 늘려갈 수 있도록 팔을 잡아서 함께 움직임을 알려줄 수 있다.
엉덩이 스트레치 (buttock stretch)	볼기근 신장을 위해 무릎 세우고 바로누운자세(hook-lying)에서 한쪽 다리 위에 다른 쪽 다리를 올린 뒤, 아래에 있는 다리를 잡고 몸쪽으로 당기고 호흡하며 유지한다(양쪽 각각 5회 실시). 스스로 움직이는 범위가 작다면 아래쪽 다리를 굽힘시켜 주어 몸쪽으로 가까워지도록 하여 움직임의 범위를 증가시킨다.
뒤쪽 허벅지 이완 (hamstring release)	길게앉은자세(long sitting)에서 폼롤러를 엉덩이 끝부분에 깔고 앉아서 좌우로 굴린다(10~15회 실시). 골반의 움직임에 있어 매우 중요하며 좌우로 체중 이동이 어려울 때 골반을 잡고 함께 움직임을 제공한다.
종아리 이완 (calf release)	길게앉은자세(long sitting)에서 아킬레스힘줄의 윗부분에 폼롤러를 놓고 위에서 아래로 내리면서 두드리며(10회 실시), 폼롤러 위에 종아리를 두고 좌우로 굴린다(10회 실시). 이때 무릎이 굽히지 않도록 발을 잡아서 움직임을 도와준다.

(4) 본운동

동작	주의점
코 끄덕임(nose nods) 코 원그리기(nose circles)	머리와 목에 대한 위치를 인식하고 목을 이완하며 긴장을 풀어준다. 섬세한 움직임으로 천천히 움직이며 목 뒷근육이 늘어나는지 확인해야 하며, 목 뒷근육이 늘어나도록 턱을 아래로 내려줄 수 있다.
임프린팅 (imprinting)	골반과 척추의 중립위치에 대한 인식을 향상시키기 위해 허리뼈와 골반의 연결에 초점을 둔다. 골반의 양쪽을 잡고 움직임의 방향을 보조하여 움직임을 인식시킨 뒤 스스로 하도록 한다.
골반 들어올리기/브릿지 (pelvic roll up/bridge)	척추의 분절 운동이며 넙다리뒤근과 볼기근을 강화한다. 운동을 하는 동안 몸통의 안정성을 확인하고 어깨를 올리거나 주먹을 쥐지 않도록 하며, 팔은 몸통 옆에 힘을 뺀 채로 위치시키도록 한다. 발의 긴장이 없고 뒤꿈치가 바닥을 누르고 있는지 확인하여 발 모양을 잡아준다.
필로우 스퀴즈 (pillow squeeze)	골반바닥과 깊은 배 근육, 허벅지 안쪽 근육의 연결성 증진에 도움이 되며 폼롤러 또는 공을 이용한다. 호흡과 다리의 움직임을 연결시키며 천천히 반복한다. 시간이 흐름에 따라 다리가 벌어지지 않도록 모아주거나 무릎이 중립위치에 있는지 확인시킨다. 발의 안쪽번짐이 있다면 발 모양을 잡아 안정성을 제공해 준다(임프린팅-골반바닥근-모음근 순서로 연결).
컬업 (curl up)	목 척추의 운동과 함께 코어를 강화한다. 어깨에 힘이 들어가지 않도록 이완하고 몸 옆에 손을 두고 다리에 긴장이 증가하지 않도록 발을 잡아주어 안정성을 제공해준다.
헌드레드 (hundred)	호흡 패턴에 초점을 두고 코어 안정성과 근력을 강화한다. 큰 호흡 발산과 가슴우리의 닫힘에 초점을 둔다. 발을 잡거나 골반을 잡아서 다리에 안정성을 제공하여 어깨의 올림과 안쪽돌림이 발생하지 않도록 한다. (*스스로 다리를 들고 유지하기가 어려운 경우 종아리 아래에 스툴을 받쳐 보조할 수 있다.)

탄력 밴드 더블 햄스트링 (double hamstring)	발에 스트랩을 끼우고 엉덩관절 90° 굽힘 · 무릎 폄 · 발바닥 굽힘하여 숨을 들이마시고 내쉬면서 허리가 떨어지지 않는 범위 내에서 다리를 내린다. 숨을 들이마시며 시작자세로 돌아온다. 이때 골반은 바닥에 붙어있으면서 움직이지 않고 엉덩관절만 움직이도록 한다. 발을 잡아서 움직임 방향을 함께 가이드해 줄 수 있다. 10회씩 실시한다.
탄력 밴드 레그 오프닝 (leg openings)	발에 스트랩을 끼우고 엉덩관절 90° 굽힘 · 무릎 폄 · 발바닥 굽힘하여 숨을 들이마시고 내쉬면서 다리를 옆으로 벌리며 쭉 펴고 옆으로 벌리며, 숨을 들이마시며 되돌아오고 골반이 바닥에서 떨어지지 않고 엉덩관절만 움직임을 갖도록 한다. 움직임의 범위가 좁으면 차츰 늘려가도록 하고 무리한 신장은 피하도록 한다. 10회씩 실시한다.
탄력 밴드 레그 서클 (leg circle)	발에 스트랩을 끼우고 엉덩관절 90° 굽힘 · 무릎 폄 · 발바닥 굽힘하여 숨을 들이마시고 내쉬면서 원을 그린다. 이때 골반의 움직임 없이 엉덩관절만 움직이도록 하며 바깥 방향으로 5회, 안쪽 방향으로 5회, 총 10회 실시한다. 골반이 바닥에서 떨어지면 골반을 잡아주어 안정성을 제공해 줄 수 있다.
탄력 밴드 스몰 프로그 (small flog)	발에 스트랩을 건 다음, 숨을 들이마시며 뒤꿈치는 붙이고 무릎은 벌어지도록 다리를 굽힌 후 발은 발등굽힘한다. 숨을 내쉬며 뒤꿈치는 붙인 채 다리를 사선으로(약 45°) 쭉 편다. 숨을 들이마시고 처음 위치로 돌아오는 동작을 10회 반복 실시한다. 골반은 바닥에서 떨어지지 않고 엉덩관절만 움직이도록 주의한다. 움직임의 방향은 발을 잡고 알려 줄 수 있으며 발의 긴장이 없는지 확인하고 발등과 발가락을 아래로 쓸어내려 주어 긴장도를 낮출 수 있다.
스핑크스 (sphinx)	어깨와 척추 정렬에 초점을 둔다. 이때 머리와 어깨의 위치가 중립위치에 있는지 확인하고 어깨의 모음, 아래쪽 돌림이 일어나도록 손으로 방향을 알려준다.
스완 (swan)	목과 등 척추의 움직임과 근력을 강화한다. 어깨의 올림이 없도록 어깨와 귀 간격을 확인하고 어깨관절에 체중이 정확히 실려 있는지 확인하며, 팔을 완전히 펴기 어려운 경우에는 팔꿈치를 잡아주어 팔을 펼 수 있도록 도와준다.
클램 (clam)	엉덩관절의 운동성 증가와 중간볼기근의 강화 운동으로 걸을 때 골반안정화에 두움을 줄 수 있다. 다리를 움직일 때 골반이 움직이지 않도록 잡아주어 다리만 독립적으로 움직이도록 한다.
네발기기자세에서 호흡 (four point kneeling breathing)	네발기기자세에서 어깨뼈 배치 및 중립 골반과 척추의 정렬을 인식시키고 어깨관절과 엉덩관절의 안정성을 향상시킨다. 이때 어깨관절과 엉덩관절의 체중지지점을 확인하여 한쪽으로 치우치면 반대쪽으로 체중을 옮기도록 하여 4군데의 정확한 체중지지 포인트를 찾도록 한다.
싱글 레그 리프트 (single leg lift)	네발기기자세에서의 어깨뼈와 척추, 골반의 안정성을 향상하여 균형감각을 향상시키기 위한 동작이다. 팔에서 정확한 체중지지가 일어나도록 하고 어깨뼈가 올림되지 않도록 어깨뼈의 위치를 잡아 준 뒤 다리들기를 실시한다.
캣 스트레치 (cat stretch)	척추의 신장과 골반 · 척추 · 어깨뼈 · 머리 중립위치의 인식을 향상시킨다. 신체의 순차적인 움직임을 위해 척추 움직임의 방향에 따라 손으로 위치를 미리 알려주어 움직임의 순서를 인식시킬 수 있다.
싱글 레그 칼프 스트레치 (single leg calf stretch)	척추의 분절 움직임과 함께 넙다리뒤근과 종아리근육 신장에 초점을 둔다. 발은 발등굽힘을 유지해야 한다. 발의 긴장도를 확인하고 발등굽힘이 되지 않는다면 발등굽힘을 보조하여 정렬을 맞추어 준다.

더블 햄스트링

Double hamstring

목표

- 골반안정성 향상
- 다리 근력 강화
- 엉덩관절 운동성 증가

시작자세

- 바로누운자세에서 발에 스트랩을 끼우고 다리를 곧게 편 후 엉덩관절을 90° 굽힘하고, 발바닥굽힘한다.
- 팔은 펴서 몸통 옆에 편하게 둔다.

Step ▶▷▷

1 시작자세에서 숨을 들이마신다.

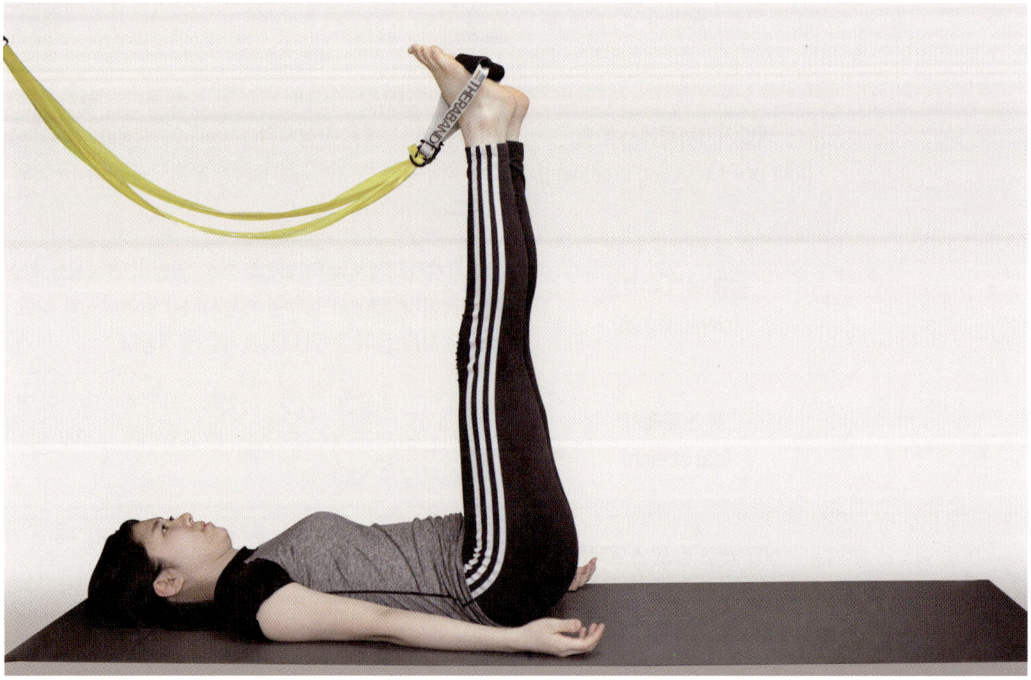

2 숨을 내쉬면서 허리가 떨어지지 않는 범위까지 다리를 내린다.
숨을 들이마시며 시작자세로 돌아온다.

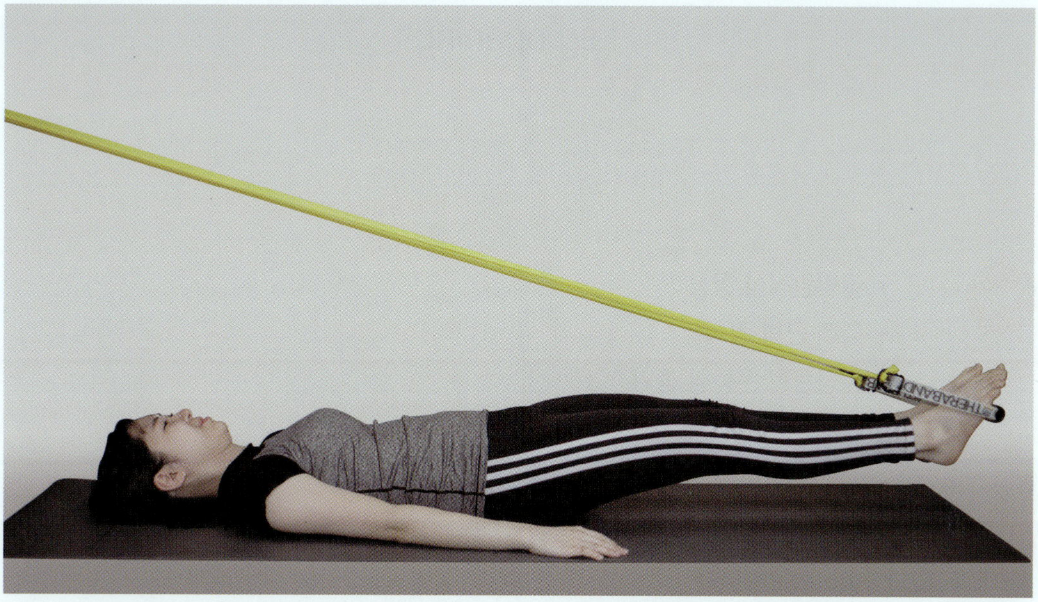

| 작용근 |

- 배 부위와 골반안정 – 배가로근, 골반바닥근, 배빗근
- 어깨뼈안정 – 위팔세갈래근, 넓은등근, 큰원근, 뒤어깨세모근, 큰가슴근

| 주의사항 |

- 골반은 바닥에 붙어있으면서 움직이지 않고 엉덩관절만 움직여 분리된 움직임을 유지한다.
- 양다리를 똑같이 그리고 동시에 중심선을 따라 움직인다.
- 무릎의 과다 폄이 되지 않도록 주의한다.
- 발을 잡아서 움직임 방향을 함께 가이드해 줄 수 있다.

레그 오프닝

Leg openings

목표

- 골반안정성 향상
- 다리 근력 강화
- 엉덩관절 운동성 증가

시작자세

- 바로누운자세에서 발에 스트랩을 끼우고 다리를 곧게 편 후 엉덩관절을 90° 굽힘하고, 발바닥굽힘한다.
- 팔은 펴서 몸통 옆에 편하게 둔다.

Step ▶▷▷

1 시작자세에서 숨을 들이마신다.

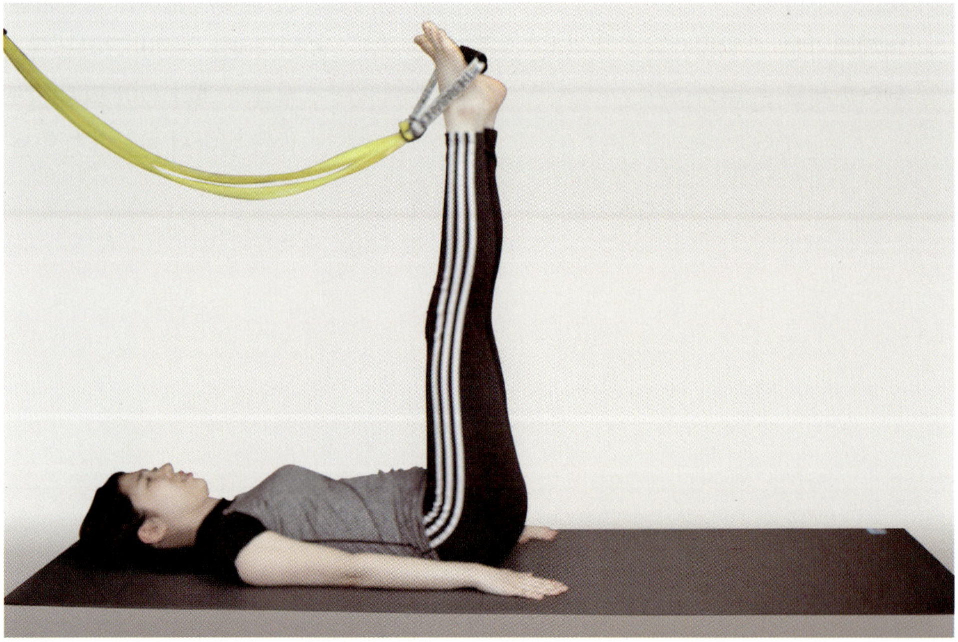

2 숨을 내쉬면서 등을 바닥에 밀착하고 다리를 벌린다.
숨을 들이마시며 시작자세로 돌아온다.

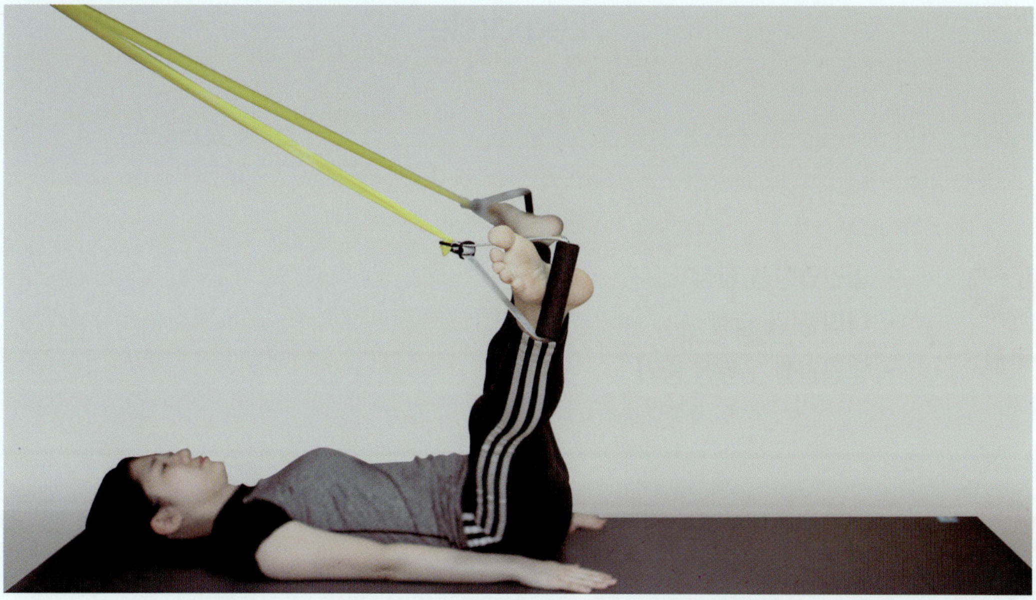

| 작용근 |

- 배가로근, 골반바닥근, 엉덩관절의 모음근 및 벌림근, 폄근

| 주의사항 |

- 골반안정성을 유지하고 엉덩관절에서만 움직임을 허용한다.
- 두 다리가 똑같이 움직여야 한다.
- 다리를 벌릴 때 엉덩관절 모음근은 편심성으로 작용하여 다리가 떨어지지 않도록 하며, 무리한 신장은 피하도록 한다.
- 발을 잡아서 움직임 방향을 함께 가이드해 줄 수 있다.

레그 서클

Leg circle

목표

- 골반안정성 향상
- 다리 근력 강화
- 엉덩관절 운동성 증가

시작자세

- 바로누운자세에서 발에 스트랩을 끼우고 다리를 곧게 편 후 엉덩관절을 90° 굽힘하고, 발바닥굽힘한다.
- 팔은 펴서 몸통 옆에 편하게 둔다.

Step ▶▷▷

1 시작자세에서 숨을 들이마신다.

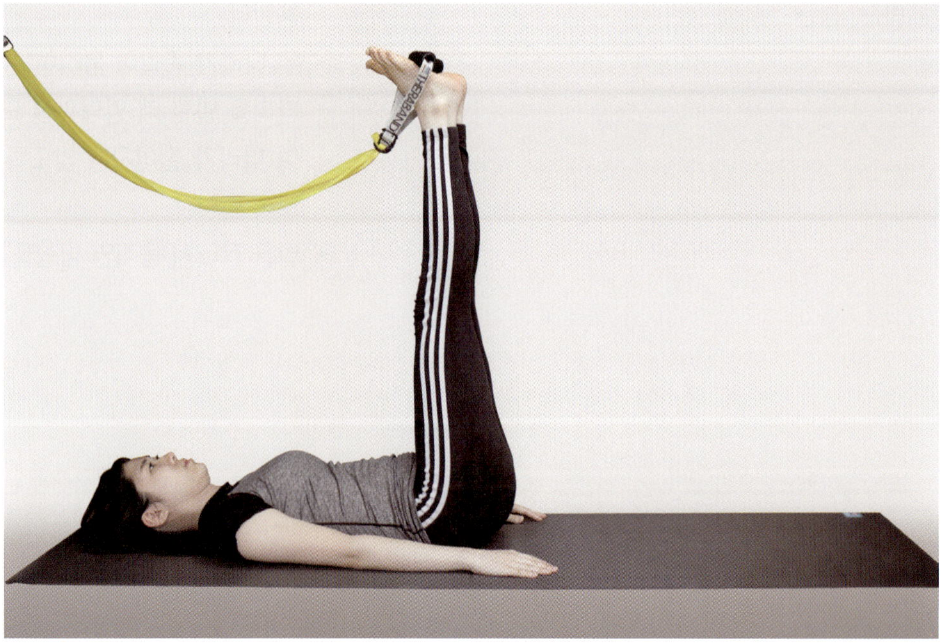

2 숨을 내쉬면서 등을 밀착하고 다리를 옆으로 벌리며 원그리기를 시작한다.

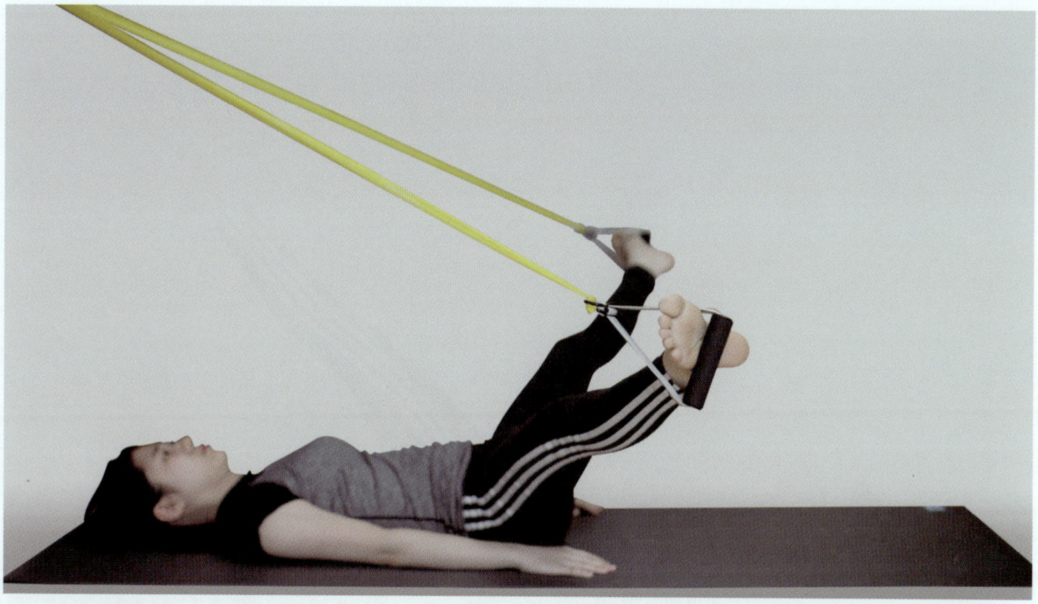

3 다리를 모으면서 두 다리를 쭉 펴고 원그리기를 마무리한다.

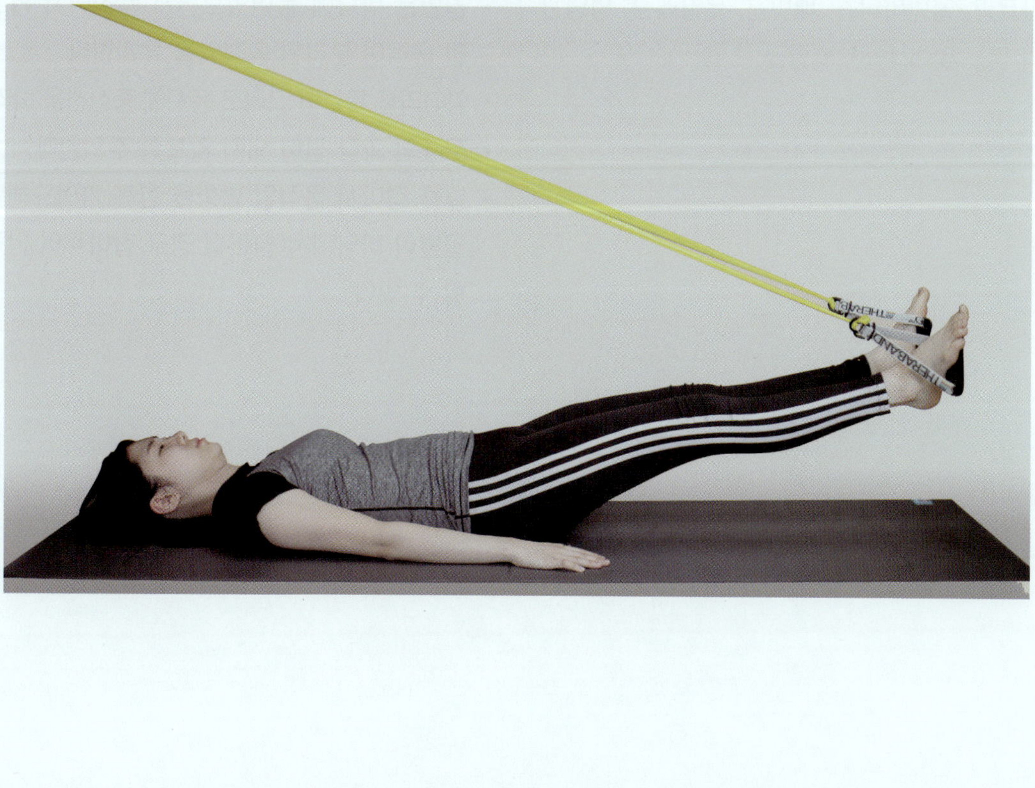

4 숨을 들이마시며 다리를 들어 시작자세로 돌아온다.

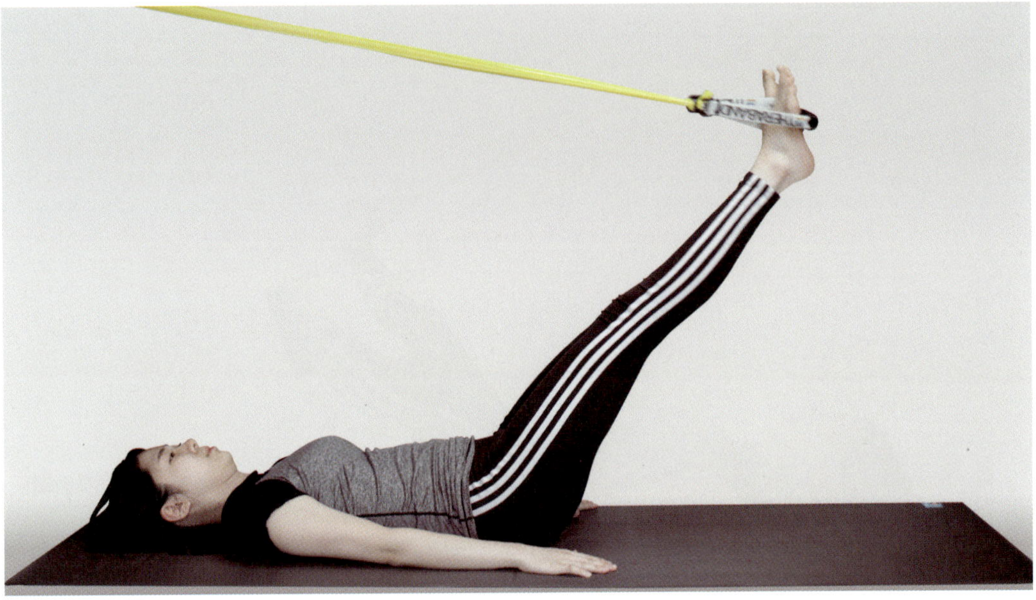

| 작용근 |

- 배가로근, 골반바닥근, 배빗근, 뭇갈래근, 엉덩관절의 폄근 및 모음근, 벌림근

| 주의사항 |

- 골반은 바닥에 붙어있으면서 움직이지 않고 엉덩관절만 움직여 분리된 움직임을 유지한다.
- 양다리를 똑같이 그리고 동시에 중심선을 따라 움직인다.
- 무릎의 과다 폄이 되지 않도록 주의한다.
- 발을 잡아서 움직임 방향을 함께 가이드해 줄 수 있고, 골반이 바닥에서 떨어질 경우 잡아주어 안정성을 제공할 수 있다.

스몰 프로그

Small flog

목표

- 골반안정성 향상
- 다리 근력 강화
- 엉덩관절 운동성 증가

시작자세

- 바로누운자세에서 발에 스트랩을 끼우고 다리를 곧게 편 후 엉덩관절을 90° 굽힘하고, 발바닥굽힘한다.
- 팔은 펴서 몸통 옆에 편하게 둔다.

Step ▶▷▷

1 자세를 준비한다.

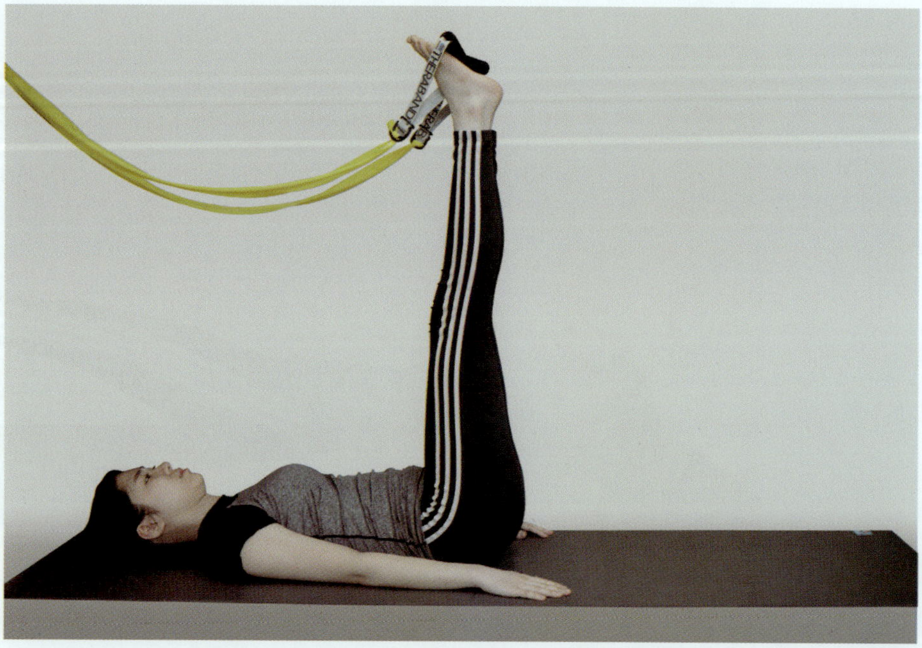

2 숨을 들이마시며 뒤꿈치를 모으고 무릎은 벌리며 두 다리를 굽히고 발등굽힘한다.

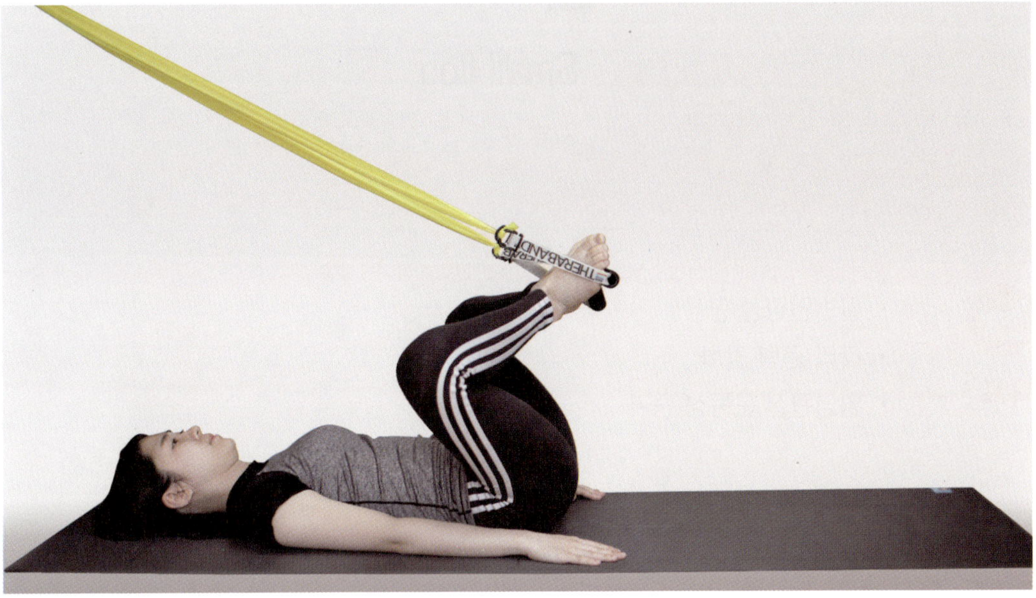

3 숨을 내쉬며 뒤꿈치는 붙인 채로 사선으로(약 45°) 편다.

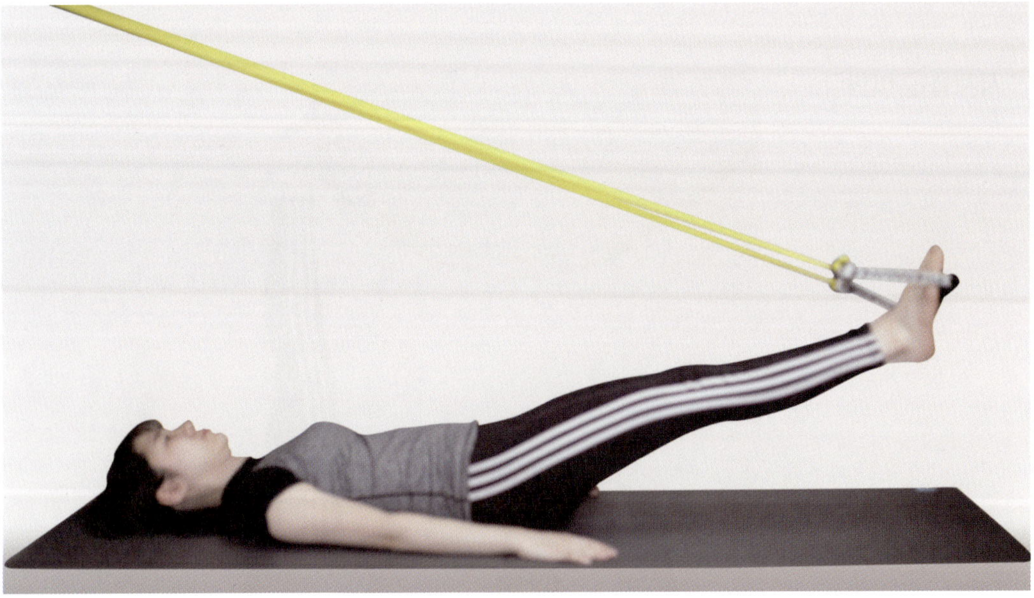

4 숨을 들이마시며 시작자세로 돌아온다.

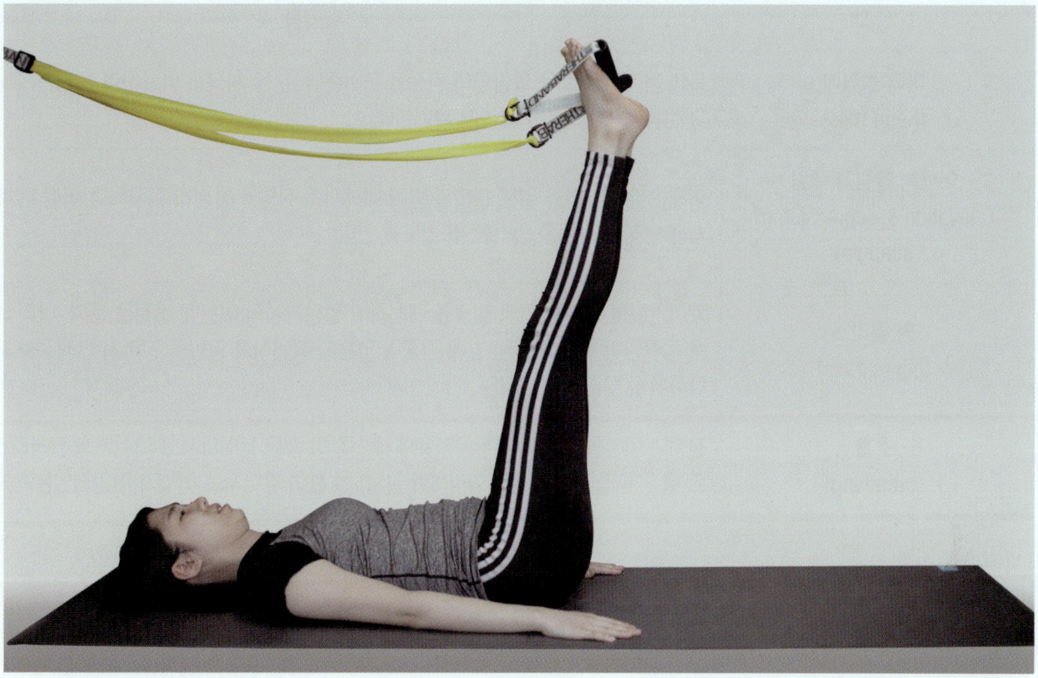

| 작용근 |

- 배가로근, 골반바닥근, 배빗근, 뭇갈래근, 엉덩관절의 폄근 및 모음근

| 주의사항 |

- 골반은 바닥에 붙어있으면서 움직이지 않고 엉덩관절만 움직여 분리된 움직임을 유지한다.
- 양다리를 똑같이 그리고 동시에 중심선을 따라 움직인다.
- 무릎의 과다 폄이 되지 않도록 주의한다.
- 움직임의 방향은 발을 잡고 알려줄 수 있으며, 발의 긴장이 없는지 확인하고 발등과 발가락을 아래로 쓸어내려 주어 긴장도를 낮출 수 있다.

(5) 마무리 운동

동작	주의점
머리 돌리기 (head rolls)	목의 움직임으로 목 돌림근의 긴장을 풀어준다. 운동 시작과 비교하여 움직임의 부드러움과 운동범위가 증가되었는지 확인한다.
어깨뼈 올림과 내림 (elevation & depression of scapula)	어깨관절의 이완을 위해 호흡과 함께 어깨의 움직임을 천천히 실시하며 어깨 위치를 확인시켜 안정된 자세를 인식할 수 있도록 한다.
힙 릴리즈 (hip release)	코어안정화 향상과 다리 정렬을 개선하고 엉덩관절의 이완에 초점을 둔다. 다리의 부드러운 움직임이 일어나는지, 발에 긴장이 없는지 확인하고 골반을 잡아서 안정성을 제공하면 다리의 움직임이 편해진다.
호흡 (breathing)	진정과 이완을 위해 바로누운자세에서 천천히 숨을 들이마시고 내쉬면서 필라테스 호흡으로 배 근육의 긴장을 유지한다(5회 실시). 호흡이 깊어지고 어깨가 이완되었는지 확인한다.

사례 5 뇌성마비 – 편마비(hemiplegia)

(1) 대상자 정보

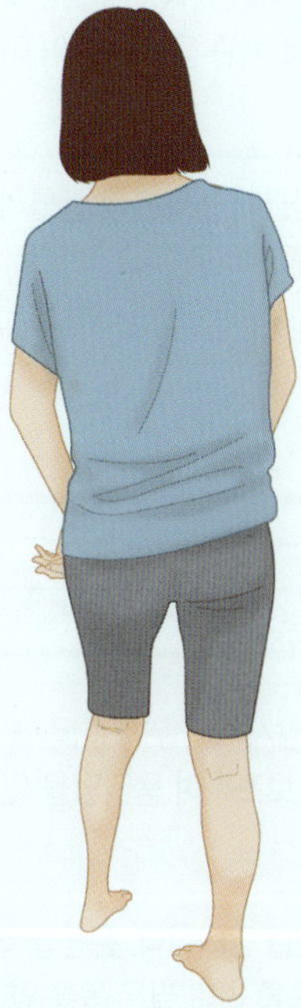

진단명(Dx.)	왼쪽 편마비(Lt.hemiplegia) – K-GMFCS 2
대상자 정보 (subject)	■ 이름 : 박○○ ■ 성별 : 여 ■ 나이 : 18세 ■ 신장 : 161㎝ ■ 체중 : 46㎏
주증상(C/C)	■ 보행 시 오른쪽과 왼쪽의 체중지지 시간이 다르다(왼쪽으로 체중지지 어려움). 왼쪽발의 앞부분이 바닥에 끌리며 엉덩관절, 무릎관절, 발목관절의 움직임 시 긴장도의 증가가 있다. ■ 오른쪽 통증, 왼쪽 근육 약화 및 관절운동범위의 제한

(2) 목표

- 신체비대칭 개선
- 통증 관리
- 코어 안정을 바탕으로 팔다리의 운동성과 근력 증진

(3) 준비운동

동작	주의점
호흡 (breathing)	필라테스 호흡을 통해 배 근육을 활성화시킨다. 천천히 숨을 들이마시고 내쉬면서 배 근육 수축을 유도한다(5회 실시). 몸통의 근력이 비대칭이므로 왼쪽 배 근육의 활성화를 촉진하기 위해 손을 배 위에 올려두고 호흡을 한다.
목 근육 스트레치 (neck stretch)	폼롤러를 이용하여 바로누운자세에서 머리를 좌우로 돌리며 목 뒷근육을 풀어준다(6~10회 실시). 움직이는 범위는 좌우 차이를 확인해서 제한이 있는 쪽으로 머리를 돌릴 때 움직임을 가이드하여 범위를 증가시킨다.
엉덩이 스트레치 (buttock stretch)	무릎 굽히고 누운자세(hook-lying)에서 한쪽 다리 위에 다른쪽 다리를 올린 뒤 아래에 있는 다리를 잡고 몸 쪽으로 당기고 호흡하며 유지한다(양쪽 각각 5회 실시). 스스로 당길 때 좌우를 비교하여 움직임이 작은 쪽은 아래에 위치한 다리를 더 굽혀주며, 다리를 움직일 때 골반이 한쪽으로 돌아가지 않도록 잡아서 대칭성을 유지시켜 준다.

전신근육 스트레치 (body strech)	옆으로누운자세에서 폼롤러를 팔 · 다리에 받치고 앞으로 밀어 굴리고 다시 되돌아온다(6~10회 실시). 왼쪽을 실시할 때 팔과 다리의 모양을 잡아주어 천천히 움직이도록 한다.
뒤쪽 허벅지 이완 (hamstring release)	길게앉은자세(long sitting)에서 폼롤러를 엉덩이 끝부분에 깔고 앉아서 좌우로 굴린다(10~15회 실시). 골반의 움직임에 있어 매우 중요하며 근육이 단단할수록 통증을 호소하는데 천천히 움직여 범위를 증가하도록 한다. 왼쪽으로 체중 옮기는 것이 어렵다면 골반을 잡고 함께 움직임을 갖도록 한다.
종아리 이완 (calf release)	길게앉은자세(long sitting)에서 아킬레스힘줄의 윗부분에 폼롤러를 놓고 위에서 아래로 내리면서 두드리며(10회 실시), 폼롤러 위에 종아리를 두고 좌우로 굴린다(10회 실시). 왼쪽을 움직일 때 발을 잡아서 움직임을 도와준다.

(4) 본운동

동작	주의점
임프린팅 (imprinting)	골반과 척추의 중립위치에 대한 인식을 향상시키기 위해 허리뼈와 골반의 연결에 초점을 두고 골반의 양쪽을 잡고 움직임의 방향을 보조하여 움직임을 인식시킨 뒤 스스로 하도록 한다.
골반 들어올리기/브릿지 (pelvic roll up/bridge)	척추의 분절 운동이며 넙다리뒤근과 볼기근을 강화한다. 운동을 하는 동안 몸통의 안정성을 확인하고 어깨를 올리거나 주먹을 쥐지 않도록 하며 팔은 몸통 옆에 힘을 뺀 채로 위치시키도록 한다. 특히 왼쪽 팔에 힘이 들어가지 않도록 확인해야 한다.
필로우 스퀴즈 (pillow squeeze)	골반바닥과 깊은 배 근육, 허벅지 안쪽 근육의 연결성 증진에 도움이 되며 폼롤러 또는 공을 이용한다. 호흡과 다리의 움직임을 연결시키며 천천히 반복한다. 시간이 흐름에 따라 다리가 벌어지지 않도록 모아주거나 무릎이 중립위치에 있는지 확인시킨다(임프린팅-골반바닥근-모음근 순서로 연결).
컬업 (curl up)	목 척추의 운동과 함께 코어를 강화한다. 어깨에 힘이 들어가지 않도록 이완하고 몸통 옆에 손을 두며 신체가 대칭을 이루도록 한다. 한쪽 어깨에 과한 힘이 들어가지 않게 힘을 빼도록 한다.
헌드레드 (hundred)	호흡 패턴에 초점을 두고 코어 안정성과 근력을 강화한다. 큰 호흡 발산과 가슴우리의 닫힘에 초점을 둔다. 발이 골반을 잡아서 다리에 안정성을 제공하여 어깨의 올림과 아래돌림이 발생하지 않도록 한다. 왼쪽 팔 움직임은 할 수 있는 만큼 허용하고 과한 힘이 들어가지 않도록 한다. (스스로 다리를 들고 유지하기가 어려운 경우 종아리 아래에 스툴을 받쳐 보조할 수 있다.)
스핑크스 (sphinx)	어깨와 척추 정렬에 초점을 둔다. 이때 머리와 어깨의 위치가 중립위치에 있는지 확인하고 어깨뼈의 모음, 아래돌림이 일어나도록 손으로 방향을 알려주어 왼쪽에도 체중지지가 되는지 확인한다. 어깨의 높이 차이가 난다면 팔꿈치에 수건을 받쳐서 높이를 맞추어 줄 수 있다.
싱글 레그 리프트 (single leg lift)	엎드린자세에서 목과 등 척추의 안정성, 파워하우스 강화와 함께 다리의 정렬과 근력을 강화한다. 다리들 때 엉덩이와 배 근육을 사용하여 안정성을 갖는지 확인하며, 팔에 힘을 주지 않도록 한다.

클램 (clam)	엉덩관절의 운동성 증가와 중간볼기근 강화 운동으로 걸을 때 골반안정화에 도움을 준다. 다리를 움직일 때 골반이 움직이지 않도록 잡아주어 다리만 독립적으로 움직이도록 한다. 왼쪽 다리의 움직임 시 무릎을 잡아서 운동범위를 증진할 수 있으며 익숙해지면 스스로 움직이도록 하여 근력을 강화한다.
탄력 밴드를 이용한 동작	가능하다면 양쪽 동시에 실시하고, 그렇지 못할 경우 손상 쪽과 건강한 쪽을 각각 나누어 실시할 수 있으며 손상 쪽과 건강한 쪽의 상태에 따라 횟수를 조절해야 한다. **팔 운동: 어깨안정성 향상, 팔과 배의 근력 강화 **다리 운동: 골반안정성 향상, 다리 근력 강화, 운동범위 증가
탄력 밴드 트라이셉스 (triceps)	무릎 세우고 바로누운자세(hook-lying)에서 손으로 스트랩을 잡고 팔은 몸통 옆에 나란히 붙이고 팔꿉관절을 굽힌 뒤 숨을 들이마시고 내쉬며 팔꿉관절을 펴고, 숨을 들이마시면서 팔꿉관절을 굽힌다. 팔꿉관절만 굽히고 펴는 동작을 10회 반복한다. 왼쪽은 팔꿈치와 손을 잡아주고 함께 움직임을 갖도록 한다.
탄력 밴드 암 다운 (arm down)	무릎 세우고 바로누운자세(hook-lying)에서 손으로 스트랩을 잡고 숨을 들이마시며 팔은 앞으로 나란히 펴고 숨을 내쉬며 팔을 내리고 들이마시면서 팔을 올린다. 팔꿉관절은 펴고 어깨관절에서 움직임이 일어나도록 내리고 올리는 동작을 10회 반복한다. 왼쪽 팔꿈치를 펴서 유지할 수 있도록 잡아준다.
탄력 밴드 암 서클 (arm circle)	무릎 세우고 바로누운자세(hook-lying)에서 손으로 스트랩을 잡고 숨을 들이마시며 팔은 앞으로 나란히 펴고 숨을 내쉬며 팔을 바깥으로 원을 그리고 들이마시면서 처음위치로 온다. 팔꿈치는 펴고 어깨관절에서 움직임이 일어나도록 하며 바깥으로 5회, 안쪽으로 5회, 총 10회 반복한다. 왼쪽 팔꿉관절이 굽혀지지 않도록 잡아주고 움직임을 함께 하여 운동범위를 차츰 증가시킨다.
탄력 밴드 암 사이드 (arm side)	무릎 세우고 바로누운자세(hook-lying)에서 손으로 스트랩을 잡고 숨을 들이마시며 팔은 몸통 옆으로 평행하게 벌리고 내쉬면서 차렷자세로 팔을 모은다. 10회 반복한다. 왼쪽 팔꿉관절이 굽혀지지 않도록 잡아주고 움직이도록 한다.
탄력 밴드 더블 햄스트링 (double hamstring)	발에 스트랩을 끼우고 엉덩관절 90° 굽힘 · 무릎 폄 · 발바닥굽힘하여 숨을 들이마시고 내쉬면서 허리가 떨어지지 않는 범위 내에서 다리를 내린다. 숨을 들이마시며 시작자세로 돌아온다. 이때 골반은 바닥에 붙어있으면서 움직이지 않고 엉덩관절만 움직이도록 한다. 10회 반복한다. 다리를 움직일 때 왼쪽 발목을 잡아 움직임의 방향을 알려줄 수 있다.
탄력 밴드 레그 오프닝 (leg openings)	발에 스트랩을 끼우고 엉덩관절 90° 굽힘, 무릎 폄, 발바닥굽힘하여 숨을 들이마시고 내쉬면서 다리를 쭉 펴고 옆으로 벌리며, 숨을 들이마시며 골반이 바닥에서 떨어지지 않고 엉덩관절만 움직여 되돌아오도록 한다. 10회 반복한다. 왼쪽 발목을 잡아서 무릎을 펴고 움직이도록 도와준다.
탄력 밴드 레그 서클 (leg circle)	발에 스트랩을 끼우고 엉덩관절 90° 굽힘, 무릎 폄, 발바닥굽힘하여 숨을 들이마시고 내쉬면서 원을 그린다. 이때 골반의 움직임 없이 엉덩관절만 움직이도록 하며 바깥방향으로 5회, 안쪽 방향으로 5회, 총 10회 실시한다. 골반이 바닥에서 떨어지면 골반을 잡아주어 안정성을 제공하거나 왼쪽 발목을 잡아서 무릎을 편 상태로 움직이도록 도와준다.
탄력 밴드 스몰 프로그 (small flog)	발에 스트랩을 건 다음, 숨을 들이마시며 뒤꿈치는 붙이고 무릎은 벌어지도록 다리를 굽힌 후 발은 발등굽힘한다. 숨을 내쉬며 뒤꿈치는 붙인 채 다리를 사선으로(약 45°) 쭉 편다. 숨을 들이마시고 처음 위치로 돌아오는 동작을 10회 반복 실시한다. 골반은 바닥에서 떨어지지 않고 엉덩관절만 움직이도록 주의한다. 왼쪽 발목을 잡고 움직임을 함께 하여 움직임을 인식시킨 뒤 스스로 할 수 있도록 한다.

(5) 마무리 운동

동작	주의점
머리 돌리기 (head rolls)	목의 움직임으로 목 돌림근의 긴장을 풀어준다. 운동 시작과 비교하여 움직임에 있어 부드럽고 움직임의 부드러움과 운동범위가 증가되었는지 확인한다.
힙 롤 (hip rolls)	다리의 움직임을 통해 척추의 움직임을 만들어 낸다. 다리가 벌어지지 않고 한번에 움직여야 하므로 두 다리가 벌어지면 손으로 모아서 벌어지지 않도록 한다. 호흡과 동작을 함께 하면서 이완하는 느낌으로 실시한다.
호흡 (breathing)	진정과 이완을 위해 바로누운자세에서 천천히 숨을 들이마시고 내쉬면서 필라테스 호흡으로 배 근육의 긴장을 유지한다(5회 실시). 호흡이 깊어지고 어깨가 이완되었는지 확인한다.

사례 6 발달지연 – 다운증후군(down syndrome)

(1) 대상자 정보

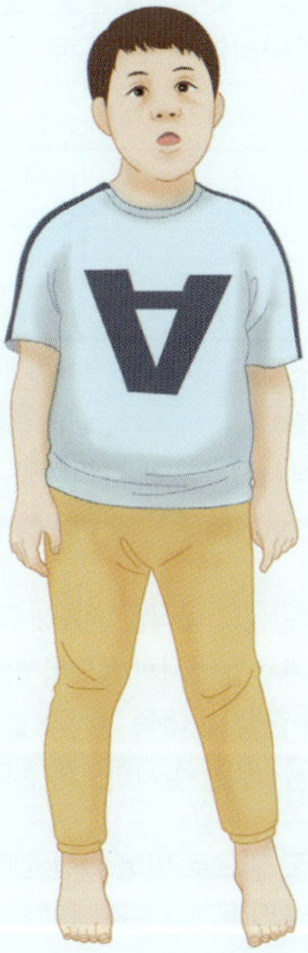

진단명(Dx.)	다운증후군(down syndrome) – K-GMFCS 1
대상자 정보 (subject)	■ 이름 : 이○○ ■ 성별 : 남 ■ 나이 : 8세 ■ 신장 : 130㎝ ■ 체중 : 35㎏
주증상(C/C)	■ 보행 시 다리를 넓게 벌림, 발에서 움직임 조절이 섬세하지 못해 균형감각 부족, 발자국 소리가 많이 남 ■ 근육의 저긴장(muscle low tone) ■ 근육 사용의 불균형

(2) 목표

- 전체적인 근육의 활성화, 근육긴장도의 증진
- 무게중심점의 변화로 전신 근육을 이용하고 발 움직임을 통한 활동성 증진

(3) 준비운동

동작	주의점
호흡 (breathing)	필라테스 호흡을 통한 배 근육을 활성화시킨다. 천천히 숨을 들이마시고 내쉬면서 배 근육의 수축을 유도한다(5회 실시). 배 근육의 활성화를 위해 배에 손을 올려두고 호흡에 따른 움직임을 인식시킨다.
코 끄덕임(nose nods), 코 원그리기(nose circles)	머리와 목에 대한 위치를 인식하고 목을 이완하여 긴장을 풀어준다. 섬세한 움직임으로 천천히 움직이며 목 뒷근육이 신장되었는지 확인해야 한다.
힙 롤 (hip rolls)	다리의 움직임을 통해 척추의 움직임을 만들어 낸다. 다리가 벌어지지 않고 한번에 움직여야 하므로 두 다리가 벌어지면 손으로 모아서 벌어지지 않도록 한다. 호흡과 동작을 함께 하면서 이완하는 느낌으로 실시한다.

뒤쪽 허벅지 이완 (hamstring release)	길게앉은자세(long sitting)에서 폼롤러를 엉덩이 끝부분에 깔고 앉아서 좌우로 굴린다(10~15회 실시). 골반의 움직임에 있어 매우 중요하며 근육이 단단할수록 통증을 호소하는데 천천히 움직여 범위가 증가하도록 한다.
종아리 이완 (calf release)	길게앉은자세(long sitting)에서 아킬레스힘줄의 윗부분에 폼롤러를 놓고 위에서 아래로 내리면서 두드리며(10회 실시), 폼롤러 위에 종아리를 두고 좌우로 굴린다(10회 실시). 왼쪽을 움직일 때 발을 잡아서 움직임을 도와준다.

(4) 본운동

동작	주의점
임프린팅 (imprinting)	골반과 척추의 중립위치에 대한 인식을 향상시키기 위해 허리뼈와 골반의 연결에 초점을 둔다. 호흡과 함께 배 근육을 촉진하고 수축을 통해 골반의 위치를 인식시킨다.
싱글 레그 슬라이드 (single leg slide)	골반과 척추의 안정을 바탕으로 무릎과 엉덩관절의 움직임을 통해 다리 근육을 활성화 시킨다. 호흡과 함께 천천히 움직이며 발은 매트에서 떨어지지 않도록 하고, 골반의 움직임은 없어야 하며 몸통의 긴장이 없는지 확인하도록 한다. 반대쪽 다리가 벌어지지 않도록 잡아줄 수 있으며 능숙해지면 공을 발 아래에 두고 움직임을 실시하도록 한다.
전신 근육 스트레치 (body stretch)	옆으로누운자세에서 폼롤러를 다리에 받치고 앞으로 밀어 굴리고 다시 되돌아온다(6~10회 실시). 움직임은 천천히 실시하여 신체의 움직임을 느끼도록 한다.
골반 들어올리기/브릿지 (pelvic roll up/bridge)	척추의 분절 운동이며 넙다리뒤근과 볼기근을 강화한다. 운동을 하는 동안 몸통의 안정성을 확인하고 엉덩이 들기가 어려우면 발을 잡아 안정성을 주고 골반을 잡고 함께 움직여 움직임의 범위를 인식시키도록 한다.
컬 업 (curl up)	목의 척추 운동이며, 배 근육을 강화한다. 이때 발이 골반을 잡아서 안정성을 제공하여 어깨의 올림 없이 편하게 움직이도록 한다.
레그 업 업 다운 다운 (leg up up down down)	골반과 척추의 안정성을 바탕으로 엉덩관절 운동과 코어, 협응력 강화에 초점을 둔다. 호흡 한번에 동작 한번으로 골반의 움직임 없이 배의 긴장을 유지한 채 5세트 반복한다. 골반을 잡아 안정성을 주면 다리의 움직임이 편해진다(다리 움직임 순서: 오른-왼-왼-오 또는 왼-오른-오른-왼).
스핑크스 (sphinx)	어깨와 척추 정렬에 초점을 둔다. 어깨올림이 있다면 어깨뼈를 잡고 모음과 아래쪽돌림하여 위치를 직접 알려준다.
스위밍 (swimming)	전신 근육 운동으로 균형감각을 향상시키고 목과 등 척추의 근력을 강화한다. 팔이나 다리를 잡고 함께 움직이며 범위를 증가하도록 한다.
클램 (clam)	엉덩관절의 운동성 향상과 중간볼기근 강화 운동으로 걸을 때 골반안정화에 도움을 줄 수 있다. 몸이 앞뒤로 흔들리지 않도록 골반 혹은 배 근육을 잡아주어 엉덩관절에서만 움직임이 나타나도록 한다.
캣 스트레치 (cat stretch)	척추를 신장하며 골반 · 척추 · 어깨뼈 · 머리의 중립위치의 인식을 향상한다. 움직임의 범위가 과하지 않도록 범위를 가이드하여 척추의 과활동을 방지한다.

싱글 레그 리프트 (single leg lift)	네발기기자세에서의 어깨뼈와 척추와 골반, 안정성을 향상하여 균형감각을 향상시키기 위한 동작이다. 팔에서 정확한 체중지지가 일어나도록 어깨뼈가 올림되지 않도록 어깨뼈의 위치를 잡아 준 뒤 다리들기를 실시한다.
스파인 스트레치 (spine stretch)	척추의 분절 운동과 넙다리뒤근 신장에 초점을 두며, 척추가 움직이는 동안 배 근육을 활성화한다. 골반이 뒤기울임되지 않도록 골반을 잡아 움직임을 가이드할 수 있다. 통증이 있으면 무릎은 조금 굽혀서 통증을 줄이도록 한다.
쏘우 (saw)	등뼈 돌림근을 강화하는 동작으로 허파 아래쪽에 남아 있는 공기를 교차시켜 최대 호흡을 유도한다. 몸통의 돌림이 어려우면 몸통을 잡고 돌림방향으로 함께 움직이도록 한다.
런지 스트레치 (lunge stretch)	허리엉덩근 신장을 위한 것으로 뒤쪽 다리를 과하게 펴지 않도록 하며 무릎을 펴기 어려운 경우 무릎과 넙다리네갈래근을 잡아서 보조하도록 한다.
머메이드 (mermaid)	척추의 가쪽 운동과 배 근육(배속 · 바깥빗근) 강화를 위한 것으로, 어깨뼈의 위치와 안정성을 확인해야 한다. 한쪽 엉덩이가 바닥에서 떨어진다면 골반을 잡아서 안정성을 주도록 한다.
롤링 라이크 어 볼 (rolling like a ball)	코어근육을 강화하고 척추세움근과 넓은등근을 이완한다. 척추 마사지와 균형감각 향상을 위한 동작으로 등을 동그랗게 유지하고, 숨을 내쉬면서 일으켜 세워질 때 C-곡선이었던 등은 쭉 펴고, 발끝은 바닥에서 살짝 띄워야 하며 반동을 이용하지 않도록 주의해야 한다. 이때 몸이 신체중심선 안에서 움직여 한쪽으로 기울어지지 않도록 해야 하며, 누웠다 올라올 때 등을 받쳐 움직임의 방향을 보조할 수 있다.

(5) 마무리 운동

동작	주의점
머리 돌리기 (head rolls)	목의 움직임으로 목 돌림근의 긴장을 풀어준다. 천천히 움직이며 느끼도록 한다.
힙 릴리즈 (hip release)	코어안정화 향상과 다리 정렬을 개선하고 엉덩관절의 이완에 초점을 둔다. 다리의 부드러운 움직임이 일어나는지 발에 긴장이 없는지 확인한다. 골반을 잡아서 안정성을 제공하면 다리의 움직임이 편해진다.
호흡 (breathing)	진정과 이완을 위해 바로누운자세에서 천천히 숨을 들이마시고 내쉬면서 필라테스 호흡으로 배 근육의 긴장을 유지한다(5회 실시). 호흡이 깊어지고 어깨가 이완되었는지 확인한다.

참고문헌

고주연 외. 소아물리치료. 정담미디어. 2018.

김명준 외. 재활필라테스. 영문출판사. 2017.

남용현 외. 테클린의 소아물리치료. 영문출판사. 2010.

서정완. 소아청소년 비만. Korean Journal of Pediatrics. 52(12). 2009.

송주영, 오덕원. 소아물리치료 제3판. E PUBLIC. 2010.

이정균. 정신의학. 일조각. 1988.

정소정. 소아 청소년 비만의 치료: 단계별 적용. 대한비만학회지. 21(2). 2012.

채윤원 외. 임상운동학 및 기능해부학. 현문사. 2015.

AdolphKE. Learning in the development of infant locomotion. MonogrSoc Res Child Dev. 62:1-158. 1997.

Anderson M, Green WT, Messner MB. Growth and prediction of growth in the lower extremities. JBJS. 45A:10. 1963.

Cech D, Martin S. Functional movement development across the life span, 2nd edition. Philadelphia, WB Saunders, 78. 2002.

Haywood and Getchell in Life Span Motor Development, 2009

Heinrich SD, Sharps C. Lower extremity torsional deformities in children. Orthop Trans. 13:554.

Ignacio, Ponseti, Becker. Congenital metarsus adductus: the results of treatment. J Bone Joint Surg. 48A:702. 1966.

Joseph H. Pilates. Return to life through Contrology. PILATES METHOD ALLIANCE, INC. 2010.

Moria Merrithew, Comprehensive Matwork Manual. Toronto: Merrithew Corporation. 2001.

Lessen, Deborah. The PMA Pilates certification exam study guide. Pilates Method Alliance, Miami. 2014.

Lynne Robinson, Helge Fisher, Jacqueline Knox, Gordon Thomson. The Official Body Control Pilates Manual. London: PanBooks. 2002.

Penelope latey. Modern Pilates: the step by step, at home guide to a stronger body, Allen & Unwin. 2001.

Rael Isacowitz, Karen Clippinger. Pilates Anatomy. Human Kinetics. 2011.

Roberton MA, Halverson LE. Developing children-Their changing movement: a guide for teachers. Philadelphia, Pa: JB Lippincott, 1984.

Sara J. Cuccurullo. Physical Medicine and Rehabilitation Board Review. Demos Medical. 2014.

Staheli LT, Corbett M, Wyss C, H King. Lower-extremity rotational problems in children: normal values to guide management. J Bone Joint Surg. 67A:39. 1985.

Susan A. Scherl. Common Lower Extremity Problems in Children orthopedics. Pediatrics in Review, 25(2):52-61. 2004.

https://www.pilatesspecialist.co.uk/what-is-neutral-spine/

찾아보기

찾아보기

찾아보기

찾아보기